SIETE MIL
RECETAS BOTANICAS A BASE DE
MIL TRESCIENTAS
PLANTAS MEDICINALES

Dr. LEO MANFRED

SIETE MIL RECETAS BOTANICAS A BASE DE MIL TRESCIENTAS PLANTAS MEDICINALES

DECIMO OCTAVA EDICION

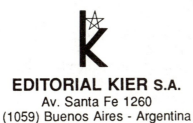

EDITORIAL KIER S.A.
Av. Santa Fe 1260
(1059) Buenos Aires - Argentina

Se hallan reservados todos los derechos. Sin autorización escrita del editor, queda prohibida la reproducción total o parcial de esta obra por cualquier medio –mecánico, electrónico y/u otro– y su distribución mediante alquiler o préstamo públicos.

Ediciones en castellano:
Editorial Kier S.R.L.; Buenos Aires
De la 1a. hasta la 6ta. edición
Editorial Kier S.A.; Buenos Aires
años: 1966 - 1968 - 1972 - 1974 - 1977 - 1979
　　　　1982 - 1986 - 1991 - 1992 - 1994 - 1998
Diseño de Tapa:
Baldessari
LIBRO DE EDICION ARGENTINA
I.S.B.N.: 950-17-1213-3
Queda hecho el depósito que marca la ley 11.723
© 1998 by Editorial Kier S.A.; Buenos Aires
Impreso en la Argentina
Printed in Argentina

AL LECTOR

Las primeras ediciones de este libro que llevaron por título *"300 Plantas Medicinales Argentinas"* y *"600 Plantas Medicinales Argentinas y Sudamericanas"* se agotaron rápidamente. Este éxito obtenido me alienta para lanzar hoy una nueva edición más completa y perfeccionada que las primeras.

El lector advertirá en todos estos trabajos mi permanente desvelo por expresarme con la máxima claridad, utilizando términos comunes, a riesgo de pecar de inelegante y con el objeto de facilitar la comprensión de la obra a fin de que ésta llegue a los más amplios sectores de público.

El inmenso venero de propiedades curativas que la naturaleza brinda a través de las múltiples especies de plantas de sus valles y llanuras, se ofrece así al hombre de cualquier grado de cultura, para que pueda utilizarlo por sí mismo, en su propio beneficio y en el de los suyos.

Hallará el lector en estas páginas los usos, preparación, dosificación y aplicación de cada una de las plantas medicinales para el tratamiento de las diversas enfermedades.

Cuando en la obra dice: cinco por ciento, se quiere significar cinco gramos de la planta por cada cien gramos de agua. Para medir esta cantidad de agua hay siempre en casa un frasco que indica esta cantidad o doscientos o trescientos gramos. Si no lo hubiera, puede prepararse un litro y se pone una cantidad diez veces mayor. Por ejemplo, una planta que se indica al tres por ciento: para hacer un litro se ponen treinta gramos. Además he procurado que las plantas que aconsejo en bebidas no sean venenosas, de manera que no importa que la cantidad sea poco mayor o menor, para que surta el mismo efecto.

A todas las infusiones hay que prepararlas como un té, en una vasija bien tapada, dejando así la preparación durante diez minutos, si no hubiere otra indicación.

Además de mis propias observaciones y estudios, he consultado, y en ciertos casos transcripto, a los siguientes autores: Pammer,

Montesano, Losch, Dr. C. Berro, Igón, Paccard, Chernovitz, Dr. C. Antón, Parody, Murillo, Dr. Newberger, Dr. Andreu, etc.

Pongo fin a estas breves palabras previas para expresar que este trabajo lo he destinado no sólo a aquellas personas aquejadas por alguna dolencia o enfermedad, sino también a los sanos, a fin de que mediante el conocimiento de las virtudes curativas de los vegetales, puedan guardar intacto el preciado tesoro de la salud.

ABACÁ
Lat.: MUSA TEXTILIS

El abacá es una variedad de banana. La raíz hervida en agua, un puñado en un litro de agua, y aplicado caliente en fomentos, alivia los dolores de la gota, y sobre todo los del dedo gordo del pie (podagra).

ABACACHI

El abacachi o el abacaxi amarillo es una especie de ananá que se cría en abundancia en las Antillas y en todas las partes sudamericanas secas y calientes.

Es un excelente alimento para los anémicos, débiles y convalecientes, sea crudo o conservado o en dulce.

Se puede preparar con los frutos, licores, en la forma común como se hacen generalmente otros licores.

ABAVANTE (Palo de gandules)
Lat.: CITISUS CAJAN

Fr.: *Pois d'Angole.* - Ingl.: *Pigeon o congo pea.*

Las flores de este arbusto tienen propiedades pectorales y se las puede tomar en la cantidad que se quiera, en los casos de bronquitis, tos, pulmonía, catarros de pecho, etc.

Su preparación es como la de un té simple.

Con la harina de las semillas secas se hacen cataplasmas resolutivas, que son muy buenas.

El cocimiento de las hojas aplicado a las llagas en general, obra como desinfectante y cicatrizante a la vez. El mismo cocimiento en cantidad de 20, 30, 40 gramos en un litro de agua, que se hierve durante veinte minutos, es un excelente remedio para curar picazones (prurito-escozor) de la piel, y sobre todo de las partes íntimas de las mujeres.

ABECEDARIA (Ver Acmelia)

ABEDUL (Álamo blanco)
Lat.: BÉTULA ALBA
Fr.: *Bouleau blanc.* - Ingl.: *Birch.* - Alem.: *Birke.* - Ital.: *Betulla.* Rus.: *Beroza.*

El abedul, llamado también madera blanca, es muy reconocible en los bosques por su corteza blanca, brillante, que se deja despegar fácilmente del tronco.

Según en los lugares donde crece, se convierte en árboles o matas. No es raro que alcance a quince metros de altura. En la medicina doméstica se emplean las hojas para hacer sudar al enfermo en los principios de resfríos, grippe, etc. Se toman tres tazas por dia de un cocimiento que se prepara con quince gramos de hojas o corteza de abedul y un cuarto litro de agua. Tienen que hervir juntos diez minutos. Se toma con miel.

Cincuenta gramos de hojas hervidas en un medio litro de agua y usado en buches y gárgaras cura las enfermedades crónicas de la garganta, boca y encías, sean úlceras, llagas, etc. Este cocimiento es indicado para lavar erupciones de la piel.

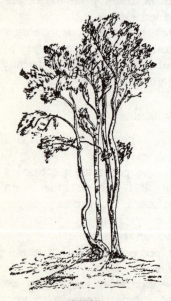

ABEDUL

Pero una excelente propiedad ignorada tiene el abedul y consiste en romper una de sus ramas en la primavera para que salga de ella una savia límpida, clara, muy abundante y de buen gusto. Una rama suficientemente fuerte puede dar de esta savia hasta cinco litros por días, que es una excelente bebida, un poco agria, y verdad, pero muy refrescante y que puede ser útil en la ictericia, cólicos de los riñones, piedras de la vejiga, mal de piedra, pérdidas involuntarias de semen (Espermatorrea), etc.

Es al mismo tiempo un excelente detersivo y un vulnerario apreciado. Sirve para quitar pecas y manchas de la cara y piel; para este fin se lava una vez por día con la savia. La savia se da a los niños seis cucharadas por día o algo más, según la edad.

Esta misma savia puesta en botellas se vuelve espumosa como el champagne y adquiere un gusto vinoso por la fermentación.

ABEDULILLO (Hojaranzo, Carpe)
Lat.: CARPINUS BETULA

En los casos de bronquitis crónicas y en todas las toses nerviosas se toma el cocimiento de la corteza del abedulillo que se prepara con un medio manojo de corteza y una botella de agua. Tiene que hervir diez minutos. Se toma tres tazas por día con miel, sea fría o caliente.

ABELMOSCO (Vea Pepita de Pasmo)

ABETO
Lat.: PICEA EXCELSA
Ital.: *Abete.* - Alem.: *Fichte, Eibisch.*

Haciendo una infusión de 1 litro de agua hirviendo sobre 20 gramos de abeto, se usa con muy buen resultado, tomando esta bebida para tos, catarro, blenuria, y es también un depurativo de la sangre. El cocimiento de vástagos y pinochas se emplea para baños fortificantes y principalmente para pies; también en inflamaciones de reumatismo y gota. De las pinochas se extrae una substancia que se emplea para fabricar pastillas para el pecho.

La parte blanda de la corteza de las ramas es diurética, masticándola; se emplea además, en casos de asma, eczemas, escorbuto, tuberculosis y contra los gusanos. La resina fresca es buena para heridas.

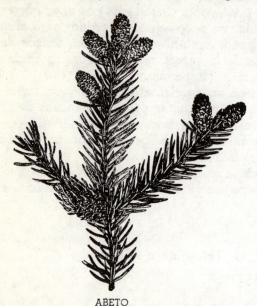
ABETO

ABRE-PUÑO

Lat.: CENTAUREA MELITENSIS

En nuestra república y en las repúblicas vecinas es muy conocida esta planta. En la campaña se usa esta planta en forma de té y tiene fama de tonificar el estómago e intestinos y quitar la fiebre. Las hojas y flores hervidas y aplicadas calientes en forma de cataplasmas alivian rápidamente los dolores de lumbago. Hay que aplicar la cataplasma sobre la cadera donde se sienta el dolor. Es un remedio seguro.

ABRO
Lat.: ABRUS PRECATORIUS
Fr.: Abre à chapalet. - Ingl.: *Wild-liquorice*.

Para los dolores de garganta y anginas en general se usa la infusión de hojas de abro en forma de gárgaras. Haciendo una infusión como de té, con las hojas de esta planta, resulta un líquido azucarado, llamado por los indios "Vati", que es muy bueno para la ronquera y catarros de pecho. La preparación se hace con diez o quince gramos de hojas por un litro de agua y se toman de dos a tres tazas por día. Hay una preparación que se hace con: quince gramos de pasas de uva, diez higos, un poco de semilla de anís, unos cinco a diez gramos de semillas de hinojo, veinte gramos de hojas de abro y un litro y medio de agua. Se hierve todo junto, hasta que quede reducido a un litro; después se cuela y se toma en ayunas una copita, contra el catarro de pecho, bronquitis, tos y asma.

El nombre abro viene del griego y significa suave.

ABROJO
Lat.: TRIBULUS CISTOIDES
Fr.: *Tribule feuilles*. - Ingl.: *Cistus like*. - Alem.: *Verborgene Klippe*. - Ruso: *Zelejznaya Lovuschka*.

Muy común es la especie de abrojo grande. Las semillas son astringentes y su cocimiento se aprovecha en las hemorragias nasales e intestinales, en gárgaras y buches contra las afecciones de la boca y garganta, hinchazón de las encías en las criaturas y grandes; también se usa para lavar heridas.

En el campo se usa como antiespasmódico, para curar el chucho y purgarse. La cantidad o la dosis de la infusión es de 2 a 10 %, según sea el uso interno o externo.

ABROJO

Gotas de jugo fresco de abrojo se aplican sobre el grano malo, varias veces al día. Con todo, no hay que descuidarse de hacer la inyección anticarbunclosa a tiempo.

Abrojo viene del griego, quiere decir: seco, árido.

ABROTANO HEMBRA

Lat.: SANTOLINA CHAMOECYPARISSUS
Fr.: *Santoline.* - Ingl.: *Havander Cotton.* - Alem.: *Cipressenhrant.*
Ital.: *Santolina.*

Tiene las mismas propiedades que el Abrotano macho, pero más débiles.

(Vea ABROTANO MACHO).

ABROTANO MACHO (Brotano)

Lat.: ABROTANUM y ARTHEMISIA ABROTANUM
Fr.: *Aurone.* - Ingl.: *Southernwood.* - Alem.: *Gemeiner Beiffus.*
Ruso: *Bozie Derevo.* - Ital.: *Abrotano.*

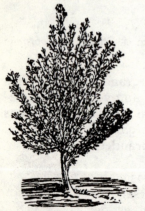

ABROTANO

Esta planta tiene mucha semejanza con el ajenjo, como más o menos las mismas propiedades curativas. Se usan las hojas y sumidades en forma de té, que se prepara con dos a cinco gramos. Las propiedades más pronunciadas de esta planta son las de llamar las reglas atrasadas y facilitar los partos.

Tiene además propiedades tónicas, estimulantes, excitantes y estomacales.

Veinte gramos de abrotano macho, veinte gramos de hojas y flores de romero en un litro de alcohol, se dejan durante siete días, se filtra después y constituye un remedio seguro para detener la caída del cabello. Se usa en fricciones que se aplican dos veces por día sobre la cabeza.

ABUTILLÓN ÍNDICO
Lat.: ABUTILUM INDICUM

Se toma esta planta como un té liviano para provocar y aumentar la cantidad de orina. Este mismo té aumenta y estimula el apetito y quita en casi todos los casos la fiebre.

Hay muchas especies de esta planta, pero todas, más o menos, tienen las mismas propiedades.

Las hojas y la raíz, machacadas y hervidas en poca agua, aplicadas como cataplasma, son indicadas en bronquitis y pulmonía, sobre todo en los niños.

ACACIA
Lat.: ACACIA ARABICA
Ruso: *Akatzia*. - Alem.: *Akazie*.

Hay varias especies de diferentes acacias, pero todas tienen más o menos las mismas propiedades y usos en la medicina doméstica.

La acacia arábiga es la más usada, lo mismo que la acacia "Tortuosa", debido a que produce una goma muy buena.

Las flores de las acacias se usan en forma de té preparado al 2 %, endulzado con jarabe o miel en todos los casos de bronquitis y tos.

La goma arábiga es usada también en la medicina doméstica para calmar la tos. Se toma un poco de goma sola o con agua fría o caliente y también a gusto, con jugo de limón y jarabe o miel. Esta mezcla ayuda mucho a la digestión y limpia la vejiga y riñones de la arenilla.

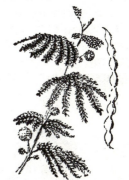

ACACIA VERDADERA

ACAJÚ (Acajoiba)

(Anacardia occidental. Acajú de frutos. Nueces de acajú. Manzana de acajú).

Lat.: ANACARDIUM OCCIDENTALE o CASSUVIUM OCCIDENTALE

Fr.: Anacarde d'Occident, agajou à fruit. - Ingl.: Cachew-tree, cachew apple. - Alem.: Kaschunussbaum.

Este árbol se cría en ciertas partes de Brasil y Antillas, como también en la parte norte de nuestra República. La parte celulosa o mediana de la cáscara de su fruto, que es parecido a una nuez, contiene una sustancia líquida, aceitosa, que al cortarla aparecen gotas. Este líquido aceitoso es cristalino y es muy quemante. Para sacar en abundancia esta materia tan cáustica se puede usar una prensa a tornillo para la cáscara fresca, la cual ha sido separada de su semilla, bien pulverizada y puesta en bolsitas de tela bien resistentes. Se puede poner, mejor, la cáscara entre dos planchas de hierro calientes, en forma de una prensa, y apretando más y más el tornillo hasta sacar todo el líquido. Este líquido filtrado se llama aceite de cáscara de pajuil puro. Hay que ponerlo en frascos de vidrio bien tapados, y así se puede conservar durante años para sus aplicaciones en la medicina doméstica. Si queda mal tapado, el líquido se vuelve turbio, algo negruzco y pierde sus propiedades curativas.

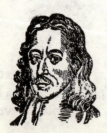

TOMÁS WILLIS (1621 - 1675).
Descubrió la Fiebre Puerperal.

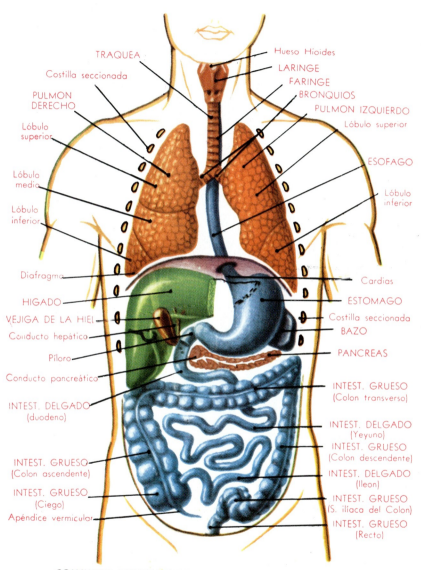

CONJUNTO ESQUEMATICO DE LA POSICION APROXIMADA
QUE OCUPAN LOS ORGANOS EN LA CAVIDAD GENERAL

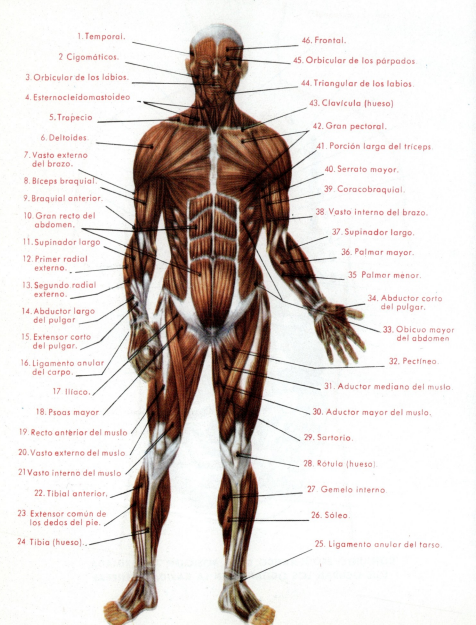

MUSCULOS DEL CUERPO HUMANO
(Cara posterior.)

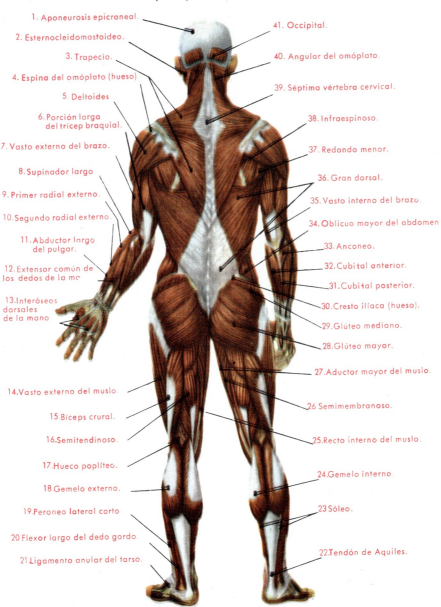

1. Aponeurosis epicraneal.
2. Esternocleidomastoideo.
3. Trapecio.
4. Espina del omóplato (hueso).
5. Deltoides.
6. Porción larga del tríceps braquial.
7. Vasto externo del brazo.
8. Supinador largo.
9. Primer radial externo.
10. Segundo radial externo.
11. Abductor largo del pulgar.
12. Extensor común de los dedos de la mano.
13. Interóseos dorsales de la mano.
14. Vasto externo del muslo.
15. Bíceps crural.
16. Semitendinoso.
17. Hueco poplíteo.
18. Gemelo externo.
19. Peroneo lateral corto.
20. Flexor largo del dedo gordo.
21. Ligamento anular del tarso.
22. Tendón de Aquiles.
23. Sóleo.
24. Gemelo interno.
25. Recto interno del muslo.
26. Semimembranoso.
27. Aductor mayor del muslo.
28. Glúteo mayor.
29. Glúteo mediano.
30. Cresta ilíaca (hueso).
31. Cubital posterior.
32. Cubital anterior.
33. Anconeo.
34. Oblicuo mayor del abdomen.
35. Vasto interno del brazo.
36. Gran dorsal.
37. Redondo menor.
38. Infraespinoso.
39. Séptima vértebra cervical.
40. Angular del omóplato.
41. Occipital.

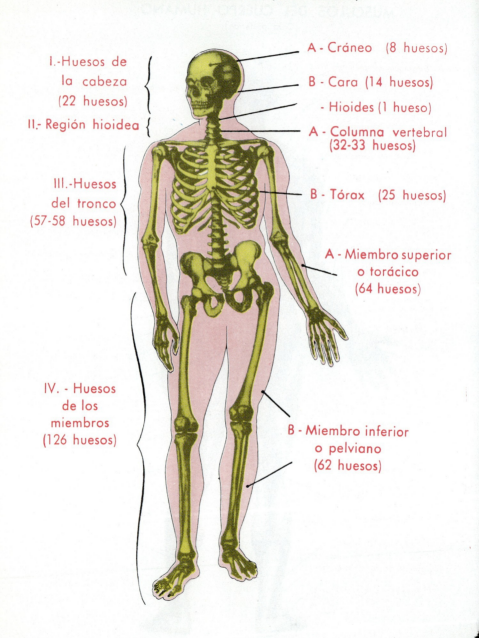

Este líquido es muy cáustico, tanto que aplicado sobre la piel con un pincelito determina en el acto una vesicación mucho más poderosa que las moscas de Milán y de otras. Es un remedio seguro para curar verrugas y callos, untándolas con este líquido varios días, una aplicación por la mañana o por la noche.

La corteza de este árbol al uno por ciento en forma de té es un buen remedio como tónico en las enfermedades nerviosas.

ACANTO
Lat.s ACANTHUS MOLLIS

Fr.: *Acanthe*. - Ingl.: *Bear's foot*. - Alem.: *Gemeine baerenklaue*. Ital.: *Acanto*. - Ruso: *Medveznaya Lapa - Rosznenetz*.

Es una planta perenne. En las hojas contiene un jugo espeso, mucilaginoso, que se pude usar como remedio en los casos donde falta el apetito. Se toma este jugo solo o con un poco de agua o vino, una media hora antes de comer.

Este mismo jugo es un excelente remedio para curar eczemas crónicos, psoriasis, heridas, quemaduras, etc. Se usa en fricciones, baños, etc. Para este fin se hace también un cocimiento, tanto de las hojas como de la raíz. Un manojo de la planta en un litro de agua, que se debe hacer hervir durante veinte minutos para usarse tibio.

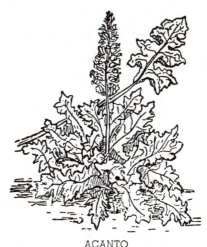

ACANTO

El jugo exprimido o en forma de té preparado de las hojas quitan esputos con sangre, curan catarros de pecho, diarreas con sangre y pujos.

La semilla, puesta en alcohol, unas dos cucharadas en un medio litro y tomado por diez gotas mañana y noche, hacen venir regularmente la menstruación.
Se toma quince días después de la regla.
Veinte gotas de este remedio por la mañana en un poco de mate cocido cura calambres de la vejiga.

ACAYU (Ver Cedro macho)

ACAYU DE TABLAS (Ver Cedro de olor)

ACEBO

Lat.: ILEX AQUIFOLIUM
Fr.: *Bois Franc.* - Ingl.: *Holly.* - Alem.: *Stechpalme.* - Ital.: *Agrifolia.* - Ruso: *Ostrolit.* - *Padub.* - *Ostrokrov.*

Hay varios Acebos, como por ejemplo el Acebo Purgante, el Ilex odorata, Ilex cuneifolia, Ilex myrtifolia, etc.

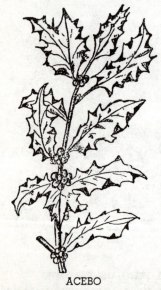
ACEBO

Las frutas o bayas de esos árboles son algo vomitivos y también algo purgantes; por la misma causa conviene usarlos con cuidado.

Las hojas de Acebo se usan en la medicina doméstica contra la fiebre, y con preferencia en todos los casos en el paludismo. Para este fin se prepara con uno o dos manojos de hojas que tienen que ser primeramente picadas y una botella de agua. Tiene que hervir dos minutos.

Los Acebos de las Antillas tienen las mismas propiedades medicinales que las de Europa, que es también el Ilex Aquifolium.

Este cocimiento de hojas se toma dos, tres o más tazas por día, según el estado y la edad del enfermo.

Es además muy indicado en el reumatismo crónico y también como desinfectante intestinal. Tiene una propiedad más, que consiste en provocar suavemente la transpiración (sudor). Se puede tomar este cocimiento tanto con azúcar, jarabe o miel, a gusto. Los diabéticos pueden tomar dicho cocimiento con sacarina.

La liga que se prepara con la corteza por medio de la ebullición y se usa generalmente para cazar pájaros, sirve como madurativo aplicándola sobre tumores, forúnculos y abscesos.

ACEDERA BLANCA (Ver Quetmia ácida)

ACEDERA COLORADA (Ver Quetmia blanca)

ACEDERA DE GUINEA (Ver Quetmia)

ACEDERA

Lat.: RUMEX ACETOSA

Fr.: *Oseille D'Amérique Vinette.* - Ingl.: *American Sorrel.* - Ruso: *Schavel.* - Alem.: *Sauerampfer.* - Ital.: *Acetosa.*

Hay varias especies de acedera que se cultivan en las quintas, y todas más o menos tienen las mismas propiedades medicinales, como también sus usos domésticos como alimento.

La acedera es depurativa y el mismo tiempo refrescante. Para curar el acné, granos de la cara, granos de la piel en general, erupciones cutáneas, etc., se prepara una loción en la siguiente forma: Se corta en pedacitos la raíz de la acedera y se introduce hasta la mitad de una botella, luego se llena la botella con vinagre blanco fuerte y se deja así durante dos días. Se usa en forma de pincelaciones una vez por día.

El jugo de esta planta fresca, recién exprimido, se emplea con muy buen resultado aplicándolo sobre las úlceras pútridas y gangrenosas, recubriéndolas como es debido con algodón, gasa y venda.

Acedera hervida en muy poca agua y preparada en forma de una pulpa se usa en la medicina doméstica en forma de cataplasma como un buen madurativo.

Las hojas frescas curan el escorbuto masticándolas, al mismo tiempo se hacen fricciones con el zumo de las mismas y se toman unas cucharaditas por día.

El jugo calma dolores del oído, aplicándolo adentro refresca y limpia los ojos.

ACEDERA

Agregado como condimento en las comidas, corrige la sequedad de vientre y aumenta el apetito.

Acedera en vino cura la ictericia, varias enfermedades del hígado y regulariza las reglas.

El jugo exprimido se toma en cantidades de 30, 60 ó 90 gramos por día y la infusión de 30, 50, 100.

Durante las epidemias de difteria hay que dar a los niños para que mastiquen la acedera; así evitarán esta terrible enfermedad. Los que sufren de asma deben tomar té de acedera.

ACEDERAQUE (Flor de paraíso. Cinamono)
Lat.: MELIA AZEDERACH

Con cinco gramos de acederaque y una media botella de agua hirviente se hace un té, como un té común. Tomando este té por tacitas después de las comidas, corrige perfectamente la sequedad del vientre.

Este mismo té tomado en ayunas y antes de acostarse cura muy bien el histerismo.

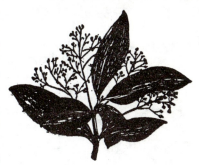
ACEDERAQUE

ACEDERA SILVESTRE O DEL MONTE

Lat.: BEGONIA NITIDA
Fr.: *Begonie tuisante.*

La planta que abunda en las sierras tiene más o menos las mismas propiedades que las otras especies de acederas cultivadas. Las hojas de estas yerbas tienen un sabor agrio muy pronunciado, porque las mismas contienen una sustancia llamada bioxalato de potasa.

Se puede usar esta planta tanto en la cocina como también para preparar tisanas y bebidas refrescantes.

Un té de acedera silvestre en ayunas que ha sido preparado en la noche anterior al 2%, una taza chica, evita los dolores en las reglas (Dismenorreas en general).

ACEDERA VEJIGOSA (Ver Romanza vejigosa)

ACEDERILLA (Trébol agrio. Aleluya. Vinagrillo)

Lat.: OXALIS ACETOSELLA

Fr.: *Alleluia.* - Alem.: *Sauerklee.* - Ing.: *Woodsorrel.* - Ital.: *Alleluja.* - Ruso: *Stchavel.*

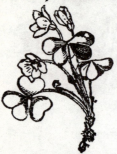

ACEDERILLA

De la planta se infunde una cantidad de 60 gramos en un litro de agua hirviendo; después de 10 minutos se le agrega azúcar a gusto del paciente. Se toma frío, varias copas por día, en todas clases de fiebres, como refrescante.

Las ulceraciones de la boca sanan, mascando hojas frescas de acederilla.

Las hojas machacadas y aplicadas sobre cualquier parte inflamada, como flemones o granos, calman el dolor.

El jugo de las hojas se usa contra la diarrea, en dosis de dos a cuatro cucharadas por día.

La acederilla contiene oxalato de potasa.

ACEDERILLO (Ver Trébol agrio)

ACEITE DE CARAPA (Ver Carapa)

ACEITE DE CHAULMOOGRA (Ver Chaulmoogra)

ACEITE DE PALO (Ver Copaiba)

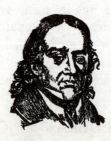

DOMINICO JUAN LARREY (1766 - 1842).
El primero que describió la Conjuntivitis.

ACEITUNA (Oliva)
Lat.: OLIVUM
Fr.: *Olivier.* - Alem.: *Oelbaum.* - Ruso: *Olivok.* - *Maslina.* - Ing.: *Olive.*

Se les recomienda tomar a los escarlatinosos, en el período de la convalescencia, un baño templado, haciendo una fricción general con aceite de olivas, o lo que es aún preferible, con una corteza de tocino. Esta práctica, muy útil, hace la piel de los niños escarlatinosos menos impresionable al frío, permite acortar la duración del secuestro en su cuarto, y les da probabilidades de evitar los accidentes graves que suceden tan a menudo, en una salida prematura.

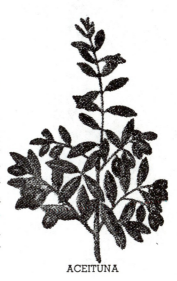
ACEITUNA

ACERA ANTROPOFORA
Lat.: ORCHIS MASCULA

La acera es un género de las orquídeas. Los tubérculos de esta planta se usan como un excelente remedio tónico reconstituyente.

En Europa se prepara el salep, donde entra la sustancia de esta planta.

ACELGA
Lat.: BETA
Fr.: *Bette, azélga.* - Alem.: *Mangold.* - Ing.: *Salt-wort.* - Ruso: *Belaya.* - *Svekla.*

La acelga hace orinar y produce algo de sudor.

Además de ser un comestible de fácil digestión, se usa

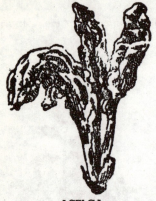
ACELGA

el líquido, una vez bien cocida la planta, en lavativas o catarros del intestino grueso. Las lavativas calientes calman los pujos en las diarreas con sangre.

El cocimiento como bebida es calmante en las irritaciones del estómago e intestino.

Las hojas frescas aplicadas sobre llagas y úlceras inflamadas, quitan el dolor y disminuyen la inflamación; el mismo servicio prestan contra las almorranas inflamadas.

Es muy indicada la acelga para las personas que sufren de sequedad de vientre.

ACIANO (Ver Azulejo)

ACÍBAR (Ver Áloe)

ACMELIA (Abecedaria)
*Lat.*s SPILANTHUS ACMELIA

Debido a que se emplea esta planta en los niños que hablan con dificultad, se dió el nombre a esta yerba abecedaria entre la gente que la usa. Es una planta que los chicos que tartamudean o hablan con dificultad, se sanan perfectamente bien, masticándola. No hay que abusar de esta planta, pues su efecto se produce mucho más antes con menos masticación. Por lo mismo, hay que tener en cuenta este dato importantísimo. Al contrario como otros remedios, lo menos que es usado produce más rápido sus efectos. Es indicado también para fortificar las encías y debilidad general de la boca y parálisis de la lengua. Véase también Espilanto.

ACÓNITO

(Capilla de mono. - Haba de lobo. - Raíz del diablo. - Napelo)

Lat.: ACONITUM NAPELLUS
Fr.: *Aconit napel.* - Ingl.: *Monkshood.* - Alem.: *Eisenhut.* - Ital.: *Aconito Napello.* - Ruso: *Borets.* - *Zar.* - *Zelye.* - *Añonit.*

Los antiguos conocían y usaban mucho los venenos del acónito. Pues se trata de una planta venenosa y hay que tener mucho cuidado con este veneno.

La historia habla que los galos y los germanos sabían untar las puntas de sus flechas con el veneno de acónito para matar a sus adversarios o enemigos envenenándoles por las heridas.

Según la mitología, el veneno del acónito es consecuencia del perro Cerbero, perro con tres grandes cabezas, bastante feas por supuesto, y que era el guardián de la puerta del infierno. Resultó que cuando Hércules bajaba a los infiernos, se precipitó sobre este perro, le apretó el pescuezo con fuerza sobre la tierra queriéndole estrangular. El perro comenzó entonces a lanzar por la boca sus babas venenosas y las plantas que estaban cerca del animal han absorbido esta sustancia y se han vuelto venenosas. Entre estas plantas estaba también el acónito y, por lo mismo, hoy día conserva el veneno.

El acónito crece en lo alto de las montañas, en los bos-

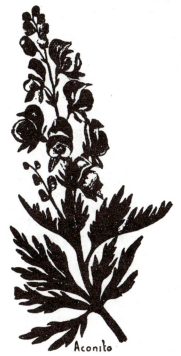
Acónito

ques y en los lugares umbríos y húmedos. Es muy cultivado en los jardines como planta de adorno, en nuestro país.

Como se trata de un violento veneno, aconsejo no plantarla en los jartines, porque el envenenamiento es casi siempre fatal. Los tallos son derechos, con pocas ramas, redondos, de un color verde oscuro, y alcanzan un metro o algo más de altura. Las hojas son muy numerosas, alternadas, profundamente divididas, muy grandes, de un color verde oscuro y brillosas. Las flores son también verdes en forma de casco, muy grandes y dispuestas en panículas. La raíz tuberosa es muy gruesa y se parece mucho a la de nabo. Es negruzca por fuera y blanca por dentro. El olor de la planta es débil y poco perceptible. El gusto es amargo. El principio venenoso del acónito reside en las hojas y en la raíz, únicas partes empleadas en la farmacia y medicina. Contiene un alcaloide que se llama aconitina, el que se usa en medicina. Si el acónito crece en puntos secos y áridos, su veneno se desarrolla más fuerte.

ACORO (Ver Cálamo)

ACHICORIA

Lat.: CHICORIUM INTYBUS

Fr.: *Chicorée*. - Alem.: *Chicorie*. - Ing.: *Wild succory*. - Ital.: *Cicorea*. - Ruso: *Zicoria*.

Crece la achicoria en los terrenos incultos y en los bordes de los caminos casi en toda nuestra República.

Los efectos que produce la achicoria son parecidos a los del amargón, contra las infecciones del hígado.

Generalmente se usa el jugo exprimido de la raíz, del cual se toman 4 cucharadas por día, o haciendo hervir de 30 a 50 gramos de la raíz cortada y secada a la sombra en un litro de agua, debiendo hervir hasta que el agua quede reducida a medio litro. Se toma una cucharada cada 2 horas.

Usando esta agua durante largo tiempo desaparecen los trastornos del hígado, de las almorranas, de la ictericia y la hipocondría; limpia los riñones, el bazo y la vesícula de la hiel; el apetito aumento. Los tísicos, asmáticos y los que sufren de catarros crónicos de los pulmones, encontrarán en esta agua gran alivio.

El que tiene mucha flema en el estómago, debe tomar una copita de esta agua en ayunas y media hora antes de cada comida.

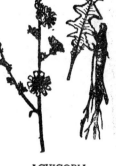
ACHICORIA

Evita los esputos con sangre, tomando tres cucharadas por día del jugo de la raíz.

Hojas y raíces hervidas y servidas con sal y aceite, ayudan la digestión. Hojas hervidas en vinagre, calman la diarrea, tomando una cucharada cada dos horas, de este vinagre caliente.

Una cura de cuatro semanas con achicoria de verano, limpia la sangre y fortalece los órganos.

Para lavar los ojos inflamados es buena el agua en la que se ha hervido flores de achicoria. Debe usarse fría.

Las personas débiles y las que no tienen apetito deben comer la achicoria en forma de ensalada.

La gran cualidad que tiene la achicoria es que elemina las enfermedades por la orina.

ACHICORIA SILVESTRE
Lat.: CHICORIUM INTYBUS

Esta planta abunda en los campos, en orillas de caminos, tanto sembrados como desiertos, terrenos baldíos, etc.

La raíz y las hojas tienen muchas propiedades medicinales y es al mismo tiempo un comestible. La propiedad más importante de esta planta es que purifica la sangre.

Al mismo tiempo es estomático y laxante. Así que es muy indicado para las personas que padecen de sequedad del vientre.

Las hojas frescas, además de ser tónicas, curan varias dolencias del hígado.

Las hojas también se toman en forma de té al 10 ‰ y la raíz al 20 ‰. En las dos formas son algo laxantes al mismo tiempo.

Las hojas nuevas contienen un glucósido y tanino.

Las hojas viejas contienen azúcar, albúmina y sales.

La raíz contiene Inulina, un principio amargo, mucílago, azúcar, resina, tanino y aceite esencial. Por lo mismo es una planta muy recomendable, como hemos dicho, como también depurativa.

ACHIOTE (Arnotto)
Lat.: BIXA ORELLANA

Fr.: *Recouyer*. - Ingl.: *Heard-leaved arnotto*. - Ital.: *Oriana*.

La infusión al 2 % de la cáscara que envuelve la semilla, se bebe tres copas vineras por día contra las almorranas y diarreas.

Planta cultivada en Orán, Gran Chaco y Corrientes.

Las hojas de arnotto aplicadas sobre la frente quitan todos los dolores de cabeza. En cocimiento, un manojo de hojas en un litro de agua cura las inflamaciones de la boca y garganta. Se hace buches o gárgaras cada tres horas.

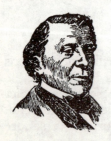

FELIPE RICORD (1800 - 1889).
Describió la Sífilis.

ADELFA (Véase Laurel rosa)

ADELFILLA (Adelfilla laureola. Adelfilla macho)

Lat.: DAPHNE LAUREOLA
Alem.: *Lorbeerseidelbast*. Ruso: *Diky Lavr*

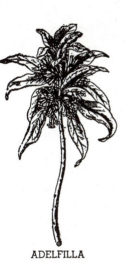

ADELFILLA

En la medicina doméstica se usan con excelentes resultados las hojas verdes machacadas en forma de cataplasmas para curar el lumbago (dolores de la cadera). Se tienen aplicadas las hojas hasta que producen el resultado de un vejigatorio, es decir, hasta que aparecen ampollas. Estas ampollas hay que abrirlas con una tijera para que el agua salga. Luego se untan las partes con manteca fresca sin sal, para quitar la inflamación y el dolor.

ADHATODA

Lat.: ADHATODA JUSTICIA
Fr.: *Carmantine*. - Ingl.: *Malabar nut*.

Las raíces, las hojas y muy especialmente las flores de este hermoso arbusto, constituyen en las Indias Orientales un excelente remedio en el sentido de antiespasmódico. Su empleo y donde da los mejores resultados es contra el asma; y cosa muy rara que los asmáticos se alivían de sus padecimientos desde la primera taza.

Se usa igualmente esta planta para otras clases de toses nerviosas, espasmódicas y tos convulsa.

La preparación del remedio es muy secilla. Se prepara un té con un medio o un manojo de la planta y una botella de agua.

Se toma por tazas con o sin azúcar.

Este mismo té alivia los ataques de paludismo y da buenos resultados en la enfermedad llamada Baile de San Vito.

ADONIS VERNALIS

Lat.: ADONIS VERNALIS

Ruso: *Zeltotzvet.* - *Schegol.* - *Starodubka.* - Fr.: *Adonis.* - Ingl.: *Adonis.* - Alem.: *Adonisroeschen.* - *Teufelsauge.*

El adonis es una planta de adorno; en nuestra república y en todo el mundo es cultivado en los prados y jardines por sus rojas y amarillas flores, que son muy hermosas. Se encuentra silvestre en los lugares donde el suelo está rico en sal y también sobre las montañas y alturas, donde hay mucho sol. Hay varias adonis, pero las más conocidas son las adonis vernalis, que quiere decir de primavera, y también la adonis oestivalis o de verano. Pertenece a las familias de las Ranunculáceas, originarias del mediodía de Europa y muy cultivadas en todo el sud de América. Las flores rojas son llamadas gotas de sangre, ojos de perdiz y salta ojos.

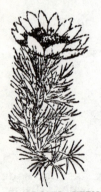

ADONIS VERNALIS

La raíz de adonis tiene un sabor muy amargo; contiene un extracto drástico que se aprovecha para remedios en las farmacias, llamado la adonidina.

El té que se prepara con diez gramos de hojas, tallos y sumidades floridas en un litro de agua es un excelente tónico del corazón y aumenta la cantidad de la orina. Se toma tres tazas por día antes de las comidas. Otra forma de preparación para la debilidad del corazón es la siguiente: se pone veinte gramos de la planta seca en cien gramos de alcohol a noventa grados y se deja en maceración durante veinte días y después se filtra. De esta preparación se toma veinte gotas antes de las tres principales comidas en un poco de agua azucarada. El té también es muy bueno en las enfermedades de la vejiga. En estos casos se toma una tacita fría en ayunas. Cura también las piedras del riñón y vejiga y para este fin se tomarán tres tacitas de las de café antes de las tres principales comidas.

ADORMIDERA ESPINOSA

Lat.: ARGEMONE MEXICANA

Fr.: *Argemone du Méxique*. - Ingl.: *Prikly Poppy*.

Para curara a los niños de asma y ahogo, se prepara un té con una cucharadita de las de café llena de semillas frescas de esta planta y un poco de agua hirviente. Se le hace tomar en una sola vez con azúcar.

Las semillas pulverizadas y hervidas, usando una cucharada de semillas para un litro de agua, constituyen un remedio para hacer volver el cabello a su color primitivo. Se usa en fricciones diarias.

ADORMIDERA OFICINAL

(Adormidera blanca)

Lat.: PAPAVER SOMNIFERUM

Alem.: *Mohn*. - Ingl.: *Poppy*. - Ital.: *Papavero*. - Ruso: *Mak*.

Flor de color rosa pálido. Llamo la atención de las madres y nodrizas sin conciencia que administran el cocimiento de hojas a los niños inquietos y que no duermen; es cierto, el sueño se consigue, pero se arruina la salud del niño.

Las hojas y cabeza de adormidera hervidas en agua se aplican como cataplasma calmante contra golpes, dolores reumáticos, cólicos de vientre y llagas dolorosas.

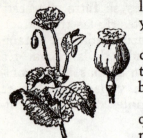
ADORMIDERA

Una cucharada de semilla hervida en un octavo de litro de vino tinto se usa contra la diarrea, bebiendo a sorbos.

De la adormidera se hace el opio, que es un remedio poderoso en manos del médico, pero sumamente peligroso en manos del público en general.

Las gotas llamadas "de viaje" se componen de partes iguales de tintura de opio y tintura de nuez vómica. Se timan veinte gotas una o dos veces por día, contra dolores de vientre y diarrea muy abundante.

Las inflamaciones de encías y dolores de muelas se alivian con buches de un fuerte cocimiento de cabezas de adormideras. En estos casos el cocimiento se prepara haciendo hervir una cabeza de adormidera, o dos si se necesita que el remedio sea más fuerte, en medio litro de agua durante quince minutos.

Lavajes con un irrigador calma los dolores de los cánceres de la matriz. Para este fin se hace hervir una cuarta de la cabeza en un litro de agua durante cinco minutos. Se filtra y se usa tibia.

Los granos son alimenticios, grasos y no son venenosos. Se usa en dulces, etc.

ADOXA

(Masculina. Almizcle Vegetal. Yerba de Almizcle)

Lat.: ADOXA MOSCHATELLINA

En la medicina doméstica se usa esta planta para animar a los enfermos y convalecientes. Tiene la virtud de estimular a las personas tristes, histéricas y debilitadas.

Las hojas y flores de esta planta huelen a una sustancia animal llamada almizcle. El almizcle animal en una sustancia segregada por un cervatillo o almizclero, animal rumiante y parecido al ciervo, pero que no tiene cuernos y vive en las montañas en grandes rebaños. Esta sustancia la segregan únicamente los animales de sexo masculino.

AGAR-AGAR
Lat.: EUCHEUMA SPINOSUM. - GELATINAE SPECIOSUM (ICTIOCOLA VEGETAL GELOSA)

Es una gelatina que se extrae de varias algas de mar por intermedio de agua caliente. Luego se seca esta sustancia. Se emplea en preparaciones de varios platos como alimento para los débiles y niños. El agar-agar entra hoy día en varias preparaciones de laxantes. Al hincharse por el agua caliente, da una gelatina que se usa como un excelente medio de cultivo para muchos microorganismos. Se emplea también el agar como vehículo de óvulos, supositorios, emplastos, etc. En nuestro organismo obra como otros mucílagos. Se digiere en parte y sirve para la nutrición. La parte que queda en el tubo digestivo sin alteración protege la mucosa y obra como un buen laxante, sin traer ninguna molestia. El agar-agar se compra en fragmento de laminillas o de pedazos prismáticos. Se toma el agar-agar remojado con agua, una cucharada de sopa después de las comidas.

AGARRA - PALO (Higuerón)
Lat.: FICUS SUBTRIPLINERVIA

Se trata de un árbol de poca altura cuyas ramas despiden un jugo muy espeso. Sus frutos son higos muy pequeños, más o menos como guindas chicas, de un color marrón-rojizo cuando están madurando.

Florece en invierno.

El nombre agarra-palo es debido a que en su mayoría germina sobre el tronco de otros árboles, sacando a menudo raíces que llegan hasta el suelo.

Los frutos, es decir los higos, son comestibles.

Comiendo en ayunas cuatro frutos y aumentando cada día un fruto más, hasta llegar a once higos y luego disminuir un higo por día, hasta llegar a cuatro, es un excelente remedio para librarse de la neurastenia y de la manía de persecución.

Durante el tratamiento los enfermos tienen que friccionarse todas las mañanas con una toalla áspera, empapada en agua fresca, y que cada litro de agua contenga una cucharada de las de sopa de sal gruesa.

La fricción se da en todo el cuerpo con mucha energía al despertarse y debe durar en total dos minutos. Es conveniente preparar el agua por la noche y tenerla en un recipiente en el dormitorio.

Contiene peroxidasas.

AGNOSCASTO
(Pimiento loco . - Pimiento de fraile)
Lat.: AGNUS CASTUS

Fr.: *Gatillier.* - Ingl.: *Chaste-tree.* - Alem.: *Moenchspfeffer.* - Ruso: *Prutnik.* - Ital.: *Agnocasto.*

Esta planta es muy útil para las personas que sufren de pérdidas de semen durante las noches (poluciones) acompañadas con sueños eróticos o sin ellos. Es asimismo muy útil para los que tienen el vicio de masturbarse (onanismo).

En general, esta planta tiene propiedades que apagan por completo los deseos sexuales. Se usa esta planta poniéndola en la cama o debajo de la almohada. En el primer período de las purgaciones hay un estado de excitación venérea que es muy perjudicial y por lo mismo está muy indicado el agnocasto para evitar estas desagradables molestias; en estos casos se pone también la planta en la cama y las erecciones no se producen.

AGRACEJO (Bérbero)
Lat.: BERBERIS VULGARIS
Fr.: *Vinettier.* - Ingl.: *Tarab.* - Alem.: *Saudorn.* - *Berberitze.* - Ruso: *Nezreli Vinograd.*

Se usa las bayas en preparación con azúcar en forma de dulce. La baya fresca por sí sola es ácida y contiene una gran cantidad de ácido málico, sustancia que posee muchas propiedades medicinales. La preparación de dulces se hace más o menos así: Se machaca la fruta fresca o la baya y se los tiene unos días en un lugar fresco y luego se les exprime o se les pasa por una prensa. Se limpia el jugo por el descanso o decantamiento. Luego se agrega azúcar; por cada 10 partes de peso, 16 partes de azúcar. Se hace hervir, se pasa por un filtro de los de café u otro y el jarabe o dulce está listo. Este dulce es muy indicado en las fiebres, tomado con agua, pues refresca y quita unos grados de temperatura. Además, su uso es bueno en los sabañones, tristeza, hipocondría, en las malas digestiones, en los dolores de reumatismo y gota, cólicos renales, dolores y espasmos de la vejiga y uretra, almorranas y muy especialmente en menstruaciones dolorosas. Las hojas y bayas cocidas son buenas para curar el escorbuto. Hojas solas hervidas, un puñado en una botella de agua, tomado por copas, es bueno para la diarrea con sangre. La corteza hervida en agua es excelente para buches y conservar bien la dentadura y fortifica las encías; se prepara al dos por ciento.

AGRIMONIA (Ver Ciento en rama)

AGRIO - AGRIAL
Lat.: BEGONIA CUCULATA

Esta planta sudamericana presta buenos servicios en la medicina doméstica.

Se usan las hojas solas o con la yerba mate en todas las clases de fiebres.

AGUACATILLO (Ver Laurel rojo)

AGUAPÉ
Lat.: EICHORNIA AZUREA

Las raíces y hojas secas hervidas en vino, se emplean contra la gonorrea, es decir, purgaciones, disentería, flujo blanco, tomando tres tazas diarias de una infusión al 1 por ciento.
Es una planta acuática de toda la América del Sud.

AGUARÁ
Lat.: TRIDIUM YUDICUM

Haciendo hervir veinte gramos durante diez minutos de esta planta en un litro de agua, se obtiene un cocimiento que sirve para lavar heridas, llagas, úlceras viejas y sobre todo úlceras varicosas.

Este cocimiento de aguará tiene propiedades desinfectantes, calmantes y al mismo tiempo apura la cicatrización en las enfermedades mencionadas.

Para las úlceras muy viejas que tienen poca tendencia a curarse, se prepara el cocimiento más fuerte, de treinta gramos, por ejemplo, o algo más.

Esta planta abunda en las provincias del Norte y es usada con buen éxito entre los pobladores al 1 % en las quemaduras.

AGUARIBAY
Lat.: SCHINUS MOLLE

La infusión de 5-10 gramos en una taza de agua hirviente se usa en los resfríos, bronquitis, catarro del pecho y de la nariz. Se toma una taza grande con una copita de coñac al acostarse.

La infusión de 4-10 gramos en una taza de agua hirviendo es un buen purgante.

AGUINALDO AMARILLO

Lat.: CONVOLVULUS UMBELLATUS
Fr.: *Liane à ombrelles.* - Ingl.: *Yellow-flowred bind-weed.*

Aguinaldo amarillo es una lindísima enredadera que abunda en toda Sud América. Sus hojas machacadas y hervidas en poca agua constituyen cataplasmas para pechos inflamados debido al estancamiento de la leche en las nodrizas. Dan buenos resultados en paperas y panadizos estas mismas cataplasmas.

El té de las flores, un puñado para un litro de agua, saca las flemas en las bronquitis. Se toma este té por tazas calientes con miel.

AJEDREA

Lat.: SATUREJA HORTENSIS
Fr.: *Sarriette.* - Ingl.: *Savory.* - Ruso: *Chaber.* - Alem.: *Garten quendel.*

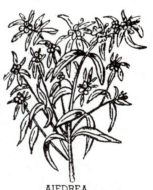
AJEDREA

El té se prepara con esta planta al 1 % y se toma tres o más cucharadas por día; da muy buenos resultados en las enfermedades crónicas del pecho y pulmones. Es, además, también un buen estimulante y tonificante de los nervios.

AJENJO CIMARRON

(Ajenjo de las Antillas. Artemisilla. Confitillo. Escoba Amarga)

Lat.: PARTHENIUM HYSTEROPHORUS
Fr.: *Parthêne Multifide ou Histerophore.* - Ingl.: *Cut-leaved Parthenium.*

El Ajenjo Cimarrón es un poderoso tónico, y tomándolo en ayunas aumenta en seguida el apetito en una forma asombrosa. La preparación se hace con un medio manojo, y si se quiere más fuerte, con un manojo de las hojas y de las sumidades floridas y un medio litro de agua hirviente, en la misma forma que un té simple. Este té es muy indicado en la hidropesía y también en la gota, cálculos biliares y renales. Se toma por tazas o en dos veces, con o sin azúcar a gusto. Es un remedio que da buenos resultados en las enfermedades mencionadas.

AJENJO DE LAS ANTILLAS

(Ver Ajenjo cimarrón)

AJENJO OFICINAL

Lat.: ARTEMISIA ABSINTHIUM
Fr.: *Absinthe.* - Ingl.: *Wormwood.* - Alem.: *Wermuthbeifuss.*
Ital.: *Assenzio vulgare.* - Ruso: *Poliñ.*

Se compra en las boticas o se siembra. Tiene muchas aplicaciones medicinales.

Se infunde en un litro de agua hirviendo 10 ó 15 gramos de hojas de ajenjo y se toma en ayunas una tacita, lo que abre y calienta el vientre, calma los dolores, ayuda a la digestión; facilita el curso de la bilis al intestino, curando de este modo la ictericia catarral.

Es muy indicado en las poluciones nocturnas.

Flores de ajenjo y anís verde hervido en vino blanco y tomado caliente ahuyenta las ventosidades del vientre, calma los calambres intestinales, evacúa lombrices, facilita las reglas retardadas y dolorosas. Hirviendo en vinagre, es contraveneno de setas venenosas.

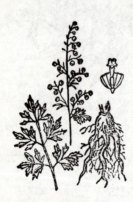

AJENJO

El vino ajenjo, que se prepara con treinta y dos gramos de esta planta y un litro de vino, da buenos resultados en las personas que tienen hinchado o agrandado el bazo, llamado vulgarmente "pajarilla". Esto sucede generalmente en las enfermedades como leucemia, paludismo, sífilis mal curadas, en las anemias, en personas debilitadas, etc. Se toma de este vino dos o tres veces por día, cada vez una copita. La cantidad que se toma es de treinta a ciento veinte gramos por día.

Es un remedio excelente contra el mal olor de la boca, si proviene del estómago; se hace hervir 10 gramos de ajenjo y 10 gramos de cáscara de naranja en un litro de vino blanco, y de esto se toma dos o tres copas por día.

Se deja ajenjo durante la noche en alcohol, al día siguiente se calienta y con un pañuelo mojado en este alcohol se frota el vientre del niño que tiene lombrices.

Ajenjo hervido en agua ahuyenta las chinches.

Aceite de ajenjo, que se compra en las boticas, aplicado caliente al estómago, calma los dolores más atroces (Véase Angélica).

La tintura de ajenjo se hace del siguiente modo: 90 gramos de ajenjo, 30 gramos de cáscara de naranjas, 15 gramos de raíz de colamo, otro tanto de genciana, 8 gramos de canela en rama; se echan en un litro y medio de alcohol rectificado y se deja así durante 6 días; después de este tiempo se exprimen bien las drogas, colando el alcohol rectificado y se deja así durante 6 días; después este alcohol, es un cucharada de agua, media hora antes de las comidas, es muy buen aperitivo.

Es muy conveniente poner en los dormitorios, sobre las paredes, ramitas de ajenjo, para librarse de las molestias de los mosquitos.

Al sentir desde lejos el olor del ajenjo, los mosquitos se alejan.

La planta contiene un extracto amargo, llamado absintina, una materia resinoide, una esencia que es verde y acre.

AJÍ DEL MONTE
(Véase Cambarí)

AJÍES (Ají caballero. - Ají bravo, etc.)

Lat.: CAPSICUM ANNUUM. CAPSICUM BACCATUM

Fr.: *Piment annuel, poivre d'Inde.* - Ingl.: *Bird-pepper or chilly pepper.* - Alem.: *Spanischer pfeffer, Paprika.* - Ital.: *Peperone.* Ruso: *Indeiski peretz.*

Hay muchísimas variedades en los pimentones y ajíes que se usan tanto en conservas, crudos, asados, etc., en las comidas. Hay muy bravos y muy dulces, pero todos son más o menos de la misma composición y unos tienen más y otros menos de capsicina, lo que produce esta fuerza del picante a los frutos.

El vinagre disuelve esta sustancia picante y por lo mismo el ají se pone más fuerte.

Todos los ajíes comidos con moderación ayudan la digestión.

Un té de ajíes es bueno para hacer gárgaras en anginas de la garganta. El polvo de ají mezclado con miel y preparado en forma de pequeñas píldoras es buen remedio para curar almorranas, tomando unas cuatro o seis píldoras por día.

AJO

Lat.: ALIUM SATIVUM

Fr.: *Ail.* - Ingl.: *Garlic.* - Alem.: *Knoblauch.* - Ital.: *Aglio.* - Ruso: *Chesnok.*

El ajo crudo tiene propiedades como aperitivo, porque estimula las vías digestivas y tonifica también la mucosa del estómago, y por lo mismo, ayuda la digestión.

No deben de comer ajo las mujeres que dan el pecho a los niños, porque altera la calidad de la leche y debido a esto los niños se enferman y sufren de los intestinos.

Tampoco es bueno el ajo para las personas que sufren enfermedades de la piel.

Tomándolo con leche o con limón resulta siempre un buen remedio contra las lombrices.

La pulpa del ajo es muy buena para curar los sabañones y un excelente remedio para las personas que sufren diabetes; en este caso hay que comer un diente o dos en ayunas, que pronto reducirá la cantidad de azúcar de la orina.

En pequeñas dosis ayuda la digestión; haciendo fricciones con ajo machacado sobre la parte dolorida por el reumatismo, calma el dolor; aplicando un diente de ajo sobre los callos,

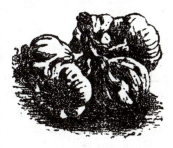

AJO BLANCO

previo un baño caliente, sirve como callicida poderoso, repitiendo la aplicación varias veces seguidas; en los países cálidos el ajo machacado y aplicado sobre mordeduras de víboras y perros rabiosos, da resultados sorprendentes. Un fuerte dolor de los oídos debido a los resfríos se calma poniendo en el oído un poco de aceite de olivas tibio en el cual han sido hervidos unos dientes de ajo.

Tomándolo en forma de té, un diente por dosis, limpia la voz y ayuda la expectoración en el catarro pulmonar. Si se sufre de insomnio, es bueno comer un diente de ajo al acostarse todas las noches.

Machacado y mezclado con miel es un remedio muy bueno en el reumatismo.

El ajo en gran dosis provoca dolores de cabeza, del estómago, cólicos, vómitos, mareos, diarreas y dolor a los riñones.

Deben de evitar el uso del ajo las personas que sufren de congestiones a la cabeza y de cierta biliosidad. Comiendo diariamente un diente de ajo, desempeña el papel de preventivo en tiempo de peste.

El ajo contiene una esencia sulfurada, llamada sulfuro de alilo, un mucílago, azúcar y sales, a quienes debe principalmente sus propiedades.

AJONJOLÍ (Coligigidri. - Sésamo. - Alegría)
Lat.: SESAMUN ORIENTALE

Ruso: *Kunszut.* - Fr.: *Sésame d'Orient.* - Ingl.: *Oriental oily-grain.*
Alem.: *Sesam.*

Esta planta, a pesar que es de origen de las Indias Orientales, se desarrolla muy bien en nuestra República y repúblicas vecinas, y sus productos son tan abundantes y buenos como en su patria de origen.

Las hojas frescas, recién cortadas, picadas y puestas en agua fría, son una bebida sana y refrescante.

Para curar las diarreas crónicas se ponen las hojas en agua hirviente y cuando el agua se vuelve viscosa, se toma este líquido a gusto. La cantidad de hojas es, según los casos, de dos a cuatro por ciento. Las flores tienen las mismas propiedades.

Con la semilla se prepara una horchata que es muy indicada en las enfermedades febriles.

Este aceite es un excelente tónico, tomando en ayunas pléndido para suavizar el cutis y para untar las partes inflamadas de la piel.

Este aceite es un excelente tónico, tomando en ayunas una cucharada de las de sopa.

Con miel de abejas, almidón y aceite de las semillas de ajojolí se prepara en Europa, como en Esmirna, la famosa Jalvá.

El aceite de las semillas se consigue por presión.

ALAMANDA (Jazmín de Cuba. Campanilla Amarilla)
Lat.: ALAMANDA CATHARTICA

Es una hermosa planta la alamanda. Tiene flores en forma de campana y en su mayoría de color amarillo.

Alamanda es un arbusto que abunda en el Brasil. Siendo trepadora, llega a dos o tres metros de altura.

Se usa la alamanda en casos de envenenamientos. Se hace un cocimiento de sus hojas y de su raíz, veinte gramos en un medio litro de agua, y se toma una taza. Tiene que hervir cinco minutos. Este cocimiento es un vomitivo y purgante.
Es mucho mejor usar otras plantas en vez de alamanda por contener un veneno.

ÁLAMO

Lat.: POPULUS NIGRA

Fr.: *Peuplier*. - Ingl.: *Poplar*. - Alem.: *Pappel*. - Ital.: *Pioppo*. Ruso: *Topol*.

Árbol grande del cual se emplean las yemas de olor aromático (desechando las que no contienen buena cantidad de resina). Forma parte del clásico ungüento Populeón. Se recomienta el siguiente ungüento, calmante para las almorranas: manteca sin sal, 250 gramos; yemas de álamo, 75 gramos. En bañomaría durante seis horas y colar después en caliente a través de una muselina. Si se calcina la madera del álamo en vasija cerrada, se obtiene un carbón vegetal que, finamente pulverizado, por ser absorbente, presta grandes servicios en la dispepsia flatulenta y en las diarreas fétidas a la dosis de una a dos cucharaditas diarias.

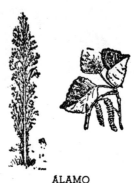

ÁLAMO

ALAZOR (Ver Cartamo)

ALBAHACA (Basílico)

Lat.: OCIMUM BASILICUM
Fr.: *Basilic.* - Ingl.: *Basil.* - Alem.: *Basilienkraut.* - Ital.: *Basilico.* - Ruso: *Vasilik.*

En los resfriados, tómese el cocimiento de hojas de albahaca, 10 gramos en medio litro de vino blanco bien caliente. El mismo cocimiento aumenta la leche en las mujeres que crían.

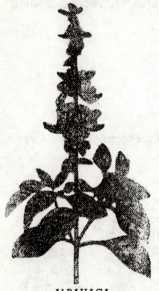
ALBAHACA

En un cuarto de litro de vino blanco y otro tanto de aceite de comer, se hierve durante tres minutos 20 gramos de hojas de albahaca y se toma de este cocimiento cuatro cucharadas soperas diarias contra la sequedad del vientre.

Hojas secas trituradas y mechadas con unto sin sal, dan una pomada que se emplea en las afecciones de los labios, párpados y pezones lastimados.

Un té de una cucharadita de semilla de albahaca en medio litro de agua, es bueno contra la gonorrea (purgación); calma el ardor al orinar.

También se usa en la cocina como condimento por su acción estimulante y estomacal; ahuyenta las ventosidades del intestino.

Debe el albahaca sus propiedades a una esencia que contiene.

ALBAQUILLO DEL CAMPO

Lat.: THALYCTRUM LASIOSTYLUM

Cuando los dolores reumáticos son muy fuertes y atacan casi todo el cuerpo, es muy eficaz tomar baños tibios en agua de cocimiento de albaquillo del campo al 5 por ciento.

Al mismo tiempo se hace la cura con el zumo de limón; véase el artículo limonero.

Haciendo hervir un puñado de la raíz durante veinte minutos en un litro de agua y tomando tres a cuatro tacitas por día del cocimiento, resulta un buen remedio para curar la icteticia y otras enfermedades del hígado.

Para la hidropesía y retenciones de la orina, en las enfermedades de la vejiga, molestias de los riñones y demás enfermedades de las vías urinarias, se toma un té de hojas de albaquillo del campo preparado con un manojo de hojas y un litro de agua en forma de té común. Se toman dos o tres tazas por día.

El albaquillo del campo abunda en las sierras de Córdoba.

ALCALUZ (Palo dulce)
Lat.: PERIANDRI DULCIS

El alcaluz tiene las mismas propiedades y los mismos usos que el regaliz (Orozúz).

ALCACHOFA
Lat.: CYNARA SCOLYMUS

Fr.: *Artichaut*. - Ingl.: *Artichoke*. - Alem.: *Artischocke*. - Ital.: *Carciofo*. - Ruso: *Artisok*.

La nueva generación de médicos da mucha importancia a los tallos y hojas de la alcachofa. Con éxito han empleado tallos y hojas en los enfermos de reumatismo articular, en inflamaciones largas y enfermedades urinarias. El jugo se usa para curar el escorbuto, icteticia crónica e hidropesía. Se hace con la planta un té, un medio manojo para un litro de agua.

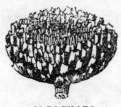
ALCACHOFA

En estos últimos años se fabrican muchos específicos por los laboratorios de productos medicinales para curar las enfermedades del hígado y cuyo principal contenido son las alcachofas o alcauciles.

Como alimento que usamos nosotros en nuestras mesas, la alcachofa es un gran disolvente del ácido úrico, y por lo mismo está muy indicado en las personas que sufren de reumatismo, gota, arenillas, etc.

Además, la alcachofa, como ya he dicho, da excelentes resultados en las enfermedades del hígado y sus complicaciones con el mismo órgano, como retención o desarreglo de la bilis, ictericia, hidropesía, malas digestiones, sequedad del vientre, etc.

El agua donde nosotros cocinamos la alcachofa para comer luego las escamas de la misma, adquiere muchas propiedades curativas. Usando esta agua de alcachofas para sopas con Quaker Oats, da una maravillosa combinación de vitaminas muy indicadas para niños débiles, raquíticos, personas anémicas. Se deben estos beneficios a la gran riqueza de vitaminas del Quaker Oats y a la gran cantidad del hierro asimilable de alcachofa, indicado además en excesos de úrea, vértigos y mareos.

ALCANA (Ver Henna)

ALCANFOR

Lat.: LAURUS CAMPHORA
Fr.: *Camphre*. - Ingl.: *Officinal camfor-tree*. - Alem.: *Kampfer*.
Ruso: *Kamfora*.

Todas las partes del árbol contienen en abundancia un aceite esencial del que se extrae el alcanfor en forma de una masa cristalina.

Tonifica el sistema nervioso y estimula el corazón haciendo el pulso regular.

El alcanfor está indicado especialmente en las afecciones orgánicas del corazón, acompañadas de aumento de la presión en la circulación pequeña, afecciones que están muchas veces relacionadas con una enfermedad gastrohepática, que determina la dilatación del corazón derecho y el espasmo de los vasos pulmonares.

También es muy útil el alcanfor en la miocarditis crónica (pulso irregular perpetuo). En este caso sirve para sostener la actividad del corazón y para regularizar el pulso.

Buen antiséptico, antitóxico y parasítico. Los vapores del alcanfor matan los insectos pequeños.

Es anafrodisíaco y disminuye la secreción láctea.

Hace desaparecer la congestión pulmonar con baja tensión arterial. Aconsejado contra la pulmonía, bronquitis crónica, enfisema, asma, esclerosis pulmonar, como también en la tuberculosis pulmonar por su acción también antiséptica y especialmente por la influencia que ejerce en la circulación pequeña.

También se emplea el alcanfor en la rinitis aguda (resfríos) y en la fiebre del heno, en forma de aspiraciones.

Es muy común el empleo entre la gente del campo el aceite alcanforado, como también el alcohol alcanforado para curar dolores, golpes, neuralgias, contusiones, forúnculos, etc. El aceite alcanforado se prepara así: Diez partes de alcanfor y noventa partes de aceite de olivas o aceite de almendras dulces. El alcohol alcanforado se prepara: Una parte de alcanfor, siete

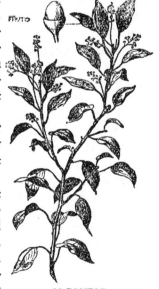

ALCANFOR

partes de alcohol a 95º y dos partes de agua. Disminuye la temperatura de los febricitantes.

Util como sedante contra las erecciones de la blenorragia, cistitis, etc.

De 50 centigramos a 1 gramo en píldoras. Inyección: Alcanfor 1 gramo y aceite esterilizado 10 gramos; de 1 a 4 centímetros cúbicos. No siendo como uso externo, debe usarse solamente por prescripción médica.

ALCAPARRO FETIDO (Ver Palo de excrementos)

ALCAPARROL (Alcaparro. Alcaparrón)

Lat.: CAPPARIS SPINOSA
Ruso: *Kapersi*. - Alem.: *Kappernstrauch*. - Fr.: *Caprier*. - Ingl.: *Caperbusch*. - Ital.: *Cappero*.

Este hermoso arbolito es cultivado por sus lindas flores amarillas.

Todas las partes de esta planta, que generalmente mide de un metro hasta un metro y medio de altura, son usadas en la medicina doméstica. Pero lo que más se usa es la raíz y la corteza de alcaparra, porque en estas partes se encuentran en abundancia las propiedades curativas, que son tónicas, estimulantes, aperitivas y aumentan la cantidad de orina. La corteza hay que recolectarla en el principio de la primavera y secarla en seguida en un horno.

Se prepara un excelente tónico con sesenta gramos de corteza de alcaparra y dos litros de vino tinto en esta forma: Los sesenta gramos de la corteza raspada se ponen en una botella grande de dos litros o si no treinta gramos en un litro de vino en una botella. Tiene que ser un vino bueno. Se tapa la botella con un buen corcho. Se pone sobre el corcho un poco de lacre. Se tiene la botella unos días acostada, luego se agita bien dos, tres veces por día. Pasados tres días, el vino tónico ya está preparado. Este vino se toma una copita antes de las comidas o en seguida después de las comidas en las digestiones difíciles, debilidad del estómago, debilidad de los intestinos, pobreza de sangre, clorosis y en la debilidad en general.

El botón de flor que echa la planta, recogida antes de abrirse y adobada con vinagre, forma la Alcaparra, condimento muy empleado y su comercio es muy lucrativo.

La corteza de la raíz hace orinar si se toma tres tazas por día de una preparación que se le hace hirviendo diez gramos en una botella de agua durante cinco minutos.

El cocimiento de alcaparras también es bueno en ciertas neuralgias y sobre todo en la ciática.

ALCARAVEA (Comino)
Lat.: CARUM CARVI

Fr.: *Carvi*. - Ingl.: *Caraway*. - Alem.: *Kuemmel*. - Ital.: *Carvi*. Ruso: *Tmin*.

El licor de comino se prepara con alcohol a cincuenta grados, un litro; granito de comino, 40 gramos; azúcar, 200 gramos.

Se deja todo así en maceración durante diez días. Como se ve, la preparación es fácil y el aguardiente de comino es agradable y útil como aperitivo, carminativo, estimulante y estomacal.

Sobre todo es muy indicado contra cólicos.

Se toma una copita de las que se usan para licores.

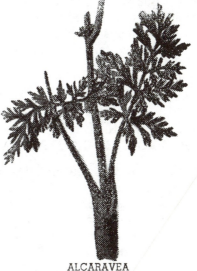

ALCARAVEA

En Inglaterra, Alemania, Rusia y Arabia se usa el alcaravea como

ALCORNOQUE
Lat.: ALCHORENA LATIFOLIA
Ruso: *Probkovaya Duba.* - Fr.: *Alcornoque.*
Alem.: *Alkornokorinde.*

Esta planta se usa en la tuberculosis pulmonar y en otras enfermedades pulmonares. Se toma en pequeñas cantidades el polvo, como de dos centígrados cada dos horas, o en casos graves cada hora.

Se hace también un té, 20 gramos en un medio litro de agua, y se toma cada tres horas una tacita, con miel o azúcar.

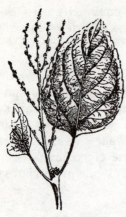

ALCORNOQUE

ALETRIS HARINOSA
Lat.: ALETRIS FARINOSA
Fr.: *Aletris farineux.* - Alem.: *Stargrass.* - Ingl.: *Stawort.*

El té que se prepara con la raíz de esta planta da buenos resultados en la bronquitis crónica. Se prepara el té con quince gramos de la raíz machacada y un litro de agua. Se toma tres tazas por día con miel o azúcar.

ALELUYA
(Véase Acederilla)

ALFILERILLO
Lat.: ERODIUM CICUTARIUM

Esta planta abunda en nuestra República, lo mismo que en el Uruguay. Es una planta de tallos caídos o derechos o levantados, florece en la primavera y es un buen alimento para los animales domésticos; y por lo mismo es usada como forraje. Abunda también el alfilerillo a las orillas de los caminos, ríos, y en las islas del Paraná.

Los gajos floridos se usan en forma de té al 2 ó 3 % para hacer aumentar la orina, especialmente en las enfer-

medades de los riñones y de la vejiga. Es también muy útil en las blenorragias (purgaciones).
Este mismo té es bueno tomarlo cuando se sufre de fiebre intestinal o fiebre tifoidea.
Un té de hojas al 2‰ cura las hemorragias del útero (matriz) y también aumenta la cantidad de orina. Tanto del té de los gajos como de las hojas se toma cada tres horas una cucharada de las de sopa.

ALFORFÓN (Trigo morisco)
Lat.: POLYGONUM FAGOPYRUM
Ruso: *Grecha*.

La fruta es un buen alimento en los casos de acidez de estómago (hiperacidez). Con los frutos se prepara una torta, que se come en vez de pan.

ALGA (Ver Fucus)

ALGARROBILLA
Lat.: PROSOPIS ALGARROBILLA

En la medicina doméstica es usada esta planta para curar las enfermedades de los ojos, la conjuntivitis, lagrimeo y vista cansada. Para este fin se prepara un té de la corteza, con un puñadito en un litro de agua hirviente. Se aplica en fomentos tibios, tres veces por día.

ALGARROBO NEGRO
Lat.: PROSOPIS NIGRA
Ruso: *Royók*.

Con una infusión al 2 % después de enfriarse, se lavan los ojos irritados e inflamados; la irritación e inflamación pasan pronto; el lavado se repite varias veces al día.

Se halla en Entre Ríos, Corientes, Orán y Buenos Aires.

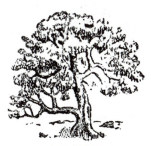

ALGARROBO

ALGONDOCILLO
(Algodón de mariposa. - Platanillo. - Amores de los casados. - Flor de calentura. - Cachumeca. - Mal casada. Niño muerto)
Lat.: ASCLEPIAS CURASSABICA
Fr.: *Asclepiade de curazas, faux ipecacuanha, herbe à Madame Boirin.* - Ingl.: *Curasavian swalo-wolt.*

Esta planta tiene propiedades maravillosas para curar todas las complicaciones de la sífilis en todos sus grados. Los efectos son tan pocos conocidos porque es una planta poco usada y casi desconocida en la medicina.

Tiene esta mata propiedades parecidas a la zarzaparrilla y se pueden tomar las dos plantas juntas en la misma forma como indico en zarzaparrilla.

La preparación y el uso del algodoncillo es igual que la zarzaparrilla.

ALGODONERO
Lat.: GOSSYPIUM HERBACEUM
Fr.: *Cotonnier.* - Ingl.: *Cotton.* - Alem.: *Seide, watte.* - Ital.: *Bombace.* - Ruso: *Wata.*

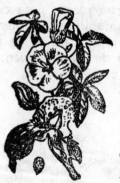
ALGODONERO

Las hojas, flores y semillas tienen propiedades medicinales parecidas a las de la malva y malvavisco; se usan en forma de infusión al 1 % contra las afecciones catarrales del pecho y dificultad de la menstruación.

Lavativas con la infusión de las hojas, flores y semillas, son buenas contra las diarreas, disenterías y pujos.

El cocimiento al 1 % de la raíz hace aumentar la cantidad de orina.

ALHELÍ AMARILLO
Lat.: CHEIRANTHUS CHEIRI

Un cocimiento al 2 % del alhelí amarillo es muy usado

con buenos resultados en las heridas ulcerosas, llagas y heridas en general. Se prepara como un té. El mismo té se toma por la boca, tres tazas por día, para curar las palpitaciones del corazón, dolores y mareos de la cabeza y como tónico nervioso, sobre todo para las mujeres.

AHENNA (Ver Henna)

ALHOLVA (Ver Fenogreco)

ALHUCEMA (Ver Espliego)

ALIARIA
Lat.: ERYSIUM ALLIARIA
Ruso: *Chesnovitza. Chesnochnaya Trava.*

Es usado con muy buenos resultados en la medicina doméstica el té que se prepara con un manojo de hojas de aliaria y un litro de agua que se toma por tazas durante el día. Este té aumenta considerablemente la cantidad de orina en los casos de enfermedades del pulmón.

En las congestiones pulmonares, bronquitis, tos y dolores de la espalda se aplican fomentos o cataplasmas, que además de tener harina de lino o mostaza se agrega las semillas de aliaria, un puñado para cada cataplasma. El cocimiento de las semillas de aliaria, un puñado en un litro de agua durante veinte minutos y lavándose con esta agua la cabeza, quita la caspa.

ALISMA (Ver Llantén cimarrón)

ALISO
Lat.: ALNUS
Fr.: *Vergne.* - Ingl.: *Alder-tree.* - Alem. *Erle.* - Ital.: *Alno.* - Ruso: *Boyarisnik.*

Las hojas machacadas se usan en la medicina doméstica para curar tumores, abscesos, forúnculos, etc. Con buenos resultados se usan las mismas para desparramar la leche estancada en los pechos de las mujeres que crían y quitar en ellos la inflamación. Dan buenos resultados estas cataplasmas para los dolores de la cadera y lumbagos. También son indicados en parálisis de los miembros. La corteza sirve en el paludismo igual como la quinina.

Como la corteza contiene muchísimo tanino, se la usa en forma de té al 1 % como astringente en los casos de diarreas y para quitar las fiebres de enfermedades en general.

ALMENDRAS AMARGAS
Lat.: AMIGDALUS COMMUNIS AMARA

Tomando licores y vinos en abundancia no se embriaga, si se comen de antemano cinco o seis almendras amargas.

Las almendras amargas contienen amigdalina, que les da el olor y el gusto particular de ácido cianhídrico que produce, y por lo mismo son venenosas en grandes cantidades.

De allí que no se deba usar el aceite de almendras amargas, ni el agua de las mismas, porque son sumamente venenosas.

En cambio en el uso externo tiene buenas aplicaciones el aceite de almendras amargas en combinación con otros líquidos, para quitar pecas y manchas de la cara. Una crema para este fin se prepara en la siguiente forma: se mezcla una cucharada de almendras amargas, una cucharada de grasa de cerdo y dos cucharadas de agua de cal. Se aplica sobre las pecas o manchas. Si el resultado no se ve en unos ocho, diez o doce días, se aumenta la cantidad de aceite de almendras amargas.

ALMENDRAS DULCES

Lat.: AMYGDALUS COMMUNIS
Fr.: *Amandier.* - Ingl.: *Almond tree.* - Alem.: *Mandelbaum.* - Ital.: *Mandorlo.* - Ruso: *Mindal.*

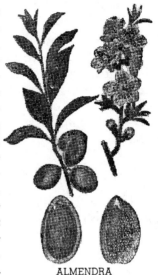

ALMENDRA

Las almendras dulces ralladas o machacadas (unas veinte almendras), en las que se agrega agua azucarada, constituyen una bebida muy agradable y refrescante para los enfermos, especialmente para los niños. Esta indicada en diarreas, irritación de la orina, bronquitis y pulmonía. El aceite de almendras que se adquiere en las farmacias es un excelente purgante para los niños, y además bueno para las paspaduras, sabañones y dolores de oído, como remedio externo, haciendo fricciones con el mismo.

La sopa de almendras con azúcar es excelente para los que sufren de los pulmones y pecho. Una leche nutritiva para diabéticos se prepara en la siguiente forma, y resulta un excelente alimento: Se prepara machacando 250 gramos de almendras sin cáscara, a las cuales se da un hervor para poder sacarles el hollejo, luego se secan y se machacan, con dos o tres cucharadas de agua fría, haciendo una papilla. Después se pone ésta en un plato, o mejor todavía en una fuente ancha, y se cubre con un litro de agua previamente hervida, que tiene que estar completamente fría. Al cabo de dos horas se filtra y se obtiene la magnífica leche de almendras. Es conveniente agregar una almendra amarga a la papilla de almendras dulces.

Dos cucharadas por día de aceite de almendras cura la urticaria, que es crónica y se repite.

Las almendras contienen aceite fijo (54 x 100), amandina, albúmina particular, que le da la propiedad emulsiva.

ALMENDRO DE LOS BOSQUES
(Hipocratea Voluble o Trepadora)
Lat.: HYPPOCRATEA VOLUBILIS (H. OBCORDATA)
Fr.: *Hyppocratée Volubilé ou Grimpante.*

Un té que se prepara con las hojas y flores, un manojo en un litro de agua, que tiene que hervir dos minutos, se toma por tazas con azúcar para todas las enfermedades del pecho, tos crónica, catarros, etc.

De las semillas se saca un rico aceite, muy nutritivo y sano.

ALMIZCLE VEGETAL (Ver Adoxa)

ÁLOE (Acíbar)
Lat.: ALOES VULGARIS
Fr.: *Aloès.* - Ingl.: *Aloes.* - Alem.: *Aloe.* Ital.: *Aloe.* - Ruso: *Obeiknowennoi sabur.* - *Aloe.*

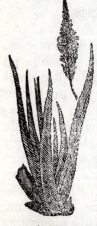

ÁLOE

En dosis de medio gramo, tomado en té de tilo, es purgante; dosis menores son laxantes y fortificantes para el estómago. Como el áloe obra sobre los intestinos y la matriz, tienen que evitarlo los que sufren de almorranas y las mujeres embarazadas, pues puede provocar abortos. Sin embargo está indicado, cuando las almorranas no corren y el enfermo sufre de congestiones al hígado y a la cabeza; lo mismo cuando se trata de facilitar artificialmente las reglas.

Lo que cabe de áloe en la punta de un cuchillo, agitado en una copa con agua caliente, resulta un buen remedio contra las inflamaciones de los ojos, lavándolos varias veces por día en esta agua en frío, el lagrimeo y la supuración cesan pronto. Igual agua sirve para lavar heridas, llagas, úlceras y quemaduras.

Aplicando 10 gramos de áloe triturado con 5 gramos de mirra sobre heridas recientes, las contrae y cura.

El áloe contiene aloetina, aloína, una materia extractiva, etc.

ALQUEQUENJE (Vejiga de perro)
Lat.: PHYSALIS ALKEKENGI
Fr.: *Alkekenge off.* - Ingl.: *Wintercherry.* - Alem.: *Judenkirchen.*
Ital.: *Alcachingi.*

Es un poderoso diurético que aumenta considerablemente la cantidad de la orina, comiendo las bayas frescas en cantidad de 10-20 gramos o tomando un té preparado con 20 gramos de hojas y tronco en medio litro de agua hirviendo. En la misma dosis, es decir cantidad, se puede preparar un té diurético de las bayas secas.

En algunos países hacen fermentar con la uva las bayas de alquequenje, consiguiendo un vino que es bueno contra la arenilla en los riñones, enfermedades del hígado, como cálculos, etc., je, consiguiendo un vino se toma caliente en ayunas en un vaso vinero.

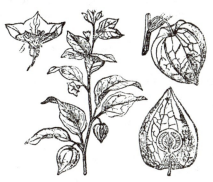
ALQUEQUENJE

Otro vino de iguales efectos se prepara con 30 gramos de la planta entera y 1 litro de vino blanco; se deja macerar durante 8 horas y se filtra; se toma de igual modo como el anterior.

Los vinos mencionados convienen a los gotosos y reumáticos, pues la orina de éstos acostumbra depositar una arena colorada, la que proviene del riñón. El vino o té de alquequenje expulsa esta arena de los riñones.

Se usa contra el dolor de muelas aspirando por la boca el humo producido por las bayas echadas sobre brasas.

Abunda esta planta en el norte de la República y sobre todo en los campos vitícolas de Mendoza.

ALQUIMILA (Pie de león)

Lat.: ALCHEMILLA VULGARIS

Lat.: *Frauenmantel.*

Con sesenta gramos de esta planta se prepara un té en un litro de agua hirviente que se toma por tazas durante el día, que es un buen remedio para los pujos, diarreas y deseos de orinar muy a menudo.

Cura toda clase de heridas. Es preferible usar la raíz con las hojas juntas. El jugo exprimido de las hojas, una media cucharadita con un poco de agua caliente tomado en ayunas, es un buen remedio para curar la epilepsia, llamada también mal caduco.

ALTEA (Véase Malvavisco)

ALTRAMUZ

Lat.: LUPINUS HIRSUTUS

Ruso: *Volchi Bob.* - *Lupin.* - Alem.: *Wolwsbohne.*

Abunda esta planta en nuestras huertas y jardines. Sus frutos, que son muy amargos, se usan en la medicina doméstica para matar piojos y librar los cabellos de la caspa. Se prepara con una cucharada grande de esta frutita y una botella de agua que se hacen hervir diez minutos. Se filtra y se usa como fomento sobre la cabeza para los casos indicados.

AMAPOLA

Lat.: PAPAVER RHOEAS

Fr.: *Coguelicot.* - Ingl.: *Red-poppy.* - Alem.: *Ackeschnalle o Wil der Mohn.* - Ital.: *Rosolaccio.* - Ruso: *Mak.* - *Samoseika.*

Las propiedades curativas de la amapola son bastante parecidas a las de la adormidera, a pesar de que la amapola no contiene opio. Una infusión de hojas de amapola, que se deja en reposo unas tres horas, y a la cual se agrega luego azúcar y se filtra, es una bebida calmante, tranquilizadora y curativa, sobre todo en las enfermedades del pecho. Se usa también la flor en forma de té, con azúcar, para resfríos, catarros de pecho en las criaturas, y para conseguir el sueño. A objeto de curar las diarreas en las criaturas, se hace infusión de flores, seis a diez gramos en medio litro de agua hirviente, pudiéndose agregar una cucharadita de aceite de olivas. Estas lavativas calman también los dolores de vientre.

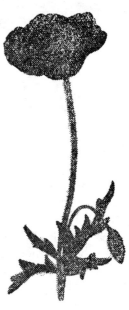

AMAPOLA

Las semillas de amapola, machacadas y mezcladas con miel, son, según los árabes, un buen remedio para curar el reumatismo.

En Siria se prepara una especie de azúcar de amapolas llamado "Scuk", que constituye una excelente medicina para la tos.

En nuestros jardines tenemos la amapola como planta de adorno.

AMARANTO
Lat.: BELLIS PERENNIS

Alem.: *Tausendschoen.* - Ruso: *Barjatnik.*   *Detuschi Grebesok.*

La gente del pueblo lo usa como laxante, en los niños, disuelto o pisado. Para enfermedades del pecho, atrasos menstruales, también contra gota y enfermedades análogas. Se puede tomar como té, cocimiento y también hervir las hojas frescas en un caldo. Este caldo es muy refrescante. Baños de vapor con las hojas y flores hervidas juntas con sanquillo y ciento en rama hacen revivir miembros paralizados. Se puede probar este tratamiento en la parálisis infantil.

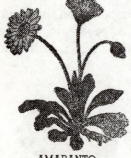
AMARANTO

AMARGÓN
(Diente de león. - Corona de fraile)

Lat.: TARAXACUM - DENS LEONIS

Fr.: *Pissenlit. Dent-de-lion.* - Ingl.: *Piss-abed.* - Alem.: *Loewenzahn.* - Ital.: *Dente di leone.* - Ruso: *Wolowi zub.*

La naturaleza ha desparramado esta planta tan útil en gran abundancia; se la encuentra en todas las épocas del año.

La principal acción medicinal es sobre el hígado; cuando la bilis se acumula en el hígado y no pasa al intestino, aparece la ictericia. El amargón es remedio soberano para abrir las vías biliares y hacer desaparecer su estado catarral.

Como también aumenta la cantidad de las orinas, es bueno contra la hidropesía.

Los que sufren de almorranas, aprovechen el amargón; se explica su acción sobre las almorranas por su acción descongestionante del hígado, el que lleva la culpa principal de las almorranas.

El amargón es tónico y fortifica el estómago.

El agua del amargón hervida es buena contra los esputos con sangre.

Se usa en forma de ensalada, especialmente en verano, para limpiar las impurezas de la sangre; hay que seguir comiéndola seguido, por lo menos cuatro semanas.

Más efecto tiene el jugo exprimido de toda la planta; la raíz para este fin no hay que rasparla; bastan varios lavados en agua fría. Se toman dos cucharadas por día.

De la raíz se extrae la taraxacina.

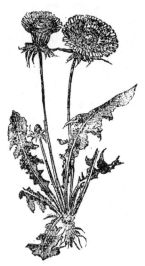

AMARGON

AMAIBA (Ver Yagramo)

AMBAY (Palo de lija . - Ambahu)
Lat.: CECROPIA ADENOPUS. - AMBAIBA PELTATA

En nuestra República, tanto la planta como sus virtudes, se han hecho muy famosas. Casi todo el mundo sabe que se toma un té de ambay para curar y aliviar la tos. Debido a estas cualidades, que efectivamente la planta posee, han aparecido en venta varias preparaciones, como jarabes de ambay, pastillas de ambay, etc.

Pero nada mejor que un té fresco de esta planta.

Se prepara la infusión con un puñado de hojas picadas y un litro de agua hirviente, se tapa la vasija, o mejor dicho la tetera, y se deja así diez minutos. Se toman tres tazas por día con miel o con azúcar de cande. La primera taza tiene que ser tomada en ayunas, la segunda dos horas después del almuerzo y antes de acostarse se toma la tercera taza.

Se hace un tratamiento para curar el asma, tomando el té de ambay en la forma indicada, pero se toma antes del té dos higos secos remojados en vino blanco muy fuerte. Para este fin se pone una cantidad de higos secos en una jarra, botellón, etc., y se llena luego la jarra con vino blanco bien fuerte, o se agrega al vino una pequeña cantidad de alcohol puro; se tapa con una gasa la abertura y se come de estos higos dos en ayunas, y luego se toma el té de ambay. Es un excelente remedio tanto para el asma como para curar toses rebeldes.

Los que no sufren de asma, pero tienen toses fuertes, catarros pulmonares, etc., no deben comer los higos sino mezclar las hojas de ambay con tilo y pulmonaria, unas dos cucharaditas chicas de cada planta para un litro de agua hirviente. Se agrega también el té de ambay en casos de resfríos, sarampión, influenza, etc., un poco de caña, coñac, ron, etc., y también se toma ambay con jugo de limón.

El tratamiento en el asma, como en las toses, hay que hacerlo con constancia.

El té de ambay es también muy indicado en todas las enfermedades del corazón, pues, para este órgano, es un excelente tónico e inofensivo, no como la digital, estricnina, etc. Pueden tomarlo todos aquellos que sufren diferentes enfermedades del corazón, pues encontrarán un gran alivio y mejoría con toda seguridad, porque el ambay tonifica el corazón y regulariza los latidos, etc. Es, por lo mismo, indicado en los ahogos, disneas, insuficiencias, palpitaciones, etc.

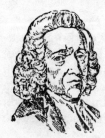

ESTEBAN HALES (1677 - 1761)
Fué el primero en describir la Tensión Sanguínea.

AMENDOIRANA
(Regaliz silvestre. Pico de cuervo. Buey Gordo)
Lat.: CASSIA NIGOSA

Planta que crece en abundancia en Brasil y que se usa como purgante. La preparación se hace haciendo hervir diez gramos de la raíz o quince gramos de las hojas durante quince minutos para una taza. Se toma este purgante en ayunas.

AMEOS (Hinojo de Portugal)
Lat.: SISONAMNI

Para hacer despedir los gases del vientre, ayudar la digestión y contra el flato se toma un té preparado con el fruto del ameos. En los casos rebeldes en vez de té se hace hervir unos diez minutos un puñadito para un litro de agua. Se toma una taza después de las comidas.

AMORES DE CASADOS (Ver Algondocillo)

AMORES SECOS
Lat.: TAGETES GLANDULIFERA

Una tacita de las de café después de las comidas preparadas en forma de té al 1 % de amores secos ayuda notablemente la digestión y evita los dolores, calambres y cólicos del estómago.

ANABI
Lat.: POTALIA RESINIFERA

Para curar las inflamaciones e irritaciones de los ojos se usan las hojas de anabi, que abunda en el Brasil y el Paraguay. Se hace para este fin un cocimiento con un manojo de hojas y un litro de agua, que tiene que hervir diez minutos. Luego se filtra y con este cocimiento se lavan los ojos cuatro veces por día.

Este cocimiento sirve también para lavar heridas.

ANACAHUITA
Lat.: BLEPHAROCALIX

La infusión de hojas al 2 % se emplea contra la tos, una taza al acostarse. Es bueno agregar una cucharada de miel de abejas.

Esta infusión es buena en general contra todas las afecciones pulmonares.

Se emplea tanto las hojas como el leño o làs dos juntas. Usando el leño, hay que hervir diez minutos.

ANAGÁLIDE (Yerba del gorrión)
Lat.: ANAGALIS ARVENSI

Fr.: *Mouron des champs.* - Ingl.: *Red pimpernel.* - Alem.: *Gauchheil. - Blutslopfen.* - Ital.: *Anagallide.* Ruso: *Kuroslepnik.*

La yerba del gorrión o anagálide se encuentra con abundancia en los campos, en jardines y en los lugares no cultivados; es muy hermosa, pero no tiene fragancia. Su gusto es áspero y amargo.

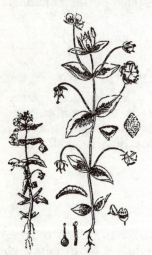

ANAGALIDE

Se emplea con buenos resultados el anagálide en la hidropesía y especialmente en la epilepsia, en la que se toma en forma de té, el cual se prepara con quince a veinte gramos de la yerba en un litro de agua. La primera taza debe tomarse en ayunas y el resto durante el día, sea frío o caliente, con azúcar o miel a gusto.

Es muy recomendada esta planta en forma de cocimiento en las mordeduras de los perros rabiosos. Para este fin se hace hervir un puñado de anagálide en un litro de vino tinto o blanco y se toma por cucharadas, según la edad. Los mayores pueden tomar tres vasos vineros por día.

ANAMU (Ver Pipi)

ANANÁ (Piña)

Lat.: BROMELIA ANANAS
Fr.: *Anana jaune*. - Ingl.: *Pine-Apple*. - Alem.: *Ananas*. - Ruso: *Ananás*.

La piña madura, además de ser una fruta deliciosa, posee propiedades refrescantes y antipútridas muy pronunciadas, a tal punto que se emplea diariamente para hacer una limonada, llamada agua de piña, muy útil en toda clase de enfermedades inflamatorias internas; en las biliosas y las pútridas se toma la cantidad que se desea, una vez endulzada con azúcar. Es muy indicada en las convalecencias con un poco de Hesperidina.

Se prepara con el zumo de ananás, con bastante agua y azúcar, haciéndola hervir. Se pone por una parte de zumo, dos partes de azúcar.

El ananá es muy bueno para las enfermedades del hígado, tales como la ictericia, etc.

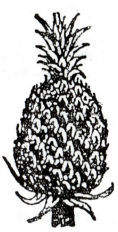
ANANAS

Da excelentes resultados como tónico cerebral, cura neurastenia, melancolía, tristeza, pérdida de memoria e idiotez.

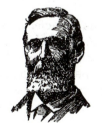

FRANCISCO DELAFIELD (1841 - 1915).
Fué el primero en describir la Nefritis.

ANCOCHE
Lat.: VALLESIA GLABRA

Abunda esta planta en nuestra República, pero no es usada por la boca porque se trata de una planta muy venenosa.

ANDA-ACÚ (Purga de los paulistas)
Lat.: JOHANESIA PRINCEPS

Los frutos de este árbol que crece en abundancia en el Brasil, cocidos tres de ellos en agua con azúcar, resulta un purgante agradable.

ANDIROBA (Ver Carapa)

ADROPOGÓN (Ver Vetiver)

ANÉMONA (Anémone)
Lat.: ANEMONE PULSATILLA
Fr.: *Pulsatille, Coquelourde, Fleur du vent.* - Ingl.: *Pasque Flower.*
Alem.: *Füchenschelle.* - Ital.: *Pulsatilla.* - Ruso: *Vetrianitza.*

El nombre de esta planta viene del griego y quiere decir viento, porque Plinio creía que las flores de esta planta no se abren si no sopla el viento.

Dentro del mismo género existen más de ciento sesenta variedades formadas por hibridación. Todas ellas son notables por su hermosura y su colorido carmesí listado, encarnado matizado de blanco y amarillo, lila, etc.

Si bien esta planta se usó mucho en medicina, se ha podido comprobar que no tiene las propiedades curativas que se le atribuían.

Lo que no se puede negar es que esta planta es un gran irritante local. Tomando un té preparado con esta planta se producen vómitos, diarreas y abundante orina. Hace también muy sensible al dolor a varias partes del cuerpo. A dosis mayores produce hipo, embotamiento, temblor de los miembros, diarrea y orina con sangre, llevando hasta a la muerte.

Por todo esto aconseja no usar la anémona sino con mucha prudencia.

La más usada de las variedades de esta planta es la negra. Es irritante, se recomienda contra las manchas de la córnea y otras enfermedades de los ojos.

Conviene no tomar nunca esta planta por la boca.

El agua destilada de la llamada variedad hepática sirve para quitar las pecas de la cara.

ANÉMONA

Para uso externo se emplea el jugo de las hojas frescas. Conviene mezclarlo con alcohol.

En los casos de envenenamiento por esta planta se recomienda el café.

A los animales se los cura con tisanas, lavativas emolientes y una infusión al 10 % de malvavisco o de dulcamara.

ANETO (Eneldo)

Lat.: ANETHUM, GRAVEOLENS

Fr.: *Aneth.* - Ingl.: *Dill.* - Alem.: *Dill, Till.* - Ital.: *Aneto.*

Hay poca diferencia entre el aneto y el hinojo; muchas personas confunden estas dos plantas porque, efectiva-

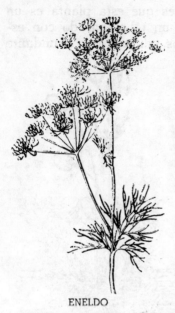

ENELDO

mente, son muy parecidas, tanto por su olor pronunciado de anís como en el hinojo común, como también en el aneto. En efecto, las dos plantas tienen propiedades medicinales

El aneto es una planta anual, llega hasta ochenta centímetros de alto, su tallo es liso, finito y de un color verde oscuro con rayas de un color blanquecino-azulado, que es fragante. Las hojas son de un color azul-verde, parecidas a las hojas de hinojo, pero no tan tupidas. Las flores están repartidas en la terminación de cada ramita de la planta.

En la medicina doméstica tiene el aneto las mismas aplicaciones que el hinojo, anís o comino.

Además se usa el aneto como un remedio contra las ventosidades y como un buen estimulante general.

Para este fin se hace un té de cuatro a ocho gramos de semillas y un litro de agua hirviente, se toma por tazas durante el día.

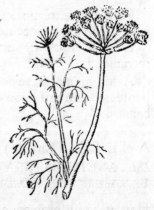

Unos diez gramos de semillas y un manojo de la yerba alta de la planta hervidas en agua o vino en la cantidad de un litro, tomadas por vasos, aumenta considerablemente la leche en las madres que crían, produce un estado de ánimo contento, disipando la tristeza, nerviosidad, enojo y mal humor. Regulariza las evacuaciones del in-

testino, aumenta la cantidad de orina. Es muy indicado este cocimiento por cucharadas en los casos de hiperacidez del estómago, etc., para neutralizar los gases y quitar la quemazón que los enfermos sienten, y también, sobre todo, las náuseas en todos los casos.
Baños de vapor del aneto quitan los dolores de la matriz.
El aneto hervido en aceite de oliva y aplicado caliente sobre forúnculos, etc., hace madurar y quita el dolor en todos los casos.

ÁNGEL
Lat.: LIPPIA LYCIOIDES

Esta planta que abunda en nuestra República tiene propiedades estimulantes y tónicas parecidas a la salvia. Con este fin es usada esta planta en la cantidad de un manojo y un litro de agua hirviente, para una infusión. Este té se toma con azúcar, dos o tres tazas por día.
El efecto de este té es que aumenta el apetito, fortifica el estómago y ayuda la digestión.

ANGÉLICA (Yerba del Espíritu Santo)
Lat.: ANGELICA ARCHANGELICA
Fr.: *Angélique*. - Ingl.: *Angelica*. - Alem.: *Engelwurz*. - Ital.: *Angelica*. - Ruso: *Diaginilk*.

En las diarreas molestas se conseguirá alivio tomando el té de angélica tres veces por día al 20 %.
Se puede cultivar en los jardines; la raíz se halla en las boticas.
Es bueno en todas las enfermedades donde hay que estimular y tonificar, sea en enfermedades agudas o crónicas, como en fiebres intermitentes, paludismo (chucho), falta de menstruación (regla), debilidad general, debilidad de los órganos digestivos, vómitos espasmódicos,

cóticos de ventosidades, dolores nerviosos de la cabeza, bronquitis crónica y escorbuto.

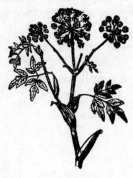

ANGÉLICA

En la fiebre tifoidea con gran abatimiento, es el mejor estimulante; lo mismo en la convalecencia de la tifoidea, donde se necesita el buen funcionamiento de los órganos digestivos.

Llámase especialmente la atención en la falta de regla en las muchachas débiles. Fuera de la acción especial sobre la matriz, tonifica todo el organismo.

Contra la debilidad del estómago y formación de gases es bueno el licor de angélica que se prepara en la forma siguiente: semilla de angélica 60 gramos, semilla de hinojo 8 gramos, anís verde 8 gramos, semilla de coriandro 5 gramos; se ponen en 200 gramos de aguardiente. A los 8 días se cuela y se mezcla con medio kilo de azúcar disuelto en un litro de agua.

Se toma una copita después de cada comida.

Otra preparación se hace con diez gramos de la raíz de angélica, diez gramos de almendras amargas molidas, un litro de aguardiente y 300 gramos de azúcar. Después de siete días se filtra y se toma una copita después de las comidas.

Se usa la raíz como té, 20 gramos en un litro de agua.

En tiempo de pestes es bueno mascar la raíz como preventivo.

Cuando hay diarrea sin motivo apreciable, es bueno tomar un té de angélica, ajenjo y cola de caballo para eliminar del organismo las materias ponzoñosas y al mismo tiempo restablecer nuevamente la digestión. La cola de caballo depura la sangre y la angélica saca fuera todo lo que es malo y nocivo.

La raíz de angélica contiene una esencia, un ácido volátil, el ácido angelícico, una resina cristalizable, la angelicina, un principio amargo, el tanino.

ANGELIM

Medio gramo de las semillas de este árbol, preparado como té, se usa en el Brasil como remedio casero para expulsar los vermes intestinales. Hay que tomar este té en ayunas.

ANGICO (Curupay-jata)
Lat.: PIPTADENIA RIGIDA

Esta planta abunda en la Argentina, sobre todo en Misiones y Corrientes. De esta planta sale un jugo gomoso que, aplicado sobre los pies y manos, cura los sabañones. En Europa llaman a esta goma "goma del Brasil" y sirve como goma arábiga.

ANÍS
Lat.: PIMPINELA ANISUM
Fr.: *Anis.* - Ingl.: *Anise.* - Alem.: *Anis.* - Ital.: *Anice.* Ruso: *Anis.*

Se trata del fruto de anís, que se compra en los almacenes como anís en grano.

En un litro de agua hirviendo se echa una cucharadita de la semilla en grano, se tapa lo mejor posible y se deja en infusión durante media hora. Esta agua es buena contra los gases en el estómago e intestino, cólicos del vientre; aumenta la leche de las mujeres que crían; es buena para enjuagarse la boca después de las comidas.

En lociones mejora los ojos debilitados.

Tomando una pulgarada de anís recién molido en una cucharada de agua, hace cesar el tipo.

Frotando la cabeza con unas gotas de aceite de anís, se matan los piojos.

Dos a seis gotas de aceite de anís tomado con azúcar, tienen igual efecto como una taza de infusión; frotando el vientre con unas gotas de aceite de anís caliente, se calman los cólicos del vientre de los niños y adultos.

Tomando varias tacitas de té de anís durante el parto, se aumentan los dolores; lo mismo si la segunda (la placenta) tarda mucho en salir.

Su acción concentrada en el cerebro facilita los trabajos intelectuales y alegra los espíritus, etc.

ANÍS

Se ha aconsejado el té para evitar los catarros pulmonares, la grippe, influenza, toses y demás afecciones catarrales determinadas tantas veces por un tiempo lluvioso y nebuloso, que se presentan generalmente en las estaciones frías y húmedas a la vez.

El anís contiene una esencia, un aceite graso, tanino, resina, goma y ácido benzoico. Se cultiva mucho en nuestra República.

ANIS ESTRELLADO DE LA CHINA
(Véase Badiana)

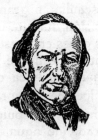

CLAUDIO BERNARD (1813-1878).
Describió bien la Diabetes Común

ANODA (Violeta)

Esta hermosa yerbita es tan parecida a la violeta (Viola Odorata), que muchas personas, poco conocedoras de plantas, confunden la anoda con la violeta. Efectivamente, son muy parecidas entre sí.

Tiene en la medicina doméstica una gran fama de ser un regio pectoral. Se prepara con un manojo de la plantita y un litro de agua un té que se toma durante el día. Las flores tienen iguales propiedades que el malvavisco. Hacen sudar. En general la anoda tiene las mismas propiedades curativas que la violeta.

ANÓN (Anona con escamas)

Lat.: ANONA AQUAMMOSA

Fr.: *Corosilier à Fruit Ecarlleux.* - Ingl.: *Sweet sop Custard-apple.*
Ruso: *Smokanoye Yabloko.*

El anón tiene más o menos las mismas aplicaciones en la medicina doméstica, por sus propiedades medicinales parecidas, que las plantas corazón y guanábano.

Como de la planta corazón, se usan también del anón las hojas, corteza y frutas verdes, pues tienen las mismas propiedades astringentes.

Se prepara un té con un manojo —más o menos de acuerdo al efecto que se desee— en un litro de agua. Mayor efecto aún se puede obtener haciendo hervir las partes mencionadas de la planta durante cinco minutos.

Este remedio se toma por tazas durante el día para fortificar el estómago y los intestinos y para curar la colitis crónica, que son muy rebeldes a otros tratamientos.

También las hojas y los pimpollos tienen virtudes de calmar calambres y espasmos, tomándolas en forma de té.

El mismo té es muy indicado para los niños que tienen el vientre hinchado. Se toma, según la edad, unas dos o tres tacitas por día.

APALACHINA
(Casina. Té de los apalaches. Té del Mar del Sur)
Lat.: ILEX VOMITORIA

Este té tiene propiedades sedantes y produce un sueño tranquilo. Se prepara como un té simple y se toma una tacita chica.

APIO
Lat.: APIUM
Fr.: *Ache*. - Ingl.: *Parsley*. - Alem.: *Eppich*. - Ital.: *Appio*. Ruso: *Selderey*.

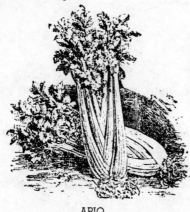

APIO

Obra muy favorablemente el apio sobre los riñones, por su acción diurética. Obra también magníficamente sobre la matriz y normaliza las reglas. En estos casos se puede preparar el apio en la siguiente forma: Se cortan unos cien gramos de apio en pedacitos y se machacan en un mortero, en el cual se agrega agua muy caliente que puede ser hasta medio litro; el agua se agrega poco a poco. Se filtra esta preparación o se pasa el líquido por un tamiz, se agrega azúcar a gusto, y se toma dicho remedio en razón de dos cucharadas grandes tres veces por día.

APIO CIMARRON MACHO
Lat.: APIUM RANUNCULIFOLIUM

Es el remedio más vulgar empleado en la campaña de la Argentina y Uruguay.

Un puñado de hojas se hierve durante cinco minutos en un litro de agua, que se emplea para lavar úlceras y heridas de mucha duración. Tres copas de la misma agua tomadas diariamente, aumentan la cantidad de la orina y sirven contra la purgación, hidropesía, afecciones de los riñones y vejiga.

Una cucharada de semillas se infunde en un cuarto litro de agua hirviendo y se bebe en tres veces por día contra la acumulación de gases en el estómago e intestino.

La infusión de toda la planta al 5 % se emplea en los desarreglos que sobrevienen después del parto, a dosis de tres cucharadas soperas por día, después de las comidas.

Se halla en las islas del Paraná.

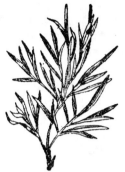

APIO CIMARRÓN

APIO SILVESTRE

Lat.: APIUM GRAVEOLENS
Fr.: *Ache de marais.* - Ingl.: *Mars Selinum.* - Alem.: *Eppich.*
Ital.: *Appio palustre.*

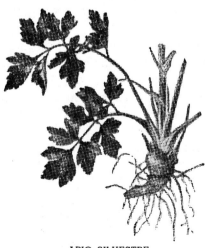

APIO SILVESTRE

El apio silvestre o el a p i o de los pantanos una vez cultivado en las quintas con el nombre de apio, pierde gran parte de su aspereza.

En su estado silvestre este apio alcanza a la altura de sesenta a setenta centímetros.

Los tallos son derechos, estriados, espaciosos, angulosos y ramosos. Las hojas muy grandes, brillantes, están profundamente recortadas. Las pequeñas flores de un blanco verdoso, muy numerosas, están dispuestas en forma de paraguas en la extremidad de cada rama. La raíz está dividida en muchas fibras, es rojiza de afuera y blanca por dentro. Contiene un jugo amarillento y pierde su olor y sabor cuando se seca. El olor natural del apio silvestre es poco agradable. El sabor es acre y amargo.

Antiguamente ha sido usado el apio silvestre con mucha más frecuencia que ahora, y poco a poco la gente del campo vuelve a usarlo nuevamente, porque tiene muchas aplicaciones en la medicina doméstica y con muy buenos resultados.

Se le usa en los catarros pulmonares crónicos y en el asma. Para este fin se hace un cocimiento de treinta gramos de hojas frescas y un litro de agua y luego se toma mezclado con leche recién ordeñada en la mañana y en ayunas. Es también muy indicado el apio silvestre para aumentar la cantidad de orina. En este caso se emplea el jugo exprimido de las hojas frescas en la cantidad de una, dos o tres cucharadas. Este mismo jugo empleado de seis a diez cucharadas soperas, rinde buenos servicios en las fiebres, sobre todo cuando el hígado está hinchado y en todas las hinchazones (edemas) en general, como también en la hidropesía, ictericia, etc.

Lo mismo es bueno en los enfermos que sufren de gota y para curar el escorbuto. Regulariza también la menstruación.

El uso externo del apio silvestre es recomendado en las inflamaciones de los pechos de las mujeres que recién dieron a luz, debido al estancamiento de la leche.

Se prepara una cataplasma de hojas frescas hervidas en manteca o grasa de chancho fresca y se agrega la semilla pulverizada de la misma planta. Se aplica muy caliente.

La semilla tiene más poder que las otras partes de la planta. En la retención de orina, cuando el enfermo sufre y no puede orinar, se consigue un buen efecto con el siguiente remedio:

Se hace con la raíz machacada y reducida a trocitos y con hojas frescas un cocimiento espeso en vino, que se aplica caliente sobre el vientre. Es conveniente aplicarlo en la parte de más abajo del ombligo.

ARACACHA (Paracacha apio)
Lat.: CONICEM ARACACHA

Abunda esta planta en toda Sud América y sobre todo en las cercanías de Caracas. De su raíz, que es bastante gruesa y carnosa, se saca una fécula o almidón que es muy nutritiva y de fácil digestión, que se puede dar a los convalescientes. Lo mismo se puede comer la raíz cocida o en otra forma.

ARÁNDANO (Mirtilo)
Lat.: VACCINIUM MYRTILLUS
Fr.: *Airelle*. - Ingl.: *Common blue berry*. - Alem.: *Heidelbeere*. Ital.: *Mirtillo*. - Ruso: *Chernik*.

De esta planta europea se usan las bayas, las que se pueden conseguir en las boticas.

Es un excelente remedio contra la disentería y diarreas, especialmente de los niños; de las bayas molidas se dan a tomar de tres en tres horas cuatro gramos en agua azucarada, a la cual se puede agregar dos gotas de alcohol alcanforado.

Se puede tomar las bayas también en forma de infusión. Unos 50 gramos de bayas machacadas se infunden con un litro de agua hirviendo, a los 15 minutos se cuela y se toma en frío cada tres horas un vasito.

Una forma muy cómoda para guardar en la casa es la tintura, que sobrepasa a muchos remedios usados contra la diarrea y se prepara del siguiente modo: cinco cucharadas grandes de bayas machacadas

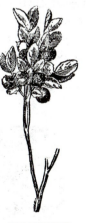

ARÁNDANO

se ponen en un cuarto litro de buen aguardiente; cuanto más demora en la misma, más seguro es el efecto.

Se toman de diez a doce gotas cada tres horas en té caliente; si la diarrea es muy fuerte, se puede tomar hasta una cucharadita.

También se pueden mascar las bayas, cada tres horas una docena.

Especialmente se recomienda la tintura como remedio inofensivo y de confianza contra la diarrea.

Un té de hojas de arándano es muy indicado para los diabéticos, pues con el tiempo se hace disminuir enormemente el azúcar en la orina. Se toma la primera taza en ayunas, la otra por la tarde y la tercera antes de acostarse.

La preparación conviene hacerla fresca cada vez.

El jugo de las hojas cura la estomatitis ulcerosa, haciéndose buches.

ARAROBA

En el Brasil se llama Polvo de Bahía. Las hojas de araroba pulverizadas se usan en la medicina doméstica para curar herpes y aftas. La aplicación se hace en la siguiente forma: Se mezcla este polvo con un poco de vinagre hasta formar una pasta, se aplica sobre la parte enferma y se deja puesta así durante diez o doce horas.

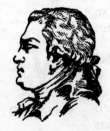

FELIX VICK DE AZYR (1734-1794)
Fué el primero que describió los Cálculos del Hígado

ARAZÁ
Lat.: PSIDIUM VARIABLE
Ingl.: *Fruit-tree*.

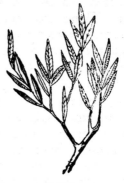

ARAZÁ

Del fruto se hacen dulces y un licor estomacal; las hojas secas o verdes se toman en infusión teiforme o en el mate contra la indigestión, en seguida después de las comidas; basta una pulgarada para un mate o una taza de infusión.

La infusión al 2 % depura la sangre, tomando en ayunas y al acostarse una copa.

Toda la planta, lo mismo que la infusión al 2 %, se usa contra las reglas excesivas y otra clase de corrimientos de sangre de la matriz.

ÁRBOL DE LAS CAMARAS (Ver Simaruba)

ÁRBOL DE SEDA
(Mudor. - Mador. - Asclepiade)
Lat.: ASCLEPIAS GIGANTEA
Fr.: *Asclepiade Geante, Arbre à la Soie.* - Ingl.: *Swallow wort.*
Alem.: *Schwalbenwurzel.* - Ital.: *Vincetosico.* - Ruso: *Bellaya Mutingia.*

A pesar que este arbusto es natural de las Indias Orientales, se halla silvestre en nuestra República y países vecinos en gran abundancia.

Cuando se lastima o se corta la corteza de este arbusto u otra parte de la planta, chorrea en seguida con abundancia un líquido blanco que contiene muchísimas propiedades medicinales, ya sea en estado fresco o en estado seco.

Lo mismo se usa en la medicina doméstica la raíz, la corteza como la resina.

Dicen que esta planta es el mejor remedio para curar la lepra y enfermedades rebeldes de la piel en general: úlceras, llagas, ya sean de origen sifilítico, elefantiasis, etc. Tiene esta planta, además, propiedades para hacer sudar, provocar vómitos; es también purgante, tónica y ayuda a sacar el catarro de pecho (expectorante) y tiene muchas otras aplicaciones en otras enfermedades.

El efecto de la planta depende de la cantidad de la raíz, corteza y leche que se usa y de cómo se prepara para tal destino. De sesenta a ochenta centigramos de polvo de la corteza del árbol de seda produce al cabo de veinte minutos hasta una hora muchos vómitos, acompañados de continuas náuseas y, frecuentemente, con una especie de diarrea. En cantidad de diez a veinte centigramos hace únicamente sudar y produce algo de náuseas. Esta es la forma de curar muchísimas enfermedades rebeldes de la piel. En cantidades más pequeñas es tónica, estomacal y ayuda las flemas del pecho en los catarros.

El té se prepara como un té simple, de la raíz o de la corteza o juntos. De uno a tres por ciento y se toma por tacitas, tres, cuatro a seis veces por día, según las enfermedades.

Los fomentos se preparan con la raíz al 5 %.

El aceite de mador que se aplica con un pincelito para curar llagas y úlceras viejas de la piel, se prepara, por así llamado digestión. Se ponen diez granos, o sean dos centigramos de corteza pulverizada y un cuarto de litro de aceite de oliva u otro aceite. Se deja así de cinco a ocho días. Luego se pasa por una franela ese líquido y el hemedio está listo para usar.

La leche que sale de las heridas del árbol contiene: nueve de resina, cuatro de aceite fijo, nueve de bálsamo sólido, doce de cerina, seis de corteza de vegetal, ocho de mucoso, cuarenta y cinco de caucho, siete pérdidas durante la evaporación.

La raíz tiene un olor muy parecido al rábano cimarrón.

Seca, esta raíz es áspera, arqueada, en trozos como

torcidos, agrietada, de un color algo blanco o algo amarillento de afuera, pero adentro es blanca.
Contiene mucha fécula o almidón.
La corteza tiene un sabor al principio mucilaginoso, luego amargo, algo acre y nauseabundo.
La raíz, la corteza, la leche seca transformada en forma de resina son muy usadas en las Indias Orientales en muchísimas enfermedades y sobre todo en la lepra y en la sífilis.
Hay varias especies de esta planta, pero todas tienen más o menos las mismas propiedades curativas.

ARBOL DE PAN
Lat.: ARTOCARPUS INCISA
Fr.: *Jaquier incisé. Arbre à pain. Rima. Chatainier des Antilles.*
Ingl.: *True bread-fruit.*

Las frutas del árbol de pan constituyen un excelente alimento de fácil digestión, nutritivo y al mismo tiempo rico en calorías. Se pueden comer estos frutos igual que las castañas.

ARBOL SANTO (Ver Paraíso)

ARENARIA RUBRA
Lat.: SPERGULARIA RUBRA

Se emplea toda la planta. Es un buen diurético y anticatarral preconizado en los catarros de la vejiga, de la orina y contra los cálculos del riñon y la vejiga.
Hace desaparecer el olor amoniacal de ciertas orinas patológicas y se aconseja para facilitar la curación de la blenorragia.
Infusión 3 %.

ARGENTINA (Anserina)
Lat.: POTENTILLA ANSERINA

Abunda esta planta tanto en los caminos y zanjas como en los terrenos no cultivados, y se la admira por la belleza de sus flores color amarillo-oro.

Se usa en la medicina doméstica un té que se prepara con un puñado de hojas en un litro de agua hirviente; tomando tres tazas por día parece curar el baile de San Vito, convulsiones, tics nerviosos, temblores, epilepsia y tartamudez.

Por falta de hojas se puede usar la raíz de esta planta en la misma cantidad, pero habría que hervirla en lugar de hacer una infusión.

La preparación de las hojas, como la de las raíces o de una mezcla de ambas, es buen remedio para curar las hemorragias fuera del período en las mujeres, y las diarreas de sangre.

ARISTOLOQUIA
(Aristoloquia mataserpientes y culebras)
Lat.: ARISTOLOCHIA ANGUCIDA
Fr.: *Aristoloche anguicide.*

Tiene las mismas propiedades que la aristoloquia puntada.

ARISTOLOQUIA CON HOJAS DE TRES LOBULOS
(Yerba amarga, buche de pavos, pavitos, yerba amarga de Santiago)
Lat.: ARISTOLOQUIA TRILOBA
Fr.: *Aristoloche à feuilles trilobées.* - Ingl.: *Three-lobed birth wort.*
Ruso: *Kirkazon.*

Tiene esta planta las mismas propiedades y aplicaciones en la medicina doméstica que la aristoloquia puntada.

ARISTOLOQUIA PUNTADA (Raíz de mato)
Lat.: ARISTOLOCHIA PUNTATA
Fr.: *Arristoloche à fleurs tachetées.* - Ruso: *Kirkazon.*

En la medicina doméstica se usan las raíces de las aristoloquias contra el reumatismo y la gota. También tienen fama de regularizar la menstruación y además de llamar las menstruaciones atrasadas o suspendidas por haberse mojado los pies con agua fría o haber tomado baño con agua fría durante el período. Además, las aristoloquias poseen propiedades tónicas (tónicos amargos) y debido a estas cualidades curan los flatos, eructos, digestiones pesadas, gastralgias, es decir, dolores del vientre, calambres del estómago y dolores del pecho como angina de pecho, etc. Como se ha dicho al principio, generalmente son usadas las raíces y se las prepara en la siguiente forma: se pican bien las raíces y se emplea de una a dos cucharaditas de las de café en media botella de buen vino que se toma luego por copitas. Se puede agregar miel a gusto. También se puede preparar con las dos cucharaditas en un litro de una infusión que se deja luego sobre cenizas o brasas calientes durante una hora. Se toma por tacitas durante el día, o en casos rebeldes, por tazas grandes, toda la infusión en el día. Es preferible tomar las preparaciones en seguida después de las comidas.

ARMUELLE (Repollo de amor)
Lat.: ATRIPLEX HORTENSIS

Fr.: *Arroche.* - *Alem.*: *Melde.*

Es el armuelle una planta originaria de Asia, pero se cultiva muy bien en nuestra República, en los jardines y huertas, como planta de adorno y hortaliza.

Es una planta anual, su tallo es erguido, ramosa superiormente, de un verde glauco, así como el resto de la planta. La altura llega a un metro. Las hojas son en forma de corazón, triangulares, y los bordes recortados, como serruchados, y de un tamaño muy grande.

Las flores dispuestas en las extremidades de las ramas son verdes y planas.

Las hojas y los tallos jóvenes son un buen alimento. Es un excelente refrescante y muy útil en la acidez de estómago y digestiones pesadas.

Hay varias especies de armuelle que tienen las mismas propiedades, a pesar de que tienen diferentes colores. Se preparan las hojas como espinacas.

Las semillas bien maduras se usan en la medicina doméstica como purgante vomitivo. Se prepara como un té con cinco a diez gramos, según el efecto que se desee obtener.

ÁRNICA
Lat.: ARNICA MONTANA
Fr.: *Arnique.* - Ingl.: *Leopard's bane.* - Alem. *Wolferlei.* - Ital.: *Arnica.* - Ruso: *Gornoi Barranik.* - *Baranya Trawa.*

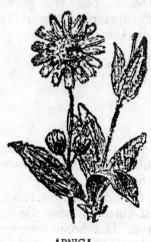

ÁRNICA

Se emplean las flores y rizomas.

Es un remedio muy común, que se compra en las farmacias. Sus flores, en la medicina doméstica, tienen varias aplicaciones muy importantes y efectos de estimulante muy enérgico, tanto del sistema nervioso como de la circulación de la sangre y respiración; hace sudar y al mismo tiempo también orinar. El árnica en grandes cantidades produce vómitos y dolores de vientre (cólicos) y es buena en caso de gota, reumatismo, parálisis, conmoción cerebral debida a una caída o golpe, epilepsia (enfermedad en la que el paciente se cae) y neuritis. En estos casos, la cantidad de té o infusión debe ser más débil que todas las de plantas que contiene este libro.

Al efecto se preparan treinta centigramos de hojas en cien gramos de agua y se suministra en forma de té.

La tintura de árnica es en ciertos países, como en el nuestro, un remedio casero muy común. Se echan cinco gotas en medio vaso de agua para hacer reaccionar a un desmayado, debido a un golpe, caída o susto. El uso externo del árnica está indicado en todos los casos de golpes, contusiones, dislocaciones, etc. El tratamiento consiste en hacer fricciones enérgicas con la tintura y agua caliente mezcladas en partes iguales.

Diez gotas de la misma en un vaso de agua tibia constituye un excelente remedio para curar las heridas y lastimaduras de la lengua, producidas por los dientes cariados. Se deberá hacer buches cada dos horas.

En todas las enfermedades largas, como la fiebre tifoidea, etc., que debilitan al enfermo, se emplea en la siguiente forma: prepárese una infusión de cuatro gramos de flores secas en 650 gramos de agua hirviendo, se flitra y se agrega vino blanco bueno en cantidad de cuatro litros, y cien gramos de jarabe de quina o jarabe simple. Se suministra este preparado por cucharadas, dos o tres veces por día, y da buen resultado, sobre todo en la fiebre tifoidea, porque excita las fuerzas nerviosas y evita el subdelirio, sordera, sequedad de lengua, abatimiento y mejora el pulso.

ARNOTO (Ver Achiote)

ARO O YARO RASTRERO
Lat.: DESCONTIUM REPENS

Fr.: *Draconte rampante.* - Ingl.: *Cresping dragon.* - Ruso: *Aronova Boroda.*

El aro o yaro rastrero, como así el aro o yaro colocosia y el aro o yaro enredadera con hijas mitradas, tienen las mismas propiedades curativas. Las raíces frescas de estos tres vegetales que abundan en toda la República,

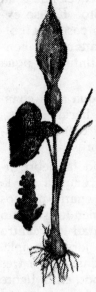
ARO O YARO

machacadas y aplicadas a la piel, producen una revulsión muy enérgica. Hay que tener, por lo mismo, cuidado de no dejar mucho tiempo el remedio en la parte enferma, porque puede obrar como vesicante.

Son menos fuertes las hojas del aro o yaro y se aplican con el mismo objeto. Tienen que ser hojas frescas, lo mismo que la raíz, porque al secarse las hojas y la planta, este vegetal pierde su poder rubefaciente, irritante y estimulante, y sus hojas secas son entonces purgativas y se las puede tomar como tales.

Los tallos frescos se pueden usar con buenos resultados en una preparación en forma de tintura. Se prepara este medicamento en la siguiente forma: Se cortan tallos frescos del aro o yaro colocosia y por cada parte de estos tallos se pone cuatro partes de alcohol y se deja así en maceración unos 4 ó 5 días. Esta tintura da buenos resultados para curar las partes adormecidas, paralizadas.

Se prepara con ron en vez de alcohol en las mismas proporciones y se agrega luego para una cucharada de tintura, una cucharada de jugo de cebolla. Se friegan durante cuatro días las caderas y el vientre para evitar las menstruaciones dolorosas (dismenorreas).

AROEIRA (Corneiba)
Lat.: SCHINUS TEREBINTHIFOLIUS

Abunda esta planta en el Brasil. Se hace un cocimiento con la corteza de esta planta poniendo dos o tres puñados grandes en dos litros de agua y se hace hervir durante veinte minutos. Este cocimiento se agrega a la bañadera con agua caliente para bañar a enfermos que sufren de reumatismo o ciática. Estos baños hay que tomarlos calientes, todos los días y durante quince minutos.

AROMA OLOROSA (Mimosa de Farnesio. - Aromo)
Lat.: VACHELIA FARNESIANA
Ruso: *Akasia*.

Las hermosas flores dan un agradable perfume al aire y se usan para la ropa por su fragancia. Con este fin se ponen las flores en los roperos.

Un té de estas flores, un medio manojo en un litro de agua hirviente, es muy buen remedio para curar los dolores del estómago y sobre todo las dispepsias.

Se toma este té por tazas, con azúcar, varias veces al día.

De las flores se saca también un agua destilada muy agradable y apreciada por su olor. El jugo sacado de los frutos a presión es muy astringente, y tiene iguales propiedades que el dividivi. El zumo se toma también por cucharadas.

Es en el mesocarpio, o más bien dicho en la parte mediana de la cáscara de las frutas, donde se encuentra una substancia sin color y que es sumamente pegajosa. Esta substancia sirve para pegar los vidrios y porcelanas rotas.

Las raíces despiden un olor fuerte y fétido, muy parecido a la asa fétida, y su corteza constituye un remedio como antiséptico muy bueno. Se usa contra las gangrenas con excelentes resultados, pues las detiene.

AROMO (Ver Aroma olorosa)

ARTANITA (Pan de puerco)
Lat.: CYCLAMEN EUROPEUM

En la medicina doméstica se usa la raíz en forma de cataplasmas para aplicar sobre los pechos de las mujeres cuando tienen tumores o hinchazones debido a la leche estancada. Para hacer estas cataplasmas se machaca la raíz fresca y se hierve con un poco de agua. Esta misma cataplasma se usa para tumores escrofulosos.

ARTEMISA (Hierba de San Juan)
Lat.: ARTEMISIA VULGARIS
Fr.: *Armoise*. - Ingl.: *Wegwood, Mug-wort*. - Alem.: *Gemeiner Beifuss*. - Ruso: *Chernobilnik*.

La artemisa tiene una reputación muy antigua en la medicina doméstica como un excelente remedio en las enfermedades de la matriz y ovarios.

Se emplea la flor pulverizada a dosis de 2-4 gramos por día, tomada en tres veces en media copa con agua, cuando la regla es poco abundante o falta del todo. Hay que empezar 10 días antes del que se espera la regla. El jugo exprimido de toda la planta da el mismo resultado a dosis de 20 a 40 gramos por día.

En casos de aborto, puede suceder que se retengan en la matriz coágulos de sangre, lo que puede producir un grave peligro; hay que preservar la matriz de estos residuos peligrosos, lo que se consigue aplicando sobre el vientre cataplasmas tibias con hojas y flores de artemisa. Al mismo tiempo se toman diariamente tres copas de una infusión de flores al 2 %.

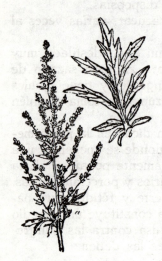

ARTEMISA

La artemisa es de vulgar uso en algunas afecciones de los nervios como histerismo, baile de San Vito, epilepsia, neuralgia, vómitos nerviosos; se toman diariamente 4 gramos de flores pulverizadas. La misma cantidad o dosis de flores pulverizadas tomada con leche caliente, puede evitar un ataque de epilepsia, en el momento que se presentan los síntomas precursores. Burdeal ha observado curas completas con esta medicación. Después de haber el enfermo tomado el remedio, se acuesta y se tapa con mucha ropa para que sude.

En una botella con aguardiente se pone un puñado de artemisa y después de 8 días, que debe dejarse al sol y al sereno (después puede durar años), se fricciona bien la parte dolorida por reumatismo, poniendo en seguida una franela empapada en la misma preparación.

La artemisa contiene en sus sumidades florecidas un principio amargo y una esencia. Abunda la artemisa en las provincias del norte.

ARTEMISA MACHO
Lat.: ARTEMISIA ABROTANUM
Fr.: *Armoise aurone.* - Alem.: *Stabwurz, Beifuss.*

El artemisa macho se cultiva mucho en los jardines como planta medicinal y de adorno.

Tiene más o menos un metro de altura. Sus hojas, muy numerosas, son pequeñas, estrechas y alargadas, de un verde ceniciento.

Las flores son amarillas. El olor del artemisa macho es muy parecido al del limón. Su sabor es acre y amargo.

Las hojas secas de esta planta tienen propiedades espléndidas para curar la debilidad del estómago, aumentar el apetito y es además un excelente tónico en las enfermedades de anemia, clorosis, etc. Se toma el artemisa en forma de té, que se prepara con quince a veinte gramos de hojas secas en un litro de agua hirviente. Hay que tomar por tazas después de las comidas principales, o sea tres tazas por día.

ARTOCARPO DE HOJAS ENTERAS
(Árbol de pan)
Lat.: ARTOCARPUS INTEGRIFOLIA
Fr.: *Jaquier à feuilles entières. Jaquier.* - Ingl.: *Jaca-tree.*

El fruto llamado también pan tiene las mismas aplicaciones que describo en el árbol de pan y árbol de leche. Véase esos párrafos.

ARVEJA
Lat.: ERVILIA
Fr.: *Vesce.* - Ingl.: *Carob-tree.* - Alem.: *Erbre.* - *Ital.*s *Piselli.* - Ruso: *Vika. Goroschek. Zuravlivy. Goroj.*

Las personas que sufren de quemazón y acidez en el estómago después de las comidas, evitarán estas molestias 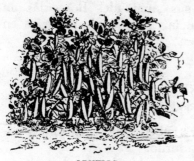 comiendo cinco o seis granos de arvejas frescas en ayunas, y otras tantas antes de las comidas.

Las ulceraciones crónicas y heridas viejas se sanan pronto con fomentos o lavados con el agua hervida de arvejas frescas. Este mismo cocimiento da excelentes resultados para lavar la cabeza a los chicos

ARVEJAS

que tienen costras en el cuero cabelludo (tiña, Favus).

Hervidas las arvejas con sus vainas y aplicadas en forma de cataplasma sobre inflamaciones de las coyunturas (reumatismo articular)

Se deberá machacarlas antes de hacerlas hervir.

ARRAYAN
Lat.: MYRTUS COMMUNIS
Fr.: *Cirier de la Louisiane.* - Ing.: *Luisian candelberry myrtle.*
Alem.: *Myrthe.* - Ruso: *Mirt.*

Tomando diariamente dos tazas de una infusión de arrayán al 2 %, se tonifica todo el organismo y estimulan las fuerzas decaídas.

Se pulverizan finamente las hojas secas y se espolvorea sobre la herida después de la caída del ombligo, cuando hay poca tendencia de secarse.

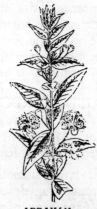

ARRAYÁN

Es excelente en los baños como tónico y especialmente en la neurastenia, anemia, enfermedades reumáticas y elefantiasis.

Sus frutitas hervidas en agua dan una especie de cera, que haciendo de ella velas, dan un rico olor.

ARROZ
Lat.: ORYZA SATIVA
Fr.: *Riz*. - Ingl.: *Rice*. - Alem.: *Reiss*. - Ital.: *Riso*. - Ruso: *Ris*.

Los enfermos del pecho deben comer todos los días un plato de arroz.

El arroz disminuye a irritabilidad del intestino y tiene efecto sobre las diarreas comunes y disentería. El agua de arroz es la dieta preferida para los niños con diarrea. Dos cucharadas grandes de arroz se infunden con medio litro de agua hirviendo y se dejan en infusión durante una hora, revolviendo en este tiempo cuatro veces. Se cuela por un lienzo no muy grueso y se toma cada dos horas medio vaso.

El agua de arroz debe ser la bebida preferida en las fiebres.

Estómagos débiles digieren con facilidad el arroz hervido; no se forman gases, como con las demás farináceas.

A los niños criados con leche de vaca, es bueno darles, a lo menos una vez por día, agua de arroz en igual cantidad que la leche.

El polvo de arroz da muy buenos resultados para sanar la piel irritada por la orina en las criaturas de pecho. Lo mismo es in-

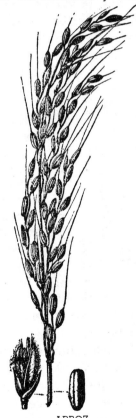

ARROZ

dicada para curar la piel de los enfermos que están mucho tiempo en cama y tienen su cutis lastimado.

ASA FÉTIDA (Estiércol del diablo)

Lat.: STERCUS DIABOLI. - FERULA ASA FETIDA
Fr.: *Ase fétide.* - Ingl.: *Stinking-assa.* - Alem.: *Teufelsdreck.*
Ital.: *Assa fetida.* - Ruso: *Durnopajutchniti.*

Es muy conocida esta planta desde hace muchos siglos. El asa fétida es una gomorresina que se extrae de la Férula Narthex y de la Férula Scorodosma (umbelíferas). Se presenta en granos pequeños que son llamados lágrimas, de un color amarillo o rojo oscuro en su exterior, y adentro son blancas. Tienen un olor muy repugnante y fuerte, un sabor amargo y por lo mismo tiene el nombre de estiércol del diablo. A pesar de estos defectos, esta planta está considerada como condimento especial en muchísimos platos en Persia y Turquía. Tiene el asa fétida propiedades para favorecer la digestión, tomada en pequeñas cantidades. En grandes cantidades aumenta la orina, el sudor los deseos venéreos; pero sucede que el cuerpo despide un olor repugnante como el que la planta posee durante dos días.

ASA FÉTIDA

Es, sin embargo, un buen remedio para curar el histerismo y para todas las enfermedades espasmódicas y librar al intestino de gases. En este último caso es superior a otros remedios; se aplica en enemas.

El asa fétida se toma por vez medio gramo cuatro veces por día y la cantidad más grande es de ocho gramos.

La tintura alcohólica se toma de una a tres gotas. En enema se hace una infusión de asa fétida de dos o tres gramos y cuatro litros de agua hirviendo.

ASAPEIXE
Lat.: BOEHMERIA CAUDATA
Fr.: *Boehmerie de Jamaique.*

Las hojas de este vegetal, que abunda en Puerto Rico y en general en las Antillas, se usa con buenos resultados en baños de asiento para aliviar las molestias de las almorranas.

La preparación se hace con un puñado de hojas para un litro de agua, en la que tienen que hervir una media hora. Se agrega este cocimiento al agua que servirá para el baño de asiento.

Cinco a diez gramos de hojas para un litro de agua, en formá de té, tomando tres tazas por día, aumenta la cantidad de la orina. Es muy indicado en las enfermedades de la vejiga y riñones.

ASARO (Nardo silvestre. Oreja del hombre)
Lat.: ASARUM EUROPEUM
Fr.: *Asaret.* - Ingl.: *Asarabacca.* - Alem.: *Haselwurzel.* - Ital.: *Asaro.* - Ruso: *Kopitnik.*

Se pulverizan partes iguales de hojas y raíz y se toma de medio a dos gramos en cualquier líquido como vomitivo. Las mujeres embarazadas tienen que evitarlo, pues fácilmente produce aborto. Flemas en el estómago e intestino se limpian si se toma diariamente un gramo del mencionado polvo hervido en vino blanco; si la ictericia proviene de un estado catarral de las vías biliares, desaparece con el uso del asaro. Una mezcla de polvos de asaro, veinticuatro partes y de polvos de raíz de eléboro blanco, una p a r t e forman un buen rapé o polvo estornutatorio.

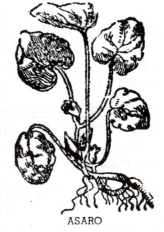

ASARO

Nubes de los ojos se limpian echando diariamente unas gotas del jugo de raíz de asaro en los ojos.

No hay que continuar por mucho tiempo el uso del asaro, pues podría producir un envenenamiento.

Montesano dice que se combate la borrachera tomando tres veces por día asaro mezclado con medio gramo de valeriana y medio gramo de corteza de naranjas.

Uno, dos gramos de polvo de la raíz tomado en ayunas en un vasito de vino blanco es un buen remedio para lumbago, asma y fatiga.

El asaro contiene en su raíz y rizoma una esencia, un aceite graso y una materia análoga a la citisina.

ASFODELO AMARILLO (Gamón)
Lat.: ASPHODELIUS LUTEUS

Este gamón amarillo crece silvestre y es también plantado en los jardines como planta de adorno. Se usaba en Europa, entre la gente supersticiosa, su raíz cortada, color oro, en forma de collar, o un solo pedazo colgado como amuleto de buena suerte y para rechazar brujerías, yetas y maldiciones. Sus flores son de color oro. Véase los demás asfodelos para su uso en la medicina doméstica.

ASFODELO BLANCO (Gamón blanco)
Lat.: ASPHODELIUS ALBUS

El asfodelo blanco tiene las mismas propiedades que los demás asfodelos. Véase el asfodelo en general.

ASFODELO DESCONOCIDO (Gamón desconocido)
Lat.: ASPHODELIUS NEGLECTUS

El asfodelo desconocido tiene las mismas propiedades medicinales que los demás asfodelos y gamones.

ASFODELO RAMOSO (Gamón ramoso)
Lat.: ASPHODELIUS RAMOSUS

El gamón ramoso tiene flores blancas y la raíz amarilla sucia. Esta raíz contiene mucho almidón y, por lo mismo, las raíces secadas se aprovechan como un buen alimento. Este asfodelo o gamón tiene además las mismas propiedades que los demás gamones. Véase sus propiedades en los demás asfodelos.

ASFODELOS Y GAMONES
Lat.: ASPHODELIUS

Todos los asfodelos mencionados en este libro tienen las mismas propiedades medicinales y son usados en la medicina doméstica en forma de bebida y en uso externo. Cuatro gramos de la raíz tomados con vino llama la menstruación atrasada o suspendida la misma por un baño frío o como pies fríos, susto, etc. Esta misma bebida es un excelente diurético, es decir, hace orinar en grandes cantidades y por lo mismo es indicado en la retención de la orina y en las hinchazones. Cura y alivia el lumbago, dolores del costado, cólicos y es un calmante en la tos nerviosa. Hervida la raíz con un poco de mosto y agua y usado para lavar úlceras crónicas, se obtiene rápidamente un buen resultado. Si se vacía la raíz y se la llena con aceite de olivas y si se deja así unos días, sirve este aceite para fricciones de miembros paralizados. Unas gotas de jugo fresco introducido en los oídos cura la sordera. Estas gotas son indicadas también en la ictericia. El mismo jugo con azúcar y vino alivia la tos asmática.

ASPÉRULA (Asperilla. Yerba de la Garganta)
Lat.: ASPERULA ODORATA
Fr.: *Pousses*. - Alem.: *Waldmeister, Herzfreide*.

Esta yerba tiene fama de ayudar y activar la digestión tomándola después de las comidas en forma de té que se prepara con un puñado de la planta para un litro de agua.

Este mismo té es muy bueno en las enfermedades del hígado, bazo, cálculos del riñón y vejiga, hinchazones en general y, sobre todo, en los derrames de bilis (ictericia).

En Alemania llaman a esta planta Herzfreide (alegría del corazón), porque el té parece fortificar y entonar a este órgano. Con esta planta y vino en maceración se prepara en Alemania el Maitrank, que tiene mucha fama. El conocido Paul Hariot escribió: "Les jeunes pousses, macérées dans du vin blanc, donnent le Maitrank d'Alsace et d'Allemagne". Es un vino tónico y agradable.

ASTAS DEL DIABLO
Lat.: PROBOSCIDEA LUTEA

En las provincias de Santa Fe, Entre Ríos, Córdoba, Buenos Aires, etc., se usa en la medicina doméstica las semillas de astas del diablo como agregado a las cataplasmas de harina de lino. Dan muy buenos resultados en esta forma en la bronquitis, tos, pulmonía, pleuresía y congestiones pulmonares. Estas cataplasmas se aplican bien calientes, tres veces por día.

ATACO (Yuyo colorado)
Lat.: AMARANTUS MURICATUS y QUITENSIS

Abunda el ataco entre las plantas del maíz y entre otros cultivos de nuestra República y Repúblicas vecinas. El ataco tiene mucha fama entre la gente de campo como un buen diurético, es decir, que tiene la virtud de aumentar la cantidad de orina. Por lo mismo es muy empleado en todas las partes como remedio para curar la blenorragia (purgación) y en otras enfermedades donde hace falta aumentar la cantidad de orina. Su uso y su preparación es igual que la de la barba de choclo.

ATAMISQUE
Lat.: ATAMISQUEA EMARGINATA

Tiene mucha fama el atamisque en Santiago del Estero, Catamarca, et., etc., como un buen remedio para curar la acidez del estómago. Se usa para este fin el té que se prepara con un puñado de atamisque y una botella de agua. Conviene siempre hacer hervir este té unos minutos. Se toma la preparación tres tacitas diarias, preferible antes de las comidas.

Este té es bueno, además, para ayudar la digestión y evitar la formación de gases.

ATANASIA (Vea Tanaceto)

AVELLÓS (Alvelós)
Lat.: EUFORBIA INSULANA

Esta planta produce una secreción muy quemante. Aplicado este jugo sobre cánceres externos o epiteliomas, en su principio, se curan rápidamente.

El avellós abunda en el Brasil.

AVENA
Lat.: AVENA SATIVA
Fr.: *Avoine cultivée.* - Ingl.: *Oat.* - Alem.: *Hafer.* - Ital.: *Avena.* Ruso: *Oves.*

La avena cocida con vinagre y aplicada en forma de cataplasmas constituye un excelente remedio contra los dolores reumáticos.

Doscientos gramos de avena, hervidos durante quince minutos, es un buen remedio, que hace orinar y al mismo tiempo es un fortificante. Se toman dos o tres tazas por día.

La avena, siendo rica en lecitinas, es indicada para diabéticos y artríticos.

En general, es un excelente alimento para personas débiles, niños y ancianos. Tiene además muchísimas propiedades como alimento, desarrollo muscular, crecimiento de los jóvenes, etc.

Las madres que dan el pecho a sus hijos tendrán mucha leche comiendo puré de avena, que se prepara: veinte gramos de harina por trescientos gramos de agua. Es también indicada

AVENA

esta preparación para convalecientes y personas débiles, enfermos del estómago, etc.

También es utilizada para baños de pies en los resfríos y tos, el agua en la cual ha sido hervida avena durante una hora.

La avena y sal calentadas y puestas en una bolsita sobre el vientre de un niño, calma el cólico.

La avena contiene 50 de fécula, 4,30 de albúmina (avenina), 3,50 de goma, 8,25 de azúcar y de principio amargo y dos de materia grasa.

AVOCATERO (Ver Palta)

AYAPANA (Diapana - Guaco)
Lat.: EUPATORIUM AYAPANA
Fr.: *Eurapoire ayapana o aya-pana.* - Alem.: *Ayapanenblaetter.*
(Véase GUACO.)

Las tres especies de guaco conocidas con los nombres de guaco blanco, guaco morado y guaco verde, tienen más o menos las mismas propiedades curativas. El sabor del guaco morado es de un amargor fuerte, el del guaco blanco menos amargo, pero más aromático, y el verde es menos amargo todavía. Sus propiedades como remedio para curar las mordeduras de serpientes, tanto en los hombres como en los animales, es conocida en todas las partes y ha sido descubierta en Bogotá por Mutis en el año 1788.

En nuestra República tiene también el guaco la fama de antídoto y hasta de contraveneno de los mordeduras de serpientes venenosas.

En ciertas regiones donde abundan serpientes, los nativos se hacen un tratamiento preventivo contra los efectos venenosos de las mordeduras. Consiste esta práctica en lo siguiente: primeramente se toman tres cucharadas del jugo recién exprimido por día y durante tres días seguidos. Luego se hace como vacunación con el jugo en seis diferentes partes del cuerpo. Después de esta inoculación se toma cada mes cinco días, dos o tres cucharadas por día de zumo de guaco.

El guaco rebalsero sirve también como descongestionante y da buenos resultados en caídas, para curar golpes, contusiones, etc. Su aplicación debe hacerse sobre las partes enfermas.

Lo mismo da excelentes resultados si se aplica como tópico sobre tumores duros y escrofulosos. Se usa también con buenos resultados para estómagos débiles, dolores o cólicos del estómago. Se toma para estos casos tres o cuatro cucharadas de las de sopa del jugo fresco en ayunas. Presta también buenos servicios para obtener una menstruación abundante y sin dolores. Para este fin se toman tres vasos de jugo con azúcar o jarabe, a gusto, por día, tres o cuatro días antes del que se espera la regla.

El cocimiento fuerte del guaco da excelentes resultados para curar gotas y úlceras viejas, sobre todo si son sifilíticas. La cicatrización en estos casos es sumamente rápida.

Se puede usar este mismo procedimiento en úlceras debilitadas, úlceras vacías, es decir donde falta carne, úlcera cancerosa, por ejemplo, etc. Cuando hay cavernas se siente un dolor y picazón después de la primera cura, pero luego el dolor disminuye y disminuye también la supuración.

La ayapana tiene las mismas aplicaciones que el guaco. Se prepara un té con uno o dos manojos de esta yerba que crece también en jardines, y un medio litro de agua hirviente y se toma por tazas con azúcar a gusto.

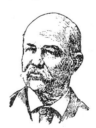

Dr FITZ.
Fué el primero que describió la Apendicitis

AZAFRÁN
Lat.: CROCUS SATIVUS OFF
Fr.: *Safran*. - Ingl.: *Zafron*. - Alem.: *Saffran*. - Ital.: *Zafferano*.
Ruso: *Schafran*.

Se usan los estigmas, que se compran en la botica. Medio gramo de azafrán para una taza de infusión tomada dos veces por día, provoca las reglas; hay que cuidarse de la cantidad o dosis mayores, pues el azafrán es narcótico como el opio.

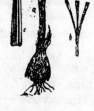

Una infusión preparada con 8 a 10 estigmas, calma los accesos de asma, tos convulsa e histeria.

Es muy útil para los enfermos de cálculos del riñón, vejiga e hígado. Se toma como té.

Sobre las almorranas inflamadas y dolorosas es bueno aplicar cataplasmas calientes de una infusión de 3 gramos de azafrán con un cuarto litro de agua.

Cuando los niños tienen retorcijones en el vientre con diarrea verde, se le da una tacita de té de azafrán, preparado con dos o tres estigmas.

AZAFRÁN

El azafrán contiene un aceite volátil, una sustancia colorante llamada safranina.

AZAFRÁN DE LAS ANTILLAS
Lat.: HIPOXIS SCORSONEROFOLIA
Fr.: *Hipoxis à Feuilles de Scorsondre. Safran des Antilles.*

Generalmente se usa esta hermosa yerbita en la escasez de la menstruación y su ausencia (amenorrea) que trae convulsiones, llamaradas de la cara y síntomas histéricos.

La preparación se hace con un manojo de flores en un medio litro de agua hirviente y se toma durante el día en tres veces con azúcar.

El efecto se produce en el mismo día o, a más tardar, al segundo.

Aparece la menstruación sin dolores, sin vómitos y sin ningún malestar.

Si no es la fecha de aparición de la regla, las molestias, la nerviosidad, etc., desaparecen.

AZAHAR

Lat.: CITRUS AURANCIUM

Fr.: *Naphoe*. - Ingl.: *Orange or lemon flower*. - Ruso: *Apelsinovy Tsetok*.

Una cucharada grande de jarabe de azahar mezclada con dos cucharadas de aguardiente o coñac, constituye un excelente licor, indicado en casos de mala digestión.

Receta para hacer el jarabe de azahar: Se ponen en un recipiente barnizado o de vidrio 1800 gramos de azúcar, y se le añade un litro de agua de azahar de primera calidad. Se agita de cuando en cuando hasta la disolución total y luego se filtra a través de papel.

El agua de azahar puede sustituirse por 10 gotas de esencia en un litro de agua.

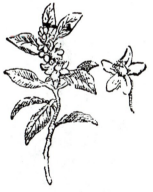

AZAHAR

AZAYA (Cantueso)

Lat.: LAVANDULA STOECHAS

Fr.: *Stoechas*. - Ingl.: *French Lavander*. - Alem.: *Arabischer Stoechas*.

El azaya tiene más o menos las mismas propiedades curativas y aplicaciones que el espliego.

AZUCARILLO (Ver Ben)

AZUCENA

Lat.: LILIUM ALBUM

Fr.: *Lis.* - Alem.: *Lillie.* - Ingl.: *Lily.* - Ital.: *Giglio bianco.* - Ruso: *Liliya.*

Para el tocador de las mujeres es muy buscada el agua de azucena; pues quita de la cara las pecas, manchas y demás impurezas del cutis.

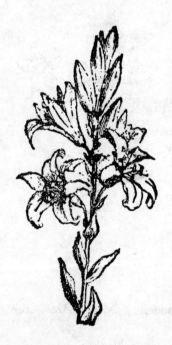

AZUCENA

La raíz de azucena hervida en vino y mantenida así durante tres días, es buena contra los callos; se aplica machacada durante la noche, previo un baño caliente, para ablandar la dureza del callo.

El aceite de azucena se obtiene llenando una botella blanca con flores de azucena y agregando aceite de comer cuanto cabe en la botella, dejándola durante un mes al sol. Sirve para calmar los dolores de cualquier quemadura, erisipela y golpes.

El mismo aceite es bueno para calmar los dolores del oído, echando tres veces por día algunas gotas tibias.

Hay varias especies de azucena, pero las blancas son las mejores.

AZUFAIFO
Lat.: ZIZYPHUS
Fr.: *Jujubier des argentines.* - Ingl.: *Argentine Christ's Thorn.*
Ruso: *Grudnaya Pridorossnaya Trawa.*

Los frutos maduros de este arbolito, que abunda en toda la República y países vecinos, son buenos para comer, aunque su gusto no es tan rico al paladar.

Esas frutitas, redondas y de color amarillo, se usan para un cocimiento en las debilidades de pecho, tos, bronquitis, etc. Se prepara con dos manojos de frutitas en un litro de agua, que debe hervir quince minutos. Se toman tres tazas por día, tibias y con azúcar.

AZULEJO (Anciano. Flor de viuda)
Lat.: CENTAUREA CYNAMUS
Fr.: *Bluete ou Bleuet.* - Ingl.: *Blue bottle.* - Alem.: *Kornblume.*
Ita.: *Ciano, Fioraliso.* - Ruso: *Vasilok.*

La mayor parte de la gente conoce al azulejo por haberlo visto en los sembrados de trigo, decorándolos con sus bonitas flores azules, cuya abundancia es tan perjudicial para el cultivo.

El azulejo es anual, su tallo es fuerte, resistente, erguido, velloso, ramoso y alcanza hasta ochenta centímetros de altura. Sus hojas son pequeñas, alargadas y afelpadas.

Sus bonitas flores azules están situadas en las extremidades de la rama. Dan lugar a un fruto cónico, encerrando granos muy purgantes.

Se las emplea a la dosis de dos gramos como purgante. Las flores pulverizadas son empleadas en la dosis de cuatro gramos, contra la ictericia. El agua destilada de azulejo es muy buena en las enfermedades

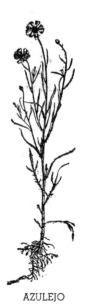

AZULEJO

los ojos. El té de toda la planta, un manojo en un litro de agua es un excelente remedio para curar hidropesía.

Este mismo té, pero más fuerte, es un buen remedio para curar ojos inflamados. Se ponen fomentos sobre los ojos varias veces por día y se lava con el mismo té.

Enfermedades de la lengua se sanan rápidamente con buches de azulejo. En casos graves de enfermedades de la lengua, se masca el azulejo que desinfecta, cura y cicatriza las heridas rebeldes de la misma.

BABA

Lat.: MIMOSA SCANDES (ENTRADA SCANDES. ACACIA SCANDES. ENTRADA GIGALOBIUM)

Fr.: *Liane à coeur. Coeur de St. Thomas.*

Hay que usar de esta planta el tallo blanco, pues el colorado es muy fuerte. Uno o dos manojos del tallo fresco bien machacado y hervido en un litro de agua durante una media hora es un remedio para lavar úlceras crónicas, sobre todo de origen leproso. Si no se ve el buen resultado en tres días, no hay que seguir el tratamiento.

BADIANA

(Anís estrellado de la China)

Lat.: ILLISIUM ANISATUM

Fr.: *Badiane, anis de la Chine, anis étoialé, bois d'anis.* - Ingl.: *Star anise or anised tree.* - Alem.: *Sternanis-badian.* - Ital.: *Anice Stellato.* - Ruso: *Anys. Badian.*

Aunque es una planta de la China y del Japón, crece muy bien en Sudamérica y sus frutos son tan buenos como los traídos de su país de origen.

Tienen el nombre de anís estrellado porque están formados de ocho a doce folículos dispuestos en modo de estrellas, tienen un olor agradable y un sabor azucarado, aromático al principio, que no tarda en convertirse en acre. Es muy parecido al anís común y al hinojo. Se emplea el anís estrellado contra los dolores nerviosos del estómago y de los intestinos. Es un excelente calmante para los dolores nerviosos. Es muy conocido el anís estrellado como remedio para ventosidades, catarros del pulmón, toses crónicas y debilidades de la digestión que se hace con lentitud. En los campos los chacareros dan el té de anís a los chicos cuando creen que están empachados y obtienen buen resultado.

El té de anís estrellado facilita los trabajos intelectuales y pone de buen humor a la persona, alejando enseguida las ideas tristes.

El té se prepara con una cucharada de anís y un litro de agua hirviente y se toma como un té común en tazas grandes, con o sin azúcar.

En las farmacias se vende el agua destilada de anís estrellado, que se puede tomar de 20 a 40 gotas por día con el mismo fin. (Vea Anís.)

BAILA BIEN
Lat.: BAYLAHUEN

Entre la gente donde crece esta planta, sobre todo en las sierras, la usan con preferencia en los estados de agotamiento nervioso y en la debilidad sexual, en la cual produce muy buenos resultados. Para estos casos se prepara un té con veinte gramos de baila bien y un litro de agua, que se toma en tres veces durante el día. La primera toma, o sea la primera taza, se toma en ayunas, la segunda dos o tres horas después del almuerzo y la tercera antes de acostarse. Los efectos benéficos se notan siempre al sexto día. Conviene, durante este tiempo, abstenerse de los placeres sexuales. Mientras se toma el baila bien, no hay que tomar café.

Para el uso externo se usa este mismo té, pero hay que hervirlo veinte minutos en vez de hacerlo en forma de té. Sirve para curar úlceras viejas de las piernas, úlceras que no se sanan pronto. Da muy buenos resultados en las almorranas que se curan con este remedio frío, aplicado con una esponja suave, empapada en este cocimiento y mantenido sobre las almorranas durante todo el día.

En las úlceras viejas se lava antes las partes enfermas y luego se aplica como fomento el cocimiento.

Crece en las altas sierras de Catamarca.

BALARDE (Ver Laurel rosa)
Lat.: BALBOA FRAGANS

Esta planta, que abunda en toda nuestra República y repúblicas vecinas, posee propiedades curativas muy apreciadas en las inflamaciones de la vejiga, catarros de la misma y, sobre todo, cuando en la vejiga hay pus.

Es usada también la balboa con muy buenos resultados en las enfermedades agudas del hígado y riñón.

La preparación de balboa se hace con un manojo de hojas y una botella de agua, que se hace hervir cinco minutos. Se toman dos tazas por día. Este mismo cocimiento, tomado después de las principales comidas, cura los catarros del estómago.

BALERIA (Cojitre de puerco)
Lat.: BALERIA COCCINEA
Fr.: *Balerie rouge*.

La baleria, llamada también baleria con flores encarnadas o baleria de flores rojas y también baleria hermosa, se usa en la medicina doméstica como un remedio en las enfermedades sifilíticas y en la sífilis. Para este fin se hace un té con esta yerba como un té ordinario y se toman tres tazas por día.

Con un té muy cargado de flores y mucha azúcar se hace una bebida que sirve después para endulzar bebidas que hacen orinar para aumentar su poder.

Con toda la planta se hacen cataplasmas que se usan calientes sobre incordios.

BALSAMITA (Yerba romana)
Lat.: BALSAMITA SUAVEOLENS
Fr.: *Balsamite adorante.* - Ingl.: *Astmary.* - Alem.: *Frauenkraut.*
Ital.: *Erba di San Pietro.* - Ruso: *Kaulfer.*

La balsamita fragante es muy cultivada en los jardines por su olor suave y fragante, a pesar de que se cultiva también en estado silvestre.

Sirve la balsamita en la medicina doméstica para curar las enfermedades nerviosas y sobre todo da muy buenos resultados en la histeria. Se prepara como un té de diez a veinte gramos de la planta en un litro de agua y se toma por tazas.

Mientras se toma la balsamita conviene hacer ejercicios, caminando antes y después de las comidas, pero sin cansarse.

BAOBAL O BOABAB
(Mbuju, Mowana, Binka, Dinna, Tabaldi. Pan del mono. Pepino del Senegal)
Lat.: ADANSONIA DIGITATA
Fr.: *Adansonia digitée.* - Ruso: *Jleb obesianquy.* - Alem.: *Affenbrotbaum.*

Este hermoso y gigantesco árbol, llamado en su país de origen "Gigante africano", está muy bien aclimatado en Sudamérica. Es el árbol más grueso del mundo. Tiene una circunferencia de veintiuno hasta cuarenta y siete metros, así que su diámetro alcanza de siete a ocho metros. La altura del tronco alcanza en raros casos de doce a veinticuatro metros y tiene muy fuertes ramas, que generalmente llegan a dieciocho y veintiún metros. Las hojas son de veintiuno a veinticuatro centímetros de largo y nueve centímetros de ancho. La corteza es gruesa, de color gris, blanda y flexible. La madera es liviana, blanca y muy suave. Los frutos son de cáscara de madera, carne harinosa y una gran cantidad de semillas en forma de riñones.

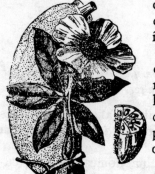
BAOBAL

Una vez vaciado el contenido de este fruto, en la forma que nosotros preparamos los mates, los habitantes de las regiones en que crece la planta preparan copas, platos y otros objetos útiles o de adorno.

Las ramas tocan la tierra en forma de una campana que tiene de 34 a 48 metros. Gran parte del árbol está, por decirlo así, desnudo, ofreciendo un aspecto interesantísimo los enormes frutos colgantes.

El señor Cadomosto, que describiera este árbol en 1454 —por primera vez en forma detallada—, y luego otras personas entendidas, llegaron a la conclusión de que estos árboles existen desde hace varios miles de años. Su patria es el África tropical. En la India, Sud América, Australia, etc., han sido cultivados.

Es un árbol hermoso, que en todas las regiones donde se encuentra constituye un adorno para los vecinos. Con todas estas lindas cualidades, y debido a pequeños daños, lastimaduras, etc., se vacía es muy poco tiempo. Así vacíos se los suele usar como habitación o lugar de reunión, especialmente infantil.

Quizá mis estimados lectores se pregunten por qué describo con tantos detalles este árbol, cosa que no hago con los demás. Y es porque tiene en la historia y las costumbres de las tribus primitivas un lugar muy interesante. Veamos de qué se trata:

Los negros africanos usan este árbol vacío como un cementerio. Y lo realmente interesante es que los cadáveres que allí se colocan, quedan, al poco tiempo, momificados.

Interesante virtud que no ha sido debidamente aclarada. Sería un estudio de muchas consecuencias el destinado a resolver las causas que obran en este árbol vacío para que los cadáveres en su interior no se descompongan y petrifiquen.

Las avenidas de las ramas colgantes en el Senegal, constituyen el punto de reunión de grandes masas de monos que se alimentan de sus frutos. De allí que se le llame también Pan de Monos.

Las hojas, llamadas "lalo", son comestibles y nutritivas. En la medicina doméstica dan buenos resultados en las diarreas, enfermedades de la vejiga y riñones. Se prepara con cien gramos de hojas y un litro de agua un té que se toma durante el día por tazas.

Casi todas las partes de este árbol contienen mucílago. Las flores sirven para pectorales.

El boabab es llamado también Mbuju, Mowana, Binka, Dinna y Tabaldi.

BAQUENA (Ver Caisemón)

BARBA DE CAPUCHINO
Lat.: CICHORIUM ENDIVIA

La barba de capuchino en la ensalada es un excelente tónico para los débiles y anémicos. El té se prepara con un puñado de la raíz seca en un litro de agua hirviente. Se toman tres tazas por día, como remedio excelente para curar los cálculos del hígado. Se toma antes de las comidas.

BARBA DE CHIVO
Lat.: POINCIANA GILLIESII

La infusión de flores al 1 % tomada a la dosis de tres tazas diarias, es buena contra las flores.

Las hojas en cocimiento al 2 % son purgantes.

Introduciendo un pedacito de las flores o de la rama en una muela cariada dolorida, quita instantáneamente el dolor de la misma.

BARBA DE PACA

Esta planta abunda en el Brasil, donde tiene mucha fama de combatir las enfermedades de la vejiga, como irritaciones, cistitis, etc. La preparación se hace en forma de té con un puñado de la planta para un litro de agua y se toma durante el día por tazas, preferible caliente y sin azúcar.

BARBA DE TIGRE
Lat.: COLLETIA FERROX SPRINOSA

Se usa en la medicina doméstica el cocimiento que se prepara con un puñado de esta planta en un litro de agua hirviente. Se toman tres tazas durante el día para combatir toda clase de fiebres.

Abunda esta planta en Formosa y en el Uruguay.

BARBA DE VIEJO
Lat.: TILADSIA USNEOIDES

Se usa esta planta en la medicina doméstica en forma de pomada para curar almorranas. La preparación se hace machacando bien una parte de la planta y dos partes de manteca de cerdo hasta que se hace una buena pomada.

Se lava antes todas las partes enffermas con agua templada y se aplica luego la pomada y se tapa encima con una gasa y después con algodón. Este tratamiento se hace dos veces por día. No se debe usar durante el tratamiento papel para la limpieza, sino algodón.

BARBATIMON
Lat.: STRYPHNODENDRON CARATIMAS

Reducida la corteza de esta planta a polvo, es usada con buen resultado para cicatrizar úlceras, llagas y demás heridas. Para este fin se espolvorea la herida con el polvo que se obtiene de la corteza previamente lavada. También se lava la herida con agua tibia que antes ha sido hervida.

La misma corteza, 60 gramos para un litro de agua, hirviéndola durante 20 minutos se usa con buenos resultados en lavajes para curar los flujos blancos y amarillos de las mujeres. Hay que seguir este tratamiento durante un tiempo largo.

Esta planta abunda en el Brasil.

BARDANA (LAMPAZO)
(Yerba de los tiñosos)
Lat.: ARCTIUM LAPPA
Fr.: *Bardane*. - Ingl.: *Bur, Burdock*. - Alem.: *Klette*. - Ital.: *Lappola*. - Ruso: *Lapuschnik*.

La raíz es depurativa, hace sudar y orinar abundantemente; es muy útil en el reumatismo y la gota.

El médico inglés M. Hil, cuenta lo siguiente: "Tuve un fuerte ataque de gota con fiebre; tomé un té de 8 gramos de raíz de lampazo y eché por la orina gran cantidad de arenilla; a las 24 horas pasó el dolor y la fiebre; a los 8 días me levanté".

El mismo médico recomienda contra la gota lo siguiente: "Córtese una onza y media de lampazo en pedacitos chicos e infúndase con tres cuartos de litro de agua hirviendo; déjese hasta que se enfría, después se cuela; esta infusión se toma en dos veces: caliente, tómese moderadamente la mitad, agréguese un cuarto de litro de leche recién sacada y media onza de miel. Se toma en ayunas, sólo o con pan. La otra mitad se toma al acostarse".

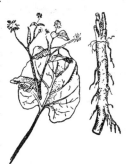

BARDANA

Las hojas hervidas aplicadas sobre articulaciones dolorosas en la gota, alivian pronto el dolor.

El que sufre de ulceraciones a las piernas, prepárese la siguiente pomada: medio vaso de jugo de las hojas se tritura en un mortero con otro tanto de aceite de comer; se agregan unos perdigones y todo se agita en un vaso de estaño, hasta que se forme una pomada verde. Una hoja seca de lampazo se unta con esta pomada y se aplica sobre la úlcera, cambiando una vez por día; antes de cambiar se lava la úlcera con jabón de alquitrán, después con el cocimiento de raíz de bardana. Pocas son las úlceras que resisten a este tratamiento.

La bardana contiene en su raíz un principio amargo, la lappatina, azúcar, inulina, mucílago y 45 % aceite y nitratos.

BARLILLA DE LAS ANTILLAS
Lat.: BATIS MARITIMA
Fr.: *Batis maritime.*

La barlilla que se encuentra en las orillas del mar, en el continente sudamericano, contiene mucho bromo y yodo. Es muy indicada cruda, como ensalada, para purificar la sangre. En el reumatismo y gota, da muy buenos resultados comer todos los días ensalada de barlilla. También se puede tomar por copas, durante el día, el té que se prepara con un manojo de la planta y un litro de agua. Hay que tomar durante meses, en los casos de enfermedades de la sangre y piel, como por ejemplo eczemas, psoriasis, etc.

BASILICO (Véase Albahaca)

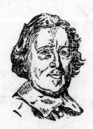

GERMÁN BOERHAAVE (1668-1738).
Fué el primero que describió la Pleuresía.

BASTARDILLA (Falsa acanto. - Esfondilio)
Lat.: HERACLEUM

Fr.: *Berce. Fausse acanthe.* - Ingl.: *Cok Parsnip.* - Alem.: *Unaechte Baerenklaus.* - Ital.: *Spondilio.* - Ruso: *Falzivy Borschenik.*

La bastardilla, con sus hojas anchas, ahoga a las demás yerbas que crecen a su lado, sobre todo después de las lluvias, cuando hay evaporación de la tierra o humedad. Es una planta dañina para las demás plantas, a pesar de que las hojas y la raíz se usan en la medicina doméstica para disolver los tumores, flemones, abscesos, y para hacer desaparecer hinchazones. Su empleo es en forma de fomentos o cataplasmas, debiendo hacer los mismos con la planta machacada.

Las semillas son empleadas en los cólicos intestinales, ventosidades y también para expulsar lombrices. Se toma en forma de té, cinco gramos en un litro de agua.

La raíz secada y machacada o molida se emplea para curar la epilepsia. Para este fin se hace un té de ocho gramos de la raíz que se toma durante el día por tazas.

BASQUEÑA (Ver Caisemón)

BATATAS BLANCAS (Ver Papas dulces)

BATATAS DE ESCAMAS
Lat.: LOPHOPHYTUM MIRABILE

La rizoma de esta planta parásita se emplea contra la ictericia, en cocimiento de 50 a 100 gramos en medio litro de agua, que se toma por tazas.
Esta planta abunda en toda Sudamérica.

BATATILLA DE LOS CAMPOS
Lat.: IPOMOEA ACETOSIFOLIA CONVOLVULUS REPENS. (Vea BATATILLA DE PLAYA.)

BATATILLA DE PLAYA
Lat.: IPOMEA ACETOSIFOLIA
Fr.: *Liseron rampant.* - Ingl.: *Bindweed.* - Alem.: *Winde.* - Ruso: *Lianavo.*

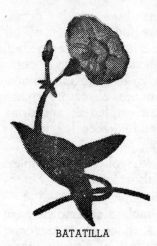
BATATILLA

Estos dos vegetales rastreros y otros del mismo género tienen propiedades medicinales como purgantes suaves y sirven para combatir la constipación crónica, es decir, la sequedad del vientre.

Se emplea toda la planta y especialmente las raíces que tienen más poder y dan también buenos resultados en la hidropesía, enfermedades del hígado, como la cirrosis hepática y en otras.

La preparación se hace con un manojo o algo menos de estas plantas machacadas que se hace hervir durante dos minutos en un litro de agua; hay que tomar sin azúcar este cocimiento durante el día y por tazas.

BATIPUTA
Lat.: GOMPHIA CADUCA

El jugo que se extrae de las simientes de este arbusto, que abunda en toda Sudamérica y especialmente en el Brasil, mezclado en partes iguales con aceite de oliva, se usa en fricciones, algo caliente, para calmar dolores reumáticos y neurálgicos.

BEBERÚ (Sipeeri)
Lat.: NECTANDRI RODIEI

En las fiebres palúdicas da excelentes resultados el té de beberú. Se prepara con la corteza un té en la forma siguiente: Por la mañana, en ayunas, un gramo de corteza para una taza de agua hirviente. Por la tarde dos gramos de corteza para una taza de agua hirviente y por la noche cuatro gramos de corteza en unos cuatrocientos gramos de agua y se toma caliente. Este tratamiento se hace una semana y luego se descansa dos semanas y se repite de nuevo el tratamiento.

BECABUNGA
Lat.: VERONICA BECABUNGA
Fr.: *Cressor .ée.* - Ingl.: *Brokime.* - Alem.: *Wasserbungen.*

Es una planta que contiene mucho hierro y yodo, y por lo mismo es muy indicada tanto para grandes como para chicos débiles o anémicos, tuberculosos, raquíticos, que necesitan aumentar su vitalidad. Se come como ensalada con aceite y algo de ajo, crudo o cocido, a gusto.

BEJUCO
Lat.: IPOMEA ACUMINATA
Ruso: *Liana.* - Alem.: *Ranke. Liane.*

Con la infusión de la raíz al 20 % se lavan las picaduras de víboras y luego se espolvorean con el polvo de la misma raíz. La raíz es purgante.
Se halla en Córdoba y Tucumán.

BEJUCO COLORADO (Ver Liana)

BEJUQUILLO (Ver Ipecacuana)

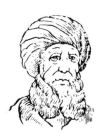

BAZÉS (860-932)
Fué el primero que describió la Viruela

BELEÑO NEGRO
Lat.: HYOSCYAMUS NIGER
Fr.: *Jusquiame.* - Ingl.: *Henbane.* - Alem.: *Schwarzes bilsenkraut.*
Ital.: *Guisquiamo.* - Ruso: *Ulekota, belenú.*

Se hierven las hojas, semillas y raíces, 40 gramos en un litro de aceite común, y se emplea en fricciones contra los dolores reumáticos, neurálgicos y gota.

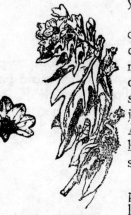

BELEÑO NEGRO

La semilla pulverizada y colocada en una muela picada, calma el dolor; debe tenerse presente que, mientras esté el polvo en el diente o muela cariada, no se trague la saliva; pasado el dolor, se debe enjuagar la boca con aguardiente. Aspirando el humo que sale de las hojas secas echadas sobre brasas, se calman los ataques asmáticos.

Las hojas hervidas en agua y empleadas como cataplasma, calman los dolores producidos por los golpes, dislocación de las articulaciones, malas pisadas.

El uso interno no se recomienda, siendo el beleño un poderoso veneno.

BELONIA CON HOJAS ÁSPERAS
Lat.: BELONIA ASPERA
Fr.: *Belonia Rude.* - Ingl.: *Rough Belonia.*

En la medicina doméstica se usa con buenos resultados en los casos de flujos blancos de las mujeres (leucorrea), aun cuando sean rebeldes y crónicos.

Para este fin se hace hervir dos manojos de la corteza y las hojas de este arbusto en un litro de agua durante diez minutos. Se usa filtrado, tibio, en los lavajes vaginales todos los días, preferible a la misma hora. Para hacer los lavajes, la mujer tiene que estar acostada, con las caderas algo levantadas, y procurar que no entre aire ni frío. La cánula se retira antes de que se termine el líquido.

Se usa también la belonia, en forma de té, para curar las disenterías rebeldes y crónicas, lo mismo que las diarreas nerviosas. Para este fin, la preparación se hace con un manojo, o manojo y medio —según el estado de la enfermedad—, de la corteza y las hojas de este arbusto para un litro de agua hirviente, un té que se toma con azúcar, por tazas, durante el día.

BELLADONA

Lat.: ATROPA BELLA-DONA
Fr.: *Belladone. Belle dame.* - Ingl.: *Deadly nightshade. Dwale.*
Alem.: *Wolfskirsche. Tollkirsche.* - Ital.: *Belladonna.* - Ruso: *Krasawitza. Odurnik.*

Todas las partes de la belladona son venenosas y se emplea en medicina contra las enfermedades nerviosas, neuralgias, asma y coqueluche (tos ferina), ataques de nervios, baile de San Vito, jaqueca y la incontinencia de la orina de los niños por sus propiedades narcóticas y estupefactivas. Todo eso lo debe a uno de sus principios activos, la atropina.

Los frutos rojos de la belladona, parecidos a cerezas, excitan la curiosidad de los niños, y por tal motivo dicha planta no se debe dejar nunca al alcance de ellos.

Para uso interno, no se debe nunca administrar dicha planta sino bajo prescripción del facultativo.

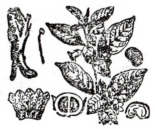
BELLADONA

Para uso externo, el cocimiento de hojas de belladona, 30 gramos por litro de agua, es excelente contra las hemorroides en forma de loción.

De veinte centigramos a un medio gramo en forma de té se prepara la belladona en un litro de agua y se toman tres tacitas por día para las enfermedades mencionadas.

A pesar de sus buenas cualidades, es mejor evitar el empleo de la belladona porque, como hemos dicho, es al mismo tiempo un terrible veneno.

La atropina, un poderoso veneno, se extrae de las raíces, hojas y semillas de la belladona.

BELLADONA DE LAS ANTILLAS
(Ver Palo de gallina)

BELLEZA ENREDADERA (Ver Melaillo)

BELLOTITA (Ver Primavera)

BEN
(Moringa de semilla con alas. Ben de la tierra. Arbusto. Azucarillo. Colirio)
Lat.: MORINGA PTERIGOSPERMA
Fr.: *Ben oleifère. Noix de ben.* - Ingl.: *Nuts of the horse-radish tree.*

Este arbolito se encuentra en todo el continente sudamericano, en los jardines, como planta de adorno. La corteza de este arbolito es un remedio contra el escorbuto, teniendo olor y sabor del rábano, que tiene las mismas propiedades antiescorbúticas. La preparación se hace con un manojo de la corteza cortada y un litro de agua hirviente.

El té se deja sobre cenizas calientes dos horas y después se toma por tacitas, con azúcar, durante el día.

Las hojas frescas, cocidas en muy poca agua, machacadas, son resolutivas; sobre tumores se aplican en forma de cataplasmas. Las mismas hojas frescas, machacadas, sin hervir, producen sobre el cutis vesicaciones, aplicándose para este fin.

Las hojas son empleadas como purgante igual que las hojas de sen, pero para un vaso se pone un puñado para preparar el té.

El aceite que se saca de las semillas cura la sarna con una fricción. Las flores son excelentes para curar la miopía, tracoma y demás enfermedades de los ojos. Se hace, según los estados, un té con dos o tres puñados de flores y se usa en fomentos.

BERBERO (Ver Agracejo)

BERENJENA

Lat.: SOLANUM ESCULENTUM
Ruso: *Demianka. Badidszam.*

La berenjena que usamos en varias preparaciones para nuestra mesa, es un alimento sano que produce un bienestar general. Es muy útil para las personas que sufren de insomnios (es decir, personas que no consiguen el sueño estando en cama para dormir. El jugo del fruto aumenta la cantidad de orina. Puede tomarse a gusto. Cataplasmas de berenjenas se usa en la medicina doméstica para hacer madurar abscesos y forúnculos.

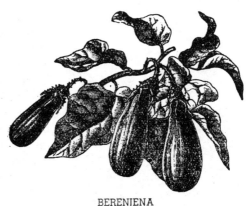

BERENJENA

BERGAMOTA
Lat.: CITRUS LIMETTA
Ruso: *Bergamot*.

Bergamota se llama el fruto del bergamoto, que es un árbol muy parecido al naranjo. Se saca de esta planta la esencia de la bergamota, de las flores y frutos. De la corteza se prepara la tintura de bergamota. La tintura de bergamota, que se vende en las farmacias, es usada como tónico, estimulante, para despedir los gases y provocar el apetito. Esta tintura se toma en los casos mencionados doce gotas en un medio vaso de agua.

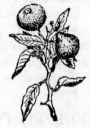
BERGAMOTA

BERRO (Mastuerzo de agua)
Lat.: SISYMBRIUM NASTURTIUM

Fr.: *Cresson*. - Ingl.: *Watercress*. - Alem.: *Brunnenkresse*. - Ital.: *Agretto*. - Ruso: *Kres.. Szeruja*.

Se usa el jugo exprimido de la planta, tres veces por día una cucharada grande. La orina aumenta y se limpia la arenilla del riñón.

Cuando el hígado funciona mal y el enfermo se pone amarillo, el jugo de berro hace correr la bilis e influye sobre la hidropesía.

Comido como ensalada alivia a los tísicos, reumáticos, gotosos, deshincha las glándulas, fortifica los nervios y corazón; obra como estimulante.

Mujeres embarazadas tienen que cuidarse del abuso del berro, pues puede provocar aborto por su acción sobre la matriz.

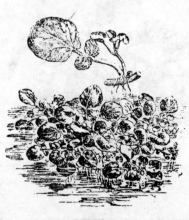
BERRO

En el verano es bueno comer berro todos los días durante un mes, para asegurar una depuración de la sangre.

El uso del berro puede llevar un peligro muy grave. Si crece en algunas aguas de poco movimiento, sobre el berro se desarrolla caracolillo y otros insectos acuáticos, que lo pueden contaminar con microbios de la fiebre tifoidea. Para evitar el peligro, el berro se remoja durante 5 minutos en una solución de ácido tartárico al 2 %; después de lavarlo en agua, se puede comer sin peligro.

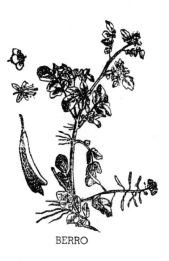

BERRO

Es bueno buscar el berro de aguas corrientes.

En resumen, el berro es reconstituyente y tónico porque contiene yodo, hierro y fosfatos, y por lo mismo los niños raquíticos, escrofulosos, etc., deben comerlo. El berro es excelente para los diabéticos.

En la bronquitis da buenos resultados porque actúa por sus principios sulfo-azoados.

BERRO TERRESTRE (Yerba de Santa Bárbara)

Lat.: BARBAREA

Fr.: *Barbarée.* - Ruso: *Kres semly.*

El berro terrestre crece con abundancia a lo largo de los caminos entre las chacras, como también en los prados y a las orillas de los bosques. Es necesario usar el berro terrestre siempre en el estado fresco, pues al secarse pierde su propiedad.

Se usa en la medicina doméstica el berro terrestre en una forma de té que se prepara con veinte o treinta gramos en un litro de agua y se toma tres tazas por día. Este té da buenos resultados para aumentar la cantidad de orina en los casos donde se hace necesario orinar en abundancia, como en las hinchazones, hidropesías, enfermedades del corazón que traen hinchazones de las piernas, enfermedades de los riñones, etc. Es además antiescorbútico y al mismo tiempo es un excelente aperitivo. El sabor es picante y amargo, muy parecido al del berro acuático, y de ahí su nombre de berro terrestre.

BETEL (Pimienta betel)

Lat.: PIPER BETEL

Se mastica las hojas para aumentar la cantidad de la saliva en los casos de las inflamaciones de las encías, paladar, lengua y garganta seca.

BETÓNICA OFICINAL

Lat.: BETONICA OFFICINALIS

Fr.: *Bétoine oficinale*. - Ingl.: *Woodbetony*. - Alem.: *Zehrkraut*. Ital.: *Betonica*. - Ruso: *Burvika*.

Es una planta que abunda en los bosques sombríos, en los matorrales o zarzales, en los lugares secos y áridos, pero generalmente a la sombra. Es de una altura de 35 a 40 centímetros; los tallos se levantan hacia arriba, sin muchas ramas; son cuadrados, vellosos y tienen mucho parecido con la ortiga grande; sus hojas son alargadas, estrechas y dentadas, son igualmente vellosas, ubicadas sobre el tallo.

Las flores forman espigas en las puntas de los tallos y son de un color rojizo-púrpura. Su olor es desagradable y su sabor amargo.

Durante los calores sus emanaciones tienen una gran influencia sobre personas nerviosas.

Sus hojas secas y reducidas a polvo constituyen un excelente estornutatorio. Toda la planta tiene propiedades curativas para nerviosos, y otras muchas enfermedades se curan con esta planta. Si se hierven hojas y flores de betónica, un manojo en un litro de agua o en un litro de vino tinto o blanco, y se toma durante un tiempo largo en ayunas y antes de acostarse una cucharada caliente, o las flores preparadas en forma de dulces con azúcar, se obtienen buenos resultados en las enfermedades pulmonares, bronquitis crónicas, pleuresía; toses crónicas de los fumadores, asma bronquial, tos convulsa y en los casos de tuberculosis. Fortifica el estómago, cura las enfermedades del hígado y bazo, haciendo desaparecer la ictericia y la acumulación de agua en el vientre (ascitis, hidropesía).

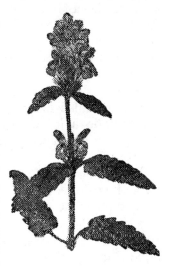

BETÓNICA

Tonifica los nervios haciéndolos calmar, cura la epilepsia, dolores de cadera (lumbago), convulsiones, gota y parálisis de los miembros. Normaliza la menstruación y deshace los cálculos de los riñones.

Las personas que sufren de quemazón (hiperacidez) en el estómago y hacen digestiones despacio, se alivian y se curan si toman ocho gramos de la raíz pulverizada en un poco de agua con miel después de las comidas. Este remedio deja al estómago e intestinos limpios de gases y flemas. Un manojo de hojas de betónica hervidas en un medio litro de vino blanco aplicado en los dolores fuertes de la gota (podagra) sobre el dedo gordo del pie que es muy dolorido, sobre todo por la madrugada, hace desaparecer los dolores en seguida. Hay que aplicar este fomento bastante caliente.

En las neuralgias y jaquecas se aplica un fomento de agua fría en la que previamente hayan sido hervidas un manojo de hojas de betónica en un litro de agua durante diez minutos. Los dolores se van en seguida. Las hojas de betónica machacadas con un poco de sal hacen parar la sangre de la nariz si se introducen en las ventanas de la misma.

Para los dolores de oído da excelentes resultados el vapor de hojas hervidas en agua que se hace llegar con un embudo a los oídos. En estos casos también se usa el jugo de las hojas mezclado en partes iguales con aceite de rosas.

La raíz de betónica es un depurativo y seca es un vomitivo. Las hojas hervidas con miel y vino son excelentes para dolores de pecho con esputos de sangre.

El jugo de las hojas mezclado con aceite de rosas e infiltrado en los oídos, calma instantáneamente los dolores agudos del pecho.

Deben tener a mano esta preparación los enfermos que sufren ataques de angina de pecho.

La betónica tiene muchísimas más aplicaciones buenas y es una planta tan útil como la salvia, cebolla, limón, etc., que poseen un gran poder curativo en muchas y diferentes enfermedades. Es una lástima que esta planta sea poco conocida en la medicina doméstica, a pesar de que el doctor Augusto Musa, médico del rey Augusto, escribió un tratado dando a conocer cuarenta y ocho enfermedades que son curables por la betónica. Para alabar a una persona, había antiguamente un dicho que rezaba. "Tu pluribus virtutibus præditus quam betónica", que quiere decir: "Tú tienes más virtudes que la betónica".

BICUIBA (Bucumba)
Lat.: MYRISTICA BICUHYBA

El aceite exprimido por presión de las semillas de bicuiba se usa en fricciones para calmar dolores neurálgicos y reumáticos. Se hace fricciones con la palma de la mano dos o tres veces por día.

BIGNONIA EQUINOCCIAL (Yerba Nulú)
Lat.: BIGNONIA ÆQUINOCCIALIS

Fr.: *Bignone équinoxiale.* - Ingl.: *Equinoctial trumpel-flower.*

El jugo exprimido de todas las partes de esta planta tiene propiedades tónicas y astringentes. Se toma por cucharadas, cuatro a ocho por día, con azúcar a gusto. Con las hojas se hace un cocimiento que se usa en buches y gárgaras en las enfermedades inflamatorias de la boca y garganta.

La preparación se hace con uno o dos manojos, según los casos, que se hacen hervir una media hora. En los casos de ronqueras, inflamaciones de la garganta, se hacen buches con esta preparación cada tres horas.

BISTORTA
Lat.: POLYGONUM BISTORTA

Fr.: *Bistorte.* - Ingl.:*Snake weed.* - Alem.: *Ratterwurz.* - Ital.: *Bistorta.* - Ruso: *Serteechnaia travo.*

La raíz de bistorta es torneada y da la impresión de haberse dado dos vueltas sobre sí mismas. Abunda esta planta en los lugares húmedos, campos sin cultivar, praderas y a lo largo de los caminos. Vivaz, pero herbácea, la bistorta tiene su tallo simple, que alcanza hasta ochenta centímetros de altura terminando en una espiga de pequeñas florecitas de color rosa, colocadas muy cerca unas de otras.

Las hojas, a partir de la raíz, son muy grandes y ovaladas.

La raíz, que como hemos dicho antes, tiene la forma de una ese, es casi la única parte empleada en la medicina doméstica.

Es un excelente astringente y un buen tónico. Se emplea la raíz de bistorta en las fiebres intermitentes, sola o conjuntamente con la genciana. En este caso se emplea de cinco a diez gramos en partes iguales con la genciana.

El cocimiento de veinte gramos de la raíz de bistorta en un litro de agua, que se hace hervir unos diez minutos, se emplea con muy buenos resultados para contener hemorragias, tanto internas como externas. Se puede emplear este cocimiento algo más fuerte en las hemorragias de los hemofílicos, en diabéticos, por haberse sacado sin saber su enfermedad, una muela, y la encía sigue perdiendo sangre. En estos casos se hace buches muy a menudo.

Contra la disentería y diarrea con sangre se toma este cocimiento por tazas. Sirve también este cocimiento para lavar heridas viejas que no pueden cicatrizar, por estar inflamadas, irritadas, etc.

La raíz pulverizada y tomada con azúcar calma la tos y esputos de sangre, pujos de sangre y en general hemoragias internas. Es asimismo un remedio por excelencia para las mujeres que tienen la menstruación en abundancia. En estos últimos casos se toma la raíz pulverizada dos, tres o cuatro gramos con dulce de membrillo dos o tres veces por día.

Dos gramos de polvo de la raíz de bistorta tomado varios días mezclado con un huevo pasado por agua, es un remedio seguro para evitar el aborto en las mujeres embarazadas y predispuestas a los mismos.

Se toma después del almuerzo.

Heridas viejas, profundas, cancerosas, etc., se curan con el cocimiento de la bistorta. Se aplica luego la raíz pulverizada.

BOJ (Flor de Pascua)
Lat.: BUXUS SEMPERVIRENS

Fr.: *Buis*. - Ingl.: *Box tree*. - Alem.: *Buxbaum*. - Ita.: *Busso*. - Ruso: *Samzit. Bux-Derevtzo*.

El boj, siempre de color verde, es arbusto que se llama también Pascua de la Resurrección, nombre que se le ha dado, puesto que para esta fiesta se suelen bendecir grandes cantidades que se guarda en las casas para preservarlas, según se dice, de las enfermedades, como también de los rayos de la tormenta.

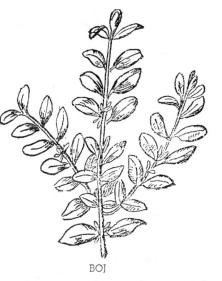
BOJ

El boj es un arbusto y en ciertas partes alcanza una altura de diez metros. Se le cultiva generalmente en los jardines por la belleza de sus flores, una especie sobre todo con la que se hace bordear los canteros.

El boj se emplea en la medicina doméstica como purgante en la dosis de quince a veinticinco gramos de hojas o de boj rallado en un litro de agua.

Usándolo durante mucho tiempo, puede combatirse ventajosamente el reumatismo y sífilis; en estos casos se toma cantidades muy pequeñas y durante el tratamiento no debe comerse carne.

Se pretende que la lejía de ceniza de boj empleada un cierto tiempo sobre la cabellera, sea en loción u otra forma, la hace tomar un color rubio rojizo. Lavarse la cabeza con hojas de boj detiene la caída del cabello. Se usa en cocimiento.

BOLDO
Lat.: BOLDEAN FRAGRANS

Fr.: *Boldo*. - Ingl.: *Boldo*. - Alem.: *Boldo*. - Ital.: *Boldo*. - Ruso: *Boldo*.

Últimamente se están usando más y más, siempre con excelentes resultados, las hojas de boldo, que crece en abundancia en los Andes y Chile.

Hoy día se preparan en Europa varios específicos donde entra la boldina, es decir, la materia que se saca del boldo, par curar las enfermedades del hígado. Lo mismo en nuestro país hay unas excelentes preparaciones para curar las enfermedades del hígado y sus buenos resultados son debidos al boldo que el específico contiene.

Las hojas de boldo se usan como específico para curar sobre todo los cálculos del hígado y las enfermedades de las vías biliares.

En Chile el boldo es muy conocido y considerado además como digestivo, carminativo y diaforético y lo mismo como un precioso remedio contra las enfermedades del hígado.

Para el tratamiento de los cálculos (piedras del hígado) y para conseguir la curación, se toman dos o tres tazas de un té preparado siempre con tres hojas de boldo. El té se toma después de las comidas.

Un vino muy agradable se prepara en la si-

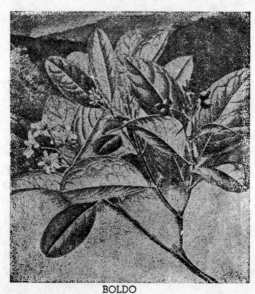

BOLDO

guiente forma: Se machacan 90 gramos de hojas y luego hay que rociarlos con cuatro cucharadas grandes de alcohol a 60 grados. En este estado se deja durante cuatro horas y después se agrega un litro de vino blanco, se agita de vez en cuando el botellón y después de tres días se filtra todo por un filtro o una servilleta. Se toma de dicho vino tres, cuatro o cinco cucharadas por día.

Otra forma de preparar el boldo es en forma de jarabe, que resulta también muy agradable, es la siguiente: Se machacan cien gramos de hojas de boldo, se echa encima un litro de agua hirviente, se tapa y se deja que se infunda durante seis horas. Pasado este tiempo se exprime bien, se filtra y se agrega un kilo de azúcar. Se pone a bañomaría hasta que se forma un jarabe. La cantidad de cucharadas es igual a las de vino.

Un té es también un laxante suave, pero la acción más importante es indudablemente la que hace en la secreción biliar, pues modifica profundamente las propiedades físicas y químicas de la bilis que se pone más flúida y menos viscosa. Con este fenómeno se explican los buenos resultados que se obtienen con el boldo en las diferentes enfermedades del hígado y especialmente en la angiocolitis catarral crónica y en la colelitiasis.

BOLSA DEL PASTOR (Paniquesillo)

Lat.: CAPSELLA BURSA PASTORIS

Fr.: *Bourse à pasteur.* - Ingl.: *Shepherd's burse.* - Alem.: *Hirtentaeschen o Taschen, kraut.* - Ital.: *Borsa di pastore.* - Ruso: *Koszelok Pastuja.*

Es un poderoso astringente, por lo que su uso es común en los vómitos y esputos de sangre, disentería, regla demasiado abundante, sangre de la nariz. Se usa la infusión de 30 gramos de bolsa del pastor en un litro de agua hirviendo.

La planta fresca machacada y aplicada con vinagre sobre partes inflamadas, quita el dolor y disminuye la inflamación.

El jugo de la planta tomado en cantidad de 30 gramos en ayunas, cura la gonorrea (purgación). Si no se consigue la planta fresca, sirve para el mismo fin hervir 60 gramos de la planta seca en medio litro de agua con una cucharadita de cebada perlada y un pedacito de alcanfor.

Se toma esta infusión en ayunas.

El jugo de la planta fresca cura la supuración de oídos.

BOLSA DE PASTOR

La planta hervida en cantidad de 30 gramos en un litro de agua, usada en frío como gárgara, cura las inflamaciones de la garganta.

Hojas y raíz machacadas y hervidas dos minutos, una cucharada en un medio litro de agua, corrige la menstruación abundante.

BORRAJA

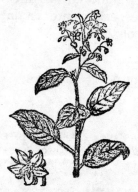

BORRAJA

Lat.: BORRAGO OFFICINALIS
Fr.: *Bourrache*. - Ingl.: *Borage*. -
Alem. -*Gurgenkraut, borretsch*.
Ital.: *Boraggine*. - Ruso: *Burachnik*.
Oguretchnaya-Trava.

La borraja está indicada en todas las enfermedades.

La infusión de borraja (10 gramos en un litro de agua hirviendo) provoca sudor; en los resfríos es bueno usar partes iguales con tilo. Es muy indicada por lo mismo en el sarampión, donde hace falta sudar mucho, lo mismo que en la escarlatina. Se toma en estos casos un té de borraja con azúcar bien caliente, un litro o más por día.

El té de borraja fortifica el corazón, disipa la tristeza de los hipocondríacos, es bueno en fiebres altas, donde se debilita el corazón. Las hojas frescas machacadas aplicadas sobre abscesos, tumores, inflamaciones y quemaduras calman rápidamente los dolores.

Da un excelente resultado una cataplasma muy caliente de hojas hervidas de borraja en los ataques de gota, pues quita el dolor en seguida.

En las debilidades generales se machaca la borraja en un mortero de piedra y se come con azúcar o miel; hirviéndola con vino blanco se purifica la sangre.

La semilla molida y tomada con vino blanco aumenta la leche a las mujeres que crían.

La planta fresca comida como verdura, hervida en agua, fortifica el hígado.

Para aumentar el efecto fortificante sobre el corazón, se puede agregar a la borraja partes iguales de flor de violeta o de rosas.

La borraja contiene 18 % de mucílago y de sales de potasa de ácidos vegetales.

BOTON DE ORO (Ver Espilanto)

BOTRIS
Lat.: CHENIPODIUM BOTRYS

Para calmar las toses nerviosas, toses crónicas en general, se usa el té de botris con azúcar de cande. Se prepara con un puñadito de la planta, hojas, ramitas y corteza para un litro de agua. Este té fortifica el pecho.

BRASILETE BASTARDO
Lat.: BRASILIASTRUM AMERICANUM
Fr.: *Brésillet d'Amérique.*

Abunda este arbusto en toda Sudamérica y es usado en los casos de diarreas crónicas y colitis.

Se prepara con un manojo de la corteza y de las hojas, haciendo hervir dos minutos con un litro de agua. Se toma por tazas después de las comidas.

BRASILETE DE JAMAICA
Lat.: CESALPINA CRISTA
Fr.: *Bahama.* - Ingl.: *Brasileto. Wood of Jamaica.*

Se usa la corteza de este arbolito como un poderoso vesicante. Véase la aplicación del torvisco que es idéntica.

BREA SECA (Ver Colofonia)

BRIONIA (Nuez negra. Nabo del diablo)
Lat.: BRYONIA ALBA DIOICA
Fr.: *Bryone d'Amérique.* - Ingl.: *American Bryony.*

En la medicina doméstica se usaba antes la nuez negra en la hidropesía, pero se le ha abandonado porque un descuido en la cantidad produce bastantes disgustos y complicaciones graves. En el único caso donde puedo aconsejar el uso de la brionia es en el uso externo. Se hace hervir cinco gramos de la raíz en un litro de agua y se usa este cocimiento en aplicaciones sobre las costras verdes de la cabeza. Cura estas costras en unos ocho a diez días.

BROTAL
Lat.: BOUSSINGAULITA BASELOIDES

Se usa en nuestra República los tubérculos de esta planta bien cocidos y el caldo de los mismos para curar la bronquitis crónica. Se prepara el cocimiento con cinco o seis tubérculos que tienen que hervir durante una media hora en un litro de agua. El agua se bebe, tres tazas por día, con miel. Los tubérculos se comen con crema, miel o azúcar.

BRUNSFELSIA DE AMÉRICA
Lat.: BRUNSFELSIA AMERICANA
Fr.: *Brunsfelsa d'Amérique*. - Ingl.: *American brunsfelsia*.

Con los frutos de este arbolito que no han llegado a madurar, se preparan varias bebidas para curar diarreas crónicas y rebeldes. Cuando los frutos son ya maduros, se prepara con ellos jarabes y dulces para curar las mismas enfermedades y debilidades del estómago. De la fruta madura se exprime el jugo y mezclado con azúcar sirve para endulzar bebidas de los enfermos.

BRUSCA (Hedionda Brusco)
Lat.: CASSIA OCCIDENTALIS. RUSCUS ACULEATUS
Fr.: *Casse puante. Petit houx*. - Ingl.: *Bistchers broom. Pommon or occidental cassia*. - Alem.: *Mausendor*. - Ital.: *Rusco*.

Se usa en la medicina doméstica, tanto la raíz como las hojas verdes y secas y el fruto de esta planta.

Las raíces tienen propiedades antiespasmódicas y dan buen resultado en los dolores fuertes durante los primeros días de la menstruación, que son acompañados a veces con otras molestias y vómitos (dismenorrea). Para este fin se hace un té con un manojo de raíces machacadas y un litro de agua hirviente.

Se toma por tazas con azúcar a gusto.

Este mismo té es bueno para las mujeres que recién dieron a luz, para facilitar la salida de los loquios.

En las enfermedades reumáticas y sífilis da también buenos resultados, porque la planta tiene propiedades purificantes por intermedio de hacer sudar y también porque es algo purgante, y por lo mismo es un depurativo poderoso. Se comprende que hay que seguir un tiempo largo para conseguir los efectos deseados.

Las hojas verdes frescas, crudas machacadas, aplicadas como cataplasmas sobre granos producen un efecto resolutivo, y son buenas para curar úlceras y otras heridas. Curan también los panadizos.

La semilla de esta planta después de tostada y molida como café, se toma por tazas, igual como si se tratara de café, sobre todo en ayunas es muy indicada para los enfermos que tienen su próstata dilatada, tumores de la próstata y otras enfermedades de esta glándula.

Hay pocas plantas conocidas en la botánica como la brusca que tengan una influencia especial y rápida en los disturbios, molestias y otras enfermedades de la próstata. Deben tener presente esta planta las personas de edad avanzada que en su juventud hayan tenido una enfermedad venérea mal curada y sufren de la próstata.

BUCO (Buchée)

Lat.: DIOSMA CRENATA

Este arbusto abunda en toda Sudamérica y su olor es muy parecido a la menta.

En la medicina doméstica se usan las hojas en las enfermedades de la vejiga, riñones, cuando se trata de arenillas, o flemas e irritaciones de los órganos mencionados.

Es también un buen tónico para el estómago e intestinos.

Con un puñado de hojas de unos 60 gramos, en un litro de agua hirviente, se prepara un té, que debe tomarse por tazas durante el día, después de las comidas. Conviene hacer la infusión durante una o dos horas.

Este mismo té da excelentes resultados en las prostatitis agudas y, sobre todo, crónicas. También es muy indicado en el reumatismo y la gota.

BUCHE DE PAVOS (Ver Aristoloquia)

BUCHINA (Ver Esponjilla)

BURUCUYÁ HEDIONDO
(Tagua-tagua. Parchita de culebra. Pasionaria que huele)
Lat.: PASSIFLORA FŒTIDA. PASSIFLORA HIBISCIFOLIA
Fr.: *Passiflora Fétide. Marie goujeat.* - Ingl.: *Stinking passionflower.*

Todas las partes de esta planta que abunda en nuestra República y en las repúblicas vecinas, exhalan un olor muy desagradable y bastante fuerte.

Se usan las flores al uno por ciento como un buen calmante para la tos, que se prepara en forma de té, y se toma tres tazas por día con miel.

Este mismo té, preparado en la misma forma, y agregando a las flores la misma cantidad de hojas, es un remedio para curar la epilepsia y ataques en general. Se toma también tres tazas por día.

Con las raíces bien lavadas y con las hojas y tallos en conjunto un manojo) y una botella de agua hirviente, se hace un té y se toma con azúcar, para llamar las menstruaciones atrasadas y curar los ataques histéricos de las mujeres. Se toman tres tazas por día.

BUTUA (Ver Brava)

CAA-ATAYA
(Hierba-hierro. Mata cana. Oreja de rata)
Lat.: VANDELIA DIFUSA

Esta planta abunda en el Brasil; es usada para todas las enfermedades del hígado en forma de té al uno por ciento. Se toma una taza por la tarde y la otra por la noche. Es suficiente dos tazas por día.

CAA-BOETI
Lat.: LUTEA DIVARICATA

En la medicina doméstica en nuestra República y repúblicas vecinas se usa el té preparado con un puñadito para una taza de agua para curar las diarreas.

Un puñado grande para un litro de agua hirviente que se da un hervor de dos minutos se usa en lavajes para curar los flujos blancos y amarillos de las mujeres y fortifica las debilidades de la matriz.

CAÁJEÉ (Caáheé)
Lat.: EUPATORIUM REBAUDIANUM

Es una planta que crece en el Paraguay. Mezclada con yerba-mate es indicada para los diabéticos y el mate ressulta agradable por el caájeé, que tiene un sabor parecido al azúcar, no perjudicando a dichos enfermos.

CAAMEMBECA
Lat.: POLYGALA PAARENSIS

Caamembeca es un remedio usado en Sud América para combatir y curar las almorranas inflamadas. Para este fin se hace un cocimiento con un puñadito de hojas de caamembeca y un litro de agua que tiene que hervir durante quince minutos. Se usa esta preparación tibia en forma de fomentos aplicados sobre las almorranas y en cada fomento se agrega una cucharadita de aceite de olivas.

CAAPEBA
Lat.: CISSAMPELOS CAAPEBA

La raíz y toda la planta poseen propiedades medicinales para aumentar la cantidad de la orina en los casos en que hace falta este efecto, como en las grandes hinchazones, hidropesías, etc. Esta planta, al hacer orinar, tonifica al mismo tiempo al enfermo. La preparación se hace con un manojo de raíces de esta planta y una botella de agua hirviente. El té se toma por tazas durante el día, con azúcar o miel.

CABALLERA (Visco)
Lat.: VISCUM LATIFOLIUM

Esta planta abunda en las Antillas y tiene más o menos las mismas propiedades que el muérdago, pero en escala mucho menor. Se usa esta planta como también el Guacimillo en la tos convulsa y toses espasmódicas en general. Para este fin se prepara un cocimiento de un manojo de esta planta bien cortada y machacada en un litro de agua que debe hervir unos 20 minutos. Luego se toma esta preparación por tazas durante el día. Es muy indicada además en las menstruaciones dolorosas y cólicos de la matriz.

Hay muchos más viscos (muérdagos) en las Antillas y todos tienen más o menos las mismas propiedades medicinales y son inofensivos.

CABELLO DE LA VIRGEN
Lat.: CUSCUTA RACEMOSA

La yerba machacada y aplicada en forma de cataplasma es buena contra las quemaduras.

Se halla en Entre Ríos y Corrientes.

CABELLO DE ÁNGEL
Lat.: CLEMATIS HILARII

Se rellena el colchón y almohada con la planta para que duerman personas que padecen de reumatismo; en las sierras aseguran estar probadas sus virtudes curativas.

Se hace la cura con el limón, según está indicado en el artículo limonero.

Es una planta sedosa que crece abundantemente en las ramas de diferentes árboles.

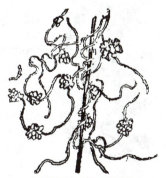
CABELLO DE ANGEL

CABRIUBA
(Caburé-iba. Incienso)
Lat.: MICROCARPUS FASTIGIATUS

La cabriuba es un bálsamo que se extrae por medio de incisiones en el tronco de este árbol y se usa en las enfermedades del pecho, en las bronquitis, catarros, en el asma, toses crónicas, toses nerviosas y angina de pecho. En todos los casos se toma durante el día de tres a cuatro gramos por día de este bálsamo. Este mismo bálsamo de muy buenos resultados en las irritaciones de la vejiga urinaria.

CACAHUETE (Ver Maní)

CACAO (Semillas de cacao)
Lat.: THEOBROMA CACAO

Los frutos de este arbusto que crece espontáneamente en la América Central, Méjico, y es también cultivado en Sud América, son carnosos y de forma oval con puntas afiladas. En ellos están contenidas las propiedades medicinales.

El polvo de cacao, que proviene de las semillas, está privado del epispermo o almendras y contiene 1,6 % de teobromina, que es un excelente tónico para el corazón y lo mismo para los riñones.

Es además y sobre todo un magnífico alimento nervino, tanto para enfermos como para los sanos.

Sirve para la preparación de chocolate, que es, debido al cacao, un gran alimento.

CACAO

Hay también manteca de cacao, que contiene un 50 % de esta substancia y es usada para curar paspaduras de los labios y como vehículo para ciertas drogas en forma de supositorios.

Conviene tomar el cacao en ayunas con leche y con miel a las personas que necesitan **tonificarse**.

CACTUS
Lat.: CACTUS GRANDIFLORA

Muy pocos tónicos son tan indicados para el corazón como el cactus. Esta planta tiene la virtud de elevar la presión arterial; por lo mismo es muy indicada en la insuficiencia aórtica, en la dilatación del corazón y en las palpitaciones del corazón, tratándose de palpitaciones de origen nervioso.

CACHUMECA (Ver Algodoncillo)

CADILLO
Lat.: ACAENA ARGENTEA

El cocimiento al 6 % bien colado se usa contra la gonorrea (purgación), en inyecciones uretrales tres veces al día. Al mismo tiempo se bebe en abundancia el cocimiento de la raíz de frutilla de Chile al 2 %, o el cocimiento de perlilla en la misma dosis.

No encontrando estas dos plantas, se bebe en abundancia la infusión de gramilla al 2 %.

Es un pasto duro, que se encuentra en Córdoba, Corrientes y Tucumán.

CADILLO DE PERRO
(Pata de perro. Cadillo blanco. Cadillo baboso)
Lat.: URENA LOBATA
Fr.: *Urène à Feuilles Lobées.*

El cadillo de perro, o cadillo baboso, nombre con el que muchos conocen esta planta, tiene las mismas propiedades medicinales que las malvas, y sobre todo que la Típica. (Vea esta planta).

CAFE
Lat.: COFFEA ARABICA y COFFEA LIBERICA
Fr.: *Café d'Arabie.* - Ingl.: *The Arabian coffee tree.* - Alem.: *Kaffe.*
Ital.: *Caffe.* - Ruso: *Kófe.*

El café es un buen remedio contra la jaqueca (dolor de cabeza). Al efecto se deberá tomar un café bien caliente, con unas gotas de zumo de limón.

Tonifica y estimula el corazón, y en momento oportuno puede salvar la vida a un cardíaco, en el caso de parálisis, porque aviva la circulación de la sangre. Por la misma razón es bueno en los vahidos, síncopes desmayos, etc. Es indicado asimismo como remedio de urgencia en los envenenamientos por la morfina, opio, belladona, cicuta, beleño y otras plantas venenosas.

Las semillas de café sin tostar y reducidas a polvo, sirven para curar reumatismo y gota.

El café, como digestivo, deberá ser tomado muy caliente.

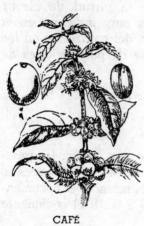

CAFÉ

Su acción fisiológica, preparado con todo el cuidado necesario, tomado en regular cantidad, consiste en estimular, o mejor dicho despertar el cerebro sin excitarlo, como resulta con los alcoholes.

Un buen café produce una sensación agradable y quita el sueño. Es muy indicado para los hombres de cierta edad, de hábito flojo y complexión obesa.

No deben tomarlo las personas nerviosas pero sí los asmáticos nerviosos, pues el café los alivia en seguida (asma nerviosa).

El Dr. J. Guyot lo ha utilizado con mucha ventaja en la tos convulsa (coqueluche) y lo considera como el mejor remedio y como un específico contra esa enfermedad.

He aquí el método del Dr. Guyot: Se dará después de las comidas el café (negro), endulzado, a los niños que padecen la coqueluche o tos brava, en dosis de dos cucharaditas de las de café hasta la edad de 2 años, de una cucharada de las de dulce hasta los 4 años, y de una cucharada de las de sopa a los de mayor edad, o de 6 a 7 años. Cura en el término de cuatro días las coqueluches mejor caracterizadas y más rebeldes. Para que la curación sea rápida y duradera, importa añadir, al uso del café repetido por lo menos dos veces al día y lo más tres inmediatamente después de comer, una alimentación con carne fría y asada, picada o molida como conviene, si la criatura no tiene muelas para mascar o partirla, disminuir la leche y prohibir enteramente las féculas o atoles, dulces y frutas.

He copiado esta receta del Prof. Dr. Renato Grosourdy del libro "El médico botánico", Tomo III, pág. 177, París, 1864, por considerarla de mucho interés.

El café quemado en una habitación desinfecta bien el aire de la misma.

Las semillas genuinas de café flotan en el agua, al paso que las falsificadas se precipitan al fondo de ella. Las primeras no tiñen el agua y las falsificadas sí.

En una taza de buen café se encuentran, por término medio, veinte centigramos de cafeína, aceite esencial, unos treinta centigramos de sal potásica y ácido cafetánico.

A título de curiosidad, voy a publicar en este libro algo raro sobre el café; a pesar de que se trata de algo muy sencillo, es al mismo tiempo científico.

Dice Fonssagrives en su "Terapéutica aplicada" (Tomo I, pág. 37):

La introducción del café en la terapéutica de la estrangulación herniana (hernias) es un hecho de gran importancia quirúrgica y que ha librado a bastantes individuos de la peligrosa operación del desbridamiento. La cirugía, cuyo ideal perseguido a veces con poco entusiasmo, consiste en operar lo menos posible, debe este recurso a la observación empírica. Parece, en efecto, que el café negro es en La Habana, entre la gente del pueblo, un medio usual para combatir las hernias de difícil o imposible reducción.

Este hecho fué revelado, en 1857, a Triger por un médico de Batignolles, el Dr. Durand, que aconsejó al primero, en un caso de hernia inguinal estrangulada, la suministración del café negro, cuyos buenos efectos tuvo la ocasión de comprobar durante su permanencia en Cuba. El café negro se prepara en la siguiente forma: Con 250 gramos (un cuarto kilo) de café tostado se prepararan doce tazas de infusión y se da una cada hora. El intervalo de las primeras dosis es muy grande; no habría inconveniente en dar las primeras tazas cada quince minutos.

El Dr. Durand observó que después de la quinta taza se sintieron algunos gorgoteos, y a la novena, la hernia estaba reducida. Triger, sorprendido por este hecho verdaderamente notable, y por la confianza que Durand, aleccionado por su práctica, tenía en la eficacia de este medio, publicó esta observación en la Gazette des Hopitaux (mayo 1857), y todos los diarios dieron la señal de una experimentación contradictoria. Poco después Carrére publicó en el Bulletin de Therapeutique 1857, Tomo LIII, pág. 34) dos hechos en apoyo de estos experimentos. El uno se trataba de una mujer; los síntomas de estrangulación eran evidentes: había vómitos de materias estercoráceas; el otro se trataba también de una mujer y de una hernia crural; la estrangulación era menos manifiesta, pero había sido infructuosa la taxis practicada con perseverancia. En estos dos casos el café provocó la penetración espontánea de las hernias, siendo también precedidas de gorgoteos. En marzo de 1858 se publicaron otros hechos tan atractivos como éstos: tales son el del Dr. Meyer, el del Dr. Czernizky, publicados por L'Abeille y L'Union Médicale, y el del doctor Baracut, que se insertó en 1858 en la Gazette des Hopitaux. En este último, el enfermo, colocado en un baño (los signos de estrangulación eran manifiestos) vió reducirse su hernia casi por sí sola, después de tomar algunas tazas de café negro.

Hay como éstos muchísimos casos más, publicados por célebres médicos.

El efecto consiste en la excitación de las secreciones intestinales y combate el infarto esteroráceo diluyendo las materias contenidas en el asa intestinal herniada.

CAINCA

(Kainca. - Cainza. - Cainmana. - Raíz de cainea. - Madreselva de las Antillas. - Jazmín de hojas. - Jazmín bastardo).
Lat.: CHIOCCOCA RACEMOSA
Fr.: *Chiccocée zameux, jazmin bastard*. - Ingl.: *Cluster-flowered, snow-berry*. - Alem.: *Traubenfoermige chikocke*. - Ruso: *Kainka*.

En la medicina doméstica se usa la raíz de esta planta que abunda en nuestra República y repúblicas vecinas. Hay tres variedades de cainca, pero las tres tienen más o menos las mismas propiedades curativas.

Una de las propiedades más salientes de esta planta es que hace orinar en abundancia, y por la misma razón produce muy buenos resultados en la hidropesía y en las enfermedades de la sangre y piel, pues obra como depurativa. La planta es también tónica y en cantidades mayores de costumbre es purgante y vomitiva.

La cantidad que generalmente se usa en un té o en un cocimiento es dos gramos de raíz para cien gramos de agua, y se toma tres, cuatro o cinco veces por día. En las hidropesías graves se tomará este remedio en más cantidad.

CAISEMON

(Basqueña. Pimienta de flores en Ombela. Yerba de Collar. Vasqueña abierta. Baquena. Vaqueña)
Lat.: PIPER UMBELLATUM
Fr.: *Poivrier à Ombrelles*. - Ingl.: *Umbelate Peperomia*.

Se usa contra el escorbuto y en las debilidades de los niños, como en los escrofulosos, un tónico que se prepara con un manojo de cogollos o de las hojas y un litro de agua hirviente. Se hace una infusión como un té y se toma por tazas durante el día. Hay que seguir el tratamiento durante unos meses.

En personas grandes, y a gusto, se puede usar en vez del agua vino hirviente. Entonces se tomará menos cantidad y se pondrá más cantidad de la planta.

Para la debilidad del estómago, llamada en medicina Atonía Estomacal Escorbútica, se toman veinte gotas o más dos veces por día de la tintura que se prepara con un manojo chico de frutas en un medio litro de un buen ron.

De las semillas maduras se hace un polvo. Este polvo se mezcla con clara de huevo hasta obtener una papilla blandita. Se extiende sobre una tela y se aplica sobre el pecho o espalda para obtener un buen efecto descongestionante en las congestiones pulmonares y un excelente resultado en los casos de pleuresías.

Las semillas de caisemón abiertas y machacadas, y luego mezcladas con manteca, son usadas como madurativo sobre tumores, flemones y endurecimiento de los pechos debido a la leche estancada. Se aplica esta mezcla, como madurativo, sobre las partes enfermas a la manera de un emplasto, untada sobre un lienzo.

También se pueden agregar las semillas molidas en cataplasmas de harina de lino o de maíz.

Abunda el caisemón en las márgenes de los riachuelos.

CALABAZA (Vea Zapallo)
Lat.: CRESCENTIA CUJETE
Fr.: *Calebassier.*

El zumo exprimido de las hojas quita las pecas y las manchas de la cara. Se aplica de noche.

CALAGUALA
Lat.: POLYPODIUM CALAGUALA

Fr.: *Polipode coriace.* - Alem.: *Lederartiger tupfelfarrn. Calagulawurzel.*

Esta hermosa planta crece con preferencia en Salta, Formosa, Chaco, Corrientes y Tucumán.

Las raíces de esta planta suministran a la medicina doméstica una valiosa ayuda, pues posee un remedio seguro para purificar la sangre, obrando a la par como un excelente sudorífico. Por lo mismo, esta planta está indicada para curar la sífilis, reumatismo y ciertas enfermedades de la piel. Se prepara con medio manojo o algo más de esta raíz ya limpia, picada y machacada y un litro de agua que tiene que hervir hasta quedar reducida a la mitad por el hervor. Luego se toma este cocimiento tibio y con azúcar o mucho mejor todavía con jarabe de zarzaparrilla, durante el día, por tazas. Es un excelente remedio en las enfermedades sifilíticas y en sus complicaciones, pero hay que seguir el tratamiento con constancia durante un tiempo más o menos largo para convencerse de sus buenos resultados.

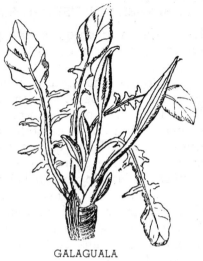

GALAGUALA

La calaguala contiene en su composición mucho leñoso, sustancia que parece goma, en cantidad algo menor, resina roja, amarga y acre, también bastante abundante, sustancia que parece almidón, materia colorante, muy poco ácido málico, mucha sal de comer, cal y ácido silícico.

Se usa también este cocimiento en los atrasos o adelantos de la menstruación. En estos casos se toma solamente tres cucharadas por la mañana y otras tres por la tarde después de las comidas.

Un cocimiento de dos manojos de la raíz y dos litros de agua en los que se hace hervir unos quince minutos, sirve para los lavajes y para curar los flujos blancos de las mujeres, vaginitis y vaginismo.

CALAFATE
Lat.: BERBERIS HETEROPHYLA

Es usada entre nosotros esta planta como un excelente remedio para hacer volver a las canas un lindo color castaño oscuro. Se trata de una tintura buena, barata y sobre todo de una tintura inofensiva que no perjudica como las otras que se venden en peluquerías y farmacias. Para teñir el cabello se preparan con cien gramos de cáscara del fruto de calafate que se hace hervir en dos litros de agua hasta que se evapore un litro y medio y quede solamente un medio litro. Entonces, una vez fría, se filtra el líquido por un paño y la tintura está lista.

Se usa con un cepillo para aplicarla al cabello. Es necesario tener la cabeza limpia, sin grasa y bien seca. Para este fin se lava antes la cabeza con agua tibia en la que se pone una cucharada de las de sopa bien llena de bicarbonato de soda, otra cucharada de glicerina y otra cucharada más de amoníaco líquido. Todo esto en una palangana. Debe lavarse con jabón.

Los cabellos quedan muy limpios, muy suaves y sin caspa.

Es conveniente agregar a la tintura una cucharada de las de sopa de alcohol puro para que este remedio no se descomponga, y también una cucharada de glicerina para dar al cabello un brillo agradable y además suavidad.

El calafate crece en Río Negro, Patagonia y Tierra del Fuego.

CÁLAMO o CÁLAMO VERDADERO
(Caña aromática)
Lat.: ACORUS CALAMUS

Fr.: *Acore wrai.* - Ingl.: *Sweet flag.* - Alem.: *Kalmus, Ackerwurz, Oder Deutscher Zitwer.* - Ital.: *Canna odorifera.* - Ruso: *Kalamus.*

El cálamo verdadero tiene un gran parecido con el iris, sobre todo con el iris de los pantanos, por lo cual a este último llaman vulgarmente el cálamo falso.

La raíz que tiene es hasta veinte centímetros de largo y su aspecto es de anillos unidos, y sus hojas alcanzan a veces hasta un metro de altura. Esta planta tiene un olor agradable y penetrante y un gusto amargo. La fragancia aumenta cuando la planta se seca. Crece el cálamo verdadero a lo largo de los pantanos, alrededor de los pozos y en los campos húmedos y con gran abundancia a lo largo del río del Chubut. El cálamo no es una caña de la familia de las Aroideas. Sus hojas son tan largas casi como el tallo.

La raíz, sin sus otras partes, es un poderoso tónico del estómago; por lo mismo, hay preparaciones en las farmacias que contienen el extracto de la raíz del cálamo verdadero. Hay también un aceite de cálamo llamado en latín Oleum Calami, que se toma sobre un terrón de azúcar de una a tres gotas, y hay también la tintura de cálamo en muchas o t r a s preparaciones. Todas estas preparaciones son indicadas para ayudar la digestión y fortificar el estómago e intestinos y curar ciertas ictericias.

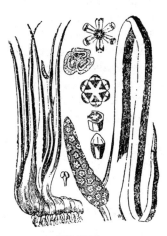

CÁLAMO

Los reumáticos encontrarán un remedio espléndido si toman un baño caliente en el cual hayan introducido veinte o treinta gramos del aceite de cálamo mezclado con un medio litro de alcohol.

El jugo de la raíz mezclado con clara de huevo fortifica la vista.

Un remedio contra la disentería con sangre se prepara de esta manera: Se hacen hervir sesenta gramos de cálamo, cuatro gramos de coriandro y dos gramos de pimienta negra en un medio litro de agua hasta que se reduzca a una tercera parte de un litro y se toma una cucharadita de esta preparación tres veces por día. En casos graves o muy fuertes se toma una cucharada grande y algo más, también tres veces por día.

El cálamo tiene además propiedades curativas en las enfermedades como el asma, enfermedades del pecho y pulmones, calambres, menstruaciones doloridas, debilidad del corazón, hígado y bazo. Aumenta la cantidad de la orina y por lo mismo es un estimulante para la vejiga y los riñones, obrando favorablemente en la hidropesía. En estos casos se emplea la raíz cortada en pedacitos, se hace un té de treinta gramos de la raíz por un litro de agua y se toma tres tazas por día.

Niños escrofulosos y con mal de Pott (tuberculosis de los huesos) tomarán seis gramos de polvo de la raíz diarios o tres tacitas de té de la raíz como he indicado más arriba.

El olor agradable del cálamo verdadero se comunica a los líquidos, por lo cual se le emplea mucho en la perfumería. Entra también en varios licores y sirve como digestivo, estimulante y estomacal.

Los palúdicos deben beber un té de cálamo verdadero que se prepara con diez gramos de raíz y un litro de agua, así los ataques serán mucho más livianos y mucho más cortos.

CÁLAMO AROMÁTICO DE LAS ANTILLAS
Lat.: SCRIPUS ODORATA
Fr.: *Jouc Odorant.* - Ing.: *Call Club-rush.*

El té que se prepara con esta yerba como un té simple se usa con muy buenos resultados en las mujeres nerviosas, histéricas y que tienen molestias debido a atrasos de la menstruación. Este té, que se prepara también con la raíz machacada, un manojo para un litro de agua, se toma dos o tres tazas por día. Llama también la menstruación atrasada.

CALÉNDULA OFICINAL
(Maravilla, Flor de muerto)
Lat.: CALENDULA OOFICINALIS
Fr.: *Souci*. - Alem.: *Ackerringelleume*. - Ingl.: *Marygold*. - Ruso: *Nogolki*.

Las hojas frescas y machacadas, aplicadas sobre callos y verrugas, las destruyen. Un puñado de hojas frescas para un litro de agua en forma de té hace sudar y aumenta los glóbulos rojos en la anemia.

Se usa el cocimiento al 5 % para lavar las llagas cancerosas. Contra el cáncer superficial se usa la siguiente pomada: 5 gramos de hojas secas se pulverizan finamente y se mezclan con 20 gramos de unto sin sal, agregando una cucharadita de aceite alcanforado; se aplica sobre el cáncer dos veces al día, extendido en un pedacito de lienzo limpio.

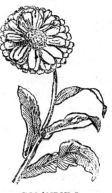

CALÉNDULA OFICINALIS

Abunda esta planta en los campos cultivados, sobre todo en las viñas.

CAMALOTE
Lat.: PONTEDERIA CARDIFOLIA

Las hojas frescas aplicadas en toda la frente calman el dolor de cabeza.

El jugo de las hojas y flores en pequeñas dosis es sedativo; en mayor cantidad despierta el deseo sensual.

El cocimiento de las hojas secas o raíces en vino tinto al 2 % cura la disentería y diarreas bebiendo una copita tres veces al día.

Se halla en Córdoba, Corrientes, Tucumán y Salta.

CAMAMBU (Uvilla del campo)
Lat.: PHISALIS VISCOSA

Se trata de una plantita de 30 a 40 centímetros de altura que crece en toda Sud América y se extiende por debajo de la tierra y florece en la primavera y en el verano, generalmente a la orilla de los caminos y al pie de las paredes, etc. Da un fruto tan grande como una guinda de un color amarillo o rojo, que es comestible y tiene un agradable gusto ácido-dulce.

Estos frutos hacen orinar en abundancia y son al mismo tiempo algo laxantes.

Las ramas también aumentan la cantidad de orina, si se hace hervir cinco gramos durante cinco minutos en 300 gramos de agua y se toma el cocimiento en dos veces con un intervalo de una hora.

Se usa también el camambú en cocimiento de las hojas, que se prepara con 25 gramos de hojas en un litro de agua que se hace hervir durante 15 minutos y sirve este remedio para curar escoriaciones de la piel, cabeza y psoriasis. En esta última enfermedad da muy buenos resultados si se aplica como lociones en las partes enfermas.

Se prepara un té de toda la plantita al 2 ó 3 % y se toma una taza grande antes de acostarse, pero sin azúcar; se evita y con el tiempo se cura la tos asmática y toses en general.

Esta planta contiene saponinas y peroxidasas.

CAMAPÚ

Lat.: PHYSALIS ANGULATA

En la medicina doméstica se usa el cocimiento que se prepara con un puñado de tallos, hojas, frutos y raíz de camapú que tiene que hervir quince minutos en un litro de agua para curar la inflamación e hinchazón del hígado. Se toma este cocimiento tres tacitas por día una media hora antes de las comidas. Este mismo cocimiento y en la misma forma de tomar cura la ictericia, ciática, gota y reumatismo.

La planta abunda en el Brasil.

CAMARÁ
Lat.: LANTANA SELLOWIANA

Tomando los gajos frescos de la planta en el mate, de igual modo como la yerba-mate, hace evacuar los gases del estómago e intestino.
Se encuentra en las provincias del Litoral.

CAMBARI (Ají del monte)
Lat.: CAPSICUM MICROCARPUM

Los frutos triturados y macerados en alcohol puro, 10 durante 8 días, dan un alcohol que se emplea en fricciones contra el reumatismo y varios dolores, que exigen una revulsión cutánea.
Por medio litro de alcohol, se emplea un puñado de cambari.
Crece en Córdoba, Santiago, Tucumán y Catamarca.

CAMBOIN
Lat.: EDULIS CRENATA

Abunda este arbusto en el Brasil y sus frutos son comidos como remedio para curar cólicos intestinales.

CAMBRONERA
Lat.: LYCIUM EUROPEUM

Se usan las hojas en forma de té para aumentar la cantidad de la orina en las inflamaciones de la vejiga y los riñones. Se hace el té para cada taza cinco hojas y se toma dos o tres tazas por día con azúcar o con miel.

CAMEDRIO
(Germandia, Encinilla, Gamander)
Lat.: TEUCRIUM CHAMAEDRYS

Ingl.: *Garmande.* - Alem.: *Gamander.* - Ital.: *Galamandrina.* - Ruso: *Ochanca. Duvrovnik.* - Fr.: *Germandrée.*

Hay más de cien especies de camedrios, pero hablaré únicamente del más usado en la medicina doméstica, que es el gemandrina o el gamander (el teucrium chamaedrys). Tiene fama de curar a varias enfermedades, como toses crónicas, inflamación e irritación de la vejiga urinaria, cuando se orina con sangre (hematuria), hidropesía, edemas y sobre todo para normalizar las menstruaciones, tanto adelantadas como atrasadas. Para estos fines se hace un cocimiento de la yerba un puñadito hervido en agua más o menos para unas tres tazas o una cantidad mayor de toda la planta en forma de té. También se puede hervir las hojas y demás partes de la planta en vino blanco. Se toma por tazas o tacitas, según los casos, durante el día. La yerba, que ha sido puesta durante la noche en un vaso de vino y tomado una copita de ésta, mata los gusanos intestinales.

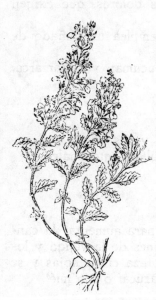

CAMEDRIO

Se usa en Europa un remedio para curar la podagra, que consiste en tomar en ayunas una copita chica de vino blanco en el cual ha sido hervida la yerba de esta planta. Hay que hacer el tratamiento durante dos meses. La copita del remedio hay que tomarla algo caliente y tres horas antes de la comida.

Para principiar el tratamiento hay que purgarse primeramente. Durante el tratamiento no hay que comer ni beber cosas ácidas, y no abusar de la sal. Hervida la planta en aceite, o en vinagre, o en miel, o en vino, es un buen remedio para aplicar en forma de untura para calmar los dolores reumáticos. Para las almorranas se usa el cocimiento en aceite de olivas. Se aplica con un poco de algodón o gasa dos veces por día.

CAMPANA AMARILLA (Ver Alamanda)

CAMPANILLA
(Pajarilla. Aquileña. Manto real)
Lat.: AQUILEGIA VULGARIS

Esta planta abunda en toda nuestra república y repúblicas vecinas y hay entre las campanillas más de veinte especies llamadas en general convolvuláceas.

En la medicina doméstica se usa toda la planta, pero con preferencia las flores y la raíz, por separado. Las flores se usan en forma de té, diez gramos para un litro de agua. Este té está indicado en todas las enfermedades de los pulmones. Se toma por tacitas con miel durante el día a gusto.

La raíz de Pajarilla con su yerba, flores y semillas está indicada para aumentar la cantidad de orina en los casos de hinchazones, hidropesía, etc. También producen excelente resultado en los casos donde hace falta hacer sudar a los enfermos, como en las enfermedades de los riñones, fatigas, etc.

El té se prepara con 20 gramos para un litro de agua. Está muy indicado además en el escorbuto.

CANANGO
Lat. CANANGO ODORATA

Fr.: *Canang aromatique.* - Ingl.: *Aromatis lance-wood.*

Los frutos amarillos del canango, arbolito de origen de las Indias Orientales y aclimatado en todo el continente americano, tiene las mismas propiedades estimulantes y estomáticas que la pimienta, clavos de especia, etc.

Se usa en la misma forma que las nombradas especies.

CANCHALAGUA

Lat.: SISYRINCHIUM VAGINATUM

En las sierras de Córdoba, en las provincias en general, esta planta es muy usada por los criollos que la conocen desde mucho tiempo como planta buena y útil para varias enfermedades.

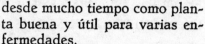
CANCHALAGUA

Su principal uso es para purificar la sangre. Es indicada en el reumatismo agudo y sobre todo en el reumatismo crónico y además en la sífilis, en la cual ayuda el tratamiento que los enfermos se hacen con otros remedios. Tiene propiedades de fortificar el estómago e intestinos, ayuda la digestión y hace salir los gases del vientre.

Se hacen hervir veinte gramos en un litro de agua durante un cuarto de hora y se toman tres vasos vineros por día.

CANELA

Lat.: CANNELLA CINNAMOMUM

Fr.: *Cannelle.* - Ingl.: *Cinnamon.* - Alem.: *Zimmit.* - Ital.: *Canella.* Ruso: *Koritsa.*

La canela es muy buena en pequeñas cantidades para curar las dispepsias, disenterías y debilidad de los intestinos.

La esencia de canela que se compra en las ffarmacias es un remedio ya olvidado, pero muy bueno usado en fricciones en dolores reumáticos.

Siempre ha sido un estimulante de todo el cuerpo, en pequeñas cantidades, como un medio gramo, repartido durante el día en las tres principales comidas, tomada con leche, agua o cualquier otra forma.

Surte buen efecto en los debilitados, convalecientes, decaídos en general, postraciones, etcétera.

Está también indicada para corregir el estado de debilidad, después de haber perdido mucha sangre (hemorragias), pues abre el apetito.

El polvo de canela, tomado en cantidad de un gramo por día, repartido en cinco veces, es un excelente afrodisíaco.

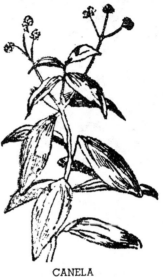

CANELA

La canela contiene una esencia (hidruro de cinamilo), una resina, alcanfor, materia azucarada, ácido cimánico y una materia colorante.

CANELA DE MALABAR
Lat.: CASSIA LIGNEA

La canela de Malabar tiene las mismas propiedades que la verdadera canela (canella cinnamonum), pero en grado inferior. Ayuda la digestión, aumenta el apetito y es tónica.

CANELILLA (Ver Gengibre de Sábana)

CANELILLO (Pitao)
Lat.: PITAVIA PUNCTATA

El té que se prepara con las hojas de este árbol es un excelente remedio para matar toda clase de parásitos y lombrices. Se prepara con diez gramos de hojas de canelillo y un medio litro de agua y se da un hervor de un minuto y se toma por tacitas durante el día.

El canelillo crece a la orilla de los ríos o en ciertos lugares húmedos.

CANJERANA

Lat.: CABRALIA CANJERANA

Diez a doce gotas que se extrae de la corteza de canjerana es usado en el Brasil como un buen purgante. Se toma con un poco de agua.

CANTUOSO (Ver Azaya)

CAÑA

Lat.: ARUNDO DONAX

Fr.: *Roseaux*. - Ingl.: *Readgrass*. - Alem.: *Rohr*. - Ital.: *Canna*. Ruso: *Sájarnyi Trostnik*.

Se usa la raíz, om ejor dicho el rizoma. Cien gramos de rizomas hervidos en un litro de agua, hasta que quede reducido el cocimiento a dos terceras partes, resulta un buen depurativo como así también diurético, es decir, para orinar mejor; como sudorífico, es decir para suprimir la leche cuando las madres no quieren criar más, o por destete, es una excelente preparación.

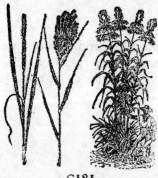

CAÑA

CAÑA AROMÁTICA (Ver Cálamo)

CAÑA CIMARRONA
(Caña cimarrona de los riachuelos. Costo de Arabia. Costo con espigas)
Lat.: COSTUS SPICATUS. AMOMUM PETIOLATUM y ALPINIA SPICATA
Fr.: *Amome en epi.* - Ingl.: *Spiked alpinia.*

Se usa en la medicina doméstica con muy buenos resultados en los casos de amenorreas debido a la debilidad, es decir, en los atrasos de la menstruación por falta de buena salud o en los casos de mal funcionamiento de los ovarios. La preparación se hace con un manojo de la raíz o mejor con el rizoma. La raíz hay que machacarla bien y se hace un té con un litro de agua hirviente y se deja sobre cenizas calientes por el tiempo de dos horas. Se toma luego por tazas durante el día. La orina, debido a esta planta, presenta un color violeta. Este mismo té es también muy indicado para aumentar la cantidad de la orina en las enfermedades de la vejiga y cálculos de los riñones.

CAÑA CORRO
(Maraca Cimarrona - Flor de Congrejo)
Lat.: CANNA INDICA
Fr.: *Canne d'Inde o Balisier à larges feuilles, balisier petite.* - Ingl.: *Common Indian Shon.* - Alem.: *Blumenrohr.*

Con la raíz de esta hermosa planta que abunda en las márgenes de los riachuelos y de los arroyos, se prepara una bebida que hace orinar, y por lo mismo es indicada para las personas que sufren de los riñones y vejiga.

Esta misma bebida, que se prepara con un manojo y un litro de agua, la que se hace hervir y se toman tres tazas por día, sirve también para las enfermas que sufren dolores en los primeros días de la menstruación (dismenorrea), o tienen la menstruación escasa.

En estos últimos casos se toman tres tacitas por día una semana antes de que venga la menstruación.

CAÑAFÍSTULA
Lat.: CASSIA FISTULA
Fr.: *Casse.* - Ingl.: *Purging cassia.* - Alem.: *Cassienbaum.* - Ital.: *Cassia in canna.* - Ruso: *Kassia.*

Solamente las hojas en infusión son un buen purgante. Muchos específicos contienen cañafístula. La parte medicinal está constituida por el fruto que es una vaina de 30 a 50 centímetros de largo, de dos a tres centímetros de diámetro y tiene una forma cilíndrica de color de chocolate. Adentro está dividido por tabiques leñosos y en sus divisiones contiene una pulpa blanda, que se compone de un glucósido, azúcar fructosa, goma, mucílagos y ácido tánico.

La pulpa de cañafístula es también laxante en la cantidad de 20 a 40 gramos y se toma disuelta en agua.

CÁÑAMO
Lat.: CANNABIS
Fr.: *Chanvre.* - Ingl.: *Hemp.* - Alem.: *Hanf.* - Ital.: *Canapa.* Ruso: *Conopli.*

El fruto del cáñamo, el cañamón, constituye un excelente alimento para los animales de corral y para los pájaros. Obtiénese de ese fruto un aceite apropiado para el alumbrado y que se emplea continuamente en las artes. Dicho aceite tiene diversas aplicaciones en la medicina doméstica. Se emplea en enemas, en los cólicos saturninos, afección dolorosa que ataca a los que trituran los colores, pintores de buques y, en general, a todos los que trabajan las sales de plomo. Dicho aceite posee, además, la propiedad de hacer que se les retire la secreción láctea a las nodrizas. Después de calentarlo ligeramente, se aplica sobre los pechos en lociones abundantes, renovados cada dos o tres días, recubriéndolos con algodón después de cada loción. La emulsión preparada mezclando medio litro de agua hirviendo con treinta gramos de simientes de cáñamo molidas, tomadas a razón de un vaso cada vez, es muy eficaz contra el catarro vesical, gonorrea y afecciones renales en general.

La leche en la que haya hervido cincuenta gramos de cañamones, administrada en dosis de 150 a 180 gramos, mañana y tarde, es un remedio muy eficaz contra la ictericia.

Las hojas sirven para preparar una infusión recomendada contra las herpes y el reumatismo crónico; aumenta todas las secreciones y de modo especial la orina y el sudor.

Dichas hojas machacadas constituyen una excelente cataplasma madurativa para los abscesos y forúnculos.

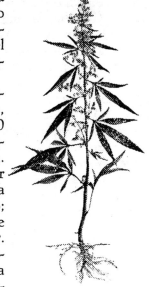

CÁÑAMO

Se emplea la semilla de cáñamo para calambres, tétano, tristeza, cólicos, constipación, endurecimiento del hígado, males del estómago, etc. Además en casos de impotencia, esterilidad, aborto, gonorrea, asma, tuberculosis pulmonar. Se toman de una a dos gotas del extracto que se saca de los vástagos florecidos, tallos y hojas.

CÁÑAMO DE INDIAS

Esta planta es originaria de Asia y en nuestro país abunda en los jardines, porque este hermoso árbol se ha aclimatado perfectamente. La corteza de la raíz, provista de un sabor bastante áspero, debido principalmente a la presencia del tanino, se emplea fresca, en cocimiento, a razón de treinta gramos por un litro de agua, o seca, a la de quince gramos, para cortar los accesos de fiebre en los palúdicos. La corteza debe recogerse en los comienzos de la primavera, entonces es además un buen tónico, que se administra con éxito pulverizado y mezclado con vino contra las debilidades y dolores del estómago. Tonifica al mismo tiempo todo el aparato digestivo, eliminando las toxinas e infecciones causadas por la debilidad de los mismos.

Las hojas poseen propiedades febrífugas, es decir, propiedades para calmar la fiebre, y son también tónicas, pero no tan enérgicas como la corteza. El cáñamo de Indias, del que ordinariamente no se sabe obtener ningún provecho, contiene, sin embargo, un principio astringente y, por lo mismo, se emplea con grandes beneficios su cocimiento en los casos de diarrea rebelde, en las disenterías y hemorragias. Sus mismos frutos pueden reemplazar a la raíz. La pulpa separada del principio acre y amargo que contiene, puede por otra parte suministrar una fécula alimenticia de una blancura extraordinaria y sobre todo tan sana como la de la papa. Por lo mismo se puede emplearla en los mismos usos que la papa.

CAPA BLANCA
Lat.: VARRONIA ALBA
Fr.: *Montyoli blanc*

En los casos de bronquitis y tos crónica se toma el té de las hojas y de las flores de este arbolito. La preparación se hace con uno o dos manojos de flores y una botella de agua, se hace un té y se toma a pasto con azúcar o miel. Este té cura también las inflamaciones del vientre, colitis, colitis nerviosa, etc. Los frutos maduros son algo agrios y refrescantes. Se pueden comer crudos o en compotas.

CAPITANA (Yerba capitana)
Lat.: LORANTHUS AMERICANUS
Fr.: *Loranhe d'Amérique*

Tiene esta planta las mismas propiedades que el icaquillo. (Ver, por lo tanto, Icaquillo.)

CAPITÁN DEL BOSQUE

Lat.: CAYAPONIA ELYSTICA

Abunda esta planta en el Brasil. Tiene las mismas propiedades que la planta Cayapó. La infusión con dos gramos de raíz para una taza de agua hirviente, produce el efecto de un purgante.

CAPÓN OLOROSO (Ver Gengibre de sábana)

CAPUCHINA

Lat.: TROPEOLUM MAJUS
Fr.: *Capucine*. - Ingl.: *Indian cress*. - Alem.: *Indianische kresse*.
Ital.: *Capuchino*. - Ruso: *Nasturtzia*. *Kaputzin*.

La capuchina se cultiva en los jardines por la belleza de sus flores. Su origen es el Perú.

La fragancia de la apuchina es fuerte y penetrante y el sabor es algo picante, caliente y muy parecido al del berro del agua.

En la medicina doméstica se usa con muy buenos resultados la capuchina en el escorbuto y como excelente remedio en el tratamiento de la escrofulosis.

Los frutos de capuchinas secos y pulverizados resultan un buen purgante. Se toma un medio gramo de este polvo en un líquido cualquiera. Este purgante tiene la ventaja de no producir ningún dolor ni cólico. En la economía doméstica se pueden encurti[r]
todavía tiernas, en vinagre con pep[

Las flores sirven para adornar la[
un gusto que es parecido al berro.

Las hojas de la capuchina son us[adas]
asociándolas con otras ensaladas du[rante]
plo la lechuga, etc.

Esta ensalada es muy sana e i[n]
dicho, en el escorbuto, escrófulos, a[
de la cara, eczemas y sobre todo en[

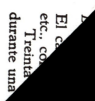

CARÁ

Lat.: DIOCOREA BRASILIENSIS

La raíz de esta bonita planta trepadora que abunda en el Brasil y en otras partes de Sud América, es un excelente alimento en los casos de debilidad sexual, neurastenia, hipocondría y falta de memoria. La preparación de la raíz se hace hervida en agua o en puré. En ciertas partes de Sud América se prepara con esta raíz hervida una especie de papilla que es un plato agradable tanto para sanos como para los enfermos. Este plato se llama "loloil".

CARAGUATÁ

Lat.: ERYNGIUM PANDANIFOLIUM

Abunda esta planta en la República Argentina, Paraguay, Uruguay, etc. En la medicina doméstica es muy usada esta planta en forma de té, cuya preparación se hace con un puñadito de la raíz de la planta en un litro de agua. Pero si la raíz es seca hay que hervir cinco minutos. Tomándolo por tazas es un remedio contra la inapetencia y además aumenta la cantidad de orina.

CARAMBOLA

Lat.: AVERRHOA CARAMBOLA

El fruto llamado carambola viene del árbol llamado carambolero; es usado como postre preparado en diferentes formas de dulces. (Véase también Pepino de Indias.)

CARANDAY (Palma de)

Lat.: COPERNICIA CERIFERA

 aranday es conocido en el Chaco, Salta, Corrientes,
 n el nombre de palma negra.
 gramos de la raíz hervida en un litro de agua
 media hora, luego filtrada y tomada sin azú-

car, es un gran depurativo de la sangre y muy indicado en la sífilis y reumatismo. Para las enfermedades crónicas de la piel se toma una taza de este cocimiento en ayunas y otra antes de acostarse y con bastante azúcar. Este cocimiento aumenta también la cantidad de orina y limpia la vejiga y riñones. Las yemas terminales o palmito, como también los frutos y las semillas del Caranday, son comestibles.

CARAPA
(Andiroba. Aceite de carapa)
Lat.: CARAPA GUYANENSIS o XYLOCARPUS CARAPA
Fr.: *Carapa de la Guyane*. - Ingl.: *Carap o Crab-oil Crapo*.

Este árbol que abunda en las Antillas y sobre todo en el Brasil, da un aceite de sus semillas muy usado en el uso externo para prevenirse de los mosquitos.

Uno o dos manojos de las hojas hervidas durante veinte minutos en un litro de agua, se usa en lociones o fomentos para curar la sarna.

Tiene fama el aceite de curar heridas, llagas, sarna, etc., de los animales, porque además de ser un excelente cicatrizante, ahuyenta de las heridas los insectos que entonces no vienen a molestar con sus huevos y gérmenes de que son portadores.

El aceite se saca por expresión de sus almendras y casi no tiene olor. Es muy amargo, se vuelve rancio y se hace manteca con bastante facilidad. Pero se puede usarlo igualmente.

Los indios usan este aceite para el pelo.

CARATCHA

Se hacen hervir 15 gramos de la planta en un litro de agua y se toma frío, cada hora, en un vaso vinero, contra la disentería y varias diarreas.

Plantita que crece en las plazas y campos de las provincias de Buenos Aires y Entre Ríos.

CARDA
Lat.: ERYNGIUM ELEGANS

En la medicina doméstica se usan las flores blancas y las hojas en los casos de sarampión y escarlatina. Con un puñadito se prepara un té en un litro de agua y se toma caliente con azúcar. Ayuda a aparecer la erupción.

Abunda esta planta en toda Sud América y sobre todo aparece en los lugares húmedos.

CARDÍACA
Lat.: LEONORUS CARDIACA

Con un manojo de la planta para un litro de agua, se hace un té que se toma por tacitas. Este té está indicado en las enfermedades del corazón y sobre todo en las anginas del pecho. La primera tacita se toma en ayunas, la segunda por la tarde y la tercera antes de acostarse. Si los dolores aparecen con frecuencia, se toman tazas grandes en vez de tacitas.

CARDILLA
Lat.: ERYNGIUM NUDICANLE

Abunda esta planta en nuestra República y el Uruguay.
Para aumentar la cantidad de orina se prepara con 30 gramos de la raíz y un litro de agua, que deben hervir unos 10 minutos, un cocimiento que luego se filtra y se toman tres o cuatro vasos (de vino) por día. Es muy indicado en la hidropesía, enfermedades del hígado y ascitis, reumatismo y cálculos de la vejiga.

CARDO CORREDOR
(Setero. Eringio. Barba cabruno)
Lat.: ERYNGIUM CAMPESTRE
Alem.: *Mannstreu. Männertreu.*

Se usa en la medicina doméstica la raíz con muy buenos

resultados en la hidorpesía y en los casos donde hace falta aumentar la cantidad de orina.

La preparación se hace con cuarenta gramos de la raíz en un litro de agua que tiene que hervir unos cinco minutos. Se toma este cocimiento dos o tres tazas por día, tanto en la hidropesía como en las enfermedades de la vejiga, riñones, dolores reumáticos y gota.

Un puñado de la raíz hervida con miel, azúcar y agua o en vino y tomado por copitas, tres o cuatro veces por día, corrige la aparición de las menstruaciones a tiempo y suprime los dolores en las misma (dismenorrea). Se principia a tomar para estos casos diez días antes de la fecha en que se espera la aparición.

Este remedio quita también en las mujeres la irritabilidad de la vejiga.

Cinco a seis copitas por día es muy indicado en la ictericia, en las enfermedades en general del hígado y bazo. En estos últimos casos se usa el cocimiento preparado con agua, azúcar y miel.

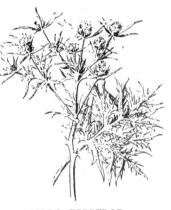

CARDO CORREDOR

El mismo cocimiento sin azúcar disminuye la glucosa (azúcar) de la orina en los diabéticos.

CARDO DE BATANERO

(Cardencha común)

Lat.: DIPSACUM FULLONUM

El cocimiento de las hojas, usando dos manojos en dos litros de agua, durante media hora, se utiliza para lavar la cabeza una vez por semana, para hacer volver el color primitivo del cabello.

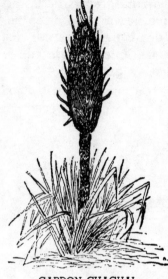

CARDON CHAGUAL

CARDÓN CHAGUAL
Lat.: PUYA COARCTATA o CHILENSIS

Tomando por tazas el cocimiento que se prepara con cuarenta gramos de cardón en un litro de agua, que se hace hervir tres minutos, es un remedio para corregir las diarreas de los tísicos.

También es muy indicado en las demás diarreas, pues presta muy buenos resultados.

CARDO SANTO (Cardo Benedicto)
Lat.: CNICUS BENEDICTUS. CARDUS BENEDICTUS
Fr.: *Chardons.* - Ingl.: *Blessed thistle.* - Alem.: *Spinnendistel.*
Ital.: *Cardo santo.* - Ruso: *Volstchkudravoi.*

El cardo santo posee en todas sus partes un amargor muy pronunciado, y debido a este amargor está reconocido como un buen tónico amargo. Para obtener las propiedades del cardo santo hay que recolectar sus hojas, flores, tallos y sumidades antes de su completo desarrollo y luego secar todo en un lugar fresco a la sombra.

La preparación de cardo santo es la siguiente: Se hace un té con quince a sesenta gramos de la planta, según los casos, para un litro de agua. Esta preparación se toma durante el día y tiene la virtud de aumentar la vitalidad de todos los órganos debilitados; es indicado en debilidad general, en la falta de energías, en la inapetencia, digestiones pesadas, diarreas nerviosas y debilidad de los intestinos. Se puede tomar en vez del té el jugo fresco exprimido de las hojas. En este caso se toma cien gramos de jugo por día. El té de cardo santo tiene la virtud, además de lo dicho, de prestar buenos servicios en otras enfermedades, como por ejemplo en las pleuresías, fiebres, enfermedades pulmonares, gota, mal de la piedra y enfermedades del hígado e ictericia. Estas propiedades se deben a que el cardo santo posee virtudes diuréticas y sudoríficas, es decir, hace orinar y sudar y por lo mismo elimina gran cantidad de venenos del organismo.

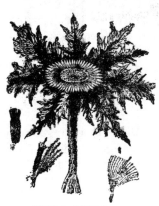

CARDO SANTO

Es muy útil en las enfermedades nerviosas de los niños y tos convulsa.

El jugo de la semilla instilado dos veces por día entre los párpados, cura las nubes de los ojos; se recomienda diluir el jugo con la tercera parte de agua hervida. El jugo sirve para las mordeduras de las serpientes dañinas.

El polvo de la raíz se usa para secar la úlcera del grano malo.

El cardo santo contiene en sus hojas y flores una esencia, un principio amargo, un principio cristalizado, la enicina, más bien ácido que alcalino.

CARMEL

Lat.: PLANTAGO LANCEOLATA

Ingl.: *Ribwort* (Little). - Alem.: *Spitzrvegrich*. - Ital.: *Piantaggine* (Piccolo). - Ruso: *Maly Popusnik*.

Esta hierba en cocción es un astringente, refrescante, sirve para gárgaras. Se toman de 30 a 60 gramos de hojas para un litro de agua. Destilado es muy bueno para los ojos. Las hojas machacadas se ponen sobre las heridas recientes. Se usa como depurativo para la sangre. Las hojas o la semilla hervida o ambos pisados a polvo y mezclados con el jugo de las hojas o el agua hervida de esta hierba, alivia toda clase de flujos del vientre. Cura lesiones internas, principalmente las del riñón y vejiga.

El agua bebida es asimismo un preventivo contra la tuberculosis. También como preventivo para la tos convulsa.

La raíz con sus hojas en vino dulce cura úlceras de la vejiga y riñón, en forma de bebida. El jugo del carmel mezclado con vinagre, tomado tibio en ayunas, calma las fiebres largas.

El carmel hace cesar la sangre de las heridas, pisado y mezclado con clara de huevo. El jugo instilado en los oídos quita el dolor si éste proviene de calor. Cura la inflamación de los ojos. También se hacen compresas con carmel para el dolor de cabeza y gárgaras contra infecciones de la garganta.

CARNESTOLENDO (Carnestolendas)
Lat.: COCHLOSPERNUM GOSSYPIFOLIUM

El jugo fresco recién exprimido de las hojas frescas de este arbolito y tomado por cucharadas de las de sopa cada tres o cuatro horas, da muy buenos resultados en el tratamiento de la ictericia.

Las flores amarillas o secas de este vegetal se usan con buenos resultados en las enfermedades del pecho. Estas flores tienen un olor fragante, muy parecido al de las flores de tilo, y tienen más o menos las mismas propiedades en la tos, resfríos, catarros del pecho, etc.

La preparación con estas flores se hace con un manojo de flores y una botella de agua hirviente en forma de un té. Se toma con azúcar o con miel en todos los casos de tos, resfríos, grippe, influenza, etc., por tazas.

CAROBA (Caa-roba. Caraiba)
Lat.: JACARANDA BRASILIENSIS

Abunda esta planta en todo el continente sudamericano y muy especialmente en el Brasil. Se usa un manojo de las hojas para un litro de agua, que tiene que hervir durante cinco minutos. Se toma este cocimiento durante el día, por tazas, en todos los estados de la sífilis. Además produce buenos resultados en el reumatismo y enfermedades de la piel. Hay que hacer el tratamiento con constancia. Con el mismo cocimiento, pero más cargado, se lavan todas las heridas, gomas y úlceras sifilíticas.

CARQUEJA
Lat.: BACCHARIS CHISPA
Ingl.: *Broon plant.*

La infusión teiforme al 2 %, tomada tres veces por día de a una taza, es eficaz contra la impotencia del varón; aumenta los deseos sensuales en ambos sexos.

Es indicado el té de carqueja para las enfermedades del hígado y riñones.

Bañando a los leprosos en agua de cocimiento de carqueja al 5 %, se mejoran; lavando las llagas venéreas y cubriéndolas con hilachas empapadas en el mismo cocimiento, sanan rápidamente.

Se halla en Entre Ríos y Corrientes; es yerba dañina para las otras plantas.

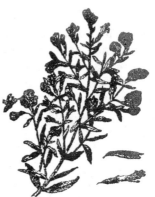
CARQUEJA

CARQUEJA AMARGA
Lat.: BACCHARIS TRIPTERA

La llamada carqueja amarga o la carqueja del Brasil tiene propiedades iguales a las demás carquejas; además

posee propiedades túnicas para el corazón y especialmente se indica para las enfermedades de los nervios, como neurastenia, hipocondría, histerismo y temblores. Se usa en la misma forma que las otras especies de carquejas.
Esta carqueja abunda en La Rioja.

CARQUEJA DULCE
Lat.: BACCHARIS GANDICHANDIANA

La carqueja llamada dulce tiene las mismas propiedades que las otras carquejas, pero en menor proporción. Es muy indicada para curar los cálculos del hígado. Se toma el té de carqueja dulce después de las comidas, preparándolo con un puñadito de carqueja para una taza.

Esta carqueja se toma en ayunas con la yerba mate para aumentar el poder sexual.

CARRAPICHO
Lat.: URENA SINUATA

En la medicina doméstica da buenos resultados el té de carrapicho, que se prepara con una cucharada de hojas y flores mezcladas y picadas y un litro de agua.

Da muy buenos resultados en todas las clases de tos. Se toman tres tazas por día con miel.

El Carrapicho abunda sobre todo en el Brasil.

CARREVOL (Ver Rivina humilde)

CÁRTAMO (Alazor. Azafrán romi)
Lat.: CARTHAMUS TINCTORIUS
Fr.: *Carthame.* - Ingl.: *Salflower.* - Alem.: *Wilder Safran.*

El aceite extraído de sus semillas y mezclado en partes iguales con aceite verde y alcohol alcanforado, resulta una excelente mezcla para calmar, mediante fricciones, los dolores reumáticos y la ciática.

CÁSCARA DE CHAÑAR

Está muy en uso hoy en día en los casos de influenza, resfríos y grippe, el cocimiento de la cáscara de chañar, planta que crece en abundancia en casi toda la República y muy especialmente en La Pampa, Chaco, Córdoba y La Rioja.

La preparación se hace haciendo hervir durante quince minutos veinte gramos de cáscara de chañar en un litro de agua. Se toma una taza grande al acostarse con azúcar de Cande o miel de abejas. Se sigue tomando durante los días siguientes hasta que la tos desaparece. El remedio es bueno e inofensivo, así que pueden hacer uso de él viejos, débiles y niños. Se comprende que los niños tomarán la mitad o tercera parte, según la edad.

CÁSCARA SAGRADA

Lat.: RHAMNUS PURSHIANUS

Hoy día está muy de moda el uso de la medicina doméstica de varias preparaciones a base de cáscara sagrada.

La fama seguramente es debida a excelentes preparaciones que fabrica la importante casa de Parke Davis en los Estados Unidos.

Es, efectivamente, un remedio excelente para combatir el estreñimiento crónico y sobre todo muy indicado en las personas débiles, nerviosas, neurasténicas, ancianas, etc.

Obra también la cáscara sagrada como tónico, corrige las almorranas y ventosidades.

Su acción sobre el intestino es suave y produce, sin embargo, el efecto de una evacuación pastosa, sin cólicos ni molestias.

Es la cáscara sagrada uno de los remedios que se pueden usar durante la menstruación, embarazo y lactancia.

Se emplea el extracto flúido de la cáscara sagrada, en la dosis de una o dos cucharaditas de las de café. Este extracto lo prepara la casa Parke Davis y se vende en las farmacias de todo el mundo. Lo mismo tiene la casa píldoras, tabletas, etc., de cáscara sagrada.

Es usado también el polvo de cáscara sagrada en la cantidad de veinticinco centigramos dos o tres veces por día, sobre todo en ayunas y al acostarse.

Con la corteza de la cáscara sagrada se prepara un cocimiento. Se ponen veinte gramos en un litro de agua, que tiene que hervir durante media hora. Se toma al acostarse un vaso de este cocimiento y se obtiene el efecto a la mañana siguiente.

Las personas pueden graduar la cantidad de este cocimiento según sus condiciones. Pueden tomar algo más o algo menos. A medida que se hace el tratamiento, se disminuye cada noche la cantidad hasta llegar a tomar una noche sí y otra no, solamente una cucharada del cocimiento.

CASCARILLA

(Corteza de cascarilla. Quina morada. Quina aromática. Quina falsa)

La cascarilla es una sustancia que procede del Croton Eleuteria, arbusto de las Indias Occidentales y especialmente de la isla de Eleuthera, pero se encuentra hoy día cultivado en Sud América.

El sabor de la cascarilla es amargo, y cuando se machaca, se percibe un olor de almizcle. Es una sustancia amarga aromática. En pequeñas cantidades aumenta el apetito y ayuda la digestión.

Es expectorante, cuando hay tos; en los casos de bronquitis, ayuda a arrancar las flemas del pecho.

Da excelentes resultados en la debilidad intestinal y en las digestiones tardías y molestas.

Se toma de un medio gramo hasta dos gramos en varias veces por día. También se toma en forma de té, de 5 a 10 gramos para una taza.

CASITA (Ver Paro-Paro)

CASSIA MÉDICA
Lat.: CASSIA MEDICA

Tiene las mismas aplicaciones y propiedades que la cañafístula.

CASSIA PEQUEÑA
Lat.: CASSIA MOSCHATA

Tiene las mismas propiedades que la cañafístula.

CASSIA PEQUEÑA DE AMÉRICA
Lat.: CASSIA BRASILIANA
Fr.: *Cases des Antilles.*

Tiene las mismas aplicaciones que la cañafístula.

CASTAÑO DE AMÉRICA
(Castaño del país. Cacao silvestre)
Lat.: PACHIRA INSIGNIS
Fr.: *Carolinée remarquable.* - Ingl.: *Great flowried Carolinea.*

Este árbol contiene en sus grandes frutos bastantes semillas o pepitas que parecen castañas y son casi tan harinosas como las castañas europeas. Se las puede comer hervidas con sal o asadas sobre brasas.

Poseen un gran valor nutritivo como alimento.

CASTAÑO DE AMÉRICA
(Cacao cimarrón)
Lat.: PACHIRA ACUATICA
Fr.: *Carolinée aquatique.* - Ingl.: *Lesser Carolinea.*

Este hermoso árbol, que abunda en toda Sud América, contiene, en cápsulas o frutos, bastantes pepitas que parecen castañas. Poseen casi el mismo gusto y son tan harinosas como las castañas importadas.

Contienen muchas calorías y vitaminas. Con un puñado de las hojas y flores en medio litro de agua, se hace un té que se toma con azúcar durante el día, en los casos de dolores del pecho y resfríos.

CATECU (Ver Acacia)

CAUBA
Lat.: BAHUHINIA CANDICANS

Esta planta abunda en las provincias del litoral. En la medicina doméstica son usadas las hojas y la corteza como remedios muy comunes para lavar toda clase de heridas, úlceras y llagas. La preparación se hace haciendo hervir las hojas y la corteza, un manojo en un litro de agua. Este mismo cocimiento sirve para quitar la caspa, lavándose dos veces la cabeza por mes.

CAYAPÓ
Lat.: CAYAPONIA DIFUSA

Esta planta abunda sobre todo en Brasil. El fruto se usa como purgante. Es suficiente un fruto en ayunas para obtener un efecto purgante.

CAYAPÓ GLUBOSA
Lat.: CAYAPONIA GLUBOSA

Esta planta tiene las mismas propiedades curativas que la planta cayapó y el capitán del bosque.

CEANOTO (Té de Jersey)
Lat.: CEANOTHUS AMERICANUS

Es muy indicado el té de ceanoto en la blenorragia aguda. Se prepara el té con un manojo de la planta y un litro de agua. Tiene que hervir dos minutos. Se filtra y se hacen inyecciones uretrales de este cocimiento. Además se toman tres tazas por día de esta preparación.

CEANOTO AZUL
Lat.: CEANOTHUS CAERULANS

El té que se prepara con un puñado de ceanoto azul y un litro de agua, se toma por tazas para quitar las fiebres.

CEBADA
(Cebada perlada. - Cebada inglesa)
Lat.: HORDEUM
Fr.: *Orge perlé.* - Alem.: *Gerste.* - Ingl.: *Barley.* - Ital.: *Orzo.*
Ruso: *Yatchmen.*

La cebada es un alimento sano y nutritivo, fosforado. Tiene muchas propiedades medicinales y sobre todo es un excelente remedio contra la impotencia y debilidad sexual. Para este fin se toma en ayunas, en vez de café con leche, una sopa de cebada perlada, que se prepara como una sopa cualquiera, sea con agua, leche o caldo de carne. El efecto se nota después del sexto día.

La cebada hervida en agua forma una bebida refrescante y al mismo tiempo hace orinar. Es muy usada la cebada en la fabricación de la cerveza y por lo mismo la cerveza hace también orinar. Se puede agregar a la cebada hervida un poco de grama o regaliz y entonces se la usa en todas las enfermedades en vez de agua, pues es muy refrescante y agradable, además de ser sana.

Una preparación de cebada para los enfermos del pulmón se prepara haciendo hervir un cuarto kilo de cebada en un litro de agua hasta que los granos queden blandos. Luego se retira del fuego, se machaca hasta que se obtiene una pasta poco consistente, que se pasa por presión a través de un lienzo. Una vez filtrada, hay que hervir nuevamente el líquido hasta que se evapora una tercera parte del volumen. Se toma una taza por la mañana y otra por la tarde con miel. Esta preparación es buena también en los vómitos nerviosos, jaqueca, dolores de cabeza y sirve para gárgaras, buches, en las inflamaciones de la garganta, aftas y ulceraciones de la boca.

La cebada tostada y reducida a polvo es un buen sustituto del café y cuya preparación se hace en igual forma. Este café es algo laxante y refrescante. Por lo mismo es muy indicado para las personas que sufren de sequedad de vientre y da buenos resultados para los que sufren de almorranas. Este café se toma únicamente en ayunas, una o dos tazas, con o sin azúcar a gusto.

Para aliviar los dolores fuertes del lumbago, dolores neurálgicos del costado, angina de pecho, gota, se aplica una cataplasma de cebada hervida en vinagre, la que tiene que ser muy caliente. Es un remedio muy seguro.

En la ictericia da excelentes resultados la aplicación de una cataplasma sobre la parte del hígado; se prepara con un puñado de cebada diluída en agua caliente, en cantidad suficiente para hacer una pasta espesa y lisa.

Para lavar heridas pútridas, úlceras, etc., es muy indicada el agua de cebada.

Se usa también la cebada como refresco; para este fin se pulveriza la cebada y se pone en maceración por unas dos o tres horas en agua fría; este refresco hace también orinar, apaga la sed y en las fiebres es muy agradable si se toma con azúcar o jarabe.

Para los niños de pecho que sufren de colitis, toda clase de diarreas o dispepsias se les da el cocimiento de la cebada perlada que se prepara haciendo hervir una cucharada en un medio litro de agua durante 20 minutos. Este remedio se filtra y se puede dar a los niños de unos meses en todos los casos de diarreas. También se puede agregar a la leche de vaca, si ésta es pesada para el niño.

El mismo cocimiento sirve para gárgaras, entonces se agrega una cucharada de miel y sirve para inflamaciones de la garganta, ronqueras y sobre todo en las ulceraciones crónicas de las amígdalas.

Se debe comer una vez por semana una sopa de cebada perlada, que se prepara con el puchero, etc. Es útil para muchas cosas y es al mismo tiempo un eliminador de toxinas (venenos) y debido a esto evita varias enfermedades, como por ejemplo, fiebre tifoidea, reumatismo, gota, fermentaciones, etc., etc.

CEBADILLA DEL CAMPO

La infusión al 2 % se emplea contra la disentería y diarreas, en dosis de cuatro vasos vineros por día.

Es grama forrajera; se encuentra en la Patagonia y Buenos Aires.

CEBOLLA

Lat.: ALIUM CEPA
Fr.: *Ognon*. - Ingl.: *Onion*. - Alem.: *Zwiebel*. - Ital.: *Cipolla*.
Ruso: *Luk*.

Es el alimento más sano.

El jugo de cebollas en fricciones es bueno contra dolores reumáticos y neurálgicos.

Cebolla asada conviene a los hidrópicos, lo mismo para madurar y abrir abscesos o granos.

Teniendo bajo la nariz jugo de cebolla, desaparecen los calambres de las mujeres histéricas y los desmayos.

El jugo de cebolla, tres a cuatro cucharaditas por día, cura la epilepsia.

Tiene también propiedades la cebolla cruda, como excitante y estimulante sobre el tubo digestivo, y por lo mismo está indicada en los casos de debilidades del estómago.

La cebolla aumenta asimismo la intensidad y frecuencia de movimientos del corazón. Cruda, es también indicada como preventivo contra la grippe, y el zumo de la misma un excelente expectorante.

Para curar un panadizo, se aplica una pequeña cebolla blanca, hervida y partida por la mitad, sobre la parte enferma.

Como remedio casero para hacer orinar y sudar a un enfermo, en un caso grave como en la uremia, se usa la

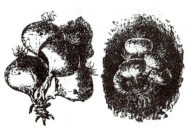

CEBOLLA

cebolla. Para ello hay que extraer de la cebolla blanca el zumo y darlo al enfermo mezclado con leche y azúcar o con tilo y borraja azucarada. Se puede tomar este zumo tres veces por día, en cantidad de una taza, mezclado con leche, y más aún.

El jugo de cebolla introducido con un algodoncito en las orejas, disipa los zumbidos de oídos.

El jugo de cebolla cocido con enjundia de gallina constituye un ungüento excelente para curar sabañones, las grietas de las manos y las desolladuras de los pies producidas por una marca prolongada.

Para personas que quieren evitar las emanaciones irritantes, los olores de la cebolla, que hace lagrimear, etc., cuando se las corta, les voy a dar un buen consejo de cómo evitar estas molestias:

Se corta la cebolla en una vasija llena de agua. Si hace falta picar la cebolla, se procede igual, es decir, en la misma forma. Luego se filtra y se pasa por un colador. La cebolla no pierde sus propiedades estando un tiempo en el agua.

Las cebollas largas son más fuertes que las redondas, las coloradas más que las blancas, y las crudas más que las cocidas.

La cebolla produce un buen y profundo sueño.

Las personas que sufren de fatiga y les es difícil respirar y los asmáticos encontrarán alivio en comer en ayunas y por la noche cebollas asadas sobre brasas.

Calma los dolores del oído el jugo de la cebolla asada, poniendo unas gotas en el mismo. El mismo jugo puesto en la nariz cura los resfríos crónicos y el goteo continuo (rinitis).

La cebolla macerada en vinagre de vino y aplicada sobre la cara hace desaparecer las manchas rojas de la misma.

Para evitar el mareo en el mar, da un excelente resultado el ponerse una cebolla debajo de una axila.

Un remedio alemán, del Dr. Ferdinando Müller, para hacer expulsar la segunda (placenta) en los partos, cuando no sale a su debido tiempo, consiste en poner sobre el ombligo de la parturienta una cebolla asada bien atada y al mismo tiempo hacerle aspirar el olor de una cebolla cruda.

Si se refriegan los sabañones cuando aparecen con cebolla, se curan como por encanto, y la clase blanca hervida y aplicada en forma de cataplasma, cura la erisipela. La aplicación tiene que ser bien caliente.

A los niños con orina retenida, se les aplica sobre la región de la vejiga una cebolla asada, lo más caliente posible.

El agua de cebolla mata y expulsa las lombrices de los niños; se deja una cebolla cortada en varias partes durante la noche en agua fría y se toma esta agua en ayunas.

La mitad de una cebolla recién cortada y aplicada sobre la nuca, hace para la sangre de la nariz. El mismo efecto produce haciendo respirar su olor.

La cebolla contiene azúcar, ácido acético, una esencia de olor picante, etc.

CEBOLLA ABORRANA DE LAS ANTILLAS

(Ver Jacito del Perú)

CEBOLLA DEL DIABLO

(Ver Lágrimas de la Virgen)

CEDRELA OLOROSA (Ver Cedro de olor)

CEDRILLO MAJAGNA
Lat.: MUNTINGIA CALABURA
Fr.: *Calabure, bois de soeie.*

Las fragantes flores de cedrillo majagna tienen las mismas propiedades y virtudes medicinales que las flores de tilo, tan conocidas entre nosotros.

La preparación se hace con un manojo de flores para un litro de agua hirviente en forma de un té. Se toma por tazas para hacer sudar, etc., en los mismos casos que está indicado el tilo. Además es un excelente antiespasmódico.

CEDRO DE LAS BARBADAS (Ver Cedro de olor)

CEDRO DE MARTINICA (Ver Cedro de olor)

CEDRO DE OLOR
(Cedrela olorosa. Cedro de las Barbadas. Cedro de Martinica. Acuyú de tablas)
Lat.: CEDRELA ODORATA
Fr.: *Cédrèle odorant. Cail cedra.* - Ingl.: *West India bastard-ceda* .

El cedro de olor tiene las mismas propiedades curativas igualmente como el cedro macho.

CEDRO MACHO
(Cedro legítimo. Acayú. Acayú legítimo o de muebles)
Lat.: SWEITENIA MAHOGANI. S. SENEGALENSIS
Fr.: *Agajou à bois ou meubles.* - Ingl.: *Common mahogani-tree.*

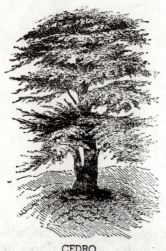

CEDRO

Se usa en la medicina doméstica la corteza de este cedro. La preparación se hace con un manojo de corteza y una media botella de agua hirviente en forma de té. Se toma luego, después de diez minutos de infusión con azúcar, por tacitas, contra la inapetencia y para curar las fiebres crónicas que son debidas a defectos de termo regulador. De la corteza y de las hojas del cedro de olor se hace también un cocimiento, un manojo de cada sustancia en un litro de agua que tiene que hervir una media hora. Con este cocimiento se hace buches para curar el dolor de las muelas y afirmar los dientes flojos (piorrea).

CEDRÓN
(Verbena aromática. Yerba Luisa. Yerba de la princesa)
Lat.: SIMABA CEDRON o LIPIA CITRIODORA

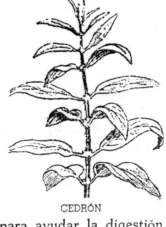

CEDRÓN

La infusión del cedrón se usa al 2 %, bebiendo una taza tibia con una cucharadita de agua de azahar en los sustos; al mismo tiempo se aplican paños de agua fría en la frente, quedándose en un cuarto medio oscuro; no debe oírse ruidos.

La misma infusión se emplea en la nerviosidad, histerismo, opresión al corazón, mordedura de animales venenosos.

Se usa también un té de cedrón, preparado con tres gramos, después de las comidas, para ayudar la digestión.

La planta abunda en toda la República.

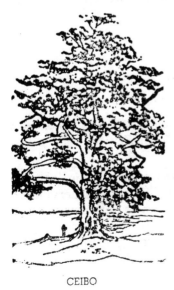

CEIBO

CEIBO
Lat.: ERYTHINIA CRISTAGALI

Con la corteza fresca machacada se hace una cataplasma y se aplica sobre las heridas producidas por mordeduras de cualquier animal.

Se halla en abundancia en las costas del río Paraná y sus afluentes y se cultiva en los paseos y jardines a causa de sus flores.

Baños de asiento, fríos, preparados haciendo hervir 25 gramos por un litro de agua durante quince minutos, curan las almorranas.

Este mismo cocimiento cura ulceraciones de la garganta. El ceibo contiene tanino, saponina y peroxidasas.

CEIBO CORTEZA

Un cocimiento de cuarenta gramos de ceibo corteza en un litro de agua, que se hace hervir durante quince minutos y aplicado como fomentos sobre úlceras de las piernas, éstas se cicatrizan en dos o tres semanas. Hay que cambiar los fomentos, tres, cuatro veces por día.

En forma de baños, sea de asiento o en otra forma, quita la inflamación de las almorranas doloridas y que sangran.

Da excelentes resultados en lavajes en todas las heridas y flujos debidos a la blenorragia mal curada y muy especialmente en los flujos del recto (rectitis blenorrágica), vaginitis blenorrágicas, fístulas blenorrágicas, etc. El resultado es muy rápido y casi siempre seguro.

Abunda esta planta en el Chaco, Córdoba, Corrientes y en el delta del Paraná.

CELIDONIA MAYOR

(Yerba Celidonia legítima. Gran luz)

Lat.: CHELIDONIUM MAJUS

Fr.: *Chélidoine.* - Ingl.: *Great calandine.* - Alem.: *Schoellkraut. Schwalbenkraut.* - Ital.: *Celidonia.* - Ruso: *Zeltomolochnik* o *Lastovichnaya Trava.*

El uso principal de esta planta es contra las inflamaciones supurativas de los ojos. Una pulgarada hervida en un cuarto litro de agua, no sólo cura la inflamación, sino que fortifica la vista.

El jugo de las hojas y de la raíz aplicado sobre las verrugas y los callos durante varios días, los hace desaparecer.

Diez gramos de raíz de celidonia hervidos en medio vino blanco, abren el vientre y el hígado, desapareciendo la ictericia.

Una pulgarada de hojas de esta planta hervida en medio litro de agua, se usa como lavaje para quitar las pecas y manchas de la cara.

El jugo de hojas frescas echado en muelas picadas, hace caer las partes enfermas; produce mejor efecto cuando la muela picada es rellenada con polvo de la raíz.

No hay que usarla en dosis mayor que la indicada, pues podría producir envenenamiento parecido al del acónito.

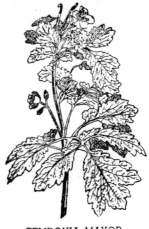

CELIDONIA MAYOR

Se cuenta que la golondrina usa esta planta para fortificar la vista de sus pichoncitos.

CENIZO
(Mapurito. Palo espinoso. Fresno espinoso. Clava de Hércules. Ayuda. Ayúa. Zantoxilo de los caribes)
Lat.: L. ZANTHIXILIUM, CLAVA HERCULIS
Fr.: *Zanthoxilum des Antilles, bois épineux.* - Ingl.: *Caribbean yellow-wood.*

La corteza de este árbol, que abunda mucho en toda Sud América, es un buen remedio en todos los casos para combatir la fiebre. La preparación se hace con un puñado de esta corteza picada y machacada en un litro de agua. Se toma por tazas con azúcar o miel durante el día.

CENTÁUREA AMERICANA
Lat.: CHIRONIA ANGULARIS

La centáurea americana abunda en toda Sud América. Tiene más o menos las mismas aplicaciones que la centáurea menor.

CENTÁUREA DE ORIENTE
Lat.: CENTAUREA SULFUROCA

La centáurea de Oriente se usa en la medicina doméstica para cicatrizar las heridas. Para este fin se aplican las hojas de esta planta directamente sobre las heridas.

CENTÁUREA MAYOR
(Centáurea Officinal. Hiel de tierra)

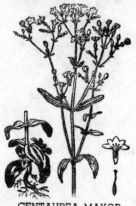

CENTAUREA MAYOR

Lat.: CENTAURIUM
Alem.: *Tausendguldenkraut*. - Ruso: *Tzentiar*.

La infusión al 10 %, tres tacitas por día, es un poderoso tónico en la convalecencia de enfermedades graves y debilidad en general. Se toma media hora antes de las comidas. Tomado caliente después de las comidas, combate la acidez del estómago.

Se usa la infusión también contra varias afecciones cutáneas.

CENTÁUREA MENOR
Lat.: ERYTHREA CENTAURIUM. GENCIANA CENTAURIUM

Fr.: *Centauree*. - Ingl.: *Lessercentary*. - Alem.: *Tausendguldenkraut*. - Ital.: *Centarea Minore*.

Tiene las mismas propiedades que la planta llamada centáurea mayor. Sus tallos y sus flores son un tónico amargo que se usa en la medicina doméstica para aumentar

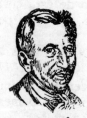

JUAN BAUTISTA VAN HELMONT (1577-1644).
Fué el primero que describió el Asma.

los deseos de comer, pues es un buen aperitivo y tónico.

Se prepara un té con cinco gramos de flores para un litro de agua y se toma después de las comidas una taza para curar la gota, flato y digestiones pesadas. Este té se aplica exteriormente para curar úlceras escrofulosas, llagas viejas y heridas. Se prepara con veinte gramos de centáurea, diez gramos de palo de quina y tres cuartos de litro de vino blanco, un tónico en esta forma: se deja en maceración todo esto durante siete días y luego se pasa por un filtro para obtener un vino transparente y agradable.

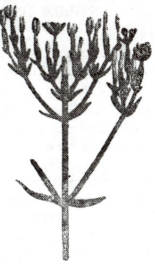

CENTAUREA MENOR

Tomando una copita de este vino antes de las comidas es un excelente tónico reconstituyente para las personas anémicas, débiles, personas pálidas, jóvenes que sufren de surmenage, convalecientes y en las personas que padecen mucho tiempo de temperatura elevada sin causa. (Defecto de termo-regulación.) La planta se encuentra en toda la República.

CENTÁUREA NEGRA
Lat.: CENTAUREA JACEA

La centáurea negra tiene más o menos las mismas propiedades medicinales que la centáurea mayor y menor.

CENTAURILLA DE LAS GUAYANAS
Lat.: EXACUM GUIAYANE
Fr.: *Centaurelle de la Guayana.*

Véase las propiedades y aplicaciones del trébol febrino, pues son idénticos.

CEPA-CABALLO (Clonqui)
Lat.: XANTHIUM SPINOSUM

El cocimiento de la raíz al 2 %, tomado frío en las comidas, cura y previene al chucho (paludismo) y es bueno contra las afecciones del hígado.

Es una yerba silvestre muy común en toda la Argentina, Chile, Paraguay, etc.

El cocimiento de la raíz al 2 %, tomada en tres tacitas por día, es bueno contra la tos convulsa.

Se emplea también para bañar los tumores fríos con el cocimiento caliente de las hojas al 3 %; después de bañar, las mismas hojas de la infusión se aplican calientes sobre el tumor.

La infusión al 2 % con unas hojas de malva se bebe cada vez que se tenga sed, en las afecciones del hígado e irritaciones crónicas del intestino, de la vejiga y de los riñones.

Es un poderoso remedio para las enfermedades reumáticas, deshinchando las articulaciones.

Se emplea en forma de cocimiento 30 gramos en un litro de agua a pasto.

Para las enfermedades venéreas posee propiedades curativas muy señaladas; procura siempre mejoría.

En las regiones andinas se les da a los alcoholistas cocimiento de la raíz de cepa-caballo en el mate, a fin de producirles repugnancia por la bebida.

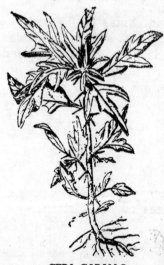

CEPA CABALLO

En ayunas, el té de cepa-caballo cura los cólicos del hígado y riñón.

CERAFOLIO (Ver Perifolio)

CEREZAS

Lat.: PRUNUS CERASUS
Fr.: *Cerisiers*. - *Ingl.*: *Cherries*. - *Alem. Kirsche*. - *Ital.*: *Ciriegio*.
Ruso: *Wischña*.

Veinte gramos de rabos de cereza en un litro de agua, puestos en maceración, es un remedio común para aumentar la orina y curar las inflamaciones de la vejiga y riñones.

El jugo de esta fruta contiene ácido cítrico y ácido málico. El carozo contiene esencia de almendra amarga. Se conoce el jugo de cereza por Syrupus Cerasorum. Para su fabricación se pisan las frutas y sus carozos y luego se exprimen. Por 35 partes de su jugo se añaden 65 partes de azúcar. Con este jugo se obtiene una bebida refrescante para las fiebres altas.

Tiene también propiedades diuréticas y además se recomienda para la hidropesía.

Los tallos secos dan un buen té para el pecho, también lo toman los que padecen de palidez. En los casos de disentería, se alivia comiendo cerezas secas. Contra cálculos se comen las pepitas de los carozos dos veces y seis por día. Las cerezas amargas son astringentes; cocinadas con azúcar en dulces, son buenas para enfermos con calentura.

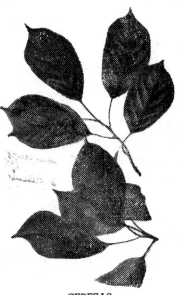

CEREZAS

Las pepitas destruyen los gusanos en el vientre, impulsan la orina y alivian la tos.

La resina que crece sobre el tronco se diluye con vino, es una buena bebida para tos vieja y cálculo. Diluído en vinagre se hace una pomada, con la cual se cura la sarna en los niños pequeños.

CEREZO GORNOZO (Ver Paro-paro)

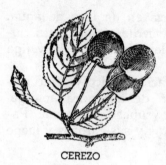

CEREZO

CEREZO NEGRO
Lat.: CERASUS NIGRUM

El cerezo negro es usado en la preparación de la bebida Kirschwasser y Kirsch, que se prepara por fermentación. El agua destilada de los frutos es usada en toques para curar verrugas.

CERRAJA (Ñilgue)
Lat.: SONCHUS OLERACIUS

Tenemos en toda Sud América las dos cerrajas: el Sonchus levis, de forma de achicoria, y el sonchus oleracius. Los dos tienen las mismas propiedades curativas, como depurativos de sangre. Estas plantas son comidas con preferencia de los animales, sobre todo los vacunos y las gallinas.

La preparación se hace con treinta gramos de la planta y una botella de agua, en forma de té. Se toma luego por tazas durante el día. Este mismo té sin azúcar es muy indicado en la debilidad del corazón y en la inflamación del hígado (hepatitis). El cocimiento que se prepara con cincuenta gramos en un litro de agua es usado con muy buenos resultados para lavar y curar úlceras en general y úlceras varicosas.

CICILIANA (Ver Maravilla)

CIDRA (Palo de cidra)
Lat.: CITRUS VULGARIS. CITRUS CEDRA
Fr.: *Cedratier.* - Ingl.: *Lime tree.*

Las hojas tienen iguales propiedades antiespasmódicas, pero en menor grado que las de limón y naranjo agrio, además no son tan suaves. Se prepara con un manojo de hojas o flores secas y un litro de agua, un té que sirve para curar a las personas nerviosas, para el insomnio y en los casos de palpitaciones nerviosas del corazón. Se toma dos o tres tazas por día.

CIENTO EN RAMA (Agrimonia)
Lat.: AGRIMONIA EUPATORIA
Fr.: *Herniole.* - Ingl.: *Rubture wort.* - Alem.: *Bruchkraut Johannis Kraut.* - Ital.: *Erniaria.* Ruso: *Repeiki.*

Ciento en rama es una hierba conocida como eficaz para hígado obstruido, cocida en agua o vino y bebida. Esta bebida se ha probado también con resultados satisfactorios contra la debilidad de la vejiga. Alivia la tos, combate la ictericia. Las hojas machacadas, mezcladas con grasa de chancho, son un buen ungüento para lastimaduras persistentes. En casos de luxación se prepara la siguiente untura: Se toman las hojas, verdes o secas, y se mezclan con afrecho blanco, se hierven en vino, se deja entibiar y así se pone sobre la parte enferma. El cocimiento cura llagas en la boca, enjuagándose con este líquido. Cuando hay cansancio en los pies de mucho caminar, es muy bueno darse un baño con cocción de ciento en rama.

CIENTO EN RAMA

El té se prepara al 2 %, o sea 20 gramos de flores para un litro de agua. Se toman tres tazas por día en la debilidad de la vejiga, debilidad de la matriz, muchas o escasas reglas, dismenorreas, es decir, dolores en las menstruaciones, etc.

CILANTRO (Culantro)
Lat.: CORIANDRUM SATIVUM
Fr.: *Coriandre*. - Ingl.: *Coriander*. - Alem.: *Koriander*. - Ital.: *Coriandolo*. - Ruso: *Kischnetz*.

Planta vulgar en la América del Sur. Unos frutos de cilantro mascados y tragados en ayunas fortifican el estómago y evitan la formación de gases en el estómago e intestino.

Frutos de cilantro hervidos en vino Málaga ahuyentan los vermes intestinales y llaman la regla. Se hierve una cucharadita de frutos en un cuarto litro de vino Málaga y se toma en tres veces en intervalo de dos horas.

Doscientos gramos de frutos de la planta en un litro de agua hirviente, es un excelente remedio para curar el histerismo. Se toma una tacita cada cuatro horas.. De 4 a 5 tacitas por día, según los casos.

Mascando algunos frutos tostados se quita el mal olor de la boca, dejando una agradable frescura en la misma.

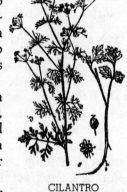
CILANTRO

Mujeres que tienen deseo excesivo de relaciones sexuales, tomen dos veces por día un té hecho de media cucharadita de cilantro sobre una taza de agua hirviendo.

CIMARRON (Ver Confitillo)

CINA-CINA
Lat.: PARKINSONIA AKULEATA
El cocimiento de flores y semillas al 2 % se usa contra el chucho en dosis de varias copas diarias; se toma frío con azúcar.

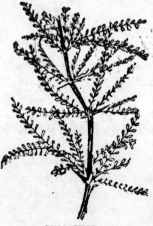
CINA-CINA

CINAMONO (Ver Acederaque)

CINOGLOSA

Lat.: CYNOGLOSSUM OFFICINALE
Fr.: *Langue de chien.* - Ingl.: *Houndstongue.* - Alem.: *Hundszunge..* - Ital.: *Lingua di cane.* - Ruso: *Pesi yasik. Sobachi koren.*

Se encuentra la Lengua de Perro en campos y lugares estériles. Tiene de medio a un metro de altura. Su olor desagradable contrasta con la belleza de las flores rojizas.

Las hojas, dos puñados grandes hervidos en gua durante quince minutos, son un buen remedio para curar quemaduras. Se hace con esta agua, y también junto con las hojas, fomentos fríos sobre las partes quemadas.

La raíz seca reducida a polvo, sirve para hacer parar los vómitos de sangre, hemorragias uterinas, diarreas con sangre y metrorragias (flujo de sangre de la matriz, no en los tiempos de menstruación). Para estos fines se toma el polvo de la raíz, un solo gramo, con un poco de agua dulce.

CINOMORIO DE LA GUAYANA

Lat.: CINOMORIUM CAYENNENSE o HELOSIS GUIANENSIS
Fr.: *Cinomoire de Cayenne.*

Es una planta curiosa. Crece como parásita sobre las raíces de los árboles. Se usa el polvo de esta planta de veinte a cincuenta gramos en un vaso de vino para contener todas las clases de hemorragias, sean de la matriz, pulmones o úlceras del estómago. En casos de sangre del estómago se toma este polvo de veinte a cincuenta gramos mezclado con caldo frío. La dosis hay que repetirla tres o cuatro veces por día.

CIPO (Ver Cuerda de Violín)

CIPRÉS
Lat.: CUPRESSUS SEMPERVIRENS
Fr.: *Cyprès*. - Alem.: *Cypresse*. - Ingl.: *Cypres*. - Ital.: *Cipresso*.
Ruso: *Kiparis*.

Los frutos de este árbol resinoso, llamados gálbulos, consisten en piñas o agallas. El cocimiento conserva el color del cabello. Lavándose la cabeza una vez por semana, evita las canas y el cabello se conserva sano y en su color primitivo.

La resina que este árbol descarga tiene las mismas propiedades medicinales que la trementina. Las emanaciones de los cipreses son semejantes para las personas que sufren de los pulmones y de tuberculosis pulmonar. Conviene por lo mismo a los que tienen débiles o enfermos los pulmones, sentarse o dormir bajo estos árboles.

La leña de este árbol tiene muchas propiedades medicinales, pero no vale la pena hablar de ellas porque tenemos en otras plantas más o menos los mismos remedios. Lo único y muy importante que posee este árbol sobre los demás, es la virtud de sus hojas para la fortificación de la próstata de las personas de edad avanzada, enfermedad que consiste en no poder contener la orina o mejor dicho en las personas que tienen una imperiosa necesidad de vaciar rápidamente y muy a menudo su vejiga urinaria (esta enfermedad puede ser también debida a una blenorragia mal curada en la juventud).

En estos casos molestos, las hojas del ciprés, maceradas en vino y tomadas por copitas, dan un excelente resultado y muy rápido.

CIRIO DE NUESTRA SEÑORA
(Véase Gordolobo blanco)

CIRUELAS (Secas)
Lat.: PRUNUS DOMESTICA DE LINNEO
Ingl.: *Plum*. - Alem.: *Pflaume*. - Ruso: *Sliva*.

El Profesor Dr. Hugo Salomón recomienda a sus enfermos que sufren de sequedad de vientre (constipación) que tomen en ayunas ocho o diez ciruelas secas que han sido puestas en remojo la noche anterior. Según mis observaciones, las ciruelas en estos casos dan excelentes resultados.

Son muy indicadas las ciruelas cuando se desea mantener los intestinos libres y no sufrir de sequedad de vientre. Además de ser un excelente laxante y agradable para tomar, es al mismo tiempo un tónico y alimento. Las ciruelas son indicadas tanto para los enfermos, sanos, viejos y niños y en el embarazo, pues jamás llegan a hacer efectos de purga.

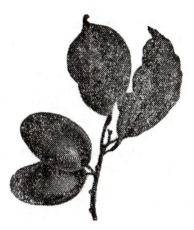

CIRUELAS

Las personas secas de vientre pueden usar las ciruelas, no solamente en ayunas, sino también en compotas, tortas, etc. Las compotas de ciruelas secas se preparan haciendo hervir éstas con agua y azúcar de diez a quince minutos.

La almendra de los huesos de las ciruelas contiene un aceite que da excelentes resultados en ciertos casos de sordera, introduciéndolo con un algodoncito en el oído.

El mismo aceite quita y calma los dolores de las almorranas.

Son nutritivas las ciruelas porque contienen gran cantidad de ácido málico, azúcar, goma, pectina y una materia azoada. Hay una variación de unas trescientas variedades de ciruelas que se distinguen por su tamaño, por su forma, color, gusto, etc., pero todas tienen más o menos las mismas propiedades.

Los hebreos tienen un plato que se llama Tzimes que se prepara con gran cantidad de ciruelas, zanahorias, papas, etc., siendo una comida sana y de un gran valor calórico, que se come generalmente el día sábado para festejar el día de descanso.

CIRUELO ESPINOSO
Lat.: XIMENIA AMERICANA
Fr.: *Prunier Epineux.* - Ingl.: *American mountain plum-tree.*

Las frutas de esta planta que son parecidas a las ciruelas y su gusto no es desagradable, se usa como laxante y el efecto que produce no trae jamás dolores ni cólicos. Por lo mismo se puede usar esta fruta contra la sequedad de vientre, pues no es iritante. Se hace un cocimiento de cuatro frutas mondadas de las semillas y media botella de agua, que se hace hervir quince minutos. Se filtra y se toma por tazas durante el día con azúcar. Es bueno este té también para curar el reumatismo, hidropesía y psoriasis.

Con las frutas y azúcar se hace un jarabe muy útil también en el reumatismo, hidropesía y psoriasis.

Las semillas tienen un poder más fuerte que las frutas.

CIRUELO SILVESTRE (Ver Endrino)

CLAVA DE HÉRCULES (Ver Cenizo)

CLAVELES
Lat.: DIANTHUS CARYOPHYLLUS
Fr.: *Oeillet.* - Ingl.: *Clove pink.* - Alem.: *Gartenneike.* - Ital.: *Garofano.* - Ruso: *Gwozdika.*

Todos nosotros conocemos a estos hermosos claveles que se cultivan en todo el mundo, sobre todo en los patios, chacras, jardines, quintas, etc., por su suave perfume que exhalan.

Hay varias clases, o mejor dicho especies de claveles, pero todos tienen más o menos las mismas propiedades curativas en el uso de la medicina doméstica.

La aplicación más común de los claveles en el uso doméstico, es el jarabe de claveles para fortificar el corazón y tonificar los nervios debilitados.

De los claveles se extrae por presión el aceite de los claveles y un agua por destilación que es muy refrescante.

Se puede usar el té que se prepara al 2 % contra debilidad al corazón y los dolores del pecho.

Es muy indicado este té, una taza por día en ayunas, veinte días durante el mes, para las personas que han sufrido un ataque de angina de pecho.

El aceite de los claveles es un remedio bueno para friccionar partes paralizadas, dolores, ciática, y unas gotas puestas con algodón calman los dolores de muelas introduciéndolo en la rotura de las mismas.

CLAVELINA
(Guacamaya. Poinciana elegante. Seto florido)
Lat.: POINCIANA PULCHERRIMA
Fr.: *Poincillade élégante. Fleur de paradis.* - Ingl.: *Indian svin tree.*

Se usa en la medicina doméstica estas hermosas flores y sus hojas para llamar a las reglas atrasadas. Con un medio manojo de las mismas y un medio litro de agua hirviente se hace un té que se toma con azúcar por tazas durante el día.

CLAVO DE ESPECIA
Lat.: EUGENIA CARYPHYLLA
Fr.: *Clous aromatiques.* - Ingl.: *Clowes.* - Alem.: *Kreidenelken.*
Ital.: *Garofano.* - Ruso: *Gvosdichka.*

Los clavos de especia, son muy estimulante y al mismo tiempo también digestivos.

Una infusión de dos gramos por un litro de agua da un excelente resultado, porque favorece la digestión, estimulando algo el estómago y aún los intestinos. Se puede tomar una copita antes de las comidas.

Es muy útil para los linfáticos y obesos.
Tiene además una buena propiedad como dentífrico. Unas gotas de esencia de clavo puestas sobre un algodón en una muela cariada, quita el dolor. También se puede curar un dolor de muelas, poniendo en el hueco, un pequeño trozo de clavo de especia.

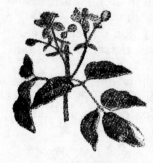
CLEMATIDE

CLEMATIDE
(Cabellos de Ángel)
Lat.: CLEMATIS

Fr.: *Clematite.* - Ingl.: *Travallers Joy.*
Alem.: *Brennreben.* - Ital.: *Clematide.*
Ruso: *Lomonos. Nischaya Trava.*

Todas las partes de esta enredadera, tanto las hojas como así también las flores se preparan en forma de té, un puñado para un litro de agua, debiendo hacerse en forma de infusión y luego se aplica sobre la cara para hacer desaparecer las pecas y manchas de la piel.

CLEOMA DE CINCO EN RAMA (Ver Mozambe)

CLEOMA DE TRES EN RAMA (Ver Volatine)

CLOMBAGO (Ver Melaillo)

CLONQUI (Ver Cepa-caballo)

COCA
Lat.: ERYTHROXYLUM COCA
Fr.: *Coca.* - Ingl.: *Coca. Coca leaves.* - Ruso: *Yerssenik.*

Crece en el Perú y Bolivia y se encuentra en las boticas. Cinco gramos de hojas de coca se toma en forma de té, para calmar los calambres del estómago y cólicos intestinales; haciendo buches con este mismo té, se calman los dolores que provienen de cualquier inflamación en la boca. Mascar la coca, ayuda a soportar el hambre y la sed, y era usada desde tiempo antiquísimo por los indígenas de los países de donde esta planta es originaria, para aumentar también la fuerza muscular y la resistencia a las fatigas.

El abuso del uso de la coca es perjudicial desde el momento que produce un envenenamiento crónico, que se manifiesta con pérdida de la memoria, estupor general, pérdida del apetito e insomnio.

Contra el envenenamiento agudo de la coca lo mejor es acostar al enfermo con la cabeza baja, pues la coca produce una anemia cerebral.

Tómese un café bien cargado.

De las hojas de la coca se fabrica la cocaína, que se usa mucho en la medicina.

Mantegazza aconseja la coca, en primer lugar como dentífrico y colutorio, por ser remedio muy útil para la higiene de la boca y muy eficaz contra la estomatitis escorbútica; la ha empleado con inmejorable éxito en las dispepsias, diarreas, cólicos y gastralgias muy fuertes.

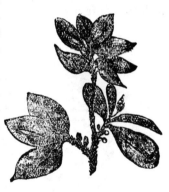

COCA

La aconseja, además, en la hipocondría, histeria, esplín, postración nerviosa, melancolía, etc.

Consiste el tratamiento en mascar las hojas, en cantidad de cuatro o cinco gramos por día.

Hay que recolectar las hojas cuando la planta llega a dos años.

COCA DEL CAMPO
Lat.: ERYTHROXYLUM MICROPHYLLUM

En las provincias del norte abunda esta clase de coca. Se usa la misma como la coca verdadera, pero como esta coca posee menos poder curativo, hay que usarla en mayor proporción en todos los casos donde está indicada la coca.

COCLEARIA
Lat.: COCHLEARIA OFFICINALIS

Fr.: *Cochléaria.* - Ingl.: *Scurvy grass.* - Alem.: *Loeffelkraut.*
Ital.: *Coclearia.* - Ruso: *Lozetchnik.*

La yerba coclearia es lo mejor que existe para curar el escorbuto. Se prepara de esta yerba un alcohol llamado en latín Spíritus Cochlearial que se compra en las farmacias. Se mezclan unas gotas de este alcohol en un vaso de agua para hacerse buches que curan las lastimaduras de la boca, sobre todo las producidas por el escorbuto. Exprimido el jugo de coclearia y aplicado sobre heridas producidas por el escorbuto, se sanan rápidamente. El té de coclearia es un remedio especial para los niños raquíticos, enfermos de tuberculosis de los huesos (mal de Pott), débiles en general, mongólicos, tartamudos, etc.

Se da el té según la edad, de una preparación de uno por ciento. Es mejor hervirlo durante diez minutos en vez de hacer la infusión.

En hidrocefalia se puede dar por cucharaditas este cocimiento para los niños de pocos meses.

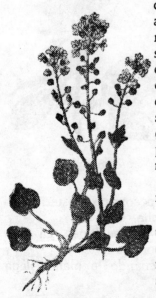

COCLEARIA

El jugo recién exprimido de las hojas ayuda también la digestión y cura también ciertas enfermedades de la piel. Los adultos deben tomar este remedio en doble cantidad. Se puede conservar las hojas en la misma forma como se conserva el repollo, es decir, en barrilitos con sal de cocina. Una vez que la planta se seca pierde su poder curativo.

Los enfermos pueden comer en forma de ensalada las hojas de coclearia que es muy agradable al paladar y sobre todo beneficiosa en muchas enfermedades debilitantes, y como hemos dicho, sobre todo en el escorbuto.

La coclearia contiene una esencia acre, sulfurada, el oxisulfuro de alilo.

COCOLOBA

(Kino. Uvero del mar. Uvero de la playa. Uvas de galeta. Guibasa. Baya de Praga)
Lat.: COCOLOBA UVIFERA
Fr.: *Raisinier à grappes. Raisinier du bord de la mer. Mangle rouge.* - Ingl.: *Sea-side grappe.* - Ruso: *Krokobol.*

De este árbol se extrae por intermedio de hacer hervir la madera y luego evaporar el agua, un extracto que se vende en las droguerías y farmacias con el nombre llamado Kino de Jamaica, que posee propiedades astringentes muy poderosas.

De la corteza del tronco, ramas y raíces del Cocoloba, se hace un té y un cocimiento si se necesita el remedio más fuerte, con un litro de agua. Hay que picar y machucar antes la mezcla. Este cocimiento se toma por tacitas para curar diarreas crónicas y rebeldes. Una tacita tomada en ayunas fortifica el esfínter de la vejiga de los niños que se orinan en cama durante el sueño.

El Cocoloba crece con preferencia a las orillas del mar. Los frutos son comestibles y tienen un sabor ácido bastante agradable y son astringentes.

COCOTERO DE NUECES
(Palma real. - Palma de coco. - Palo de coco. - Palmero o coco. - Palmito)
Lat.: COCOS NUCIFERA

Fr.: *Cocotier porte-noix o noix de coco.* - Ingl.: *The common cocoanut tree.* - Alem.: *Kokosnuss.* - Ital.: *Noce di coco.* - Ruso: *Kokosocoye Derevo. Kokosovey orej.*

Los cocos son muy conocidos entre nosotros y en ciertas partes de nuestra República, sobre todo como en estancias, etc., crece esta hermosa palma, a pesar de que es natural de las Indias Orientales.

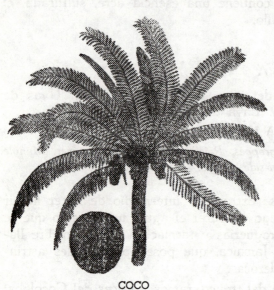

COCO

Los cocos verdes y ya llegados casi a su tamaño natural contienen, como es sabido, un vaso grande, de un líquido como agua, cristalino, muy agradable al paladar, algo dulce, refrescante sobre todo cuando es recién sacado. Esta agua, sin embargo, pasadas unas horas se descompone y pierde su buen gusto.

Los cocos bien maduros pierden su agua y si contienen algo es de poca cantidad y el gusto no es ya tan agradable.

Esta agua de coco tiene muchísimas propiedades en la medicina doméstica. Primeramente es un excelente remedio para el sexo débil, pues bebiendo este líquido constituye el mejor remedio para el cutis. Es una lástima que nuestras mujeres no conozcan las propiedades del agua de coco.

Los efectos de esta agua se traducen sobre el cutis, pues tiene una propiedad maravillosa de transformar por completo la piel, haciendo aparecer una tez fresca y sonrosada, como la que se tiene en la mejor juventud. Otra maravilla casi increíble es que bebiendo esta agua desaparecen las arrugas y las imperfecciones del cutis. Es suficiente para conseguir este resultado beber el agua de como un vaso por día, pero durante un tiempo. Varias señoras a quienes aconsejé este tratamiento quedaron muy agradecidas y una de ellas me pidió de no divulgar este secreto. Sería una injusticia guardar un secreto que a muchas puede hacer felices.

En los cocos tiernos además del agua hay una capa de crema muy blanca, blanda, semitransparente, que se saca fácilmente con una cuchara; esta nata es sabrosa y si se come demasiado produce el efecto de laxante.

Si se abre un coco con tela y se introduce bastante azúcar en él y luego se tapa la apertura y se pone el coco al fuego, no tarda en deshacerse la tela, y se consigue un jarabe que da buenos resultados para curar la tos. Se toma este jarabe cada dos o tres horas una cucharada de las de sopa y las toses más rebeldes se curan con este remedio.

El agua de coco es buena también para todas las enfermedades de la vejiga.

El coco maduro y seco no tiene ya agua y la tela o nata se vuelve más dura y más consistente, se hace más espesa, lo que vulgarmente se llama carne de coco. Esta parte es la que se come y se usa para diferentes dulces. Con una prensa se saca una buena leche de la carne del coco que sirve para tomar con café, con arroz, etc. Con arroz es un excelente tónico; pues se trata de un alimento muy saludable y nutritivo, algo laxante en los primeros días para las personas que no están acostumbradas a comerlo.

La leche de coco es buena para untar los pechos inflamados de las mujeres que recién dieron a luz; se hace en partes iguales con alcohol a 60 grados y se usa en fricciones. Es un buen remedio. Esta misma preparación se puede usar para curar la erisipela. La leche de coco es buena para curar a los niños del ahogo. Se toma cuatro cucharaditas de las de café por día.

Alivia muchísimo los ataques de asma si se toman cuatro cucharadas de leche de coco por día: dos cucharadas en ayunas y dos por la tarde. Hay que tomar en seguida después de la leche una cosa caliente, aunque sea agua. Un trago es suficiente.

Los pujos de sangre se curan tomando dos copas por día de la leche de cocos, pero antes producen unas deposiciones más.

Es también indicada la horchata que se prepara de la carne de coco en todas las enfermedades inflamatorias y fiebres, es refrescante y a los enfermos les resulta agradable al paladar.

La carne de coco que queda una vez exprimido el jugo se mezcla con la mitad de su peso con azúcar en polvo, y una vez bien mezclado se pone que se seque al sol o al aire libre. Una vez seca se pulveriza de nuevo, se pone al fuego y se consigue un dulce seco que se conserva por largo timpo. Se usa este dulce con yemas de huevo o con leche de coco y en diferentes masas, postres y dulces.

COCHAYUYO
Lat.: LAMINARIA UTILIS

Abunda esta alga marina en toda la costa de la república de Chile.

Es muy indicada como alimento nutritivo para las personas que sufren de reumatismo, gota, y para los obesos, pues contiene una cantidad apreciable de yodo.

Los baños con esta alga son muy indicados para chicos raquíticos, débiles y anémicos. Se hace el cocimiento por separado con tres, cuatro o más puñados de alga cortada, según la cantidad de agua, y se agrega al agua donde se bañará el enfermo.

Para un té se usa el cinco por ciento. Es muy indicado antes y después de la operación de la enfermedad de Basedow (bocio exoftálmico) y en otros bocios.

CODOCOIPO

Lat.: MYOSCHILLUS OBLONGA

Un té de las hojas de codocoipo es muy indicado en las digestiones lentas. Se prepara con un solo gramo para una taza de té, si se usa la raíz. En ciertas partes sudamericanas se usa el té preparado con unas hojas para curar cálculos del hígado.

COJITRE DE PUERCO (Ver Baleria)

COL

Lat.: BRASSICA ALERACEA

Fr.: *Chou-col.* - Ingl.: *Cabbage.* - Alem.: *Kohl.* - Ital.: *Cavolo.* Ruso: *Kapusta.*

Las hojas de todas las diferentes coles, como de repollo, obran como refrescante aplicadas sobre heridas inflamadas. El repollo agrio, aplicado sobre forúnculos, abscesos, etc., ayuda a su madurez. El jugo de las hojas, refregado sobre la cabeza, ayuda enormemente el crecimiento del cabello.

El que come antes de beber vino o aperitivos alcohólicos dos o tres hojas crudas con vinagre y sal y hace lo mismo después de haber bebido, no se embriaga tan fácilmente.

En las fiebres largas, de muchos días, conviene poner sobre la cabeza, hojas frescas de col, porque quitan algo la fiebre, evitan la caída del pelo y además producen una sensación agradable al enfermo.

Contra reumatismo, gota y podagra, las hojas blancas, de las que se usan para hacer el chu-crut, dan buen resultado, aplicadas varias veces sobre las partes doloridas. Previamente se deberá hacerlas pasar encima del vapor de agua hirviente.

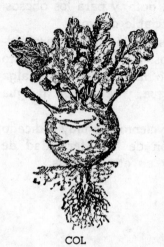

COL

COLA DE CABALLO (Rabo de mula)

Lat.: EQUISETUM ARVENSE

Fr.: *Prêle*. - Ingl.: *Horse-Tail*. - Alem.: *Ackerschaptheu, Rosschwanz*. - Ital.: *Coda di cavallo*. - Ruso: *Jvost koña*.

Se usa moderadamente en las afecciones de los riñones y vejiga; aumenta considerablemente la cantidad de la orina; bastan 5 gramos de la planta de cola de caballo en medio litro de agua hirviendo.

En dosis mayores podría producir daños, irritando los riñones demasiado.

Tomado en forma de té, es bueno contra las hemorragias de cualquier procedencia: pulmón, matriz, vejiga y corazón en la enfermedad de Basedow (bocio exoftálmico).

Por su propiedad diurética, da buen resultado, cuando hay hinchazón en las enfermedades provenientes de afecciones de los riñones, hígado y corazón. En la fiebre puerperal son muy indicados los lavajes vaginales de cola de caballo al dos o tres por ciento. Se hace dos veces por día a 40 grados de calor.

En caso de gonorrea (purgación), tómese té de cola de caballo y hágase con la misma infusión inyecciones uretrales.

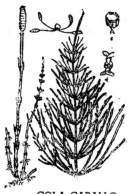

COLA CABALLO

Las inflamaciones de los ojos se curan con fomentos de té de cola de caballo. Hay que renovar los fomentos cada 15 minutos.

En diarrea con sangre y flujo se hace lavativas con la misma infusión al dos por ciento. (Vea también Angélica).

Cola de caballo crece en Catamarca, San Juan, La Rioja, etc., en lugares húmedos, cerca de pantanos y arroyos.

COLA DE CABALLO AGIGANTADA
(Equiseto agigantado o de las Antillas)
Lat.: EQUISETUM GIGANTEUM

Fr.: *Prêle géante, queu de cheval géante.* - Ingl.: *Gigant horse-tail.*
Ruso: *Jvost Gigantnavo koña.* - Ital.: *Coda di cavallo gigante.*
Alem: *Grosses Rosschwanz.*

Es muy conocida entre nosotros la cola de caballo agigantada. Esta planta abunda en los lugares pantanosos en toda Sud América. La aplicación más prominente en la medicina doméstica es el uso tanto interno como externo para conjurar hemorragias de diarreas y lo mismo de la piel. En las diarreas con sangre esta planta da excelentes resultados. Para el uso externo, como tópico, se emplean los tallos tiernos bien machacados y aplicados a las cortaduras. Es necesario antes de usar la planta lavarla bien con agua fría, para despojarla de polvo y tierra. Hay que lavarla en varias aguas. Para el uso interno en las disenterías con sangre, se emplea su polvo de veinte a treinta gramos para una dosis, es decir, para una toma; esta cantidad se toma dos o tres veces por día en una copa de vino tinto o en un poco de caldo frío. También se puede preparar un cocimiento con cuarenta o sesenta gramos de la planta bien picada y un litro de agua que tienen que hervir diez minutos. Este cocimiento se toma únicamente frío, por tazas, durante las veinte y cuatro horas, con o sin azúcar a gusto.

Es además un muy buen remedio para evitar la caída del cabello si se lava dos veces por mes con el cocimiento recién indicado más arriba.

En los casos de pérdida de pelo grave se puede lavar sin perjuicio dos o tres veces por semana. Las yemas de esta planta son comestibles con aceite y vinagre a manera de espárragos.

COLA DE QUIRQUINCHO. (Pillijan)

La cola de quirquincho que abunda en las sierras de Catamarca ha adquirido y con mucha razón la fama de curar la debilidad sexual y la impotencia. Para este fin se toma un té que se prepara con diez gramos de cola de quirquincho en medio litro de agua hirviente. Se reparte esta infusión para tomarla en tres veces durante el día. Es igual tomarla antes o después de las comidas, pero no conviene tomar café, ni abusarse del alcohol que contrarrestan los efectos de la cola de quirquincho y en vez de curar la enfermedad se produce un aumento de deseos sexuales y excitación.

Obra la cola de quirquincho en ambos sexos.

COLA DE RATÓN
Lat.: HELIOTROPUM INDICUM
Fr.: *Heliotrope des Indes, crête de coq.* - Ingl.: *Indian Turnsol.*
Alem.: *Krepsblume.*

La yerba se halla en abundancia en nuestra República, tiene como todas las plantas, varios nombres o sinónimos, pues se llama también borrajón, rabo de alacrán, cotorrera, etc., etc., y se usan sus hojas cocidas para hacer cataplasmas que sirven como resolutivas, que son muy indicadas para todos los dolores, granos, flemones, etc.

Un cocimiento con dos manojos de hojas y un litro de agua que se hace hervir diez minutos se usa para gárgaras y da excelentes resultados en casos de ronqueras, inflamaciones viejas de la garganta. Este mismo cocimiento y en fomentos cura rápidamente las almorranas.

COLA DE ZORRO
Lat.: ANDROPOGON PANICULATUS o ANDROPOGON CONDENSATUM

Un excelente remedio para aumentar la cantidad de orina, es el cocimiento de la raíz de Cola de Zorro. Se prepara con un manojo de la raíz picada en un litro de agua y se hace hervir durante diez minutos, y el cocimiento se toma por tazas. Abunda esta planta en la provincia de Santiago del Estero, Córdoba, etc.

Las mismas propiedades tienen las plantas "Zorra común", (Andropogón insulare); "La grama" (Andropogón schoemus); "La pata de gallina", (Sinosuseparius).

COLITA PELUDA
Lat.: ELINORUS CANDIDUS

Haciendo un té de esta gramínea que se prepara con un puñado de colita peluda y una botella de agua a la cual se agrega bastante miel o azúcar cande, sirve para tonificar los pulmones de los niños, curar toses, bronquitis y catarros bronquiales. Este té se toma a gusto y según la edad dos, tres o cuatro tazas por día.

Abunda la colita peluda en la provincia de Córdoba.

COLIRIO. (Ver Ben)

COLOFONIA
(Pez de Castilla. Brea seca)
Ruso: *Kanifol.*

Se hace hervir hasta obtener un líquido, cuatrocientos gramos de pez de Castilla en un litro de aceite de lino crudo. Se pasa con un pincel sobre unas hojas de revistas viejas y se obtiene un papel para cazar moscas. Las hojas tienen que ser de papel de ilustración.

Si el líquido resulta muy chirle, se pone más colofonia y menos aceite de lino.

COLOMBO
Lat.: LATEORHIZA COLUMBA
Ruso: *Kolumba-Koren.*

En la medicina doméstica como en las farmacias, se usa la raíz del colombo, que procede de la lateorhiza columba y de la palmata, pequeños árboles que crecen generalmente en las selvas del Africa Oriental y se cultivan en ciertas partes del continente sudamericano. Se vende la raíz en todas las farmacias del mundo, en forma de discos de medio a dos centímetros de espesor.

Se emplean de cinco a diez gramos de raíz en ciento cincuenta gramos de agua que tiene que hervir diez minutos. Se toman tres a cuatro cucharadas por día en los casos de malas digestiones, como tónico y para aumentar el apetito. Algo más fuerte la preparación, es indicada contra las diarreas crónicas para los adultos y niños. Da también buenos resultados en las fermentaciones, pues es también antiséptico.

La raíz contiene colombina, substancia amarga, químicamente indiferente, ácido colómbico amargo, berberina y 35 % de almidón y substancias mucilaginosas.

COLOMBO DE AMÉRICA (Colombo de Marieta)
Lat.: FRASERA WALTERI

El colombo de América tiene las mismas propiedades que el colombo (Cocculus palmatus), pero en escala mucho menor. Tiene además la virtud de ayudar las digestiones pesadas y lentas. Se toma una taza después de las comidas.

Para preparar el té se usa un pedazo del tamaño de una haba grande.

COLQUIYUYO

El zumo de las hojas instilado entre los párpados dos veces al día cura las nubes de los ojos.

Se halla en Corrientes y Tucumán.

COMIDA DE CULEBRA
Lat.: NETRERA DE PRESSA

Con manteca de cerdo y la planta machacada, se prepara una pomada que se usa en la medicina doméstica para curar heridas infectadas como ser. úlceras, llagas y cortaduras o tajos. La preparación se hace mezclando bien la planta machacada y la grasa de cerdo en un pocillo bien limpio, y luego se aplica con un lienzo sobre las partes enfermas.

COMINO
Lat.: CUMINUM CYMINUM
Fr.: *Cumin*. - Ingl.: *Cumin*. - Alem.: *Mutterkuemmel*. - Ital.: *Comino*. - Ruso: *Tmin*.

El comino tiene cualidades excitantes para el estómago, activa la digestión, impulsa la orina. Infusión de comino de 2 a 4 gramos sobre un litro de agua, calma los dolores provocados por cólicos, aumenta la leche y adelanta la menstruación. El comino pertenece a las 4 grandes clases de semillas de propiedades calefacientes (comino, anís, hinojo, culantro). El aceite de comino se extrae de la fruta, Oleum Carvi, se dan de 3 a 10 gotas cuando hay calambres en el estómago o falta de apetito.

Exteriormente se usa para pomadas y emplastos.

El aceite se usa para frotar. Cuando en los recién nacidos se notan nudos en las costillas, es principio de raquitismo, se prepara un aceite con el cual se hace frotaciones todos los días, de mañana y de noche.

Cuando los niños pequeños tienen ataques con calambres, se mastica una cucharadita de comino y se exhala este aliento en la cara de la criatura durante el ataque. Se entiende que tiene que ser la persona sana, con respiración limpia.

El comino es muy bueno para el estómago, y ayuda la digestión, expele los flatos y vientos. Hace orinar. Se puede usar interior como exteriormente.

Una bolsita de hilo llena de comino calentada y puesta sobre el vientre reparte los flatos y alivia los dolores. Comino machacado y rociado con vino caliente hace bien cuando hay dolores al oído, producidos por enfriamiento; también para el dolor de muela es muy eficaz.

CONDURANGO
Lat.: GONOLOBUS CONDURANGO

Se usa en la medicina doméstica la corteza de condurango, que tiene dos glucósidos, Conduranguina y una substancia amarga, resina y ácido tánico.

Desde hace muchísimos años, es empleado en Sud América el condurango, para curar el cáncer, sobre todo para el cáncer de estómago y también contra la sífilis. Fué recomendado también en Europa, por sus excelentes cualidades curativas en el cáncer del estómago, por primera vez en el año 1873, por el Dr. Friedreich.

Se emplean las diferentes preparaciones de condurango para combatir también las fermentaciones, curar los dolores de la úlcera y cáncer del estómago, para aumentar el apetito y contra las hemorragias (hematemesis) que estas enfermedades producen. Es muy indicado el condurango en la falta de apetito y debilidad del tubo digestivo de los tuberculosos.

La preparación de la corteza se hace con seis, ocho o diez gramos según los casos, en un cuarto litro de agua, haciendo hervir tres minutos.

De esta preparación se toman tres a cuatro cucharadas de las de sopa por día.

En las farmacias se puede conseguir el vino de condurango al diez por ciento, que se toma a razón de dos o tres pequeños vasos por día.

CONEJITO

De esta planta se emplean los tallos, las hojas y las flores a las dosis de 8 a 10 gramos en cocimiento en agua o leche.

Se recomienda con éxito en los casos de escorbuto, herpes, lombrices, dispepsias (digestiones difíciles), ictericia, hidropesía, sarna y gota.

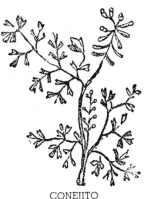

CONEJITO

CONGONA (Congonita cimarrona. Yerba amarga)
Lat.: PEPEROMIA INAEQUALIFOLIA

En ciertas partes se usa la congona como condimento. Contra los dolores del oído se introduce en el mismo unas gotas exprimidas del jugo diluído en un poco de agua. En forma de té es indicado en casos de flato.

C O N G O R O S A
Lat.: ILEX AQUIFOLIUM

Esta planta si fuera conocida como otras, habría desplazado muchos remedios y específicos venenosos para las enfermedades del estómago e intestino. Tiene la virtud de calmar los dolores más fuertes del estómago e intestino, mejor que la morfina, belladona, cocaína, etc., que son venenos poderosos, en los casos más difíciles y complicados como en las úlceras, retorcijones, cólicos, calambres, etc.

La preparación de este remedio se hace hirviendo durante cinco minutos veinte gramos de hojas de congorosa en un litro de agua y se toma en cinco veces durante el día, por tazas. Se puede tomar a gusto con azúcar. El alivio aparece en seguida y deja bien al enfermo.

Tomando tres tazas por día del cocimiento de congorosa cura las debilidades sexuales y la impotencia.

CONSUELDA (Pequeña)

(Yerba de San Antonio. - Oreja de asno)
Lat.: PRUNELLA, (SYMPHYTUM)
Fr.: *Brunelle*. - Alem.: *Prunelle*. - Ingl.: *Consound*. - Ital.: *Brunella*. - Ruso: *Okopnik Salny-Coren. Zivokost*.

Crece la consuelda en las praderas, en los campos desiertos, a lo largo de los caminos, etc.

Su tallo es cuadrado, duro y resistente, y no alcanza más de quince a veinte centímetros de altura. Sus flores son de un color violeta y están dispuestas en forma de una pequeña espiga en las extremidades del tallo. Sus hojas son ovaladas, un poco vellosas, más pálidas en su parte inferior que en la superior. Tiene poco olor y su sabor es algo amargo.

Se emplea la consuelda en la medicina doméstica como vulnerario, astringente y detersivo. Ella puede proporcionar grandes beneficios en las inflamaciones de la garganta, llagas de la lengua y encías, y en las enfermedades de la boca en general y sobre todo escorbúticas.

Se prepara para este fin un cocimiento de cuarenta gramos en un litro de agua, que se hace hervir veinte minutos. Se usa como gárgaras y buches cada tres horas. Mezclada en partes iguales con la verónica, infusionada en vino blanco, modera las pérdidas de sangre, quita los dolores nerviosos y apaga algo la fiebre. Es indicado en las úlceras del estómago y píloro. Se toma por vasos vineros, y los que no toman vino pueden hacer un té, y en vez de vino usar agua hirviendo, 40 gramos en un litro de agua. Para heridas se usa el mismo té y da buenos resultados lavándolas dos o tres veces por día.

La consuelda es la única planta que se usa con buenos resultados en la inflamación de la lengua, limpieza de la boca y piorrea.

Las hojas frescas machacadas con un poco de vinagre y aceite de rosas para formar una pasta aplicada sobre la frente, quita los dolores de cabeza, jaquecas y neuralgias.

CONSUELDA

Las hojas machacadas en partes iguales con la scabiosa y aplicada a tiempo, es decir sin pérdida de tiempo, cura el carbunclo. Conviene, sin embargo, si es posible, aplicar la inyección anticarbunclosa.

CONTRA-YERBA

Lat.: DORSTENIA CONTRAYERBA

Fr.: *Contrayerbe.* - Alem: *Widergift.* - Ital.: *Contraierva.*

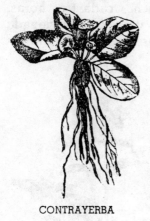
CONTRAYERBA

Baños tibios al 1 % y sahumerios curan la parálisis, si en general es curable.

El cocimiento de la raíz al 1 % se usa para hacer brotar el sarampión y la viruela.

Las hojas y las raíces bien machacadas se usan externamente para curar llagas malas y mordeduras de víboras.

Hay varias clases de contrayerba.

CONVALARIA

Lat.: CONVALLARIA MAJALIS

(Ver Lirio del valle)

COPAIBA

(Copai. - Bálsamo de copaiba. - Aceite de palo)
Lat.: COPAIFERA OFFICINALIS

Fr.: *Baume de copahu.* - Ingl.: *Officinal balsam of copavi. Copaiva.*
Alem.: *Copaiva.* - Ital.: *Copaiba.* - Ruso: *Copaiove.*

El bálsamo o resina de copaiba, vulgarmente llamado también palo de aceite, es el remedio más viejo y más conocido en todo el mundo en la curación de las enfermedades venéreas y especialmente en la purgación.

Es muy usado en todo el mundo el bálsamo de copaiba de la América del Sud, y sobre todo las copaibas del Brasil, de Cayena y de Colombia.

El jugo obtenido por incisiones del tronco contiene el ácido copáibico, resina cristalizable, amarilla de ámbar, que es soluble en el alcohol y en el éter, una esencia y una resina viscosa.

Por lo mismo, el bálsamo de copaiba es propiamente una oleorresina que se extrae de un gran número de especies del género de las copaiferas (Leguminosas).

En las farmacias el bálsamo de copaiba se presenta en un líquido denso, límpido, de color amarillo parduzco, de olor aromático, de saber acre, amargo y desagradable, y que no se disuelve en agua.

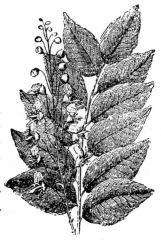

COPAIBA

Para curar las blenorragias no es indicado el bálsamo de copaiba al principio de la enfermedad, porque la irritación que produce en los lugares inflamados es perjudicial. Pero, al contrario, es muy bueno en los tiempos llamados subagudos, es decir, cuando ya no hay dolores al orinar. En estos casos se toma de un medio a dos gramos por día, o tres veces por día de a diez, quince o veinte gotas.

El bálsamo de copaiba sirve también para curar la bronquitis cuando hay secreciones abundantes.

Además, es también muy indicado para untar las partes enfermas de psoriasis, pues da con el tiempo muy buenos resultados. Se toman además 20 gotas del mismo bálsamo tres veces por día durante veinte días.

El jugo obtenido por incisiones del tronco del trébol contiene el ásido copáibico, resina cristalizable, amarilla de ámbar, una esencia y una resina viscosa.

COPALCHI
(Quina aromática. Quina blanca. Chacarilla)
Lat.: CROTON PSEUDO-CHINA
Fr.: *Cascarille.* - *Ingl.*: *Sweet wood. Sea side balsam.*

Abunda el copalchi o quina aromática en todo el continente americano; en nuestra república abunda en las provincias de Jujuy y Salta, como también en el Chubut y Chaco.

Con las hojas y sumidades florecidas se hacen baños para aliviar los dolores reumáticos. Para este fin, se hierven por separado 4 ó 5 manojos de las mismas, durante veinte minutos, en dos litros de agua y se agrega luego el cocimiento al agua de la bañadera.

El té, que se prepara con medio manojo de las cascarillas de la planta en un litro de agua, es un buen tónico, tomando tres tacitas por día, después de las comidas.

CORALINA BLANCA
Lat.: CORALLINA OFFICINALIS

Un té preparado con un puñadito de esta planta y tomado en ayunas mata las lombrices.

CORAZÓN
Lat.: ANONA RETICULATA
Fr.: *Corolosier reticulé.* - *Ingl.*: *Netted custar-apple.*

Las hojas, corteza y frutas verdes de corazón que abunda en el continente americano y sobre todo en las Antillas, tienen propiedades astringentes. Se prepara con un manojo de las enumeradas substancias y una botella de agua un té que se toma luego por tazas durante el día en las debilidades del estómago e intestinos, en las malas digestiones, en disenterías, en diarreas rebeldes y crónicas. En los casos graves, en vez de hacer un té se hace hervir estas hojas, corteza y frutos verdes cinco minutos en un litro de agua.

El polvo seco de los frutos verdes, desecados primeramente, en dosis de dos cucharaditas de las de café, en enemas, curan las diarreas rebeldes debidas a intoxicaciones o de origen nervioso.

Véase también la planta el guanábano, que tiene las mismas propiedades, pero más pronunciadas, y también la planta anón.

CORAZONCILLO

Lat.: HYPERICUM PERFORATUM

(Véase Hipericón)

CORAZÓN DE JESÚS

Lat.: MIKANIA OFFICINALIS

La aromática planta trepadora abunda en toda Sud América.

Un té preparado con un puñado chico para un litro de agua hirviente ayuda la digestión pesada y aumenta la cantidad de orina.

CORDONCILLO BLANCO

(Arbusto de hojas ásperas. Guiguillo blanco. Oyú-yú)
Lat.: PIPER SCABRUM
Fr.: *Bois chandelle blanc.*

Este hermoso arbusto se cría en toda Sud América. Tiene las mismas aplicaciones que el higuillo de olor a limón. Véase esa planta.

CORDÓN DE FRAILE (Ver Rascamonia)

CORDÓN DE SAN FRANCISCO (Ver Rascamonia)

CORNEIBA (Ver Arocira)

CORNEZUELO DE CENTENO
(Tizón de centeno)

Lat.: SECALE CORNUTUM

Fr.: *Blécornu*. - Ingl.: *Spurred rye*. - Alem.: *Mutterkorn*. - Ital.: *Segale cornuto*. - Ruso: *Sporinia*.

El cornezuelo de centeno es una degeneración especial del grano de centeno, que se produce especialmente en los años lluviosos. Esta degeneración puede alcanzar también al trigo y cebada.

Es un veneno poderoso a ciertas dosis; muchas veces se encuentra mezclado con la harina de trigo, y el que come pan de esta clase, siente al principio vértigos, después espasmos y convulsiones; con el uso prolongado se forman gangrenas en las extremidades inferiores, y si pronto no interviene el médico, la muerte es inevitable.

En medicina se usa contra las hemorragias de la matriz, de la nariz y de los bronquios.

Parteras de poca conciencia lo usan para apresurar el parto, lo que puede ser en extremo peligroso. Si después del parto hay hemorragias, y la matriz se contrae mal, su uso está indicado, no pasando en ningún caso más de 3 gramos de polvo en agua azucarada.

Es de recomendar el no usar el cornezuelo sin prescripción médica; en el campo se abusa demasiado de su uso, la causa por la cual se producen tantos partos difíciles, peligrosos y hasta mortales.

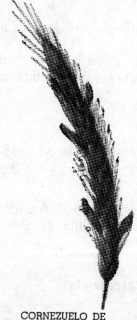

CORNEZUELO DE CENTENO

El pan que contiene mayor cantidad de cornezuelo de centeno se conoce por su tinte violáceo.

El cornezuelo de centeno contiene 34 partes de aceite amarillo, 2,75 de almidón, 1,000 de albúmina, 2,25 de inulina, 2,50 de goma, 2,25 de azúcar cristalizable, etc.

CORNIZO
Lat.: CORNUS MASCULA

Un té que se prepara con setenta gramos de la corteza de este arbolito y un litro de agua, es casi un remedio seguro para curar a las mujeres embarazadas, que tienen continuos vómitos, llamados vómitos incoercibles. Se toma este té durante el día, tres o cuatro días. El fruto de cornizo es comestible.

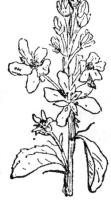

CORNIZO

CORONA DE FRAILE (Ver Amargón)

CORONA DE REY
(Meliloto. - Coronilla)

Lat.: TRIFOLIUM MELILOTUS
Fr.: *Mellot.* - Ingl.:: *Melilot trifoil.* - Alem.: *Steinklewer.* - Honingkiee. - Ital.: *Meliloto.* - Ruso: *Makovka.*

Esta hermosísima plantita bi-anual tiene una linda fragancia, sobre todo cuando se marchita y en el estado seco. Sus hojas están divididas en tres partes, por lo mismo viene su nombre latín de tri-folium. Sus bordes son como si estuvieran serruchados muy artísticamente. Las flores son amarillas, muy pequeñas y colocadas a las extremidades de las ramas.

Crece a lo largo de los caminos, en los fosos, en las orillas de los ríos y en los campos desiertos. Los animales comen con agrado esta planta.

Se usan en la medicina doméstica las flores y las hojas de esta plantita. Un té preparado con veinte gramos y un litro de agua sirve para curar los ojos inflamados y en los casos de conjuntivitis. Este mismo té, pero un poquito más fuerte, preparado con treinta gramos en un litro de agua, hace aumentar la cantidad de la orina si se toman dos o tres tazas por día.

El jugo de las flores recién exprimido e introducidas unas gotas en los ojos, dos o tres veces por día, hace que desaparezcan las cataratas y nubes de los mismos. El té, en la infusión indicada, es un buen desinfectante para lavar todas las heridas, úlceras, etcétera.

Fomentos calientes de corona de rey aplicados sobre las coyunturas inflamadas y doloridas en el reumatismo articular agudo, quitan rápidamente los dolores. Estos fomentos son buenos en las paperas.

Hervidas las hojas y flores en vino y aplicadas sobre el estómago en forma de fomentos calientes, quitan todos los dolores de este órgano.

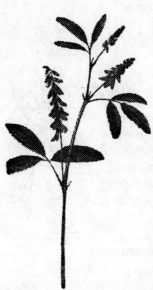

CORONA DE REY

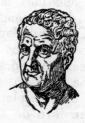

CLAUDIO GALENO (130 años antes de Jesús)
Fué el primero que describió el Aneurisma.

CORONA DE VIRGEN (Ver Batatilla de los campos)

CORONILLA (Ver Corona de rey)

CORRE-CORRE

Lat.: GERANIUM BERTEROANUM COLLA

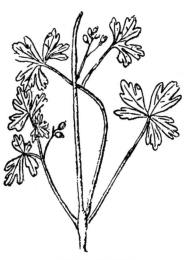

CORRE - CORRE

La raíz de corre-corre es un remedio excelente contra la piorrea y con su uso destruye los microbios que producen esta enfermedad y hacen afirmar nuevamente los dientes. Para este fin se hace buches con el cocimiento de veinte gramos de la raíz de corre-corre en un medio litro de vino tinto. Tiene que hervir cinco minutos. Los buches se hacen cuatro veces por día. Estos buches curan también las aftas de la boca y las inflamaciones de la misma.

También se usa la raíz poniendo un pedacito en la muela cariada, para quitar instantáneamente los dolores de la misma.

El corre-corre abunda en los campos.

CORREGUELA

Lat.: CONVOLVULUS ARVENSIS

Esta planta muy trepadora se encuentra en toda la República y países vecinos. Tiene propiedades curativas muy buenas. La raíz, en forma de un té tomado con miel, cura con el tiempo el asma.

CORTEZA DE CASCARILLA (Ver Cascarilla)

COSTO CON ESPICAS (Ver Caña cimarrona)

COSTO DE ARABIA (Ver Caña cimarrona)

COTOPERIS
Lat.: MELICOCCA OLIVAEFORMIS

Estos frutos, que abundan en las Antillas, son muy indicados para las enfermedades del pecho y para la preparación de limonadas. Para curar a los chicos de tartamudez se les da esta fruta para que la chupen, entre ocho a diez frutos por día.

CRATEVA GINANDRA (Ver Toco)

CRESCENCIA CUJETE (Taparo. Criolla)
Lat.: CRESCENTIA CUJETE
Fr.: *Calabassier commun ou a longues feuilles.* - Ingl.: *Calabash tree.*

Es un remedio muy conocido entre la gente del campo la aplicación de las hojas de este árbol, frescas y machacadas sobre heridas para contener la sangre y curarlas rápidamente. Con esta aplicación las cortaduras se cicatrizan muy pronto.

Con un puñado de corteza recién cortada, la cual se encuentra inmediata a la madera, se pica y se machaca bien y se hace hervir con una botella de agua hasta que una cuarta parte se evapore. Se toma luego por tazas para curar diarreas con sangre y sobre todo pujos. Mucho más cargado este cocimiento cura las almorranas inflamadas, igualmente el prurito y picazón de las partes genitales de la mujer (vulva), sobre todo en los flujos y en los casos de diabetes. Se aplican en estos casos fomentos calientes del cocimiento, dos o tres fomentos cada cinco o diez minutos a medida que se enfrían.

La carne del fruto tiene, sobre todo cuando está a punto de madurar y ya maduros, propiedades astringentes, vulnerarias y resolutivas muy apreciadas, pues dan siempre buenos resultados, tanto interiormente como sus explicaciones al exterior. Se exprime el jugo de los frutos y se usan de dos a seis cucharadas por día, según los casos. Mezclado con azúcar es muy indicado para curar la bronquitis crónica. En la tos convulsa (coqueluche o tos ferina) da excelentes resultados: se dan dos, tres o cuatro cucharaditas de las de café, según la edad del niño, hasta llegar a seis cucharaditas para los niños de diez años. Para este tratamiento se hace asar la pulpa en su propio casco, que se abre luego para sacar de él el jugo exprimiendo con una tela fuerte. El jugo se mezcla con dos partes de azúcar. Este jarabe tiene también propiedades algo laxantes y calmante. Vea cresencia.

CRESTA DE GALLO (Fedegoso)
Lat.: TIARIDIUM ELONGOTUM
Fr.: *Heliotrope des Indes. Crête de coq.* - Ingl.: *Indian turnsol.*

La planta abunda en casi todas las partes del continente americano. Se usa en la medicina doméstica, tanto para el uso interno como externo, para varias enfermedades, tanto las hojas como el jugo exprimido de las mismas.

Se hace un té al 1 % de las hojas que se usa para curar la tos asmática, toses nerviosas, toses convulsas, bronquitis y otras clases de toses. Este té más fuerte o cocidas las hojas en vez de la infusión, sirve para gárgaras cuando hay ronquera o inflamación de las amígdalas, y en fomentos y baños para las almorranas.

El jugo recién exprimido de las hojas frescas, una cucharada con otra cucharada de jugo de limón puestas en agua tibia para una lavativa, curan la disentería.

El jugo fresco mezclado con sal se usa para curar la sarna. Se hace con la mezcla fricciones tres veces por día.

Las cataplasmas de las hojas bien calientes curan los golpes y machucones.
En el Brasil la llaman fedegoso.

CRICA DE NEGRA (Ver Sonajero azul)

CRIOLLA (Ver Crescencia cujete)

CRISTAL DE ZABIL (Ver Zábila)

CRUCESITA (Galio cruzado. Crucianela)
Lat.: VALANTIA CRUCIATA

Un té que se prepara con toda la planta —es decir, con la raíz, tallo y hojas—, un puñadito para un litro de agua, fortifica el estómago y ayuda la digestión. Se toma una taza después de las comidas.

CRUCIANELA (Ver Corazón de Jesús)

CUAJA LECHE (Ver Galio verdadero)

CUASSIA AMARGA (Ver Quacia amarga)

CUASSIA ELEVADA (Ver Simaruba de Jamaica)

CUBEBA (Pimienta de cola)
Lat.: CUBEBA OFFICINARUM o PIPER CUBEBA
Fr.: *Poivre Cubebe.* - Ruso: *Kubeba.*

La cubeba se cultiva en Sud América. Sus frutos son bayas del tamaño de la pimienta, y de allí que se la llame pimienta de cola.

Los frutos secos se usan desde hace mucho tiempo para combatir las hemorragias, la incontinencia de la orina, los flujos blancos y amarillos de las mujeres, y también da buenos resultados en las pérdidas nocturnas (poluciones).

Obra también sobre el sistema nervioso en los casos de falta de memoria, insomnio y nerviosidad en general.

Tiene fama también de curar el asma y catarros crónicos pulmonares, jaquecas y evitar hemorragias cerebrales y demás enfermedades del cerebro porque, debido a sus efectos poderosos contra-estimulantes, hace llegar menor cantidad de sangre al cerebro y en esta forma queda este importante órgano descongestionado.

El tratamiento con la cubeba en las enfermedades mencionadas es el siguiente:

En las blenorragias se toma el polvo recientemente preparado de los frutitos, tres a cuatro gramos tres veces por día, durante nueve días seguidos. Durante este tiempo los enfermos de blenorragia deben descansar y alimentarse bien, porqque después de unos días —cuando la enfermedad ha dejado ya de molestar al enfermo, terminados los dolores tan fuertes al orinar, saliendo la orina casi natural y con facilidad, la hinchazón y las erecciones han desaparecido, el flujo es ya más blanco y menos espeso, habiendo disminuído notablemente la cantidad—, el enfermo siente una gran debilidad a pesar de su mejoría, está pálido y esta palidez no es debida a la intoxicación —o más bien a la infección— por los gonococos, sino al medicamento, que es al mismo tiempo un hipotensor, es decir, baja la presión de la sangre. La cubeba disminuye la fuerza y frecuencia de los latidos del pulso, y es debido a todo ello que nunca he recetado cubeba sin recomendar especialmente a mis enfermos que se alimentaran bien.

Pasados nueve días, los enfermos se componen rápidamente y bien, el pulso vuelve normal y fuerte como antes. El remedio, es decir el polvo de cubeba, hay que tomarlo en un té de tilo y luego beber una taza de agua caliente con azúcar. Una vez pasados los nueve primeros días del tratamiento se toman uno o dos gramos del polvo por día, durante una semana más.

En las demás enfermedades mencionadas más arriba, según el enfermo y su estado, se pueden tomar de uno a cinco gramos de polvo por día. A los asmáticos se les dará el polvo con té de ambay y con miel. A los niños que se orinan en la cama se les dará medio gramo, o algo más, según la edad, repartidos en cuatro tomas por día. La acción de la cubeba es en todos los casos rápida.

Lavajes para las enfermedades vaginales y uterinas se hacen con una cucharada de polvo hervido en un litro de agua durante cinco minutos.

La pimienta cubeba contiene como principio activo un aceite esencial llamado cubebeno y un ácido resinoso, el ácido cubébico. Su olor es bastante agradable, de sabor amargo y muy parecido al bálsamo de copaiba, que tiene más o menos las mismas aplicaciones que la cubeba.

CUERDA DE VIOLIN (Cipo)
(Fideo. - Planta sin pie. - Planta de bruja)
Lat.: CUCUTA AMERICANA
Fr.: *Cuscute d'Amérique. Corde à violon.* - Ingl.: *American dodder.* - Alem.: *Frauenhaar.*

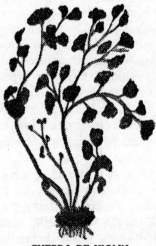

CUERDA DE VIOLIN

Esta bonita planta tiene propiedades laxantes, depurativas y sobre todo la cualidad muy interesante que produce buen humor si se toma en ayunas.

Se prepara con un manojo de esta planta bien picada y medio litro de agua, haciéndola hervir durante dos o tres minutos. Se toma esta preparación por tacitas durante el día, pero la primera debe tomarse en ayunas.

El tratamiento se sigue durante largo tiempo. Esta planta abunda en nuestra República.

CUERNOS DEL DIABLO (Uñas del diablo)
Lat.: MARTYNIA MONTEVIDENSIS
En el Uruguay usan un cocimiento de las hojas y de las semillas de la planta cuerno del diablo para curar las inflamaciones de los ojos. Vea la planta martinia.

CUFEA ANTIVENÉREA
Lat.: CUPHEA ANTISIFILICA
Fr.: *Suphée Antisiphilique.*

Esta yerbecita que se encuentra en abundancia en los lugares húmedos, sobre todo en las Antillas, es usada, y con buenos resultados, como un gran purificador de la sangre.

En las enfermedades sifilíticas, y en otras enfermedades donde se quiere purificar la sangre, se toma a pasto la preparación de uno o dos manojos de toda esta planta bien picada, hervida unos minutos en un litro de agua. Se puede tomar con azúcar o miel, a gusto.

Hay que seguir el tratamiento con constancia, un largo tiempo, para que se note el efecto.

CULANTRILLO
Lat.: ADIANTHUM CAPILLUS
Fr.: *Capillaire.* - Ingl.: *Maidenhair.* - Alem.: *Uenhaar.* - Ital.: *Capelvenere.* - Ruso: *Volosatik.*

La infusión teiforme de esta planta al 1 % se emplea para combatir los males del pecho, para ayudar la expectoración, aumentar el apetito y facilitar la digestión, en reumatismos, para calmar los dolores y sequedad de la garganta.

Se toman 8 a 10 cucharadas soperas por día, media hora después de comer.

A las parturientas aumenta las fuerzas, tomando cada dos horas una cucharada de la infusión indicada. Corrige las reglas.

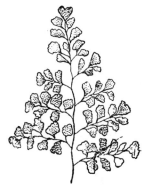

CULANTRILLO

CULÉN
Lat.: PSORALEA GLANDULOSA
Fr.: *Psorale.*

La infusión de la corteza al 1 % se usa en el empacho de los niños y contra la diarrea, en dosis de una cucharada sopera cada dos horas; la infusión de la raíz del 5 al 10 % es vomitivo.

Una propiedad bien marcada del culén es de disminuir la cantidad de azúcar en la diabetes azucarada (mal de azúcar). Se infunden 30 gramos de los palos descorticados en un litro de agua hirviendo; toda el agua se toma en 24 horas. Otra forma más es la siguiente preparación: Se toman cien gramos de brotes de culén y se les pone a hervir en un litro y medio de agua hasta que el líquido quede reducido a 1 litro y se toma todo en las 24 horas, 15 días siguiendo el régimen diabético.

La infusión de hojas verdes al 2 % ahuyenta las lombrices.

Es un arbusto que se halla en todo el Uruguay y Chile.

El culén contiene resina, aceite esencial volátil, tanino, etc.

CUPUISA (Ver Guacimillo)

CURANGA
Lat.: SCUTELLARIA INDICA
Fr.: *Sculcap d'Inde.* - *Ingl.*: *West Indian Scullcap.*

Un puñado de las hojas de curanga en un litro de agua hirviente es una bebida para todas las fiebres. Se toma frío o caliente con azúcar.

CURUPAY-JATA (Ver Angico)

CURCUMA (Gengibrillo)
Lat.: CURCUMA
Fr.: *Curcuma Souchet o safran des Indes. Terra merita.* - *Ingl.*: *The long rooted turmerio.* - *Alem.*: *Kurkume - Gelbwurz.* - *Ital.*: *Curcuma.* - Ruso: *Kurkumel - Indieski Schafran.*

Hay varias curcumas pero todas tienen más o menos las mismas propiedades medicinales. Las propiedades curativas son muy parecidas a las del gengibre. Por lo mismo se puede usar la curcuma como el gengibre. Los indios orientales emplean el gengibrillo para condimentar sus comidas. Hay una variedad de curcuma que abunda en Puerto Rico, el gengibre amargo o gengibre cimarrón y también tiene las mismas propiedades que los otros curcumas que crecen en la India, Madagascar, Java, China y Sud América.

En la medicina doméstica se usa la curcuma como diurético, es decir, como un remedio para aumentar la cantidad de orina en casos de hidropesía, etc. Es también indicado en las enfermedades del hígado, cuando hay complicaciones por los intestinos. Excelentes resultados da para regularizar la menstruación, si ella viene atrasada o adelantada o irregular. Ayuda también a tener un parto bueno, sin grandes dolores.

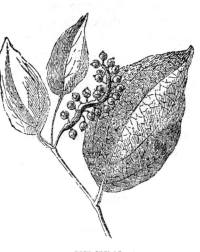

CURCUMA

Las espigas frescas, recién sacadas y apretadas con la mano, hacen salir un jugo bastante abundante, de un color cristalino y olor aromático. En las enfermedades mencionadas se toma de este líquido dos o tres cucharadas, dos o tres veces por día. Con el jugo y azúcar se prepara un dulce que es muy sano para la debilidad del estómago.

Una tintura preparada con alcohol fuerte y curcuma da buenos resultados para calmar los dolores reumáticos usando la misma en fricciones.

Unas dos o tres cucharadas del jugo de curcuma por día alivian notablemente los escalofríos en el paludismo.

CUSCUTA
(Peluca, - Cabello del diablo)
Lat.: CUSCUT ARGENTINA
Fr.: *Cuscute*. - Ingl.: *Heelweed of Argentine*. - Alem.: *Argentinisches frauenhaar*. - Ruso: *Povilika Povilitza*.

En nuestra República y países vecinos abunda en gran escala la cuscuta. Se trata de una planta parásita, parecida a otras plantas parásitas.

Sus tallos, desprovistos de sus hojas, tienen pequeñitas escamas, estando guarnecidas de muchísimos filamentos blanquecinos que se unen y se juntan con la ayuda de zarcillos alrededor de algunas plantas cultivadas, en particular de la alfalfa, el lino, la vid, y apropiándose de sus jugos nutritivos, termina poco a poco por matarlas.

Para conseguir una rápida cicatrización de heridas y al mismo tiempo mantenerlas limpias, se usa el cocimiento de cuscuta seca o también fresca, que se prepara haciendo hervir sesenta gramos de cuscuta durante media hora en un litro de agua. Una vez fría se filtra. Para heridas rebeldes se puede agregar unas gotas de alcohol alcanforado. Este cocimiento da buenos resultados para curar también úlceras varicosas.

Tiene buenas propiedades en las afecciones del hígado, sobre todo en retención de bilis y al contrario cuando ésta existe en demasía. También da buen resultado en los hígados perezosos y cálculos. Es además muy buena para purificar la piel de las manchas, pecas, etc.

Para este fin se prepara un té con la cuscuta seca y se toma todas las noches una taza antes de acostarse. El mismo té hace más efecto si se mezcla con anís verde y badiana, todo en partes iguales. La cantidad de cuscuta es una buena pulgarada para el té que se tomará.

CUSPA (Angostura)
Lat.: CUSPARIA ARGENTIFERA
Fr.: *Angosture vraix*.

La corteza de cuspa se usa para combatir todas clases de fiebres. Se prepara con una cucharadita de las de café de esta corteza para un litro de agua, que tiene que hervir dos minutos. Se toma esta preparación por tazas durante el día, con azúcar o con miel.

La corteza de angostura es también tónico muy usado en la anemia para recuperar las fuerzas, lo mismo en las enfermedades escrofulosas, escorbúticas y en estados de debilidad en las vías digestivas.

Da también buenos resultados en los vómitos y debilidad del estómago. La cantidad que se toma es de lo que cabe en la punta de un cuchillo hasta media cucharadita en un poco de vino, varias veces por día, poniendo cada vez la misma cantidad de corteza triturada o pulverizada.

CUAPA (Ver Angostura)

CUTUBEA DE FLORES EN ESPIGAS DENSAS
Lat.: CUTUBEA DENSIFLORA. CUTUBEA SPICATA
Fr.: *Countoubée blanche*. - Ingl.: *White cutubea*.

Véase las propiedades y aplicaciones del trébol febrino de las Antillas, pues son las mismas.

CHACHA-CUNA (Chachacoma)
Lat.: SENECIO ERIOPHYTON

La infusión de la raíz al 2 % tomada tres veces al día de a una taza, bien caliente y dulcificada con miel de abejas, es el mejor remedio contra la tos catarral de los ancianos.

Dicen que el ex-presidente Sarmiento prolongó su vida lo menos 20 años debido a esta raíz.

Crece en la cordillera de Mendoza, San Juan y La Rioja.

CHAL-CHAL
Lat.: SCHMIDELIA EDULIS

Este hermoso arbusto produce un fruto que es empleado en la medicina doméstica como tónico general y depurativo de la sangre. Es indicado en reumatismo.

Hay varias formas de preparar el remedio, pero la más común es en una forma de chicha.

CHAMICO
(Estramico, yerba hedionda, trompetilla)
Lat.: DATURA STRAMONIUM
Fr.: *Pomme Epineuse.* - Ingl.: *Devl's apple.* - Alem.: *Stechapfel.*
Ital.: *Pomo spinoso.* - Ruso: *Durman.*

Las hojas secas pulverizadas y echadas sobre brasas producen un humo, que aspirado por la boca y nariz, calma el ataque de asma. Hojas que se han dejado secar durante dos años pierden esta propiedad. De hojas de salvia y de chamico en partes iguales se hace un cigarrillo en papel o se fuma en pipa para aliviar el ataque de asma.

Hojas y semillas frescas machacadas y hervidas en aceite se emplean en fricciones contra el reumatismo y golpes.

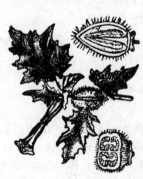

CHAMICO

Hierba y semilla de esta planta contienen un fuerte narcótico, cuyo efecto es mayor en la espina dorsal y nervios de bajo vientre. También se emplea en diversas enfermedades nerviosas, males reumáticos y dolorosos, frenopatía con propensión sexual, epilepsia, parálisis y tos convulsa. La hierba seca se usa para hacer cataplasmas y fomentos. Fumando esta hierba seca ayuda la cura de asma y pleurospasmo.

En homeopatía se emplea el jugo fresco mezclado con alhocol etílico o el extracto de la semilla, para enfermedades nerviosas y mentales, meningitis, epilepsia, baile San Vito y fiebres nerviosas, que se presentan después del cólera y sarampión, escarlatina, etc.

Se dan al enfermo 1 ó 2 gotas del extracto puro, o también 1, 2 ó 3 gotas rebajadas cuando hay enfermedades cortas cada 4-6 horas, para enfermedades largas 1 ó 2 veces al día. Esta planta, particularmente fruta y semilla, son un poderoso veneno.

El envenenamiento por chamico se conoce: sequedad de la boca y garganta, semblante colorado, pulso rápido, las niñas de los ojos dilatados, dolor de cabeza, mareo, delirio, convulsiones, vómitos y diarrea, a veces con sangre.

Contraveneno: lo más pronto se da un vomitivo; si no hay otro a mano, se hace beber agua tibia y con una pluma de gallina se toca el fondo de la garganta. Después del vómito se bebe café sin leche y una taza de té de roble (véase Encina). No hay que tardar en acudir al médico, pues el veneno de chamico es, como hemos dicho, poderoso.

El chamico abunda en todos los campos y sobre todo en lugares húmedos.

CHAMISA

Lat.: DODONIOEA VISCOSA

Esta planta es usada en casi toda Sud América para hacer madurar abscesos, flemones, etc. Se hace hervir para este fin unos dos manojos de hojas en un litro de agua durante diez minutos y se aplica en fomentos calientes sobre los flemones cada quince minutos, luego se envuelve las partes enfermas con franelas calientes.

CHAÑAR

Lat.: GOURLIEA DECORTICANS

La fruta es comestible y limpia los riñones y vejiga. Fortifica el pecho. Abunda esta planta en Mendoza, Córdoba y San Luis.

CHAÑARCILLO

La infusión al 2 % tomando 4 veces al día en un vaso vinero detiene la disentería y demás diarreas.

Se halla en las sierras de Córdoba.

CHARRÚA
Lat.: REBULNIUM BIGEMINUM

Para curara las enfermedades de carácter malo que salen en la piel, se hace un cocimiento de charrúa al 2 % y se lavan con esta agua 4 ó 5 veces por día.

Es una yerba trepadora de las sierras.

Las hojas y flores cocidas, 30 gramos en un litro de agua y tomado por copas, son un remedio seguro en la colitis (diarreas) crónicas en los adultos y chicos.

CHAULMOOGRA (Aceite de)
Lat.: CHAULMOGRA

Este aceite se extrae de las semillas de una planta llamada Toraktogenos Kurzii King (familia de la Bixáceas), que crece sobre todo en la parte oriental de Bengala, en el Assam y en Birmania. Este árbol alcanza de once a dieciséis metros de altura. Su fruto es globoso, del tamaño de una papa, y contiene las semillas.

El aceite de chaulmoogra es tan espeso como la manteca, de color amarillento. Su gusto es acre y el olor característico. Contiene varios ácidos y uno que sobresale llamado ácido chaulmoógrico (isómero del ácido linólico). Su acción local es irritante y se ejerce tanto sobre las vías de introducción como en las de eliminación: pulmones, riñón, etc.

Obra como el mejor medicamento en las enfermedades leprosas, como asimismo en otras enfermedades de la piel.

Por la boca se usa de medio a un gramo por día. Los médicos emplean el aceite preparado, en inyecciones hipodérmicas, en enemas y en pomadas. En la medicina doméstica, en lugares donde crece este árbol, se prepara de las semillas sin la cáscara, con grasa de cerdo o manteca de vaca bien machacadas, una pomada que se usa para curar, úlceras sifilíticas, cancerosas y leprosas.

CHEPICA DULCE
Lat.: PASPALUM VAGINATUM

La chepica dulce abunda en muchos campos. En los casos de hidropesía, hinchazones, cálculos de los riñones, se toma un cocimiento de la raíz de chepica dulce, que da magníficos resultados. Se puede tomar varias tacitas por día. La preparación se hace con un puñado de la raíz para un litro de agua, lo que se hace hervir durante diez minutos.

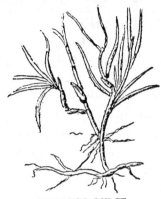

CHEPICCA DULCE

CHICHÁ
Lat.: STERCULIA CHICHA

Las semillas de este árbol, cuyo sabor es muy agradable, son muy indicadas para las personas que sufren de dispepsias o malas digestiones.

Abunda en toda Sud América. En la República Argentina, en la gobernación de Misiones.

CHILCA (Ver Chiquilla)

CHINA (Ver Donguey legítimo)

CHINCAPÍN (Castaña)
Lat.: CASTANEA PUÑITA

Se usa la corteza de chincapín para curar diarreas crónicas. Se prepara para tal fin un cocimiento con un puñado de la corteza en un litro de agua haciendo hervir tres minutos. Se toman tres tacitas por día.

CHINELA (Ver Diamela)
CHINCHILLA (Ver Chiquilla)
CHINCHÍN
Lat.: POLIGALA THESIOIDES

La infusión de la planta al 1 %, tomada en tiempo oportuno, se usa contra la retención de la orina. En infusión más concentrada es purgante.

CHIO
Lat.: POLIGALA GLANDULIFERA

Un té preparado al 2 % de chio, da excelentes resultados en todos los casos de la retención de la orina.

CHIPI-CHAPE
Lat.: KRAMERIA ILUCA

El cocimiento de la raíz al 2 % se usa externamente en lavajes contra el flujo blanco, inflamaciones purulentas de los ojos, pezón lastimado, almorranas procedentes e inflamadas.

Internamente se toman tres tazas diarias de un cocimiento de raíz al 1 % contra diarreas crónicas y disenterías. Hervida en partes iguales de hojas de lampaya y tomada a la misma dosis, se emplea contra la gonorrea (purgación)

CHIQUILLA
(Chilca, Chinchilla, Zuico)
Lat.: TAGETES MINUTUS

La infusión al 2 % tomada tres veces por día en una copa vinera hace desaparecer la inflamación del estómago. Cuando el dolor es largo, se prepara una rebanada de pan criollo que se hace tostar, luego se moja en vino seco, se polvorea con canela y se aplica en la boca del estómago.

Se halla en la provincia de Buenos Aires; en Córdoba la conocen con el nombre de chilca, en Entre Ríos con el de chinchilla y en Tucumán por zuico.

CHIRCA
Lat.: EUPATORIUM MONTEVIDENSIS

Abunda esta planta en toda Sud América.
Tiene los mismos usos y propiedades medicinales que el eupatorio.

CHIRIMOYA
Lat.: ANONA
Ruso: *Smetanoye Yabloko*.

Para ahuyentar los piojos de la cabeza se hace polvo machacando la semilla de chirimoya y se pone en toda la cabeza al acostarse, envolviéndola con un pañuelo.

Crece en Orán, Jujuy, Salta y Corrientes.

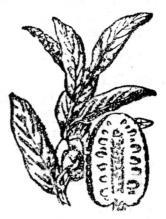

CHIRIMOYA

CHIRIVIA DE TOSCANA
Lat.: SIUM SISARUM

Se usa en la medicina doméstica un puñado de los frutos de esta planta para un litro de agua, en forma de té. Se toman tres tazas por día en todos los casos en que hace falta aumentar la orina, como en las enfermedades del riñón y de la vejiga.

Este mismo té es muy indicado en los primeros días de la menstruación, cuando las reglas son escasas.

CHITÁN
(Fresnillo. Díctamo. Fraxinela. Díctamo blanco)
Lat.: DICTAMUS ALBUS

Las flores blancas del chitán, que se encuentran dispuestas en racimos terminales, son usadas para estimular el apetito y ayudar la digestión. Con quince a veinte gramos de estas flores se hace un té para un litro de agua, y se toma una taza cada media hora antes de las comidas.

Este mismo té quita las palpitaciones nerviosas del corazón, aumenta la cantidad de orina y mantiene limpio el tubo digestivo, matando vermes intestinales y amebas.

La raíz seca de chitán sirve para curar estomatitis y demás inflamaciones de la boca, encías y lengua. Para este fin se hace hervir unos cinco a diez gramos de la raíz en un litro de agua durante una media hora, y una vez tibia se usa en forma de buches.

COCHITO (Ver Sonajero azul)

CHUFAS
Lat.: CYPERUS ESCULENTUS
Ruso: *Moskoi Sitnik.*

Las chufas, como todos sabemos, son usadas como refrescante, tanto en jarabe como en dulces. Es un refresco sano y se toma generalmente en el sarampión y demás enfermedades febriles.

DAFNE
(El mecerón. Leño gentil. Laureola hembra)
Lat.: DAPHNE MEZEREUM
Alem.: *Seidelbast Kellerhals.*

Es una planta muy venenosa y por lo mismo no conviene usarla. Sin embargo posee propiedades en la curación de la tuberculosis de los huesos.

Únicamente un médico puede recetar este remedio preparado en las farmacias, para su uso externo.

DÁTILES (Palma de dátiles)
Lat.: PHOENIX DACTYLIFERA
Fr.: *Dattier Cultivé.* - Ingl.: *Cammon Date tree.* - Alem.: *Dattelpalme.* - Ital.: *Dattieri.* - Ruso: *Finik.*

La planta de dátiles se halla con bastante frecuencia en las Antillas, donde se ha aclimatado muy bien y produce muchos frutos que son usados con los mismos fines como los de África.

Los dátiles se arrancan verdes de la planta y se dejan expuestos al sol hasta que tomen un color rojizo. Su sabor deja de ser áspero y astringente para volverse dulce y muy azucarado.

La pulpa del fruto es carnosa y presenta una ligera cualidad astringente unida a otras eminentemente tónicas y calmantes, y por lo mismo es comida con este fin.

Desde el tiempo de Hipócrates se emplean los dátiles en decocción para curar las diarreas.

Los dátiles tienen propiedades conocidas para fortificar el estómago, el intestino y muy especialmente la matriz. Es especialmente recomendado en la desnutrición y en el no poder asimilar los alimentos (marasmo), en las hemorragias y las colitis crónicas.

Tienen, además, propiedades muy pronunciadas en el tratamiento de la gota, enfermedades de la vejiga y del riñón.

Se emplea con mucha ventaja para preparar tisanas, bebidas, cocimientos, etc., como emolientes y pectorales a la vez en la tos y todas las enfermedades de los pulmones.

Para este fin se pone a hervir un manojo grande de dátiles y pasas, si se puede, porque son más suaves, despojadas del hueso, y picadas en pedacitos en un medio litro de agua. Luego se endulza el cocimiento con jarabe de goma o de culantrillo. Se bebe tibiecito la cantidad de que desee durante el día.

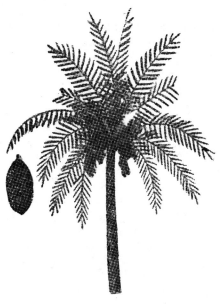

DATILES

Los carozos de los dátiles son usados para apurar el parto, como el cornezuelo de centeno, y para curar la incontinencia de la orina.

Las personas delicadas y débiles que comen dátiles en exceso sufren en seguida dolor de cabeza, vómitos y cólicos, a pesar de que se trata de un excelente alimento.

No es verdad que la ingestión en abundancia de dátiles produce melancolía, trastornos de la vista y mal humor. Se cree esto debido a que en África, donde ciertos habitantes se alimentan exclusivamente con dátiles, padecen de estas enfermedades.

Estas enfermedades, efectivamente, existen entre los africanos, pero no tienen nada que ver con los alimentos, sino que obedecen a otras circunstancias de la vida, costumbres, miseria, etc.

Los dátiles contienen mucílago, goma, albúmina, azúcar que no cristaliza, azúcar que cristaliza y parénquima.

Los datileros llegan a una altura de veinte, veinticinco y treinta metros. Tienen la particularidad de no crecer hacia arriba antes de desarrollarse todo el ancho del tronco.

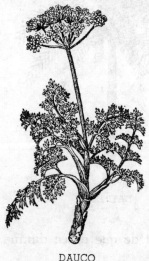

DAUCO

DAUCO CRETICO
Lat.: ATHAMANTHA CRETENSIS
Alem.: *Augenwurz.*

El uso en la medicina doméstica del dauco cretico es muy conocido en Europa para provocar el aumento del sudor, la cantidad de orina y para las mujeres una buena menstruación. Es más fácil usar las semillas en forma de té al 1 %; se toma una o dos tazas.

Tomando el té con constancia curan también las toses crónicas.

DEDAL (Ver Digital)

DEDERA COLORADA (Ver Digital)
DEDERA ENCARNADA (Ver Digital)
DEMAJUAGA (Ver Emajagua)
DETENDOR DE BUEYES (Ver Gatuña rastrera)

DIAMELA
(Chimela. Sambac. Jazmín de Indias)
Lat.: NYCTANTES SAMBAC
La diamela se cultiva en muchos parques y jardines por sus hermosas flores, como planta de adorno y especialmente por su olor delicioso.
  Se emplea con muy buenos resultados para curar el asma, bronquitis, catarros pulmonares y tosos en general. Para estos fines se machaca bien un manojo de la raíz de este arbusto y se hace hervir quince minutos en un litro de agua. Lo mismo se hace un té con un manojo de flores. Se toma por tazas, caliente y con miel. Los diabéticos tomarán este té con una tabletita de sacarina en lugar de miel.

DIAPANA (Ver Ayapana)
DICTANO (Ver Chitán)
DIENTE DE LEÓN (Ver Amargón)

DIERVILLA
Lat.: DIERVILLA TOURNEFOLLI
El cocimiento de los tallos, un puñadito para un litro de agua, que tiene que hervir diez minutos, es buen remedio en las enfermedades de reumatismo, gota y sobre todo en la sífilis. Es un buen depurador de la sangre. Se toman tres a cuatro tacitas por día.

DIGITAL
(Dedacera encarnada. Dedal. Dedal colorado)
Lat.: DIGITALIS PURPUREA
Ruso: *Naperstotchnaya trawa*. - Fr.: *Digitale*. - Alem.: *Roter Fingerhut. Waldgloecklei Fingerpiepen*.
La planta digital crece en las montañas de Cerdeña, pero se cultiva también en gran escala en nuestra República.

como en todo el continente americano. En los jardines es planta de gran adorno por su encantador aspecto y especialmente por sus hermosas flores.

La raíz es gruesa y muy ramificada. Su tallo está cubierto de un vello espeso. Las hojas (folia digitalis), que son usadas en medicina, son diferentes a las demás hojas de la misma planta, pues tienen unos treinta centímetros de largo, de siete a ocho centímetros de ancho, limbo dentado, forma oval prolongada y pecíolo alado.

Las hojas inferiores están dispuestas en forma de rosetas y las superiores son alternas, más pequeñas y dentadas. Las flores están dispuestas en racimos terminales de forma piramidal o cónica. El color de la flor es muy purpúreo.

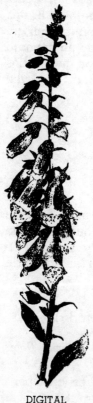

DIGITAL

Las hojas de digital que se usan en medicina deben ser recolectadas durante el segundo año de vida de la planta y algo antes de que ésta florezca. Tienen que ser secadas a la sombra y después en un horno; una vez terminadas estas maniobras se las guarda en frascos de vidrio bien tapados.

Estas hojas pierden sus propiedades curativas después de un año, y hay que tirarlas porque pueden quedarse con un veneno.

Las hojas más pequeñas son las de mejor rendimiento. Doy estos detalles porque se trata de una planta que hace poco nuestro gobierno ha prohibido exportar, reglamentando la explotación de la misma.

Es una planta muy útil en manos de un buen médico y muy peligrosa en manos inexpertas. En las farmacias se la expende bajo prescripción médica, siendo un excelente remedio, muy enérgico y sedativo para el corazón y riñones. Es además indicada en las enfermedades de la circulación, hemorragias, asma, bronquitis, afecciones nerviosas, hidropesía, enfermedades del intestino e hígado (acción vasoconstrictora).

El médico tiene que vigilar a su enfermo cuando le da digital o los principios activos de la planta, especialmente el alcaloide llamado digitalina. Existe el peligro de la acumulación, de manera que un enfermo que está tomando digital y que durante dos o tres días no experimenta ningún efecto, reacciona de un momento a otro como si hubiera tomado todas las cantidades anteriores de una sola vez. Para evitar esta acción, siempre conviene interrumpir la administración de esta droga durante unos días. No aconsejo a mis lectores usar digital por la boca.

DINNA (Ver Baobal)

DIVIDIVI (Libidibi. - Garobilla)
(Véase también Aroma olorosa y Libidibia coriaria)
Lat.: CAESALPINIA. CORIARA

Este árbol tiene poderosas propiedades astringentes. Las partes usadas en la medicina doméstica son la corteza, hojas y los frutos, tanto verdes como secos.

Para su uso, tanto interno como externo, la preparación se usa en igual forma, que se prepara con un manojo de sustancias, tanto da que sean hojas, corteza, etc., los que se hacen hervir en un litro de agua durante cinco o seis minutos.

Se toma interiormente como un astringente, sobre todo en las diarreas crónicas.

Exteriormente se usa para lavar heridas viejas, eczemas húmedas, etc.

Las frutas secas de dividivi, además de ser usadas como astringente en la medicina, sirven también para teñir y curtir.

DON DIEGO DE NOCHE (Ver Maravilla)

DONGUEY LEGITIMO
(Esquina. China. Esquina falsa)
Lat.: SMILAX PEUDO CHINA
Fr.: *Salsapareille fause squine.*

La esquina o china crece en abundancia en nuestra República y repúblicas vecinas. Tiene esta planta casi las mismas propiedades como la zarzaparrilla y por lo mismo es indicada en las mismas enfermedades. Su preparación es análoga a la de zarzaparrilla.

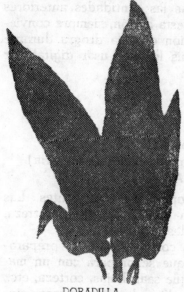

DORADILLA

DORADILLA
Lat.: BLECHNUM OCCIDENTALE

El té de doradilla es muy bueno para nerviosos, neurasténicos e histéricos.

Según Abregú, no hay remedio más eficaz para curar los constipados que acarrean la muerte algunas veces, que la infusión teiforme de la doradilla al 5 %. Se toma al acostarse en una copa vinera.

La infusión teiforme al 1%, tomada tres veces por día en una copa vinera, disuelve los cálculos del hígado y vejiga.

DORADILLA DE LA TIERRA
(Doradilla de las Antillas)
Lat.: ASPLENIUM SERRATUM
Fr.: *Doradille en Scie.* - *Ingl.*: *Toothed-leaved Spleen-wort.*

En la medicina doméstica se usan la raíz y las hojas de esta planta.

Se prepara con un manojo de la raíz bien machacado, o con un manojo de las hojas, en un litro de agua hirviente, un té del que se toman tres tazas por día, con o sin azúcar.

Este té da muy buenos resultados en las obstrucciones del hígado y en el histerismo. Las personas nerviosas y los que padecen de un tic nervioso, encontrarán un excelente alivio tomando este té.

DORADITA

Lat.: POLYPODIUM VACCINOFOLIUM

Este helecho abunda en toda Sud América y crece en los montes, sobre algunos árboles.

Con un manojo de esta planta en un litro de agua se obtiene un cocimiento que da muy buenos resultados en las inflamaciones de la garganta. Se usa en forma de gárgaras.

Lo mismo se puede usar este cocimiento para lavajes, en los casos de flujos blancos o amarillos de las mujeres. Baños calientes con cocimientos de este helecho, alivian mucho a los reumáticos.

DUBOISINA

Lat.: DUBOISIA MYOPOROIDES

Es un arbusto espontáneo que crece en Australia y en Nueva Caledonia, como también en ciertas regiones de Sud América.

Las hojas de esta planta contienen un alcaloide, la duboinsina, que es muy tóxico. Por lo mismo no aconsejo el uso casero de esta planta.

Únicamente un médico puede recetar estas substancias en caso de histero-epilepsia, en las neuralgias de las histéricas y en ciertos casos de locuras.

Contra la enfermedad de Basedow (bocio exoftálmico o coto), dan muy buenos resultados las aplicaciones de fomentos cuya preparación se hace en forma de té con doce hojas en un litro de agua. Estos fomentos se aplican tibios, tres veces por día, sobre las partes enfermas.

DULCAMARA
(Dulce amargo, viña silvestre)

Lat.: SOLANUM DULCAMARA

Fr.s Douce-amère. - Ingl.: *Bitter sweet. Woodynigtshade.* - Alem. *Bittersüs nachtschatten* (*Bittersüss*). - Ital.: *Dulcamara.* - Ruso: *Psinki. Lesi Grozd.*

Antes ha sido la raíz (Radixdulc-amaral) officinal, y ha sido usada contra la tos, asma, ictericia, etc. Hoy día se usan en la medicina doméstica las ramitas con las cuales se hacen cocimientos para purificar la sangre.

Se prepara veinte gramos de ramitas en un litro de agua hirviente durante diez minutos. Este cocimiento se toma cuatro veces en el día para curar el reumatismo y para purificar la sangre en general, en las enfermedades como la sífilis y enfermedades de la piel. Da buenos resultados en la ciática, gota, herpes, hidropesía, erupciones, granos, toses crónicas, etc., pero disminuye los deseos sexuales. No hay que abusar de esta planta y no aumentar la cantidad indicada.

Las hojas de dulcamara machacadas y mezcladas con miel y vinagre curan las costras verdes que se forman en la cabeza (favus), untándolas en forma de pomada.

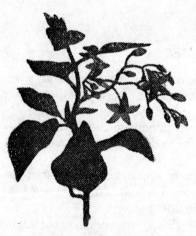

DULCAMARA

El mismo cocimiento indicado sirve para hacer lavajes en las cosas de flujos crónicos blancos o amarillos de las mujeres.

Los tallos contienen solanina.

DURAZNILLO
Lat.: RUPRETCHEA POLYSTACHYA

La infusión de sus hojas a la dosis de veinte gramos por cada litro de agua, se usa para curar las disenterías y las diarreas. La misma infusión se emplea en enemas.

El cocimiento de duraznillo se emplea con resultados para las inflamaciones de la matriz.

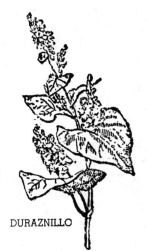
DURAZNILLO

DURAZNILLO DEL AGUA

Con el cocimiento al 5 % se lavan las llagas venéreas y luego se cubren con hilas empapadas del mismo, repitiendo el lavado varias veces al día. Pocas llagas venéreas resisten a este tratamiento.

Es una hierba acuática común en toda la República Argentina.

DURAZNILLO ENREDADERA
Lat.: SOLANUM ANGUSTIFOLIUM

Esta planta se encuentra muy a menudo en cercos que florece todo el verano. Se trata de una enredadera con muchos tallos que toman caminos y direcciones caprichosas. Tiene flores celeste-violáceas, dispuestas en racimos y como fruto.

El cocimiento al 20 ‰ se usa para calmar la fiebre en los adultos y sobre todo en los niños. Se usa este cocimiento en lavativas; a los niños se les introduce uno o dos vasos, según la edad, con una jeringa de pera de goma. A los adultos se hace la enema con un irrigador de medio a un litro de cocimiento.

En forma de té al 5 % se usa también contra fiebres en general y para curar indigestiones y, así llamados, "empachos" de los niños. Se toma en estos casos dos o tres tazas por día.

Duraznillo enredadera contiene saponinas, alcaloides y oxidasas.

DURAZNILLO NEGRO
Lat.: CESTRUM PARQUI

Planta que se encuentra en casi toda Sud·América. Se trata de un arbusto pequeño, muy ramoso, que tiene dos metros o algo más de altura. Esta planta generalmente se propaga y se multiplica por sus raíces subterráneas.

El duraznillo negro es venenoso, pues contiene un alcaloide que se llama parquina, que es parecida a la atropina, y, por la misma razón, no conviene tomar esta planta por la boca y usarla únicamente para el uso externo.

Sus usos más comunes son en fomentos para cólicos y para los dolores de vientre. Lo mismo para baños de asiento, para lo que se hace una infusión de hojas al 2 % para curar almorranas.

Un puñado de hojas de duraznillo negro, hervidas en un litro de agua durante veinte minutos y aplicada como fomento el agua tibia, cura las almorranas.

ELÉBORO FÉTIDO (Pie de grifo)
Lat.: HELLEBORUS FŒTIDUS

El eléboro fétido tiene las mismas propiedades que el eléboro.

ELÉBORO NEGRO
Lat.: HELLEBORU NIGER

Fr.: *Ellebores*. - Ingl.: *Black Hellebore. Christmas Rose*. - Alem.: *Sshwarze Nieswurz. Christbaummwurzel*. - Ital.: *Elleboro nero*. Ruso: *Tschornaya Tschemeritza*.

Hay varios eléboros, pero el único usado en medicina doméstica es el eléboro negro. La raíz tiene, siendo fresca, un olor a aceite viejo y su color es moreno. Una vez seca se vuelve moreno oscuro y contiene un aceite muy gordo, una masa resinosa, un ácido volátil y una substancia también volátil.

Tiene varias propiedades medicinales, como para curar gusanos intestinales, es también purgante, etc., pero como para estas enfermedades en este libro tenemos otras plantas más comunes y más fáciles de conseguir, diré solamente una propiedad notable y tal vez única en la botánica médica: que el eléboro negro posee y es la propiedad notable de curar desequilibrios mentales, o más bien dicho, locuras en ciertos casos.

Se toman diez centigramos de polvo de la raíz en ayunas durante 5 días y se hace un descanso de 10 días, principiando nuevamente por cinco días en ayunas. En las farmacias hay un extracto de eléboro, llamado extracto de eléboro negro, que se puede tomar en las mismas afecciones indicadas por falta de raíz, pero es siempre preferible esta última porque da resultados seguros.

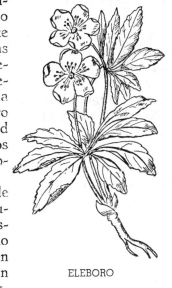

ELEBORO

ELÉBORO ORIENTAL

Lat.: HELLEBORUS ORIENTALIS

El polvo de eléboro oriental, un centígramo en medio gramo de lactosa (azúcar de leche), tomado cuatro veces por día durante veinte días por mes y diez días de descanso, cura el desequilibrio mental y locuras.

EL MECERÓN (Ver Dafne)

EMAJAGUA
(Majagua. Majagua blanco. Majagua negro. Demajagua)

Lat.: HIBISCUS TILIACEUS

Fr.: *Ketmie à feuilles de tilleul.* - Ingl.: *Mountain mahoe.*

En la medicina doméstica se usa las lindas flores y la corteza de la raíz de este precioso arbolito que abunda en todas las Antillas. Con un manojo de estas substancias y un medio litro de agua se hace un té y se toma por tazas durante el día para curar la colitis crónica, dispepsias e inflamaciones en general del tubo digestivo, y corrige la sequedad del vientre.

ENCINA (Roble)
Lat.: QUERCUS ILEX

Fr.: *Chêne.* - Ingl.: *Oak.* - Alem.: *Eiche.* - Ital.: *Quercia.* - Ruso: *Dub.*

Se usa con preferencia la corteza de plantas jóvenes. Se prepara el agua de roble infundiendo con un litro de agua hirviendo unos 30 gramos de corteza. Esta agua tiene muchas aplicaciones:

1. Tomando tres copas por día, pasan los vómitos y esputos de sangre, reglas muy abundantes se calman, diarreas se mitigan.

El té de encina es muy indicado en el bocio oxoftálmico (enfermedad de Basedow).

2. El polvo de la raíz en cocimiento se emplea en casos de debilidad y relajamiento de las fibras musculares y atrofia muscular.

3. Lavajes diarios con un litro de agua de roble hacen desaparecer el flujo blanco de mujeres y fortifican la matriz.

Tratándose de flujos amarillos de origen blenorrágico, se hacen lavajes usando 50 gramos de corteza de encina para un litro y cien gramos de agua, reducidos a un litro por medio de ebullición.

4. Después de un envenenamiento con plantas no hay peligro si se toma a tiempo agua de roble, algo más fuerte que la indicada.

5. Fomentos de agua de roble reducen las glándulas hinchadas del cuello, aplicándose fomentos y cambiándolos cada dos horas; los mismos son buenos contra el carbunclo.

6. Gárgaras con agua de roble mitigan cualquier inflamación de la boca y garganta.

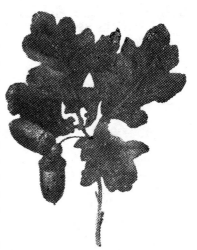

ENCINA

7. Baños de pies en agua de roble hacen desaparecer el sudor y mal olor.

Tumores malignos, heridas viejas, heridas escrofulosas, heridas de origen, de raquitismo, etc.

8. Niños que se mean de noche, tomen una taza de agua de roble al acostarse.

9. El café de bellotas tostadas es un tónico para niños y jóvenes débiles y escrofulosos.

10. El polvo de agallas de roble puesto en dientes cariados calma el dolor.

Tomar todos los días una taza de té de corteza de encina y ajenjo con cola de caballo, es muy beneficioso para personas débiles. El ajenjo es estomacal; la cola de caballo obra como depurativo y la corteza de encina como tónico. Es en conjunto una buena combinación y produce excelentes resultados.

La encina contiene tanino, ácido gálico, tanatos, pectina y parte leñosa.

ENDRINO (Ciruelo silvestre)
Lat.: PRUNUS SPINOSA
Ruso: *Sliva*.

En la medicina doméstica se usa el endrino en muchísimas enfermedades.

Se prepara un té que tiene que hervir unos dos o tres minutos con una cucharadita de flores en un medio litro de agua. Este cocimiento tiene mucha fama en varias enfermedades.

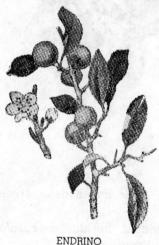
ENDRINO

Se toman dos, tres o cuatro tazas por día de este cocimiento con buenos resultados en la obesidad, reumatismo, sífilis, enfermedades de la piel, hidropesía y en la edad crítica de la mujer. Una taza por día o por cucharadas es un buen aperitivo, estimula el apetito, ayuda la digestión y fortifica el estómago.

Es además bueno en la diabetes porque regulariza la formación y combustión del azúcar en el organismo.

ENEBRO
Lat.: JUNIPERUS COMMUNIS. - VULGARIS
Fr.: *Genévrier*. - Ingl.: *Kaddid*. - Alem.: *Wacholder*. - Ital.: *Ginepro*. - Ruso: *Mozzevelnik. Veresk*.

Se usan en infusión las bayas machacadas (de 30 gramos en un litro de agua) para aumentar la cantidad de orina.

Los trastornos que produce la suspensión de las reglas en las mujeres de edad avanzada, con congestiones en la cara, mareos, congestiones en los pulmones e hígado, malestar general, desaparecen con su uso.

Los catarros pulmonares, dolores al pecho, respiración difícil, asma, tos seca, pleuresía, se curan muy pronto con el té de doce bayas de enebro, tomando tres tazas por día.

Los reumáticos encuentran gran alivio con el uso de té de enebro; al mismo tiempo se debe frotar las partes doloridas con aceite de bayas de enebro (comprado éste en las boticas).

Para los estómagos débiles se recomienda lo siguiente: masticar y tragar durante once días consecutivos bayas de enebro, empezando el primer día con cuatro y aumentado sucesivamente una fruta por día hasta llegar a quince, disminuyendo una fruta diaria hasta llegar nuevamente a cuatro.

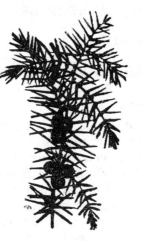

ENEBRO

Se aumenta el poder digestivo del estómago y se hacen desaparecer las fermentaciones estomacales e intestinales. Se quita el mal olor de la boca.

Como desinfectante se usa el enebro en la forma siguiente: una cucharadita de bayas echadas sobre brasas es suficiente para sahumar y desinfectar una pieza; las personas, en casos de epidemia, mastican algunas bayas durante el día.

Las frutas del enebro son un excitante para las funciones del sistema nervioso y vascular, piel y órganos genitales, sobre todo en la parálisis de la vejiga. Se usa en estos casos como un té o cocimiento.

Se emplea desmenuzándolo para hacer cataplasma sobre pequeños tumores. Se emplean las bayas en la fabricación del licor llamado "Ginebra".

ENELDO (Hinojo fétido) (Ver Aneto)
Lat.: ANETUM GRAVEOLENS

ÉNULA
(Yerba del moro, hoja de caballo)
Lat.: INULA HELENIUM
Fr.: *Aunée.* - Ingl.: *Elecampane.* - Alem.: *Alant.* - Ital.: *Elenio.*
Ruso: *Deviasil.*

Se usa la raíz en forma de té, 15 a 30 gramos para un litro de agua; ayuda a sacar el catarro del pecho, aumenta la cantidad de la orina, tonifica en general y estimula.

Polvo de la raíz mezclado con miel, se toma tres veces por día una cucharadita, en casos de respiración difícil por aglomeración de gran cantidad de catarro en el pecho.

El polvo en la cantidad de diez gramos en vino bueno es un remedio para el bazo en los casos de leucemia, enfermedad de Banti y paludismo crónico con el bazo hinchado (esplenomegalia).

Un buen remedio contra los catarros crónicos del pecho es el siguiente: polvo de énula e isopo, de cada uno, 60 gramos; jugo de hojas de llantén, 500 gramos; se toma tres veces por día de a dos cucharadas soperas.

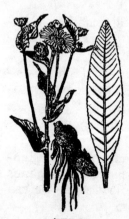
ÉNULA

El jugo de la raíz fresca se toma con azúcar contra las mucosidades en el estómago, intestino y vías biliares.

Las hojas frescas hervidas en vino y aplicadas calientes, calman el dolor reumático.

Se prepara una tintura estomacal del siguiente modo: 40 gramos de cada uno de: raíz de énula, leña raspada de guayaco, palo dulce, anís en grano, semilla de coriandro, 120 gramos de pasas de uva; todo se despedaza e' infunde con un litro y medio de aguardiente, dejando en contacto durante cuatro días.

se filtra y toma después de las comidas una cucharada sopera.

EPIMEDIO

Lat.: EPIMEDIUM ALPIUM

Hay muchas especies de esta hermosa yerba. Se le encuentra en gran abundancia en los jardines como planta de adorno, por sus hermosas flores.

Un té preparado con esta hermosa yerba y tomado con miel fortifica el pecho y purifica la sangre. Es muy provechoso en las personas que por naturaleza tienen el defecto de sudar poco.

Es muy indicado en el reumatismo y gota, como también en las enfermedades del pecho.

El té se prepara con las flores y hojas, con un puñadito de ellas y una botella de agua.

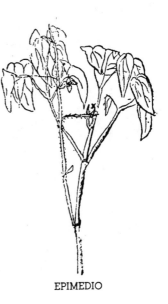

EPIMEDIO

JUAN LANGE
Fué el primero que describió la Clorosis.

ESCABIOSA
Lat.: SUCCISA PRATENSIS o ARVENSIS
Fr.: *Scabieuse.* - Ingl.: *Field scabious.* - Alem.: *Scabiosenkraut.*
Ital.: *Scabiosa.* - Ruso: *Scabios.*

Las hojas verdes de la escabiosa bien machacadas y aplicadas sobre las glándulas enfermas sanan rápidamente.

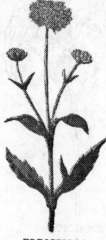

ESCABRIOSA

La raíz tiene la misma fuerza, desaloja la sangre coagulada en el vientre que se ha estacionado por algún golpe. La raíz cocida y después bebida alivia los dolores de parto. También mata los gusanos.

Bebiendo el agua hervida de la escabiosa cura los males del pecho, tos, ronquera y opresión. La hierba hervida en agua y colada, añadiendo un poco de miel para hacer gárgaras, es muy bueno para flemones de la garganta para que maduren. El jugo de la escabiosa mezclado con vitriolo, seca los sarpullidos y los impétigos. Hay que prepararlo en forma de pomada.

ESCAMONEA
Lat.: CONVOLVULUS SCAMONEA

En la medicina doméstica como en las farmacias se usa la raíz de escamonea, que procede de la planta herbácea Convulvulus scamonea. Contiene una resina en forma de una masa de color moreno verdoso, sin olor ni sabor, y también una substancia parecida a la jalapa (jalapina). También se usa como la jalapa. La resina se usa como purgante en cantidad de treinta a cincuenta gramos.

ESCARAMUJO (Rosa canina)
Lat.: ROSA CANINA
Alem.: *Heckenrose.*

Flor de color rosa pálido, frutos duros, colorados.
 Se usan los frutos en forma de conserva contra la dia-

rrea y el esputo con sangre. La conserva se prepara como el dulce de membrillo.

Una taza de infusión preparada con seis frutos secos, es buena contra afecciones de la vejiga y riñones; en casos de gota y reumatismo, depura la sangre.

Los frutos machacados y cocidos se usan en los cálculos del hígado y riñones con excelentes resultados. Es, además, muy indicado en la sífilis como depurativo de la sangre.

La flor tomada en forma de té al 2 % calma los cólicos del vientre.

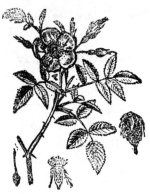

ESCARAMUJO

Los frutos crudos son comestibles y tienen el efecto de la conserva y del té de las flores.

Un té de escaramujo tomado por la noche cura el mal de la piedra.

ESCOBILLA
(Escoba dulce. - Orozuz del pasto)
Lat.: SCOPARIA DULCIS
Fr.: *Balai doux.* - Ingl.: *Sweet Coparia.*

Esta hermosa planta, que se encuentra en abundancia en nuestra República y repúblicas vecinas, tiene la virtud de purificar las aguas estancadas; por lo mismo es muy indicado echar una cantidad en los pozos y aljibes.

Tomando la escobilla en forma de cocimiento o en forma de té, es refrescante y fortifica el pecho. Se prepara con un manojo de la planta y un litro de agua, que se hace hervir juntos cinco minutos y se agrega azúcar a gusto. Se toma por tazas durante el día. Este mismo cocimiento más fuerte con dos, cuatro y más manojos se agrega en una bañaderita con agua para fortificar niños nacidos débiles y atrasados.

ESCORZONERA

Lat.: SCORZONERA HUMILIS

Fr.: *Scorzonere.* - Alem.: *Schlangenwurz. Schwarwurz.* - Ital.: *Scorzonera.* - Ruso: *Chorni Koren.*

Esta planta abunda en nuestra República y en toda América del Sud. Despide un olor parecido al almizcle, el que no es muy agradable.

En la medicina doméstica se usa la raíz de esta planta, que se puede conseguir también en las boticas, cortadas en ruedecitas de diferentes tamaños.

Se usa con buenos resultados el cocimiento de esta raíz, sea fresca o seca, un medio o un manojo entero hervido en un litro de agua durante algunos minutos.

Sirve esta bebida endulzada para hacer salir los loquios de las mujeres recién paridas. Se toman tres tazas por día para conseguir este resultado. Además tiene propiedades muy pronunciadas como antiescrofuloso. Es un excelente depurativo de la sangre. Solo o en combinación con zarzaparrilla, corteza de guayacán, es un remedio espléndido contra la sífilis, pero para conseguir su efecto hay que seguir tomándolo durante años.

Para el uso exterior es bueno para lavar heridas viejas, úlceras sifilíticas, gomas, etc.

Un vino depurativo y antisifilítico se prepara en la siguiente forma: se toma zarzaparrilla, corteza de guayacán, raíz de polipodio y escorzonera, un manojo de cada cosa; después se pica y se machaca todo esto bien, poniéndola en una botella de las grandes, de las de vidrio blanco; se agrega un litro y medio de vino generoso, o también la misma cantidad de una buena caña o ron. Se tapa bien la botella, se la tiene una semana al sol, se agita de vez en cuando, después se toma tres o cuatro copitas por día durante dos meses cada año. Es un excelente depurativo y sobre todo inofensivo para nuestra salud y muy superior a los yoduros, inyecciones de bismuto, etc. Por lo mismo, recomiendo muy especialmente a mis lectores esta preparación en la seguridad que encontrarán el remedio ideal.

ESCROFULARIA ACUÁTICA

Lat.: ESCROFULARIA AGUATICA
Alem.: *Wasser Braunwurz.* - Ruso: *Vodnaya Zolotuja.*

En la medicina doméstica se usan las hojas de mal olor y gusto desagradable por su sabor amargo con muy buenos resultados en toda herida·escrofulosa y enfermedades de la piel de la misma. Se les aplica directamente sobre las heridas, pero antes deben ser lavadas las hojas.

En las inflamaciones de las amígdalas se toma la raíz pulverizada y mezclada en partes iguales con miel, media cucharadita de las de café por la mañana y por la noche.

ESCROFULARIA DE HOJAS LATERALES

Lat.: SCUTELLARIA LATERIFOLIA
Fr.: *Sculcap.* - Ingl.: *Scullcap.* - Alem.: *Kelmkraut.*

El té de esta planta se usa en la medicina doméstica contra las mordeduras de perros rabiosos. Se prepara un cocimiento en un litro de agua y se toma por tazas. Es conveniente acudir a hacerse aplicar las inyecciones antirrábicas.

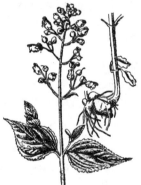

ESCROFULARIA

ESCROFULARIA NUDOSA

Lat.: SCROFULARIA NODOSA
Alem.: *Braunwurz.*

En la medicina doméstica se usa, según su nombre indica, contra las heridas escrofulosas. Para este fin se prepara con las hojas lavadas y machacadas una cataplasma que se aplica sobre las heridas.

Esta misma cataplasma cura almorranas.

El cocimiento de las hojas y de la raíz, un puñado de cada cosa en un litro de agua, cura en lavajes costras de la cabeza y psoriasis.

ESCUTELARIA
(Yerba de la celada. Centaura azul)
Lat.: SCUTELLARIA GALERICULATA
Fr.: *Toque*. - Ruso: *Scutelan. Kolodtza*. - Alem.: *Blauer Augentrost*.

Con un manojo de las hojas de esta planta, que crece generalmente en los pozos, y un litro de agua caliente, se hace un té que se usa para hacer gárgaras para curar ronqueras, faringitis y demás enfermedades de la garganta. Tomando este té tres veces por día, quita los espasmos de la uretra, es decir, deseos imperiosos de orinar a cada rato. Este mismo té es muy indicado en la blenorragia y en la prostatitis.

ESFONDILLO (Ver Bastardilla)

ESPADAÑA (Ver Totoras)

ESPANTALOBOS (Sen indígena)
Lat.: COLUTEA ARBORESCENS

Las hojas de espantalobos se usan en la medicina doméstica en la misma forma que las hojas de sen.

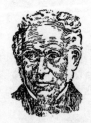

PEDRO BRETONNEAU (1771-1802).
Fué el primero que describió la Difteria.

ESPARTILLO

Lat.: ELEOCHARIS NIEDELSINII

Se usan las hojas en forma de té como digestivo. Además limpia los riñones y la vejiga. Se prepara con un puñado de las hojas para un litro de agua. Se toma después de las comidas, por tazas. Abunda el espartillo en toda Sud América.

ESPÁRRAGO

Lat.: ASPARAGUS OFFICINALIS

Fr.: *Asperge officinale*. - Ingl.: *Sperage*. - Alem.: *Spargel*. - Ital.: *Aspargo, sparagi*. - Ruso: *Sparyá*.

Además de ser una comida sana y de fácil digestión, aun para los estómagos débiles, limpia las impurezas de la sangre, aumenta la cantidad de la orina, evacúa la arenilla de los riñones y cura la gota.

Tienen que evitar el uso del espárrago los que sufren alguna afección orgánica de los riñones y vejiga, pues el mal podría empeorar, siendo el espárrago irritante para estos órganos.

No hay que comer mucho, pues podría provocar orina con sangre, derrame de sangre de la matriz y las almorranas.

Frotando las manos y la cara con la punta del espárrago machacadas en aceite de comer, se ahuyentan las abejas, avispas y mosquitos.

El olor característico que los espárragos comunican a la orina, es debido a la esparraquina.

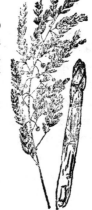

ESPÁRRAGO

El cocimiento de espárragos es además muy bueno para curar la hidropesía, enfermedades del corazón e hinchazón del bazo, llamada vulgarmente la pajarilla.

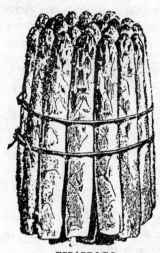

ESPÁRRAGO

El cocimiento de espárragos debe ser preparado en la siguiente forma: se hierven en un litro de agua unos 300 gramos hasta que quede reducido a las dos terceras partes. Si se hace el cocimiento con las puntas solamente, se ponen, en vez de 300 gramos, solamente 100 gramos, porque en las puntas la esparraguina existe en mayor cantidad.

Los espárragos tienen la virtud de hacer adelgazar a los gordos, por su acción diurética.

Los neurasténicos, nerviosos y los que sufren de insomnios, no deben comerlos. Ingiriéndolos como verduras corrigen y curan las inflamaciones de la vejiga, tenesmos urinarios, sean de la vejiga o uretra, alivian las almorranas, gota y cálculos, tanto de la vejiga como de los riñones.

Comiendo espárragos en gran cantidad, seguidamente de haber sido mordido por un perro rabioso, se evita la aparición de la rabia.

La semilla pulverizada y mezclada con azúcar en partes iguales (se toma lo que cabe en la punta de un cuchillo) sirve para curar hinchazones de hígado, bazo (pajarilla) y vómitos pertinaces. Se puede tomar dos o tres veces por día. Además, comiendo los espárragos como verduras, se regularizan las digestiones en las personas que sufren de sequedad de vientre. Corrige también las inflamaciones de la vejiga.

ESPILANTO (Berro de Para)
(Yerba del espanto. Botón de oro)
Lat.: SPILANTHUS OLERACEUS
Fr.: *Creson du Para, Spilanthe.*

El espilanto tiene menos propiedades que las otras variedades de berros. La diferencia entre los de su género es que masticándolo alivia rápidamente los dolores de las muelas. Abunda muchísimo en nuestra República.

ESPINACA
Lat.: SPINACEA

Fr.: *Epinard.* - Ingl.: *Spinage.* - Alem.: *Spinat.* - Ital.: *Spinacci.* Ruso: *Spinat.*

Es un alimento reconstituyente y tónico por contener hierro. Se come hervida y se bebe el agua donde han hervido las hojas; es la mejor forma de usarse el hierro, desde el momento que no es nocivo al estómago, como los demás preparados. Se puede aumentar artificialmente el contenido del hierro en la espinaca, pues la experiencia ha demostrado que la espinaca cultivada en terrenos abonados con carbonato o hidrato de hierro que las espinacas cultivadas como de costumbre; debe regarse con el citrato de hierro amoniacal disuelto en agua;

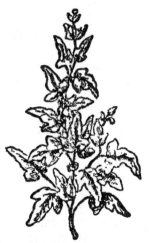

ESPINACA

en cuanto a la proporción de la solución, es cuestión de criterio y tacto. En todo hogar debe tenerse un lugar para esta hortaliza, pues no sólo la niña pálida recobra su color rosado en las mejillas, sino que también las reglas tardías y escasas se normalizan.

ESPINA DE LA CRUZ

Lat.: COLLETA CRUCIATA

En las enfermedades palúdicas, se toma el cocimiento que se prepara con medio a un manojo de las ramas y un litro de agua. Tiene que hervir tres minutos.
Se toman dos tazas calientes y sin azúcar por día.

ESPINILLO

Lat.: ACACIA CAVENA. ACACIA FARNESIANA

Cocimiento de la corteza de espinillo en dosis de 20 gramos en un litro de agua, se emplea en gárgaras contra la ronquera. Al mismo tiempo se hacen fricciones en el cuello con aceite de olivas caliente.
Con el mismo cocimiento tibio se hacen con una jeringuita lavados en los oídos, cuando éstos supuran.
Hojas de espinillo reducidas a polvo se aplican sobre quemaduras; el dolor calma y la herida se cura pronto.
El cocimiento de 20 gramos en un litro de agua y tomado por tazas es un depurativo de la sangre, bueno en el reumatismo y gota.

ESPINO BLANCO

Lat.: CRATOEGUS. OXYACANTHA

Fr.: *Aubépine*. - Ital.: *Spino Bianco*. - Ruso: *Ternovi Kust*.

El espino blanco es muy común en los matorrales y lugares donde hay vegetación. Sirven como para defender la entrada en las huertas.
En la medicina doméstica se usan los frutos para hacer una bebida bastante refrescante, para la fermentación.
Las hojas, los frutos y la corteza se usan como astringente para gárgaras y para diarreas. Se prepara un té al dos por ciento.
Debe tomarse el té por tazas después de las comidas.

ESPLIEGO (Alhucema)

Lat.: LAVANDULA VERA u OFFICINALIS
Fr.: *Lavandes.* - Ingl.: *Lavander.* - Alem.: *Lavendel.* - Ital.: *Lavenda.* - Ruso: *Lavenda.*

Es una planta aromática, cuyas hojas surten sus efectos contra las polillas en los roperos y dan a la ropa un suave aroma. Exteriormente tienen aplicación en cocción para baños y lavajes.

De las flores se destila el extracto para el perfume.

En forma de té de 4 a 8 gramos en un litro de agua hirviendo, fortifica los nervios debilitados; es bueno contra el mareo, la apoplejía cerebral con miembros paralizados, calambres y temblores, jaqueca, mareos, escrofulosas y flatos. Impulsa la orina, ayuda la menstruación y el parto.

También descongestiona al hígado y bazo, evita la ictericia. Para todos estos achaques se hacen cocinar hojas y flores en agua o vino, y varios días se toma de esta bebida, en la preparación indicada recién, y durante varios días. El agua hervida de esta yerba es buena para desmayos, tomando 3 a 4 cucharadas y empapando el pulso con este líquido.

Haciendo buches con lavándula hervida en vinagre, calma el dolor de muelas. Las flores puestas en aguardiente son un buen remedio para frotar miembros paralizados. El aceite de lavándula también es bueno para todos los males antes citados.

Lavándose la cabeza con lavándula fortifica el cerebro.

El aceite de espliego comprado en la botica se toma de a 5 gotas con un poco de azúcar contra la inapetencia, vértigo, cara congestionada, náuseas, melancolía y mal humor.

Agua caliente de espliego (10 gramos de espliego sobre medio litro de agua) mantenida en la boca durante un minuto, calma el dolor de muelas.

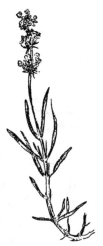

ESPLIEGO

El alcohol de espliego (un puñado de la planta remojado durante 10 días en alcohol), sirve para friccionar los miembros paralíticos.

La planta fresca, atada a la frente, quita el dolor de cabeza y el mareo.

Cataplasmas calientes con la planta hervida, calman las neuralgias y dolores reumáticos.

ESPONJILLA (Buchina)
Lat.: LUFFA PURGANS

Abunda la esponjilla en el continente americano, sobre todo en el Brasil y en las Antillas. Su fruto y raíz son purgantes, pero es un remedio peligroso.

El fruto de la esponjilla es oval, algo oblongo, del tamaño de un huevo chico de gallina, con espinitas. Una octava parte de este fruto se pone de noche en un vaso de agua y se toma por la mañana como purgante, de una sola vez. Es indicado en la hidropesía.

EUCALIPTO
Lat.: EUCALYPTUS GLOBULUS

Fr.: *Eucalyptus*. - Ingl.: *Eucaliptus*. - Alem.: *Eucalyptu*. *Eucalipto*. - Ruso: *Evkalipt*.

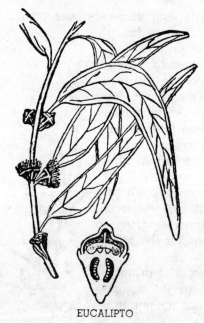

EUCALIPTO

El té de hojas de eucalipto es bueno contra los resfríos, catarros agudos y crónicos del pulmón; se toma lo más caliente posible; lo mismo como en los catarros de la vejiga. Usado en frío como gárgara, sana las inflamaciones de la boca y garganta; contra la inflamación de las glándulas se hacen pulverizaciones con té tibio de hojas de eucalipto.

En las regiones donde el paludismo hace estragos, tómese al acostarse un té de eucalipto como preventivo; en casos de paludismo crónico con hígado y bazo hinchado, hay que tomar tres tazas diariamente de té de eucalipto.

Es bueno en la angina de pecho.

Baños calientes preparados con hojas de eucalipto, son buenos contra el reumatismo crónico.

Cuando los niños tosen con sonidos fuertes se aplican alrededor del cuello fomentos calientes de té de eucalipto, cambiándolos cuando principian a enfriarse. Como esta tos es en muchos casos la primer señal del crup diftérico, hay que tener gran precaución para no perder tiempo para hacer la inyección con el suero antidiftérico.

Es sumamente sano el efectuar evaporaciones con hojas de eucaliptus, en las habitaciones de enfermos atacados de bronquitis, tos convulsa, pulmonía, etc.

Se ponen para este fin, hojas de eucaliptus en una cacerola llena de agua que se hace hervir sobre una lámpara de alcohol, renovando las hojas cuando ya no dan más aroma.

La cantidad de hojas deberá ser de cincuenta gramos por cada litro de agua; se prepara como un té.

Es sumamente sano tener en los alrededores de la casa árboles de eucaliptus, porque las emanaciones de los eucaliptus evitan muchas enfermedades.

El eucaliptus debe sus propiedades a una esencia líquida, verde, de olor fragante, que tiene algo de menta y alcanfor, hierve a 175° y contiene una esencia oxigenada, el eucaliptol, etc.

EUFRASIA
Lat.: EUPHRASIA OFFICINALIS

Fr.: *Euphraise.* - Ingl.: *Eye Bright.* - Alem.: *Augentrost.* - Ital.: *Eufrasia.*

En tiempos antiguos la eufrasia servía como remedio para enfermedades de los ojos. Las hojas secas o el polvo, se toman como té. Para limpieza de los ojos y para la visual sirve este té haciendo con él lavajes y fomentos y se toma el polvo en dosis de la punta de un cuchillo diariamente. Este té es recomendable también como remedio para el estómago, pues ayuda la digestión y mejora los jugos estomacales.

La eufrasia se emplea como medicamento para los ojos, inflamaciones, ptosis, lágrimas, leucoma, etc. También es bueno para catarro nasal, tartamudez, calambres en la pantorrilla, etc.

Eufrasia se usa en diversas formas para combatir la miopía. En la comida, por ejemplo, se puede comer la hierba fresca o seca, y el polvo se esparce en la comida.

Exteriormente se pone la hierba machacada sobre los ojos o se instila el jugo exprimido dentro de los ojos.

El agua hervida de esta planta también es muy buena para los ojos y es suave y calmante. De la eufrasia también se fabrica el vino. En el tiempo de la cosecha, se pone la hierba en el mosto y se deja fermentar.

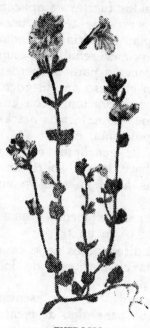

EUFRASIA

Arnoldo de Movavilla, de experiencia conocida, apreciaba este vino, y cuenta de personas que durante mucho tiempo habían perdido la vista y que después de beber durante un año de este vino, la recuperaban. Otras que no podían leer sin anteojos, los guardaban para siempre después de beber durante un tiempo de este vino. Todo esto lo atestigua Arnoldo y Matlhsones lo afirma, pues él mismo lo ha comprobado.

Eufrasia también presta buenos servicios a los atacados de ictericia cocinándolo en vino blanco y tomándolo caliente.

EUPATORIO COMÚN

Lat.: EUPATORIUM CANNABINUM

Fr.: *Eupatoire.* - Alem.: *Wetterklee. Wasserdosten.* - Ital.: *Eupatorio.*

De todos los animales, sólo la cabra come las hojas de eupatorio.

El tallo llega a la altura de un metro y cuarenta centímetros. Es velluda y ramosa. Sus hojas son dentadas y divididas en tres partes. Sus flores están dispuestas en las extremidades, son de color rosa. Se emplean las hojas en infusión de veinte a cincuenta gramos en un litro de agua.

Tanto el té de las hojas como el cocimiento de la raíz se emplean como purgantes sumamente suaves y que no causan debilidad.

La planta tiene además propiedades para curar la vesícula biliar.

Hervida en agua o vino y tomado en tacitas dos o tres veces por día cura varias enfermedades del bazo, hidropesías, etc.

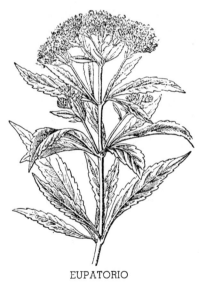

EUPATORIO

Corrige la palidez, cura la clorosis, regulariza las menstruaciones, aumenta la cantidad de orina, tonifica el corazón y pulmones.

EUPATORIO PERFOLIATO
Lat.: EUPATORIUM PERFOLIATUM

Este eupatorio tiene más o menos las mismas propiedades que el eupatorio común. Es muy buen tónico para los nervios y también ayuda a curar el reumatismo y la gota por provocar una transpiración continua y muy suave. Es indicado en las enfermedades de los riñones y de la vejiga.

Se emplea en iguales proporciones que el eupatorio común.

FAROLITO (Rapónchigo)
Lat.: CAMPANULA
Fr.: *Campanulle Raiponse.* - Alem.: *Rapunzel.*

En los bosques, a lo largo de los setos, sobre los bordes de los caminos y los pozos, es donde se encuentra el farolito.

Sus hojas son alargadas y puntiagudas, sus flores son de un lindo azul y están colocadas a lo largo del tallo y en el eje de las hojas. Tiene la forma de una campana y cuelgan de la planta.

El farolito se usa en la medicina doméstica para destruir las verrugas; se aplican las hojas aplastadas encima de las verrugas. La raíz es un refrescante y constituye además un buen alimento.

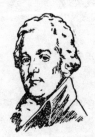

DAVID PITCAIRN (1749-1809)
El primero que descubrió el Reumatismo Articular Agudo.

FELANDRIO

(Felandrio acuático. - Hinojo acuático. - Perejil acuático)
Lat.: ŒNANTHE PHELLANDRIUM

Ruso: *Vodianoy Ukrop.* - Ingl.: *Water hemlock.* - Alem.: *Wasserfenchel.* - Ital.: *Fellandrio acquatico.*

El felandrio se encuentra en abundancia a las orillas del río Chubut y también en ciertas aguas y a las orillas de los mismos.

Las semillas maduras se pueden guardar mucho tiempo. el gusto es áspero, repugnante y no es agradable su olor.

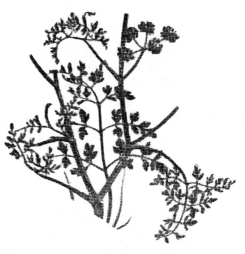

FELANDRIO

Son usadas en la medicina doméstica las semillas secas en forma de infusión, medio a dos gramos para una taza de té, que se toma tres tazas por día en la tuberculosis pulmonar y en los catarros del pecho con tos crónica.

La planta fresca machacada con vinagre y puesta en forma de emplasto sobre heridas, evita que éstas se inflamen, infecten y se hinchen.

Las semillas en forma de cataplasmas se usan para tumores externos, abscesos, forúnculos, con buenos resultados.

En Alemania se juntan las semillas maduras, se les limpia del polvo, se les machaca bien en un mortero, luego se pasa el polvo por un tamiz fino. Se usa éste polvo una cucharadita sobre pan mantecado, cuya manteca no contenga sal, y en ayunas. Este tratamiento da buenos resultados en las roturas de los huesos, heridas frescas, torceduras, tumores malignos y cancerosos, esputos con sangre, tuberculosis, dolores de la matriz, asma y en el paludismo. Tiene mucha fama este tratamiento.

FENOGRECO (Alholva)

Lat.: TRIGONELLA FÆNUM GRÆCUM

Fr.: *Fenugrec.* - Alem.: *Bockshornklee. Schoene Marie.* - Ingl.: *Fenugreec.* - Ital.: *Fieno greco.* - Ruso: *Fengrec.*

La semilla que se emplea en varias enfermedades con buenos resultados en la medicina doméstica es officinal y tiene su nombre de Semen Foeni. Su uso, como el mejor madurativo en todos los forúnculos, abscesos, etc., es muy superior a otras plantas y medicamentos conocidos. Además de madurar granos, flemones, etc., tiene la propiedad de limpiar las heridas, sacando para afuera la materia, pus, etc., y en esta forma evita muchas complicaciones y no deja criar carnosidades, etc., etc.

La forma más usual en estos casos consiste en reducir la semilla en polvo y mezclarla con una yema de huevo para formar una pasta. Esta pasta se aplica sobre las partes enfermas, como hemos dicho, como flemones, etc., que se desee abrir o madurar y sacar la materia de los mismos forúnculos, abscesos, granos, panadizos, etc.

Un té preparado con una cucharadita de las de café de semillas de fenogreco y una taza de agua, es muy bueno para tomar durante la grippe cuando hay fiebre alta. Este mismo té es también indicado para gárgaras en la difteria e inflamaciones de la garganta, como también en todas las llagas y ulceraciones de la boca.

Hervidas unas dos cucharadas de semilla en agua dulce, un litro y medio, y tomado con miel por cucharadas, calma los dolores de las úlceras del estómago; para este fin se toma cada tres horas una tacita de las de café.

Reducidas las semillas a polvo, mezcladas con miel y tomadas como refresco, cura la bronquitis crónica y las toses molestas.

Las costras verdes de la cabeza de los niños se curan rápidamente si se lava la misma todos los días con el agua en la cual ha sido hervida la semilla de fenogreco. Para este fin se ponen a hervir durante una media hora en dos litros de agua una tacita chica de semillas.

Se usa la harina de semilla de fenogreco y la harina de lino hervidas juntas en partes iguales en cataplasmas para calmar los dolores de la matriz.

En la gota da un excelente resultado una cataplasma caliente de harina de fenogreco mezclada con miel. Los dolores del dedo gordo hinchado desaparecen casi instantáneamente. Se puede aplicar tanto caliente, tibio, como frío. Científicamente tiene la propiedad de disolver el biurato de soda cristalizado de los tofos que se forman en los gotosos.

Para curar la impotencia en el hombre y aumentar el poder viril se toma tres veces por día una taza de un cocimiento que se prepara con una botella de agua y seis cucharadas de semilla que se hace hervir durante diez minutos. Se filtra y se toma la primera taza en ayunas; la segunda, media hora antes del almuerzo, y la tercera, media hora antes de la cena. Se puede tomar esta preparación fría para más comodidad.

Fomentos fríos de cocimiento al dos por ciento curan las almorranas.

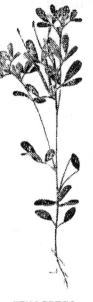

FENOGRECO

FIDEO. (Ver Cuerda de Violín)

FILANTO UNITARIO. (Ver Peronillo del pasto)

FILIPÉNDULA

Lat.: SPIRAEA FILIPENDULA

Alem.: *Wisenkoenigin.*

Se usa en la medicina doméstica el té preparado con la raíz, tubérculos y hojas, utilizando un puñado o más según los casos para un té de un litro de agua hirviente. Se toma este té para curar las piedras de los riñones y vejiga. Es un excelente remedio para los que sufren de la próstata y debido a eso orinan por gotas o con gran dificultad. En estos casos tomarán la preparación de tubérculos, hojas y flores, empleando de treinta a sesenta gramos en conjunto para un té en un litro de agua hirviente, que se tomará por tacitas durante el día.

La raíz pulverizada y preparada como pastillas mezclando con miel, es buena en los casos de tos seca en los resfríos. Chupar cuatro o cinco de esas pastillas por día.

FLOR DE CALENTURA. (Ver Algodoncillo).

FLOR DE CANGREJO. (Ver Caña Coro)

FLOR DE FUEGO. (Ver Euforbio de flores)

FLOR DE CIELO

Lat.: CALLANDRA BICOLOR

El cocimiento de esta planta hace crecer el cabello; para este fin se prepara con un puñado para 1 litro de agua, con cuyo preparado se lava la cabeza diariamente.

Abunda la flor del cielo en toda Sud América, especialmente en la República Argentina.

FLOR DE FUEGO O DE PASCUA
(Euforbio de flores encarnadas)
Lat.: EUPHORIA PUNICCA
Fr.: *Fleur feu.* - Ital.: *Fiore di fuoco.*

La leche de la flor de pascua es un buen depilatorio y quita en seguida el vello donde se le aplica. Hay que tener cuidado porque la leche es al mismo tiempo un vesicante. Es conveniente, una vez aplicada la leche que se saca de esta planta, tener unos dos o tres minutos donde se desea sacar el vello, y luego lavar en seguida con agua tibia, las partes irritadas. Depénde mucho del cutis, pues he visto señoras que no han sentido irritación alguna con la aplicación, y el efecto fué excelente.

FLOR DE ORACIÓN
(Suspiro. Flor de San José)
Lat.: ŒNOTHERA MOLLISSIMA

Esta planta abunda en casi toda Sud América y algunas personas la llaman Don Diego de la noche; es conocida también con el nombre de Suspiro, Moteyuyo, Caña y Matutina.

Una de las propiedades más sobresalientes de esta planta, es que posee la virtud como vulneraria y es un gran desinfectante para las heridas. Para este fin se hace un cocimiento con un puñado en un litro de agua.

En forma de infusión al 10 % obra como vulneraria.

Se usa también en los mismos casos las hojas machacadas en forma de cataplasmas.

La flor de oración contiene mucílago.

FLOR DE PAJARITO (Flor de patito)
Lat.: ONFIDIUM BIFOLIUM

Con un puñado de hojas y flores de esta planta y un litro de agua, que tienen que hervir juntos veinte minutos, se obtiene una bebida para aumentar la leche en las madres que crían. Se toman dos tazas por día con azúcar o miel.

FLOR DE SANTA LUCÍA
Lat.: COMMELINA SULCATA

El jugo de esta planta cura las inflamaciones de los ojos. Se aplica en forma de tópicos.

FLOR DE VIUDA
Lat.: SCABIOSA MARITIMA

Se usa la planta, menos la raíz, en forma de té al dos por ciento para curar todas las clases de tos y sobre todo la bronquitis crónica.

Hace también sudar y por lo mismo es también indicada en el reumatismo. Se toman tres tazas por día, con azúcar. El té se prepara al 3 por ciento y se toma con miel o azúcar.

La flor de viuda crece en nuestros campos y repúblicas vecinas, tiene un metro de altura, más o menos, y florece en la primavera.

Se usa también a la flor de viuda en cocimiento al 15 por ciento en lociones para curar eczemas crónicos secos y psoriasis.

FLOR MORADA
Lat.: ECHIUM VIOLACIUM

Para hacer desaparecer las manchas que suelen salir en el cuerpo, se hace uso de la flor morada machacándola y luego aplicándola en forma de cataplasma.

Además tiene las propiedades de la borraja.

Se halla en Santa Fe.

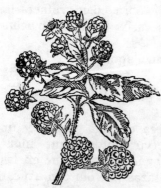

FRAMBUESA

FRAMBUESA
Lat.: RUBUS IDEUS

Alem.: *Himbeere.* - Ruso: *Malina.*

El uso medicinal de la frambuesa es igual al de la zarzamora. (Véase Zarzamora).

FRÁNGULA

Lat.: FRANGULA ALNUS

Fr.: *Bourdaine.* - Ingl.: *Blackalder tree.* - Alem.: *Faulbaum.*

La corteza de frángula fresca provoca vómitos, por eso hay que usar la de árboles de 2 años. Es remedio contra fiebres, gusanos y purgante. Reemplaza al ruibarbo. 30 a 40 grs. de la corteza se hierven en medio litro de agua y se usa contra hemorroides, males del hígado y bazo, constipación e hidropesía, tomando por tacitas. El cocimiento de la corteza interior, fresca, da un b u e n extracto para lavajes de cabeza y cura la sarna y la escara. La corteza media, amarilla, mejor si es de la raíz, se tuesta y se guarda. Purga y tonifica al igual que el ruibarbo.

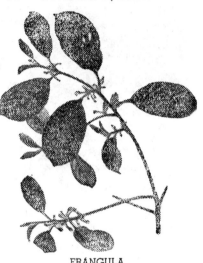

FRÁNGULA

Impulsa sin dificultades flemas, bilis y agua de los que sufren de hidropesía. Fortifica las vísceras, principalmente el hígado. Se le cocina también con agrimonia, ajenjo, canela, manzanilla, raíz de perejil, lúpulo. Esta bebida se da para curar la hidropesía y la ictericia. La corteza hervida con vinagre, cura la estomatitis ulcerosa haciendo lavajes y buches.

FRAXINELA. (Ver Chitán)

FRESNILLO. (Ver Chitán)

FRESNO
Lat.: FRAXINUS ORNUS
Fr.: *Fréne.* - Ingl.: *Ash-tree.* - Alem.: *Bluetenesche.* - Ital.: *Frassino.*

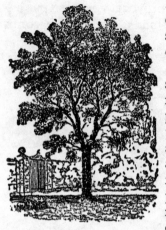

FRESNO

Del fresno proviene la mana, que se emplea como purgante suave a dosis de 10 a 15 gramos disuelto en agua o leche.

La mana entra en la composición del agua laxativa de Vieno: 12 gramos de hojas de sen previamente lavadas en alcohol puro y 1 gramo de coriandro, se infunden con 72 gramos de agua hirviendo y dejan así durante un cuarto de hora; después se agregan 24 gramos de mana y 12 gramos de tártaro de sodio y potasio; se cuela y toma el líquido en una vez en el mismo día que ha sido preparado. Es un purgante suave, sin irritación intestinal ni cólicos.

La corteza se emplea en cocimiento al 1 ó 2 % contra las fiebres intermitentes. Las hojas en infusión al 1 % tienen propiedades antigotosas y antirreumáticas; aumentando la dosis, resultan purgantes.

FRESNO AMARGO. (Ver Simaroubo de Jamaica)

FRESNO ESPINOSO. (Ver Cenizo)

FRUTA DE BURRO
Lat.: XYLOPIA FRUTESCENS
Fr.: *Xylopie à Feuilles de Saule.*

La fruta de burro se encuentra en abundancia en las Antillas y en toda Sud América. En ciertas partes donde abunda, es usada para sazonar los alimentos.

Tiene propiedades muy pronunciadas para ayudar la digestión y hacer despedir los gases intestinales.

Un puñado de esta fruta bien machacada, y usado en forma de té, es un excelente estimulante. Se toma la mitad del té que se prepara con un puñado de esta fruta. (Vea Xylopia).

FRUTILLA
Lat.: FRAGARIA VESCA
Fr.: *Fraisier.* - Ingl.: *Strawberry.* - Alem.: *Erdbeere.* - Ital.: *Fragola.* - Ruso: *Klubnika.*

La infusión de hojas de frutilla (20 gramos sobre un litro de agua hirviendo) es ligeramente astringente y buena contra la diarrea en los niños.

El jugo fresco de frutilla aplicado de noche sobre la cara, suaviza el cutis, quita las pecas y manchas.

El uso de la frutilla (un litro por día) es eficaz contra la obesidad, plétora de sangre, hinchazón del hígado y bazo, almorranas, arenilla en la orina.

FRUTILLA

Se asegura que una cura larga con frutillas, sana los trastornos que provocan la gota y el reumatismo.

El té de hojas secas tiene efectos parecidos al de zarzamora.

Hojas frescas machacadas y aplicadas sobre partes inflamadas, quitan el ardor y mitigan el dolor.

Las raíces son purgantes en forma de infusión al 10 % y al contrario una infusión débil de 1 %, calma la diarrea.

Las frutillas son un manjar refrescante y exquisito; se recomienda la frutilla, en unión de otras frutas crudas o cocidas, como fortificante y depurativo, especialmente en los convalecientes, enfermos de cálculos y arenillas al hígado.

Como depurativo de la sangre cura los eczemas. Hay sin embargo personas que no las toleran y que sufren urticarias cuando comen frutillas.

Jugo de frutilla es bueno para los asmáticos. También se usa el jugo para orina retenida y exteriormente para vista irritada y manchas coloradas en la cara. El cocimiento de la raíz es bueno para el hígado y un sedativo para las hemorragias nasales.

FRUTILLA DE CHILE

Se prepara un cocimiento de la raíz al 2 % y se bebe en casos de gonorrea lo más posible de esta agua, que aumenta considerablemente la orina.

Con el cocimiento de la raíz al 10 % se hacen inyecciones uretrales.

Se cultiva en los jardines.

FUCUS (Fuco. - Alga)
Lat.: FUCUS VESICULOSUS

Fr.: *Varec Vesiculeux*. - Ingl.: *Sea-ware*. - Alem.: *Blasentang*. - Ruso: *Vodorosl*.

Existe gran variedad de fucus que pertenecen a la familia de las plantas marinas o algas, existentes en el mar de las Antillas y pegadas a los arrecifes y rocas. Todas estas diferentes algas tienen idénticas cualidades medicinales, conteniendo mayor o menor cantidad de yodo y bromo. Igualmente contiene cloruro, yoduro, bromuro de potasio, de sodio y de magnesio, ácido silícico, etc. Los que despiden mal olor tienen mayores propiedades curativas.

Antes de usar las algas es conveniente lavarlas con agua dulce y tenerlas sumergidas en ésta durante unas 15 horas, cambiando el agua varias veces con el fin de hacer desaparecer la del mar, etc. Luego hay que secarlas en la sombra, y es mejor colgarlas sobre una soga, perdiendo en esta forma su mal olor. Una vez secas, se corta y machaca bien un manojo y se pone a hervir en un litro de agua hasta que la planta se deshace y se sigue la operación todo el tiempo necesario hasta que el líquido tome la consistencia de una gelatina, cuando se enfríe. Hay que filtrar el líquido antes que se enfríe del todo mediante una tela, agregando algún dulce, azúcar y una esencia para aromatizar. Se toma esta jalea por cucharadas, 3 cucharadas 3 ó 4 veces por día; en casos necesarios, se puede aumentar la cantidad.

Este remedio da excelente resultado en la sífilis vieja, escrofulosis, sobre todo en las personas débiles.

El cocimiento sencillo se puede tomar como agua común. También se puede tomar preparado en leche o caldo en vez de agua.

El fuco que lleva vejiguitas da buen resultado para adelgazar. Las personas que padecen de obesidad tomarán de esta preparación sin azúcar. Su efecto es debido al yodo que contiene.

FUMARIA COMÚN

Lat.: FUMARIA CAPREOLATA

Un té que se prepara de toda la planta con la fumaria común, usando un manojo para un litro de agua, en medicina doméstica es remedio contra la tristeza. Se toman dos tazas por día, después de las principales comidas. Este mismo té es indicado en la neurastenia, enfermedades del hígado y palpitaciones del corazón. Es un té sano.

FUMARIA MORADA

Lat.: FUMARIA

Para evitar la caída del pelo y hacer que nazca se hace una infusión de fumaria morada al 5 % y una vez fría y colada se frota la cabeza tres veces al día, hasta que cese la caída del cabello y desaparezca la caspa.

Yerba que nace en terrenos cultivados.

Tomando en forma de té al 2 % es tónica, purifica la sangre, pero es mejor tomar la fumaria oficinal.

FUMARIA OFICINAL
Lat.: FUMARIA OFFICINALIS

Fr.: *Frumeterre.* - Ingl.: *Fumitory.* - Alem.: *Erdrauch.* - Ital.: *Fumaria.*

Se emplea como depurativo, es aconsejada para las erupciones crónicas de la piel, da buenos resultados en el reumatismo crónico y es diurético.

Es un excelente remedio para curar la hipertensión y arterioesclerosis.

Es un buen tónico del organismo, siempre que no se administre más que algunos días solamente. Disminuye el número de los glóbulos rojos (poliglobulia) en los casos donde es necesario.

Infusión: 30 ‰ y se toma con azúcar. La misma infusión se usa en partes iguales con vinagre y aceite de almendras sobre úlceras y llagas.

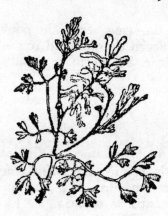

FUMARIA OFICINAL

Extracto: 2 a 10 gramos.
Jarabe: 20 a 100 gramos.
Da buenos resultados en la hidropesía.

Se utilizan especialmente las ramitas floridas, frescas, pero puede usarse toda la planta.

Da buenos resultados en té en los catarros de la vejiga y en las blenorragias crónicas.

Esta planta herbácea crece espontánea en Buenos Aires, Córdoba, etc.

GALANGA
Lat.: GALANGA MAJOR
Fr.: *Galanga*. - Ingl.: *Galangal*. - Alem.: *Galagant-Alpine*. - Ital.: *Galanga*.

La raíz de la galanga tiene aplicaciones domésticas muy importantes. Sirve para fortificar el estómago, corregir las digestiones y aumentar el apetito.
Fortifica también a los ovarios y regulariza las menstruaciones. Es además un remedio contra el mareo del mar.
Galanga hervida en vino y tomada una copita por la mañana y otra por la noche, quita la frialdad que se siente en el estómago e intestinos. Aumenta notablemente el apetito y produce fáciles digestiones.
El mismo resultado produce si se mezcla y reduce a polvo partes iguales de galanga, pimienta y semilla de perejil, mezclando dicho polvo luego con miel, lo cual se toma por la mañana y por la noche. Pulverizada la galanga con zumo de llantén y tomando, cada hora o dos, lo que cabe sobre la punta de un cuchillo, cura los temblores, mareos y desmayos.

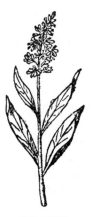
GALANGA

El mal aliento de la boca se transforma fragante si se toma un poco de vino en el cual ha sido hervido galanga.
La galanga entona el espíritu de las personas decaídas mortalmente, a los hipocondríacos, tristes, etc.

GALBANO
Lat.: GALBANUM
Fr.: *Galbanum*. - Alem.: *Galban. Mutterharz*. - Ital.: *Galbano*.

Generalmente en las farmacias y herboristeríass se vende en dos formas: en semillas secas pegadas entre sí con la resina en forma de pedazos de tortas. Las semillas unidas entre sí tienen una variación en su tamaño de una semilla de comino hasta una arveja grande. Su color es un amarillo oscuro. La otra forma son pedazos mucho más grandes y de varios colores juntos. Poseen un olor peculiar, para algunas personas desagradable. El sabor es acetoso, algo caliente, fuerte y amargo. La resina que de esta planta se obtiene, lleva el nombre de goma-resina de galbano.

En la medicina doméstica se pueden usar las dos variedades; tienen una propiedad notable para tonificar la matriz y corregir y sanar la frialdad sexual de la mujer. Para este fin hay que pulverizar y zarandear en estado muy frío la resina, previamente limpiada con una leche vegetal. Luego se forman píldoras de 30 centígramos a un grano, que se toman varias veces por día. Tiene el galbano o la goma-resina (Gummi galbanum) propiedades parecidas al asa fétida. Las píldoras indicadas arriba son buenas también para personas flemáticas, melancólicas, histéricas e hipocondríacas. Dan buenos resultados en las reglas doloridas, escasas o irregulares.

La tintura, que se puede comprar en las farmacias, da buenos resultados en fricciones para reumatismo crónico; la misma tintura diluída en agua es un excelente remedio para fortificar los ojos cansados, débiles y que lagrimean o supuran. Se hacen fomentos con una cucharadita de tintura en un vaso de agua. Se hace mucho más concentrado según los casos.

GALEGA (Ruda cabruna)
Lat.: GALEGA OFFICINALIS

Fr.: *Calega*. - Ingl.: *Goats*. - Alem.: *Geissruntenkraut*. - Ital.: *Galega*.

Una cucharada de sopa del zumo de esta planta por día es un remedio seguro para curar la epilepsia. Un té de galega con azúcar aumenta notablemente la secreción de la leche de las madres que crían. Es bueno, en estos casos, mezclar la galega con hinojo. Es también indicada la galega para las personas que tienen deseos de transpirar. En estos casos se prepara el té con 20 gramos en un litro de agua. Se toma por tazas durante el día. Si las gallinas comen galega, ponen más huevos.

GALEOPSIS (Yerba santa)
Lat.: GALEOPSIS GLANDIFLORA

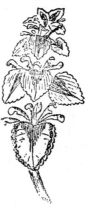

GALEOPSIS

El galeopsis es usado en Europa contra la tuberculosis y en las enfermedades de los pulmones y pecho. Sus propiedades curativas son también muy notables para curar la epilepsia. Tiene fama de curar también el histerismo, etc. La preparación en todos los casos es igual a la preparación de un té común y se toman tres tacitas por día. Preferible la última tacita antes de acostarse.

GALIO BLANCO

Lat.: GALIUM ALBUM

Fr.: *Gaillet blanc*. - Ingl.: *Ladies Bedstrow*. - Alem.: *Weisses Labkraut*. - Ital.: *Gaglio*.

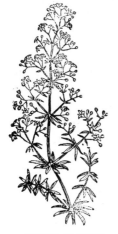

GALIO BLANCO

El tallo del galio blanco no aparece tan gallardo y derecho como el galio verdadero. Su tallo va torcido o algo inclinado, es cuadrado, lustroso y es más alto que el galio verdadero, pues siempre pasa su altura de un metro. Las flores son blancas. Esta planta tiene una fragancia muy agradable. Tiene más o menos también las mismas propiedades que el galio verdadero, con la diferencia que el té de las flores secas de esta planta, que se prepara con seis gramos en un litro de agua, cura la gota y la epilepsia.

GALIO ENGANCHADOR
Lat.: GALIUM APARINE

Fr.: *Gaillet*. - Ingl.: *Ladies Bedstrow*. - Alem.: *Klebkraut*. - Ital.: *Gaglio*.

El galio enganchador tiene tallo frágil y de forma cuadrada, las hojas son puntiagudas. Esta planta es abundante y se la encuentra con más frecuencia que a los demás galios. No tiene fragancia.

El jugo fresco, es decir, recién exprimido de la planta, tomando tres cucharadas por día, cura los eczemas crónicos y otras enfermedades rebeldes de la piel

Alivia los dolores de los cánceres en general. El mismo jugo es indicado en la hidropesía y en el bocio. Quita el dolor de oídos introducido con un algodoncito o solo.

Un té de las hojas, un manojo en un litro de agua, es un buen remedio para aumentar la cantidad de orina y sirve también para adelgazar.

Las frutitas tostadas y preparadas como café son indicadas como tal para las personas que no quieren tomar el café verdadero. El mismo es muy saludable.

Mezcladas con grasa, las hojas machacadas y aplicadas en forma de pomada, pero bastante espesa, sobre los bocios o cotos, como vulgarmente son llamados, éstos se achican poco a poco.

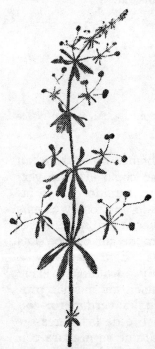

GALIO ENGANCHADOR

GALIO VERDADERO
(Cuaja leche)

Lat.: GALIUM VERUM

Fr.: *Gaillet jaune.* - Ingl.: *Yellow ladies bedstrow.* - Alem.: *Wahres Lapkraut.* - Ital.: *Gaglio giallo.*

Tenemos varias especies de galios que se encuentran ordinariamente a lo largo de los setos y en los prados. Son plantas perennes, de tallos finos, numerosos, cuadrados y rudos al tacto.

Las flores son pequeñas, blancas, amarillas o purpurinas. Las hojas son pequeñas y alargadas, colocadas a lo largo de los tallos y dispuestas en forma de rayos de una rueda y cuyo número es de siete a ocho hojas y a veces más.

El tallo del galio verdadero es redondo, su fragancia en general es fuerte, como a yuyos, y su gusto es algo ácido y áspero; su altura es de ochenta centímetros.

El galio verdadero es muy bueno para curar las enfermedades de la boca, piorrea y gingivitis, como así también estomatitis y otras inflamaciones de las encías. En estas enfermedades hay que mascar unas hojas y luego escupir el jugo que desprende.

Da buenos resultados en el tratamiento de la epilepsia y en las enfermedades de la matriz.

Se toma en forma de té, que se prepara con un manojo y un medio litro de agua. En las enfermedades de la matriz se hacen lavajes con el cocimiento de sesenta gramos de hojas en un litro de agua, que se hierve veinte minutos. Para curar las costras de la cabeza de los niños pequeños se les lava con la misma agua.

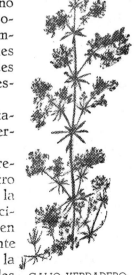

GALIO VERDADERO

Los baños calientes con hojas hervidas de galio verdadero son tónicos para niños débiles, raquíticos y atrasados. Se pone antes a hervir unos doscientos gramos de hojas y luego se agrega el mismo a la bañadera.

Las hojas machacadas y aplicadas sobre quemaduras calman en seguida el dolor y curan la quemadura. En estos casos hay que lavar antes muy bien las hojas para librarlas del polvo, etc., etc.

Machacadas y aplicadas sobre heridas retienen la sangre. Lo mismo se consigue detener la sangre de la nariz si se introducen en la misma las hojas machacadas.

Un excelente remedio para curar la neurastenia es un baño de pies calientes con el agua en la cual hayan sido hervidos ciento veinte gramos de hojas de galio. Se toma este baño en ayunas o tres horas después de cenar, poniendo los pies en el agua hasta tapar los tobillos. La duración del baño debe ser de seis minutos los primeros ocho baños, y luego de ocho a diez minutos los siguientes. El efecto se siente en seguida con el primer baño y hasta durante el mismo.

GARBANZOS
Lat.: CICER ARIETINUM

Fr.: *Pois chiches*. - Ingl.: *Chilk peas*. - Alem.: *Kichererbse. Spanische Erbse*. - Ital.: *Ceci*. - Ruso: *Goroj-ovetzi*.

Los españoles con su inmigración en países extranjeros han hecho difundir el garbanzo como alimento, y hoy en día los garbanzos por lo mismo son conocidos en todo el mundo.

La harina de garbanzo, en cataplasmas, es muy madurativa. Las semillas son muy indicadas como reemplazante del café, tostándolas. El agua, en que han sido hervidos los garbanzos, es muy buena para corregir la menstruación y esta misma agua deshace los cálculos renales y de la vejiga. Se toma en ayunas y antes de acostarse. El té de las hojas preparado al 3 % y tomado por tazas, aumenta la cantidad de la orina.

GAROBILLA (Ver Dividivi)

GAROCHA (Sauce amarillo)

Lat.: TECOMA STANS o BIGONIA STANS

Fr.: *Bigone frutescent.*

Esta planta abunda en toda Sud América y es empleada en la medicina doméstica como un gran diurético, es decir, para aumentar la cantidad de orina, y hace orinar en los casos donde se reclama esta clase de remedio, como en la hidropesía, edemas, etc.

Se prepara con un manojo de las raíces bien machacadas, previamente bien lavadas, un cocimiento en medio litro de agua, que debe hervir cinco minutos.

Luego se toma de esta preparación una taza y es suficiente para que se obtenga un buen resultado.

Se puede repetir esta bebida siempre que se necesite sin inconveniente.

GATERA (Ver Yerba de los gatos)

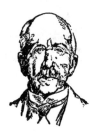

CHARLES RICHET
El primero que describió la Epilepsia.

GATUÑA RASTRERA

(Detenedor de bueyes)

Lat.: ONONIS REPENS

Fr.: *Bugrane rampante*. - Ingl.: *Thorned rest barrow*. - Alem.: *Stachliche hauhechel*.

Es una planta perenne. Sus tallos son duros, muy resistentes, vellosos, de cuarenta a cincuenta centímetros de largo y crecen un poco inclinados. Sus hojas presentan tres divisiones iguales, aparte de las de la superior de los tallos que son enteros. Sus flores son rosas veteadas de blanco, bastante grandes, en racimos alargados.

Es muy común encontrar esta planta a lo largo de los caminos en los campos, cunetas, en los terrenos incultivados, áridos y estériles.

Esta planta es muy conocida entre la gente de campo y casi no se vende en las herboristerías y farmacias.

En la medicina doméstica se usa con buenos resultados en el mal de piedra, piedras de la vejiga y en general en todas las enfermedades en las cuales hace falta aumentar la orina.

Se prepara con la raíz un té en el cual se pone: veinte gramos de la raíz limpia en un litro de agua hirviente y una vez hecho el té se toman tres tazas por día.

Las hojas, sumidades, se usan para anginas de garganta.

Se prepara con treinta gramos en un litro de agua y se agregan unas cucharadas de miel.

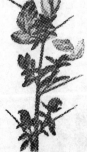

GATUÑA

GAYUBA

(Madroño rastrero, uva de oso)

Lat.: ARCTOSTAPHYLOS. ARBUSTUS. ARBUTUSUVA URSI

Fr.: *Busserole.* - Ingl.: *Bearberry.* - Alem.: *Baerentraube.* - Ital.: *Uva Orsina.* - Ruso: *Golonianka.*

Se usa en forma de té, tres veces por día, tres gramos para una taza de agua hirviendo.

Su empleo está indicado en catarros de la vejiga; la orina sale espesa y de color algo verde. Es bueno también en las afecciones del riñón, cuando se quiere limpiarlo con el aumento de la cantidad de orina. Si el riñón está irritado, no conviene usar la gayuba, pudiendo su uso aumentar la irritación.

En la purgación aguda y crónica limpia la vejiga y el canal uretral; en este caso es bueno agregar semilla de lino en partes iguales.

Tiene sobre la matriz acción parecida al cornezuelo de centeno; hay que tener precaución en el parto, pues podría producir una contracción constante de la matriz y dificultar el curso normal del parto. Su empleo es indicado, si después del parto hay fuerte pérdida de sangre.

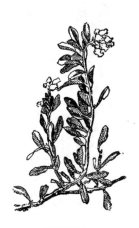

GAYUBA

Por su contenido de sustancias astringentes, se usa también en las diarreas.

Se pueden comer las bayas y tienen el efecto de las hojas, algo menos pronunciado.

Las hojas se pueden comprar en las boticas.

GENCIANA

Lat.: GENTIANA LUTEA

Fr.: *Gentiane*. - Alem.: *Gelber enzian*. - Ingl.: *Gentian*. - Ital.: *Genziana*. - Ruso: *Goretchavka gelmaya*.

Se compra la raíz en la botica; es un excelente remedio para el estómago.

En la dosis de un cuarto de gramo antes de las comidas, aumenta el apetito y evita la digestión lenta y difícil. Dosis de dos a tres gramos, tienen contra el chucho efecto parecido al de la quinina. En vez de polvo se puede tomar también una infusión de la raíz en agua hirviendo: diez a quince gramos de raíz, en un litro de agua, tres copas diarias. También es bueno y agradable el vino de genciana: 30 gramos de raíz se dejan en un litro de vino tinto durante catorce días y se toma dos a tres veces por día una cucharada.

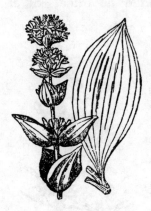

GENCIANA

Es prohibido el uso de genciana a las personas nerviosas, pues las irrita.

Si uno cae de cierta altura y llega a golpearse órganos internos de importancia donde se estanca la sangre, encontrará alivio con un cocimiento de raíz de genciana, pues ésta hace desparramar la sangre estancada.

Una buena tintura para el estómago: quince gramos de raíz de genciana, otro tanto de cáscara de naranja, cálamo y ruibarbo, doce gramos de semilla de anís verde y coriandro. Todo se echa en medio litro de vino blanco y se deja durante 24 horas en un lugar tibio, se exprime bien y se guarda en una botella bien tapada. Una hora antes de cada comida tómese una cucharada grande.

La genciana amarilla contiene en su raíz amarga propiedades especiales. Contiene el gentiopicrino, gencianino, que es un tanino, o ácido gencianótico, etc.

GENCIANA DE LAS ANTILLAS
Lat.: GENTIANA EXALATA
Fr.: *Gentiane à long pedoncele.* - Ingl.: *Exaltate gentian.*

Véase las propiedades y aplicaciones del trébol febrino de las Antillas, pues son las mismas que de la genciana de las Antillas.

GENCIANA UNIFLOR
Lat.: VOYRIA UNIFLORA
Fr.: *Gentiane uniflora.*

Véase las propiedades y aplicaciones del trébol febrino de las Antillas, que son las mismas que posee la genciana uniflor.

GENCIANA VERTICILADA DE AMÉRICA
Lat.: GENTIANA VERTICILATA
Fr.: *Gentiane verticilée d'Amérique.*

Véase las propiedades y aplicaciones del trébol febrino de las Antillas que son las mismas.

GENGIBRE
Lat.: ZINGIBER OFFICINALE
Fr.: *Hebre gingembre.* - Ingl.: *Common genger, ginger.* - Alem.: *Ingwer, Ingber.* - Ital.: *Zenzero.* - Ruso: *Beloi imbir.*

La raíz de gengibre se usa con buenos resultados como revulsivo para combatir las pleuresías, reumatismo, ciática y dolores neurálgicos. Para este fin se reduce la raíz a polvo y se la aplica en forma de cataplasma mezclada con harina de lino o harina de maíz.

Para las enfermedades del pecho, como por ejemplo en la pleuresía, se prepara mezclando en partes iguales polvo de raíz de gengibre con polvo de pimienta negra y bastante clara de huevo, hasta obtener una pasta blanda, la cual es extendida luego sobre una tela, pañuelo o algodón y luego aplicada sobre las partes enfermas, como ser el pecho, el costado o lo que sea.

El gusto de gengibre es caliente, de pimienta, aromático, y se usa muchísimo como condimento, sobre todo por los británicos.

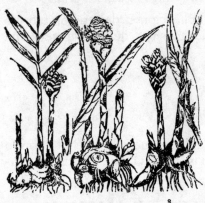

GENGIBRE

El gengibre contiene resina, sobrerresina, aceite volátil, extractivo, goma, almidón y materia nitrogenada.

Es un excitante para el estómago y carminativo. Se usa el gengibre en polvo, tintura, mezclado con cerveza y además con vino. Antiguamente los árabes usaban el gengibre como un buen afrodisíaco y pectoral.

El té de gengibre alivia la flatulencia, los dolores del estómago y quita rápidamente las náuseas. En Europa y en China se fabrican dulces muy ricos de gengibre.

El polvo se hace de la raíz muy fácil con un molinillo o con un rallador.

GENGIBRE CIMARRÓN
(Gengibre silvestre. Gengibre amargo)
Lat.: ZINGIBER ZERUMBERT

La planta, como igualmente la raíz de esta planta, tienen las mismas propiedades como el gengibre, pero en grado mucho menor. Así que se puede usar en las mismas enfermedades como el gengibre.

Se prepara con alcohol puro, medio litro, y unos dos manojos de la planta y raíz, unas fricciones para quitar los dolores reumáticos. Da esta fricción muy buenos resultados.

GENGIBRE DE SABANA
(Gengibre de los pastos. Canelilla. Capún oloroso)
Lat.: KYLLINGIA ODORATA

Esta planta abunda en toda Sud América. Con un manojo de la raíz machacada, en un litro de agua hirviente, se hace un té el cual da muy buenos resultados para curar espasmos, convulsiones, y es un excelente estimulante. Se toma por tazas esta infusión durante el día.

Este mismo té sirve para hacer buches en caso de inflamaciones de las encías.

GENGIBRILLO (Ver Curcuma)

GENIPA DE AMÉRICA (Jagua, caruto)
Lat.: GENIPA AMERICANA

Fr.: *Genipayer d'Amérique.* - Alem.: *Gardena genipa.*

Los frutos verdes de este árbol, molidos, curan rápidamente llagas de origen sifilítico, si se aplican externamente.

El cocimiento hecho con un manojo de raíces de este árbol y una botella de agua se emplea también con buenos resultados en las purgaciones. Se toma durante nueve días una copa en ayunas y otra por la tarde, agregándole azúcar a gusto. Es algo purgante, pero da buenos resultados.

Por la corteza del caruto sale por las grietas naturales una sustancia blanca que tiene el nombre de azúcar de caruto. Este azúcar cura muchas enfermedades de los ojos y sobre todo las cataratas y nubes de los mismos.

GERANIO (Yerba de San Roberto)
Lat.: GERANIUM ROBERTIANUM

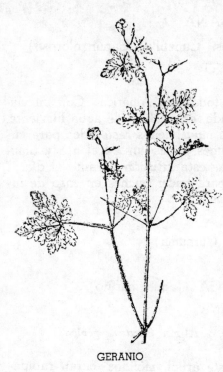

GERANIO

Fr.: *Bec-de-grue.* - Alem.: *Robertskraut.* - Ruso: *Gheran.*

Entre los empleos más notables del geranio en la medicina doméstica, debe mencionarse como remedio para la esterilidad de la mujer. Para este fin se prepara un té al 1 %, del que se toman tres trazas por día.

Este mismo té sirve para curar llagas de la garganta. En estos casos se hacen gárgaras cada tres horas.

El mismo té, tres tazas por día, da muy buenos resultados en las hemorragias, esputos de sangre e inflamación de los riñones. Hay otros geranios, pero todos tienen más o menos las mismas propiedades medicinales.

GERMANDRINA MARÍTIMA
Lat.: TEUCRIUM MARUM

Fr.: *Germandrée.* - Ingl.: *Garmander.* - Ital.: *Galamandrina.* Alem.: *Gamander.*

El té de germandrina al 2 %, tomando dos tazas por día después de las principales comidas, corrige muy pronto la debilidad del estómago e intestinos.

GIRASOL (Mirasol)
Lat.: HELLANTHUS ANNUUS
Fr.: *Tournesol.* - Ingl.: *Sun-flower.* - Alem.: *Sonnemblumen.*
Ital.: *Gira Sole.* - Ruso: *Semechki.*

Esta planta se ve casi en todas las chacras que son plantadas como adorno y al mismo tiempo como producto, y además como para purificar el aire.

En nuestra República el girasol se desarrolla muy bien, pues se ve a menudo tallos que llegan a tres metros de altura y con un excelente desarrollo.

Se usa la semilla de girasol como alimento. Para este fin se hace tostar en un sartén las semillas con un poco de sal y luego se les parten y comen. Son muy ricas también al horno y tostadas a la plancha. Obran las semillas algo calmantes, refrescantes por el aceite que contienen. El aceite exprimido de las semillas crudas es muy recomendado en las enfermedades del pecho. En ciertos casos se puede usar este aceite en lugar del aceite de oliva o maní.

El café hecho con semillas tostadas es bueno contra la jaqueca y dolores nerviosos de la cabeza.

GNAFALIO (Pie de gato)
Lat.: GNAFALIUM DIOICUM

En los casos de tos crónica, bronquitis y enfermedades del pecho, es muy indicado el té de las flores de gnafalio. Se prepara como un té simple con un puñado de flores para un litro de agua hirviente. Se toma caliente con miel. Dos o tres tazas por día, lejos de las comidas.

GOMAS (Mucílago vegetal)
Lat.: GUMMI

Las diferentes gomas que ciertas plantas contienen es seguramente debido a la degeneración de las paredes de las células de los parénquimas (tronco y ramas). No se conoce con exactitud su composición química, pero están formadas de carbono, oxígeno e hidrógeno y pueden considerarse como polisacáridos. Las gomas verdaderas se disuelven bien en el agua. Las no verdaderas gomas en el agua solamente se reblandecen y forman un mucílago espeso llamados mucílagos vegetales. Las gomas fluyen de los árboles por sí solas y también artificialmente por incisiones o cortaduras producidas en el tronco del árbol. Las gomas y los mucílagos vegetales se absorben fácilmente en el tubo digestivo, pero se transforman en azúcar, ácidos grasos, etc., y por lo mismo son también considerados como nutritivos.

La gran parte de estas substancias pasa sin alterarse por el tubo digestivo; entonces obra sobre la mucosa de los intestinos como protectora y calmante y regulariza la defecación, ayudando la expulsión de las materias fecales, obrando igual como grasa.

GOMA ARÁBIGA (Goma de Senegal)

La goma arábiga es la goma más usada en la medicina doméstica y en el comercio, y por lo mismo la más conocida. Es el jugo que fluye de los troncos de diversas especies de acacias y muy especialmente de la acacia de Senegal.

Tiene propiedades emolientes y pectorales y es muy usada hoy día en todas las pastillas de goma y las pastillas para la tos. Está compuesta sobre todo de la sal de calcio del ácido arabínico. Se vende en fragmentos irregulares, de color amarillento, duros, transparentes, solubles en dos partes de agua. Hay también en la venta de esta goma pulverizada.

GOMA TRAGACANTO

La goma tragacanto procede de diversas especies de **Astragalus** (leguminosas) y se presenta en el comercio en forma de fragmentos de diferentes tamaños. No tiene ningún olor ni gusto y es viscosa. Al contacto con el agua se hincha rápidamente. Es mucho más poderosa que la goma arábiga.

Se la usa para preparar emulsiones y pociones en las farmacias. Es muy usada en enemas para curar convulsiones de niños.

GORDOLOBO BLANCO
(Cirio de Nuestra Señora)
Lat.: VERBASCUM THAPSUS
Fr.: *Molène*. - Ingl.: *Mullein*. - Alem.: *Wollkraut*. - Ital.: *Verbasco*. - Ruso: *Zarskie skipetr*.

La raíz hervida en vino tinto hace parar la diarrea; si hay fiebre, se hierve en agua (15 gramos en un litro de agua).

Contra las almorranas se recomienda la siguiente cura: siete y medio gramos de la raíz tostada y pulverizada se amasan con otro tanto de harina de trigo y una yema de huevo; todo se pone al horno, hasta que se ase. Se come durante nueve días una de estas tortitas en ayunas. Este remedio era el gran secreto de Mateo de Gradi.

Una cucharada de jugo de la raíz tomada en una taza de té de malva es buena contra el chucho; se toma en el momento que se inicia el temblor, lo más caliente posible.

De las flores se prepara un aceite: se llena una botella con flores y se deja al sol durante varias semanas; el aceite se junta en el fondo de la botella. Sirve para calmar dolores de reumatismo y gota. En infusión da buenos resultados en enfermedades del pulmón.

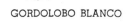
GORDOLOBO BLANCO

Fricciones de este aceite sobre la cabeza hacen crecer el pelo, que toma un color rubio dorado.

El té de flores es bueno contra los resfríos, que van con tos molesta.

GRACEOLA DE AMÉRICA
Lat.: GRATIOLA MONNIERA

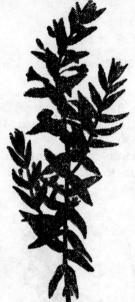

GRACEOLA

La hermosa yerbecita abunda muchísimo en nuestra República en los lugares húmedos y tiene propiedades iguales que la graceola europea, pero no tan pronunciadas. Es un purgante bastante bueno y hace también sudar.

Se prepara con un manojo de esta planta y un litro de agua un cocimiento que debe hervir diez minutos, el que una vez filtrado se toma por tazas.

Es bueno como purgante y además es muy indicado para las personas que no sudan y tienen el cutis demasiado seco, y debido a este defecto tienen a menudo dolores de cabeza, mareos, mal humor, nerviosidad, falta de memoria, tristeza, etc.

El jugo de esta planta fresca mezclado con kerosene es un excelente remedio para curar los dolores de reumatismo agudo y crónico, como así también para curar el lumbago.

GRACEOLA OFFICINAL
(Yerba del pobre. Sen de los prados)
Lat.: GRATIOLA OFFICINALIS
Fr.: *Gratiole officinelle*. - Ingl.: *Hedge Hyssop*. - Alem.: *Gnadenkraut*. - Ital.: *Stanca cavallo*. - Ruso: *Tijaro Dochnaya Trawa*.

Hay veinticuatro diferentes graceolas conocidas y desparramadas sobre el mundo. Todas las graceolas poseen propiedades purgantes, pero como en mi libro hay purgantes más suaves que la graceola, aconsejo a mis lectores no usar con tal fin esta planta. Las hojas sin olor tienen un gusto amargo; contienen graceolina C_{20} $H_3 4$ O_7. Se usa una sola hoja de regular tamaño, hervida durante diez minutos en un litro de agua. Una vez fría, se toma de este cocimiento dos cucharadas por día para curar desequilibrios mentales (locuras). Este cocimiento en ayunas (una cucharada) es indicado en la gota. Ya sea en locuras, gotas e hinchazones, hay que seguir el tratamiento diez días, descansando luego diez también.

GRAMA
Lat.: TRITICUM REPENS
Fr.: *Chiendent.* - Ingl.: *Quickgrass.* - Alem.: *Queckenwurzel. Queckengras.* - Ital.: *Gramigna.* - Ruso: *Palotznayatrawa.*

Se compra en la botica la raíz, que se usa en forma de té. diez gramos de grama para medio litro de agua hirviendo.

El té de grama, como el de gramilla, disuelve las mucosidades de las vías urinarias y las expulsa; por igual razón su empleo es bueno en la gonorrea (purgación).

Con la infusión de grama o gramilla (20 gramos para un litro de agua hirviendo) se pueden hacer al mismo tiempo lavajes uretrales contra la purgación.

La misma infusión sirve para lavativas en los casos que las deposiciones lleven abundantemente mucosidades.

Se usa también contra las afecciones crónicas del pecho, hígado y bazo.

Para el pecho, como contra la purgación, es bueno también el jarabe de grama: 100 a 150 gramos de la raíz de grama se hierven en un litro de agua, hasta que queden bien blandas; después se saca la raíz y se sigue haciendo hervir el agua hasta que se espese como un jarabe. Tomado con miel, en partes iguales, produce buenos efectos.

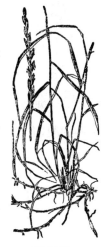

GRAMA

GRAMA DE LA INDIA (Ver Vetiver)

GRAMA DE LIMÓN (Ver Limoncillo)

GRAMA DE OLOR
Lat.: ANTHOXANTHUM ODORATUM
Alem.: *Ruchgras.* - Ruso: *Semena.*

La grama de olor es un tónico digestivo. Para tomarlo con vino se prepara cortando toda la planta en pedacitos de tres a cinco centímetros de largo; la mejor forma es envolverlos en un fino lienzo de filtrar, agregando azúcar e introduciendo todo en una olla de vino blanco durante veinticinco minutos. Se puede usar esta especie de filtro cuatro a cinco veces. Lo mismo se puede usar vino clarete o vino tinto. También se puede introducir directamente la planta en una botella con vino y luego filtrar el vino. Este vino es muy sano y delicioso al paladar, mejor que el clericot. La grama de olor se usa también en los roperos para dar a la ropa una agradable fragancia.

Los chicos débiles encontrarán una gran mejoría bañándose en la bañadera con cocimiento de grama de olor. Para este fin se hace hervir en una olla dos, tres o cuatro manojos de la planta, y apenas se produce el hervor, se agrega el agua de la bañadera, que se comprende debe ser tibia.

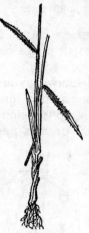

GRAMA DE OLOR

GRAMILLA DULCE (Ver Chepica dulce)

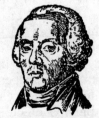

JUAN PEDRO FRANK (1745-1821).
El primero que describió la Diabetes Insípida.

GRANADILLO
Lat.: PASSIFLORA
Alem.: *Passions blume.* - Ruso: *Strastozvet.*

Presta los mismos servicios que la árnica; se hacen friegas con la infusión de la raíz en caso de golpes, caídas y distorsiones.

Es una enredadera que se encuentra en La Rioja y Corrientes.

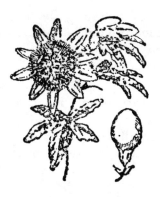

GRANADILLO

GRANADO
Lat.: PUNICA GRANATUM
Fr.: *Grenadier.* - Ital.: *Pome-Granate-tree.* - Alem.: *Granath baum.* Ital.: *Grenato.* - Ruso: *Osnoe derevno.* (*Granát*).

El jarabe de zumo de granadas es muy bueno en todas las enfermedades de la garganta, hasta en la difteria.

Es el mejor remedio que se conoce contra la tenia (solitaria); unos 50 gramos de corteza de la raíz se hierven en un litro de agua hasta quedar reducido a medio litro, y esta cantidad de líquido se toma en tres veces, con intervalo de media hora; a las dos horas después de la última porción se toma un purgante de sal inglesa.

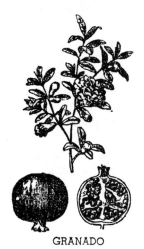

GRANADO

Para los niños la dosis debe disminuirse teniendo en cuenta la edad. Debe de evitarse tomar aceite de castor por ser peligroso.

Una cucharada de cáscara del fruto desmenuzada y hervida durante 5 minutos en un cuarto de litro de agua y tomada ésta cada dos horas una cucharada es de un resultado eficaz contra la diarrea.

El mismo efecto producen las flores.

Cataplasmas de hojas frescas de granado se aplican con resultado sobre el grano malo (carbunclo).

GROSELLA COLORADA
Lat.: RIBES RUBRUM

Fr.: *Grosseilleur rouge.* - Ingl.: *Currant. Gooseberry.* - Alem.: *Rote Vohannisbeere.* - Ital.: *Ribes rossa.* - Ruso: *Krasnaia smorodina.*

La grosella colorada es cultivada como igualmente la grosella negra, es decir, también en las quintas, y sus frutitas son muy apreciadas porque tienen muchísimas aplicaciones en la medicina doméstica. Además se usa la grosella colorada en muchas preparaciones de diferentes dulces, jaleas, etc., que se comen con placer. El dulce preparado con azúcar es refrescante y algo laxante.

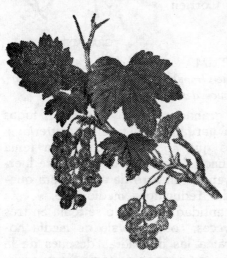

GROSELLA COLORADA

El agua en forma de limonada es excelente en las enfermedades con fiebre alta, como en fiebre tifoidea, pulmonía, escarlatina, sarampión, etc. Es un excelente remedio contra el escorbuto. El jugo de grosella colorada fortifica las encías.

La grosella crece en racimos, el fruto es azucarado y ácido, que contiene pectina y ácidos málico y cítrico.

GROSELLA NEGRA
Lat.: RIBES NIGRUM

Fr.: *Groseilleur noir.* - Ingl.: *Currant.* - Alem.: *Schwartze Vohannis-beere.* - Ital.: *Ribes.* - Ruso: *Smorodina.*

La grosella negra se cultiva en las quintas y sus frutos son muy queridos y estimados.

Toda la planta tiene propiedades medicinales.

En Europa las dueñas de casa preparan un dulce de las frutas que se usa tanto para los enfermos como para los sanos, en forma de refrescos, masas, postres, etc.

En la medicina doméstica se usa la grosella negra en las enfermedades de los riñones. No hace falta ni dosis ni cantidad pues se la come a gusto. De las hojas se prepara un té; para este fin se ponen treinta gramos en un litro de agua hirviente y se los deja en la tetera durante unos diez minutos bien tapado. Este té es un buen tónico, especialmente en las enfermedades largas. Produce también sudores y hace orinar en abundancia. Junto con la fruta es un buen remedio para curar la gota y la hidropesía. El té con dulce de grosella preparado con las frutitas es un excelente remedio para la tos convulsa, pues hace más distanciados los ataques y acorta el tiempo de la tos. Es bueno en todos los casos de toses espasmódicas, dolores de garganta, glándulas hinchadas, ronquera y sequedad de la misma. En estos casos se come la fruta y se hacen gárgaras con el té.

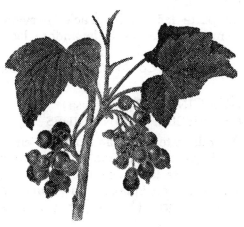

GROSELLA NEGRA

El dulce de grosella negra fortifica el estómago.

El jugo exprimido de la fruta es bueno contra los esputos de sangre.

Las amígdalas grandes (hipertrofia) vuelven a su estado normal y evitan la operación si se hacen gárgaras con jugo fresco de grosella en agua de rosas. Se ponen dos cucharadas del jugo en un vaso grande de agua de rosas.

GUACLE

La parte leñosa de guacle, hervida en agua al 10 por ciento, cura la sarna, lavándose las partes afectadas tres veces al día con el cocimiento frío.
Árbol de Córdoba, Tucumán, Santiago y Jujuy.

GUACIMILLO (Cupuisa)
Lat.: VISCUM OPUNTIOIDES

Abunda este muérdago o visco en las Antillas y es más débil que el muérdago (Viscum album) del cual hablamos en este libro. Sus propiedades y usos en la medicina doméstica son iguales a la planta Caballera, que es también un visco. (Véase por lo mismo Caballera).

GUACO
Lat.: MIKANIA GUACO

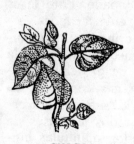
GUACO

De las especies conocidas la que más se emplea es la enredadera, contra la mordedura de víbora, chucho, reumatismo, gota, sífilis, rabia, cólera.

Se emplea la infusión teiforme de hojas secas al 2 % o el zumo de la planta fresca. De la infusión se pueden tomar varias copas por día; del zumo bastan 10 a 15 cucharadas.
El guaco es una planta amarga. (Vea Ayapana).

GUACO (Huaco. Planta de oradores)
Lat.: MIKANIA GONOCLADA. EUPATORIUM GUACO
Fr.: *Eupatoir guaco*.

(Vea GUACO REBALSERO)

GUACO REBALSERO
Lat.: MIKANIA ORINOCENSIS
(Vea AYAPANA)

GUANÁBANO
(Anona de Broquel. Palo de Guanábano. Anona de puntitas).
Lat.: ANONA MURICATA
Fr.: *Anona en bouclier. Spadille.* - Ingl.: *Sour-sop. Custardapple.*

Las hojas de guanábano son usadas en forma de té para ayudar y con el tiempo curar las digestiones pesadas, dolores del estómago y la debilidad del mismo, ventosidades e hinchazón del vientre. Se prepara una taza de té con dos o tres hojas estrujadas. Se puede agregar a este té unas flores de azahar o un poco de anís para aumentar el poder curativo.

En los casos de diarrea, debidas a las frutas verdes, al abuso de bebidas heladas, o a los helados en verano, se toma tres o cuatro tazas de este té y los enfermos se sanan en seguida. Este té es saludable para los sanos después de las comidas con unas gotitas de caña o cognac. La infusión de las hojas y pimpollos del guanábano en forma de té se usa también en las enfermedades arriba mencionadas.

Los pimpollos y flores de guanábano son un remedio en los casos de resfríos y grippe, dolores de pecho, etc., es decir, se trata de un buen pectoral. Se hace con ellos un té poco cargado y se toma con miel.

GUANO (Tocariga)
Lat.: BOMBAX PYRAMIDALE
Fr.: *Ochroma ou Fromager Pyramidal.* - Ingl.: *West India Silk Cotton-tree.*

Se usa en la medicina doméstica la corteza de la raíz de este hermosísimo árbol.

Con un medio manojo de la corteza que se hace hervir en un litro de agua durante cinco minutos, se prepara un cocimiento que, tomado por tazas, da excelentes resultados en la ascitis (agua en el vientre). Produce un sudor suave y aumenta la cantidad de orina.

Las flores, preparadas en la misma forma, dan buenos resultados en los dolores del pecho, resfríos, tos, grippe, etc. Se toma el cocimiento, con miel, tres tazas por día.

En los frutos maduros o cápsulas hay un algodón que se usa para hacer almohadas, que son muy suaves y duraderas.

GUAYABITO (Guayabillo del monte)
Lat.: PSIDIUM AROMATICUM
Fr.: *Goyavier aromatique ou de montagne.*

Es un excelente remedio en los casos de debilidad sexual o impotencia, que sean debidos al abuso de los placeres sexuales por desgaste nervioso. Se hace con un manojo de los pétalos y las hojas de este arbolito y con un litro de agua hirviente un té que se toma por tazas con azúcar. Los que sufren de diabetes pueden tomar esta misma planta para el mismo fin, con sacarina.

Este mismo té es muy bueno en los casos de enfermedades espasmódicas y, sobre todo, en los casos de corea, llamado también baile de San Vito.

GUAYABO
(Guayabos cocoteros. Palo de guayabo)
Lat.: PSIDIUM GUAYABA. PSIDIUM POMITERUM
Ruso: *Guayava, Guayavnik.* - Fr.: *Goyabier. Gouyave.* - Ingl.: *Common guaves.*

Los frutos del guayabo son comestibles y muy indicados para las personas que sufren del bocio exoftálmico (enfermedad de Basedow). En estos casos se come un fruto rojo por día. Las hojas hervidas, un puñado en un litro de agua, que tiene que hervir diez minutos, se usa en fomentos para contraer las venas dilatadas de las piernas. (Venas varicosas).

GUAYABO AMARILLO
Lat.: PSIDIUM PIRNFERUM

Las hojas del guayabo amarillo, preparadas en forma de té, son muy usadas en Corrientes con excelentes resultados en las diarreas, descomposturas del vientre, disenterías, tanto en los adultos como en los niños. Se toma una sola taza de té que se prepara con un puñadito de hojas y se siente en seguida el alivio. Las diarreas y malestares se curan en seguida. Sus frutos no se deben comer.

GUAYACO (Guayacán)
Lat.: GUAYACUM OFFICINALIS

Fr.: *Guayac ou Goyac officinel*. - Ingl.: *Lignum Vitae-tree* y *Pockwood*. - Alem.: *Franzosenholz, Pockenholz*. - Ital.: *Guajaco*. Ruso: *Bacaut*.

Se usa en la medicina doméstica la madera raspada de este hermoso árbol, su corteza y la resina que brota de las salidas naturales o de las heridas de la corteza, que es la resina, y la parte más curativa de este árbol.

Tiene propiedades esta resina para curar la sífilis crónica, es decir, las complicaciones sifilíticas del tercer período, como tabes, dilataciones de la aorta de origen sifilítico, etc.

Es un remedio muy bueno también en las enfermedades de reumatismo, gota, y para bajar la presión de la sangre en las arterioesclerosis.

Hace aumentar la cantidad de orina y la frecuencia de orinar.

Las diferentes preparaciones del guayaco son las siguientes:

La más simple y la más común es la preparación

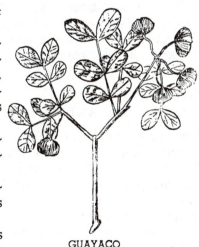

GUAYACO

de un gran puñado de la raspadura y una botella de agua. Se hace un cocimiento de unos veinte minutos.

Muchos enfermos para reforzar la acción de este remedios, agregan a la raspadura zarzaparrilla, que se usa también contra la sífilis, sasafraz y quina. Las demás sustancias se agregan en la cantidad de veinte a treinta gramos y luego se toma por tazas. Esto hace sudar, aumenta la orina en los primeros días. Pero no hace falta reforzar la raspadura, porque por sí misma da muy buenos resultados. Es mucho más fuerte la corteza de este árbol porque contiene más resina. La preparación con la corteza no debe hervirse sino hacerse como se hace un té. Se machuca bien antes la corteza y se la pulveriza. La cantidad de agua hirviente es de un litro o algo menos.

Hay un licor que se toma para curar la gota que se prepara en la siguiente forma: se echa una cucharada y media de resina en polvo en tres botellas de un ron blanco y se tiene esta preparación durante cuatro días al sol. Se toma una sola cucharada en ayunas y luego en seguida el desayuno, de té, café con leche o té de bardana, mate, etc. Esta cucharada en ayunas es también conveniente en la sífilis y reumatismo.

El guayaco tiene una madera amarilla, de corazón verde, cuyos polvos o raspaduras se emplean en medicina. Debe sus propiedades a una resina verdosa, de aspecto brillante, de olor aromático, de sabor acre, etc., etc.

GUAYCURÚ
Lat.: STATICE ANTARCTICA

Con las raíces de guaycurú, yerba que abunda mucho en terrenos bajos y anegadizos, se hace un cocimiento al 5 % y una vez tibio se cuela y se dan lavajes tres veces por día para curar las granulaciones, llagas e irritación del cuello de la matriz. Se emplea a la vez un litro y medio del cocimiento.

El guaycurú contiene un alcaloide, la guaycurina, 12,50 % tanino, resinas, aceite volátil, almidón, etc.

GUIGUILLO OLOROSO (Higuillo oloroso)
Lat.: PIPER ADUNCUM
Fr.: *Artante à feuil crochu.*

Este hermoso arbusto que abunda en toda SudAmérica, tiene las mismas aplicaciones medicinales que la planta Higuillo con olor de limón. Véase esta planta.

GUILNO (Gramilla)
Lat.: BROMUS CATHARICUS

El guilno no es la gramilla, pero tiene más o menos las mismas propiedades. Da buenos resultados en vaporaciones con agua hirviente sobre hinchazones crónicas de coyunturas (artritis). Hay que hacer llegar el vapor a las partes enfermas.

GUINDO COMúN
Lat.: CERASUS VULGARIS. PRUNUS CERASUS

Es muy parecido este árbol al cerezo, pero los frutos de guindo son más jugosos, más tiernos y más redondos. Las hojas son más pequeñas y el fruto más agrio. Un té que se prepara con cuarenta gramos de las hojas y un litro de agua es un excelente remedio para las personas que sufren de angina de pecho (angina pectoris), de arterioesclerosis y de tos.

Se toma tres, cuatro o cinco tacitas chicas por día y siempre bien caliente endulzado con miel. Los diabéticos tomarán este té con sacarina.

La fruta es muy refrescante y algo laxante.

GUISANTE MARAVILLA
(Farolitos. Farolitos del jardín)
Lat.: CARDIOSPERMUM HALICACABUM o CARDIOSPER
Fr.: *Pois merveille.* - Ingl.: *Common heart pea.*

Se usa en la medicina doméstica para las enfermedades de los riñones y de la vejiga, tanto crónicas como agudas.

Tiene la virtud de aumentar la cantidad de orina y por lo tanto es muy indicado en blenorragias, cistitis y casos de arenillas de los riñones o de la vejiga. Presta además muy buenos resultados en el reumatismo e inflamaciones de las coyunturas. (Artritis).

Se prepara con un manojo de tallitos machacados como también de las raíces o de toda la planta, un té en un litro de agua y se toma durante el día.

HABA
Lat.: FAVA VULGARIS

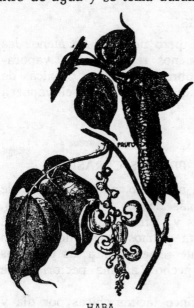
HABA

Además de ser un alimento nutritivo, como es mundialmente conocido, las habas tienen también su aplicación en la medicina doméstica. Hay una fórmula para ablandar las durezas de los talones que se prepara con grasa de cerdo, harina de habas y jugo de limón en partes iguales. Se aplica esta pomada sobre las partes endurecidas todas las noches.

HABA DEL AIRE
Lat.: CAMPTOSEMA RUBICUNDA

Abunda esta planta en toda Sud América y debe su nombre de Haba del Aire a que en los campos se usa el cocimiento para curar los llamados "aires".

Se hace con tres cucharadas de semillas y un litro de agua que tiene que hervir durante veinte minutos un cocimiento que se usa en fomentos.

Fomentos calientes de esta preparación son buenos en la picazón de la vulva (prurito vulvar).

HABA DEL CAMPO
Lat.: VICIA SATIVA
Alem.: *Futterwicke.*

Las semillas hervidas, tres cucharadas en un litro de agua durante una media hora, se emplean en úlceras cancerosas. Se usa el agua en que han hervido, filtrada, en forma de fomentos sobre la úlcera.

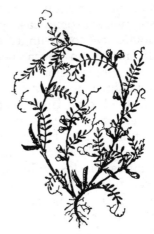

HABA DE CAMPO

HABA DE TONKA
Lat.: COUMAROUNA-ODORATA, CUMARUNA, SERAPIA o YAPE
Fr.: *Fève tonka.* - Ingl.: *Tongo Tonka.* - Alem.: *Tonkabohnen.*
Ital.: *Fava di Tonka.* - Ruso: *Toncaski bob.*

Las Habas de Tonka son muy indicadas para los que quieren fumar un cigarrillo aromático. Para este fin se ponen unas habas en la lata donde se tiene el tabaco, o se mezcla el tabaco con unas habas de tonka. Estando unos días el tabaco con las habas se vuelve muy aromático y agradable. Lo mismo se usa para perfumar el rapé.

Sirve también para perfumar los roperos, muebles, etc.

La corteza del árbol y la madera se usan en la medicina para hacer sudar, pues tienen propiedades sudoríficas bastante pronunciadas.

HALLARETE. (Ver Yerba del clavo)

HARAGUAZO (Blanco y Negro)
Lat.: CORDIA GERASCANTUS
Fr.: *Cordia à Feuilles de Verveine.* - Ingl.: *Spanish-elm Cordia.*

Las hojas de esta planta tienen un olor muy parecido a la betónica. Abunda este arbusto en todo el continente sudamericano, en los terrenos malos y estériles. Las hojas son muy aromáticas, y son empleadas en la medicina doméstica como un estimulante poderoso en los estados de miedo sin causa, neurastenia y melancolía.

La preparación se hace con un manojo de las hojas y un litro de agua hirviente, que se toma por tazas durante el día. En el último período de la tos convulsa presta muy buenos servicios esta preparación. Los niños pueden comer las frutas, que son sanas y algo laxantes.

Baños de hojas de haraguazo son muy indicados para tonificar a los niños atrasados, raquíticos, mongólicos, escrofulosos, y que padecen de tumores blancos (Mal de Pott). Estos niños deben dormir sobre colchones hechos de estas hojas mezcladas con yerba buena de la tierra, salvia y poleo.

HAYA
Lat.: FAGUS SYLVATICA
Fr.: *Hêtre.* - Ruso: *Buk.*

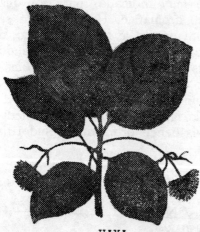
HAYA

Es una planta que abunda muchísimo en nuestro país, tiene un aspecto atractivo y hermoso.

Sus granos, llamados fayucos, sirven en la fabricación de un aceite que se usa en la medicina doméstica para quitar las manchas de la cara.

Para conseguir un buen resultado en este tratamiento hay que untar suavemente las partes afectadas con dos partes de este aceite y una parte de jugo de limón.

La cáscara de la haya tiene propiedades febrífugas, es decir, quita la fiebre. Para este fin se prepara con veinte a cincuenta gramos de cáscara fresca para un litro de agua hirviente y treinta gramos de cáscara seca. No hay que aumentar la cantidad de la cáscara porque obra entonces como purgante y vomitivo. Este té es muy indicado para los enfermos de paludismo y en otras fiebres largas o intermitentes. Fiebre de los tuberculosos.

Hay que abstenerse de comer fayucos en gran cantidad, sobre todo personas débiles, porque puede producir vómitos, cólicos y dolor de cabeza.

HAYA - HAYA

Lat.: AYDENDRON ARGENTEUM. OREODAPHNE PARVIFLORA.

Fr.: *Hêtre de Porto Rico.*

Este árbol se encuentra con bastante abundancia en toda Sud América y sobre todo en las Antillas. Con un manojo de sus hojas, las cortezas de su tronco y las raíces, todo bien mezclado y bien machacado, se hace hervir durante cinco minutos en un litro de agua y se toma por tazas. Este cocimiento fortifica el estómago, estimula el apetito en los casos de debilidad del mismo y cura las diarreas nerviosas y crónicas. Se toma tres tazas por día.

Este mismo cocimiento es muy indicado para las personas nerviosas, para niños que se orinan en cama durante el sueño y los que tienen miedo durante la noche.

Los niños toman en estos casos dos tacitas de las de café por día. Deben tomar una tacita por la tarde, lejos de las comidas, y la otra antes de acostarse. El efecto en los niños en estos casos es en seguida.

HEDIONDA. (Ver Brusca)

HELECHO ACUÁTICO. (Ver Asmonda)

HELECHO DULCE. (Ver Polipodio)

HELECHO HEMBRA
Lat.: PTERIS AQUILINA

El helecho hembra tiene las mismas propiedades medicinales que el helecho macho, pero más atenuadas. Por lo mismo, hay que usar esta planta en doble cantidad.

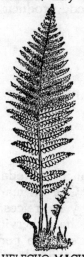

HELECHO MACHO

HELECHO MACHO
Lat.: POLYPODIUM FILIX MAS
Fr.: *Fougères.* - Ingl.: *Male Fern.* - Alem.: *Wurmfarn, maenlicher nierenfarm.* - Ital.: *Felce maschia.* - Ruso: *Paparotnic.*

Es un remedio seguro para expulsar la solitaria.

Se usa la raíz fresca pulverizada, tomándola en una cucharada con agua en la mañana y al acostarse durante dos días; el tercer día en la mañana se toma un purgante de sal inglesa.

La infusión y el cocimiento no dan buen resultado.

Ulceras y llagas sanan lavándolas con un cocimiento de la raíz al cinco por ciento y espolvoreándola luego con el polvo fino de la raíz.

Las personas débiles no deben tomar el helecho macho sin consultar a un médico. Además siempre debe tomarse en ayunas.

El helecho macho contiene una esencia, la filicina, y el ácido filicético.

HELIOTROPO
Lat.: HELIOTROPIUM PERUVIANUM
Ruso: *Geliotrop.*

El heliotropo da un riquísimo aroma en nuestros jardines y por este motivo es muy cultivado en todo el universo.

Hay varias variedades de heliotropo, pero hablaremos de todos en general. Todos los heliotropos tienen más o menos las mismas propiedades y usos medicinales a pesar de diferenciarse en su fragancia.

Da muy buenos resultados el cocimiento de heliotropo de todas sus partes, un puñado en un litro de agua, para cicatrizar, curar y desinfectar úlceras varicosas, úlceras en general y de mal carácter que tienen tendencia a transformarse en cancerosas.

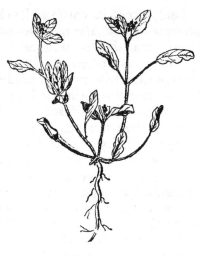

HELIOTROPO

Un té que se prepara con diez, quince gramos de la planta para una taza en forma de té y tomado en ayunas con miel cura la cistitis crónica, es decir, la inflamación de la vejiga urinaria.

HELIOTROPO OLOROSO
Lat.: HELIOTROPIUM PERUVIANUM

En la medicina doméstica se usan las flores del heliotropo oloroso en forma de té. Se prepara con un puñado de flores para un litro de agua. Este té es muy indicado en las palpitaciones del corazón, en las jaquecas, dolores de cabeza y tristeza. Se toman dos tazas por día, con miel.

HENNA
(Reseda, lausonia, alcana, raíz de afeite, alhenna)
Lat.: LAWSONIA INERMIS
Fr.: *Lawsonie* o *Henné à fleur jaunâtres, alcanna*. - Ingl.: *Alkanei*.
Alem.: *Mundholz*. - Ital.: *Alcanna*. - Ruso: *Seno*.

Se cultiva por el muy agradable y suave aroma que exhalan sus flores en casi todos los jardines y avenidas.

Las raíces, la corteza, las hojas y las flores de este hermoso árbol sirven tanto para la medicina doméstica como para afeites, pinturas, etc.

Para convulsiones de los niños, bailes de San Vito y otras enfermedades espasmódicas, se hace un baño tibio con un manojo de flores, hojas, corteza y raíz, cuyo baño se toma tres horas después de las comidas, todos los días, durante diez minutos. Si se pone más agua, hay que agregar más partes de la planta, pues no es venenosa y no perjudica a nuestro organismo.

También se usa en la misma cantidad estas partes de la planta para dos litros de agua hirviente que se prepara como un té para llamar la menstruación. Se pueden hacer lavajes con el mismo fin.

Con zumo de limón y las hojas de esta planta reducidas a polvo se mezcla hasta obtener una pasta que sirve para teñir las manos, pies y uñas de color rosa anaranjado. Estas mismas hojas reducidas a polvo y mezcladas con agua y sal, sirven para teñir los cabellos, cueros, lanas, etc.

Con las flores se prepara un agua destilada que resulta un buen perfume a la vez que barato.

Las flores secas exhalan más fragancia que las frescas.

HEPÁTICA
(Hepática terrestre. Yerba del pulmón. Pulmón de tierra)
Lat.: HEPATICA. MARCHANTIA POLIMORPHA
Fr.: *Hépatique*. - Ingl.: *Liverwort*. - Alem.: *Leberkraut. Leberbluemchen*. - Ital.: *Fegatella*.

La hepática abunda en las fuentes, en los lugares oscuros y húmedos, sobre los bordes de los pozos, sobre las orillas de los pantanos, estanques, etc. Tiene un aspecto de cáscaras verdes, delgadas y transparentes, atravesadas por una nervadura de color moreno. Sus pequeñas flores de diferentes formas están colocadas en forma de paraguas en las puntas.

Se la emplea en las enfermedades del hígado y el bazo, tomadas en un té que se prepara de treinta a sesenta gramos de la planta en un litro de agua. O un manojo en una botella de agua. Se toma durante el día todo el líquido a gusto.

Es un excelente remedio contra el mal de la piedra y en estos casos se toma el té con miel o azúcar. El mismo té cura también la debilidad de la vejiga urinaria.

Las cataplasmas hechas con la pulpa de estas yerbecitas hervidas durante una media hora en agua, y molidas después con la poquita agua que haya quedado, puestas sobre franela y aplicadas calientes sobre el vientre y al mismo tiempo sobre las piernas, curan la hidropesía. En estos casos el enfermo debe estar tranquilo y bien tapado en la cama. Estas cataplasmas hay que renovarlas cada doce horas. El enfermo notará en seguida el efecto con estos dos fomentos. Primero brotará un sudor muy abundante, y segundo un aumento de la cantidad de orina, que en esta forma saca la hidropesía de una manera agradable y científica.

HICAMO (Ver Icampo)

HIEDRA TERRESTRE
(Yerba de San Juan)
Lat.: GLECHOMA HEDERACEUM
Fr.: *Lierre Terrestre.* - Ingl.: *Groundivy.* - Alem.: *Gundelrebe.*
Ital.: *Edera Terrestre.* - Ruso: *Plusch.*

En forma de té, diez a quince gramos en un litro de agua, tres tazas diarias, es bueno contra los catarros crónicos del pecho, esputos de sangre, diarrea con pujo y sangre, escrófulas, tisis.

Con partes iguales de pulmonaria, llantén y hiedra terrestre se prepara un té, bueno contra toda clase de afecciones pulmonares.

El jugo de la planta, en dosis de 25-60 gramos diariamente, es muy eficaz en las afecciones del pecho. El mismo jugo aspirado por la nariz calma y cura radicalmente dolores de cabeza, que han resistido por largo tiempo a cualquier cura.

Unas cuantas hojas de hiedra puestas en vinagre viejo por 48 horas y después se machacan bien con el mismo vinagre hasta que resulta una pasta, saca los callos, ojos de gallo y juanetes.

Se pone como un parche. Se lavan los pies antes.

Toda clase de heridas en estado de supuración, fístulas, úlceras, sanan con baños locales y lavados con agua de hiedra; quince gramos de hiedra se hierven durante dos minutos en un litro de agua. Después del lavado se espolvorean las úlceras con polvo de hojas secas de hiedra; es un remedio sencillo, barato, de igual, sino de mayor efecto, que cualquier polvo desinfectante y cicatrizante.

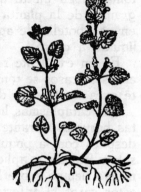

HIEDRA TERRESTRE

Un cocimiento espeso de hojas de hiedra terrestre mezclado con tres cucharadas de agua, es un excelente remedio para curar la sarna.

HIEDRA TREPADORA
Lat.: HEDERA HELIX

Fr.: *Lierre grimpant*. - Ingl.: *Ivy*.
Alem.: *Epheu*. - Ital.: *Edera*.

Tiene las mismas cualidades que la terrestre, pero de mucho menor eficacia y también se usa menos.

Hojas frescas aplicadas sobre quemaduras, calman notablemente el dolor.

Las bayas son purgantes, en dosis de 8-10 gramos para adultos.

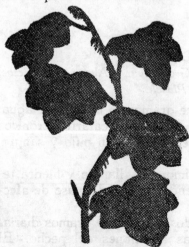

HIEDRA TREPADORA

HIEL DE TIERRA (Ver Centaurea mayor)

HIERBA HIERRO (Ver Caa-Ataya)

HIGO CHUMBO (Ver Tuna)

HIGOS
Lat.: FICUS CARICA
Fr.: *Figuier*. - Ingl.: *Fig*. - Alem.: *Feigenbaum, Feige*. - Ital.: *Fico*. Ruso: *Smokownitsa*.

Los cocimientos de higos son muy buenos para hacer gárgaras contra las irritaciones de la garganta. Igualmente, unos seis higos hervidos en leche, constituyen un excelente remedio para curar las hinchazones de las mejillas, debidas a dolores de muelas. Para ello hay que hacer buches cada dos horas y los higos deberán ser hervidos durante veinte minutos en medio litro de agua.

En el Antiguo Testamento se recomienda la aplicación de dichas frutas sobre tumores, llagas, flemones y forúnculos en forma de cataplasmas.

Excelentes resultados en la diabetes, muy sorprendentes, da el cocimiento de tres hojas frescas o de tres hojas secadas a la sombra, de higuera, hervidas durante quince minutos en unos 300 gramos de agua. Se toma este cocimiento en ayunas y otro cocimiento igual antes de acos-

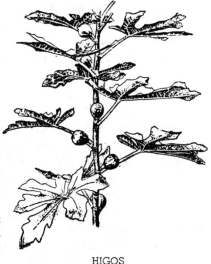

HIGOS

tarse. He visto maravillosos resultados con este tratamiento.

Es muy indicado el comerlos las personas que sufren del cálculo del riñón e hígado.

Comiendo en mucha cantidad higos frescos, se produce una diarrea, la cual se cura por sí sola en pocos días. No conviene comerlos a los enfermos que sufren inflamaciones del hígado y bazo (pajarilla) con hinchazón.

Dos higos con un poco de pimienta o gengibre, constituyen un excelente remedio para curar hidropesías y sobre todo para los enfermos que no pueden respirar bien por falta de aire (disnea). Es indicado, asimismo, para cálculos del hígado y riñón.

En la tos convulsa (coqueluche) se comen en ayunas dos higos que hayan sido puestos en remojo la noche anterior, en vino fuerte o alcohol. A los niños se les da un higo solo o medio higo, si son de corta edad. Este remedio facilita la mejor respiración y desembaraza el pecho.

Un higo, remojado en vinagre de vino tinto, cura en pocos días las verrugas, si se las frotan antes de lavarse todas las mañanas a la misma hora.

Las hojas se usan en cantidad de tres a cinco para hacer un té, que es un pectoral y sudorífico a la vez.

Café de higos se llama a la infusión preparada con frutos tostados. Es excelente en pulmonía, catarros pulmonares, bronquitis, tos convulsa y tos nerviosa.

Para curar la salivación exagerada (ptialismo) se mastican las semillas secas de los higos.

El árbol contiene además un jugo lechoso que tiene la propiedad, tomándolo, de aliviar los dolores de los huesos, sobre todo nocturnos, en las enfermedades sifilíticas. Es al mismo tiempo purgante y vermífugo, es decir, expele los vermes.

Los higos hervidos en vinagre, de cuyo cocimiento se toman tres cucharadas de las de sopa por día, curan la epilepsia.

HIGUERÓN (Ver Agarra palo)

HIGUILLO CON OLOR DE LIMÓN
Lat.: PIPER CAUDATUM

Fr.: *Poivre à queue.*

El higuillo con olor a limón, lo mismo que el higuillo oloroso y el higuillo blanco, abunda en toda Sud América. Todas estas plantas tienen las mismas propiedades medicinales.

La corteza y las hojas del higuillo poseen una fragancia muy apreciable. Personas que tienen mal olor de la boca, mascan unas hojas para perfumar la boca.

Una parte de las hojas secas, limpias y maceradas en cinco partes de alcohol durante unos días, es un remedio muy bueno para curar todas las hemorragias. Esta tintura así preparada se toma en un té que se obtiene con un puñado grande o un manojo de hojas en un litro de agua. Este té se toma frío con o sin azúcar (una cucharadita), según los casos. En hemorragias fuertes con tintura. Deben tomarse tres tazas por día. Las hemorragias que se curan con este remedio son las del pulmón (hemoptisis), de la matriz (metrorragias y menorragias), hemorragias gástricas, en las úlceras, etc. En estos últimos casos se toma el té con una cucharadita de la tintura, por tacitas cada hora. Una vez conseguido el efecto, se da el té sólo, sin la tintura.

Para las hemorragias externas, traumáticas, heridas que sangran, etc., se lavan las partes con el mismo té frío y luego se aplica encima el polvo de hojas secas que se prepara lavándolas bien previamente. En las hemorragias de la nariz (epistaxis) se aspira este polvo. El té frío cura también las diarreas y en los casos rebeldes se hacen lavativas con el té agregando una cucharadita de polvo.

HINOJO

Lat.: ANETHUM FOENICULUM

Fr.: *Fenouil.* - Ingl.: *Fennel.* - Alem.: *Fenchel.* - Ital.: *Finocchio.*
Ruso: *Ukróp.*

Una cucharada de semillas hervidas durante quince minutos en leche y tomada tan caliente como se pueda soportar, quita un ataque de asma.

Treinta gramos de semilla de hinojo en un litro de agua que se hace hervir durante quince minutos, es un excelente remedio para las mujeres que tienen que amamantar a sus hijos y que tienen poca leche.

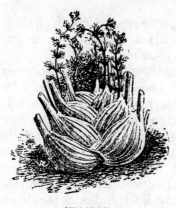

HINOJOS

De este cocimiento se toma una tacita de las de café antes de las comidas. Las hojas de hinojo son indicadas en cataplasmas para rebajar las inflamaciones de los pechos (glándulas mamarias).

Las propiedades medicinales del hinojo son muy parecidas a las del anís. Se usa con excelentes resultados en los cólicos intestinales de los niños. Es el mejor remedio para curar los vómitos periódicos de los niños, llamados en la medicina vómitos cíclicos.

Hinojo machacado y aplicado sobre heridas hace parar la sangre.

Hirviendo durante diez minutos una cucharada de semillas de hinojo en medio litro de agua se bebe el agua caliente contra los calambres, cólicos y gases intestinales. Para las ventosidades intestinales debe tomarse varias veces durante el día polvo de hinojo en la cantidad que puede caber en la punta de un cuchillo. Una cucharada de semilla de hinojo se infunde en medio litro de agua hirviendo; después de diez minutos se cuela y con este líquido enfriado se lavan los ojos inflamados. El dolor calma y la inflamación desaparece pronto. Contra los piojos de la cabeza es bueno aplicar la pomada compuesta de diez gotas de aceite de hinojo (comprar en la botica) y treinta gramos de manteca de cerdo. La raíz de hinojo hervida en agua hasta que quede completamente blanda se aplica en forma de fomento sobre el pecho inflamado de la mujer. Comiendo la raíz hervida y bebiendo la semilla del hinojo en forma de té aumenta la secreción de la leche de las mujeres que crían.

Un vino sano y tónico para anémicos se prepara con un litro de vino blanco y cincuenta gramos de semillas de hinojos. Se hace macerar siete días, se filtra y se toma una copita antes de las comidas.

Todas las partes de esta planta tienen un olor vivo y aromático, que deben a una esencia.

HINOJO ACUÁTICO (Ver Felandrio)

HINOJO DE PORTUGAL (Ver Ameos)

HINOJO FÉTIDO (Ver Eneldo)

HIPERICÓN

(Yerba de San Juan. Corazoncillo)

Lat.: HYPERICUM PERFORATUM
Fr.: *Millepertuis*. - Ingl.: *S'John's wort*. - Alem.: *Johanniskraut*.
Ita.: *Iperico*.

Una de las plantas medicinales más útiles por su múltiple uso.

Una cucharadita de semillas, hervida durante cinco minutos en un cuarto litro de agua, es buena contra la

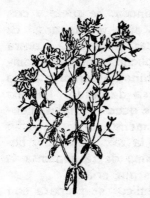

HIPERICÓN

diarrea; después de colar el agua, se toma en tres veces durante el día con un poco de azúcar.

Una cucharadita de semillas pulverizadas se toma en tres veces con agua contra el vómito de sangre.

Toda la planta hervida en agua se usa para lavar heridas, que tienen poca tendencia de sanar.

Las hojas machacadas con sal se aplican como cataplasma contra el dolor del costado.

De mucha utilidad es el aceite de hipericón; en una botella de medio litro se echan hasta la mitad flores de hipericón y se llena con aceite de comer, exponiendo la botella al sol durante diez días; se saca el aceite, se exprimen bien las flores y se echan hojas frescas en el mismo aceite; así se repite seis veces y el aceite está listo. Cura llagas y heridas de mal aspecto. Aplicado caliente al vientre, para la diarrea con sangre, cura y calma los dolores. Las quemaduras sanan pronto aplicando a las partes afectadas trapitos empapados con este aceite.

Té de flores y hojas de hipericón es bueno dar a los niños al acostarse para evitar que se orinen en la cama.

El jugo fresco de toda la planta cura la congestión al hígado, en dosis de tres cucharaditas por día.

HISOPO

Lat.: HYSSOPUS OFFICINALIS

Fr.: *Hysope officinale.* - Ingl.: *Hyssop.* - Alem.: *Isop.* - Ital.: *Issopo.* - Ruso.: *Issop* o *Sini sveropoy.*

Con una infusión de la mezcla siguiente: 10 gramos de planta de hisopo, 10 gramos de pasas de higo, 3 gramos de ruda, 250 gramos de miel y 250 gramos de agua, se obtiene un compuesto para combatir con eficacia los catarros del pecho; facilita la expectoración, calma la tos, alivia la respiración dificultosa, calambres de pecho, asma. Se toman tres copas vineras diariamente, teniendo el cuidado de colarlo bien antes de usarse. Hervido con frutos de hinojo y usado en forma de té, calma el dolor del vientre, calienta el estómago y los intestinos tomándolo lo más caliente posible. El té pone de buen humor a las mujeres, corrige las reglas. La planta machacada y triturada con miel se toma varias cucharadas por día contra los vermes intestinales.

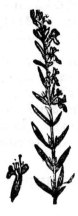

HISOPO

El cocimiento se emplea en fomentos para disolver la sangre estancada.

Hisopo hervido en agua con higos es un excelente remedio para gárgaras cuando hay flemones.

Se hierve un puñado de hisopo en un cuarto litro de vinagre, el que usado como buche calma los dolores de muelas. Un puñado de la planta de hisopo hervido en un cuarto litro de aceite, mata los piojos, untando la cabeza dos o tres veces por día con el aceite.

Echado sobre brasas calientes el hisopo y su humo introducido por un embudo en las orejas, quita los zumbidos de las mismas.

El hisopo tiene un olor aromático y un sabor amargo. Contiene una esencia y un principio amargo.

HOJA DE BRUJO (Ver Yerba bruja)

HOJA DE CABALLO (Ver Énula)

HOJA DE MONO (Ver Pareira brava)

HOJARANZA (Ver Abedulillo)

HOMALIO CON ESPIGAS
Lat.: HOMALIUM SPICATUM
Fr.: *Acomat à epi.*

La corteza y la raíz de este arbolito, un manojo y medio litro de agua, se hacen hervir cinco minutos y se agrega luego azúcar, lo que se toma durante el día. Este remedio ayuda a curar las purgaciones en el hombre y en la mujer. Da solamente buenos resultados al principio de la enfermedad, evitando toda clase de complicaciones.

HOMBRECILLO (Ver Lúpulo)

HONGOS
Lat.: FUNGI

Fr.: *Champignons.* - Ingl.: *Mushroom.* - Alem.: *Schwammen.* Ital.: *Funghi.* - Ruso: *Gribi.*

Aunque los hongos constituyen un alimento cuyo gusto es delicado y rico al paladar, lo que es buscado por muchas personas, es a veces preferible, a nuestro modo de ver, de abstenerse.

¿Acaso no se ha visto muy a menudo personas creyéndose perfectamente experimentadas en la materia equivocarse en grande ellos mismos?

Es muy difícil reconocer y diferenciar a los hongos

Había un señor, Moquin Tadon, en Francia, que cita a dos individuos que durante veinticinco años se ocupaban de recolectar y vender hongos, muertos envenenados por este producto.

No podemos emprender aquí la descripción de esta numerosa familia, ni indicar los medios propios para reconocer y diferenciar los hongos comestibles de los venenosos porque no existe todavía una teoría cierta para proceder a un análisis exacto.

Diremos solamente que muchos hongos de las mismas especies comestibles han producido accidentes, sobre todo estando en un estado de descomposición avanzada.

Así se había pretendido que los colores, la forma, el tamaño y sobre todo el olor podían distinguir a los hongos venenosos de los comestibles, pero se ha comprobado que algunos, entre ellos del mismo color y a veces de la misma forma, tenían propiedades completamente diferentes.

Los unos tenían un olor ácido-amargo acerbo y eran venenosos; cuando los otros, con las mismas características, eran comestibles.

Se ha indicado igualmente algunas recetas para reconocer en el cocimiento si los hongos eran venenosos o no. Así se ha pretendido que sumergiendo una pieza de plata o una cuchara, por ejemplo, o una cuchara de estaño bien brillante, leche para ver si se cuaja, etc., se podría establecer la distinción. Pero todos estos medios han sido reconocidos insuficientes para llegar a una conclusión exacta.

Monsieur F. Gerard ha pretendido emplear todos los hongos venenosos, sin temor de accidentes, preparándolos de la siguiente manera:

Se cortan los hongos en pequeños pedazos, se les pone en remojo durante una o dos horas en agua con vinagre o salada (dos cucharadas de vinagre fuerte por un litro de agua y medio kilo de hongos). Se les lava entonces con agua fría, luego se ponen a hervir en agua hirviente durante treinta o cuarenta minutos. Se les retira en seguida para lavarlos de nuevo en agua de canilla o en aguas renovadas.

Pero ensayos hechos más tarde no han confirmado lo dicho por el señor Gerard, porque se ha probado que cada especie de hongos venenosos tienen un tóxico particular.

Se dice, sin embargo, que no son venenosos los hongos que crecen sobre álamos y sauces.

HUACO (Ver Guaco)

HULLA DE ASNO (Ver Tusílago)

HUEVOS DE GALLO
Lat.: SALPRICHROA RHOMBOIDEA

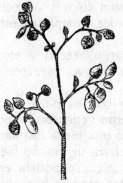

HUEVO DE GALLO

Planta muy común; las frutas son comestibles; las hojas tienen propiedades narcóticas, produciendo una embriaguez locuaz y fantástica.

Se evita la caída del pelo untándose la cabeza con el jugo de huevos de gallo todos los días y lavándose con jabón de España y agua tibia cada cuatro días.

La planta contiene vestigios de alcaloides, saponinas y oxidasas.

ICAMO (Jicamo. - Hicamo. - Ycamo)
Lat.: DOLICHUS BULBOSUS

Esta enredadera abunda en toda Sud América, sobre todo en la isla de Puerto Rico, donde es muy apreciada y la comen los campesinos. Sus raíces tuberosas, cocidas en agua con sal o asadas, son muy nutritivas porque contienen mucha fécula de fácil digestión. Las raíces rayadas y mezcladas con leche y aplicadas en forma de cataplasmas sobre manos ásperas las sanan en pocos días devolviéndoles el color y la suavidad.

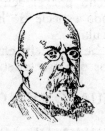

ROBERTO KOCH (1843-1910).
Describió el bacilo de la Tuberculosis, al que se le dió el nombre de Bacilo de Koch.

ICAQUILLO (Ladrón)
Lat.: LORANTHUS REP. Argentinus (nombre aplicado por el autor de este libro)
Fr.: *Loranthe de Rep. Argentine.*

Tiene el icaquillo la fama de llamar a las reglas atrasadas, pero hay que tener cuidado porque no solamente hace aparecer las menstruacions atrasadas, sino que produce abortos. En este sentido es un remedio seguro.

Las mujeres de las sierras hacen una mezcla con icaquillo y con ruda para hacer aparecer las reglas atrasadas y para hacer abortar usan el icaquillo con la yerba de las culebras.

La preparación de estos remedios se hace con un manojo grande de icaquillo picado, limpiado de sus frutitas que son llamadas caquillos y se agrega un puñado de ruda, se pone un litro de agua y se hace hervir durante media hora. Una vez hervida se agrega azúcar a gusto. De este remedio se toman cuatro cucharadas en ayunas y seis al acostarse, principiando ocho días antes de la fecha que se presume tendrá que aparecer la menstruación. Se toma todos los días más o menos a la misma hora y el efecto aparece sin dolores.

Tomando este remedio durante mucho tiempo es un antisifilítico, limpia la sangre y además hace orinar. Se comprende que para emplear este remedio contra la sífilis su preparación debe hacerse sin ruda.

INCAYUYO
Lat.: VIRGINLÆ EXCELSIS

Esta planta aromática es conocida en la provincia de Mendoza, Catamarca, San Juan, La Rioja y Córdoba. Su uso entre la gente de campo es muy común y muy estimado, pues la usan para varias enfermedades con muy buenos resultados.

Su uso más importante y con resultados espléndidos es en las enfermedades nerviosas, en la tristeza, melancolía, debilidad nerviosa, neurastenia y dolores neurálgicos en personas débiles.

También tiene fama de curar las toses crónicas y el asma nerviosa.

Se hace un té al 2 % y se toma por tazas después de las comidas. Este mismo té ayuda las digestiones y cura la dispepsia nerviosa. Es muy indicado tomar en ayunas un poco de incayuyo en la yerba mate con bombilla, pues fortifica y tonifica el estómago.

Después de una comida pesada y abundante, una taza de té de incayuyo ayuda la digestión.

IMPERATORIA
Lat.: IMPERATORIA ESTRUTHIUM

Para curar las ventosidades y el flato se toma, después de las comidas, el té de la raíz de imperatoria. Se prepara con una media cucharadita de la raíz para una taza de té. Este mismo té da energía y buen humor.

INCAICA (Ver Yagramo)

INCAUCA (Ver Yagramo)

INGÁ
Lat.: INGA URUGUAYENSIS

El jugo de fruta de ingá, aplicado con algodón en las muelas cariadas, calma el dolor.

Se halla en el Brasil y Uruguay.

IPECACUANA (Ipeca. Bejuquillo)
Lat.: RACINE BRESILIENNE o CEPHELIS IPECACUANA o URAGOGA o URAGOGA PSYCHOTRIA
Fr.: *Ipecacuanha*. - Ingl.: *Ipecacuanha*. - Alem.: *Aechte Brechwurzel*. - Ital.: *Ipecuquana*. - Ruso: *Rvotni coren*.

La ipecacuana es un excelente remedio para hacer vomitar a una persona. Es muy usado en la medicina, como también en la medicina doméstica, especialmente para los niños.

La raíz de ipecacuana procede de la llamada Uragoga Ipecacuanha, que es una pequeña planta muy común en el Brasil.

La raíz se vende en las boticas en forma de pedazos de algunos centímetros de largo, de color gris oscuro, engrosados en partes en forma de anillos, que no se cierran por completo.

La corteza de la raíz es muy gruesa y se separa fácilmente de la parte leñosa.

El polvo de ipecacuana puesto en contacto con la piel la irrita en seguida. Al llegar el polvo a la nariz produce estornudos; en la garganta, produce tos; en los ojos, lagrimeo.

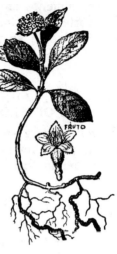

IPECACUANA

Las heridas que el polvo de ipecacuana produce sobre la piel se curan sumamente despacio y son muy molestas.

El polvo de ipecacuana es un buen expectorante y muy usado en muchas enfermedades de los bronquios y pulmones. Se prepara con un medio gramo de polvo de ipecacuana y cien gramos de agua, y además dos cucharadas de miel o jarabe de altea, una bebida que se toma una cucharada cada cuatro horas. Esta bebida ayuda muy mucho a expectorar, o mejor dicho, a sacar flemas del pecho.

Para hacer vomitar se toma medio gramo de polvo de ipecacuana tres veces, con un intervalo de diez minutos, y se bebe con cada polvo unos vasos de agua tibia.

A los niños se da para vomitar cinco, diez y quince centigramos, según la edad; también tres tomas iguales para hacerles vomitar en los casos de pulmonía, difteria, etc., etc.

Las propiedades vomitivas de la ipecacuana residen principalmente en la corteza y son debidas a la emetina. La corteza oficinal de la ipecacuana contiene en gran cantidad esta sustancia. El meditilium no contiene más que 1,15 %, más o menos.

IRIS DE FLORENCIA
Lat.: IRIS DE FLORENTIA

Es muy usada en Europa la raíz de florencia reducida a polvo para limpiarse la dentadura. Conserva la dentadura limpia, brillosa y sana.

IRIS DE MARTINICA
Lat.: IRIS MARTINICENSIS
Fr.: *Iris de la Martinique.* - Ingl.: *Martinique Irids.*

La planta, que abunda en todo el continente americano, y especialmente en las Antillas, es usada para llamar la menstruación atrasada o suspendida por un baño frío, susto, etc.

Para este fin se hace un té con un manojo de la raíz bien machacada en un litro de agua hirviente, dejando luego esta infusión sobre brasas o cenizas calientes durante dos horas. Se toma luego por tazas durante el día.

JABONCILLO (Ver Para-Paro)

JABORANDI (Hojas)
Lat.: PILOCARPUS PINNATIFOLIUS

Las hojas de jaborandi contienen pilocarpina (0.15-1.97 por ciento) que se usa en la medicina. El pilocarpus pinnatifolius crece en abundancia en el Paraguay y Brasil y es de la familia de las rutáceas.

Las hojas de jaborandi en forma de té, tres gramos en ciento cincuenta gramos de agua, provocan grandes sudores. Se toma este té por cucharadas. Tiene también la virtud de hacer salivar mucho. No deben tomar jaborandi ni pilocarpina personas débiles y los enfermos del corazón.

JACINTO
Lat.: HYACINTUS
Fr.: *Jacinthe*. - Ingl.: *Hyacinth*. - Ruso: *Giatzint*.

Hay una gran variedad de jacintos, pero todos tienen las mismas propiedades medicinales. Un depilatorio y un remedio que detiene el crecimiento del vello donde resultare antiestético, se prepara con la cebolla de jacinto con vino en forma de emplasto y se aplica sobre la parte deseada. Antes se usaba el jacinto en la ictericia. Los jacintos se encuentran en casi todo el mundo.

JACINTO DEL PERÚ
(Escilla del Perú. Cebolla alborrana de las Antillas)
Lat.: SCILLE PERUVIANA
Fr.: *Scille du Pérou*.

El jacinto del Perú tiene las mismas propiedades medicinales que la escila europea, la escila de la costa del Mediterráneo meridional y la scila marítima.

Es un excelente remedio para aumentar la cantidad de la orina, pero es muy venenoso y hay que tener cuidado con su uso. Es mejor comprar en la farmacia la tintura de bulbos de escila y tomar diez a quince gotas dos o tres veces por día en un poco de agua.

La escila ejerce sobre el corazón una acción parecida a la digitalina.

Antiguamente se usaba como diurético únicamente a la escila.

Para matar a las ratas, la escila es un veneno poderosísimo, y se pueden preparar pastas en diferentes formas para este fin.

JACUA (Ver Genipa de América)

JALAPA FALSA (Ver Maravilla)

JARAMAGO OFICINAL
(Mostaza de los frailes. Yerba de los cantores)
Lat.: ERYSIMUM OFFICINALE
Fr.: *Erysimum.* - Ingl.: *Hedge mustard.* - Alem.: *Wegsenf.* - Ital.: *Erisimo.*

Se cultiva en las quintas y se usa la raíz rallada en el rallador.

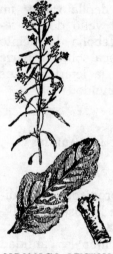

JARAMAGO OFICINAL

Una cucharada de vinagre con tres cucharadas de jaramago rallado, dan una salsa para los asados; ayuda la digestión y es el remedio soberano contra el escorbuto.

La raíz rallada y aplicada como cataplasma tiene el efecto de sinapismo contra dolores reumáticos y golpes; aplicados en las sienes o en la nuca, quita los dolores de cabeza. Una cucharada de jaramago se deja durante 24 horas en una copa con agua, la que es buena para quitar pecas y manchas de la cara.

Una buena agua dentífrica se prepara con jaramago rallado. Treinta gramos de raíz de jaramago, aguardiente puro, un litro; se deja la droga durante 14 días en el aguardiente; después se filtra y se guarda. Una cucharadita en un vaso de agua usada en buches, desinfecta la boca y fortalece las encías.

Contra el escorbuto es muy buena la siguiente preparación: jaramago rallado, 60 gramos; berros, 30 gramos; erisino (perla de cantores), 30 gramos; se pone en dos litros de vino blanco; después de ocho días se cuela y se toma en la mañana y en la noche una copa vinera.

Contra la retención de orinas se usa en forma de cataplasma sobre la vejiga; jaramago rallado, frito en mantequilla, aplicándola caliente al vientre.

En las blenorragias (purgaciones) da excelentes resultados si se toman tres días seguidos, en ayunas, seis gramos de semilla de jaramago reducidos a polvo y tomados en un huevo pasado por agua. Es un remedio popular entre los campesinos alemanes.

JARILLA (Galicosa. Jarilla officinalis)
Lat.: LARREA DIVARICATA

La raíz de esta planta cura la sífilis y las enfermedades de la piel, si son o no debidas a las complicaciones de la enfermedad mencionada. Es un magnífico depurativo de la sangre en general.

La raíz es bastante gruesa, del tamaño más o menos de una zanahoria bien desarrollada, es carnosa, bastante blanda, de un color gris, algo teñido de amarillento. Su sabor es aromático y se parece un poco al apio, algo dulce al principio, el que se vuelve en seguida bastante acre.

Para secar esta raíz se corta en pedazos en forma de rueditas, se seca al aire, en la estufa, en arena, en latas, etc. Una vez seca, la mejor forma de conservar esta planta es introducir la raíz en un frasco de boca ancha y llenar luego el frasco con aguardiente de caña para que esté bien cubierto por el líquido y, además, bien tapado el recipiente. Con un manojo de raíz y un litro de agua se hace hervir diez minutos para obtener un remedio que sirve para curar reumatismo, gota y también sífilis, porque es, como hemos dicho más arriba, un gran depurativo de la sangre. Se toma este remedio por tazas, todo el líquido durante el día; nueve días cada mes.

Crece esta planta en Río Negro, Córdoba, La Rioja, Catamarca, San Luis, Mendoza, etc.

JAROBA
Lat.: TANAAECIEUM JAROBA
Fr.: *Tanecieur jaroba.*

De los frutos maduros de este hermoso arbolito se prepara, en la misma forma como se prepara compota con azúcar, etc., un cocimiento. Se toma el líquido por cucharadas cada dos horas en los casos de tos y bronquitis. Las flores, dos puñados grandes en medio litro de agua hirviente para hacer un té y tomado a gusto con miel o azúcar, por tazas, dan el mismo resultado.

De las bayas maduras se exprime un aceite que sirve para aplicar sobre inflamaciones, erisipela, forúnculos, etc.

JAZMÍN
Lat.: JASMINUM. GELSEMINUM OFFICINALE
Fr.: *Jasmin.* - Ingl.: *Jasmine.* - Alem.: *Jasmin.* - Ital.: *Gelsomino.* Ruso: *Yasmin.*

Las raíces y las flores de este arbusto, que se halla cultivado en casi todos los jardines, por su hermosura y especialmente por el olor fragante de sus flores, tienen propiedades bastante pronunciadas. Se emplea contra la bronquitis o catarros pulmonares y también en el ahogo y el asma.

El cocimiento se hace con un manojo de raíces picadas y machacadas como conviene, en un litro de agua, y la infusión con las flores. Después se pone el azúcar o miel a gusto, y se toma en tazas durante el día.

Dos manojos de flores, puestos en medio litro de alcohol puro, da una tintura después de unos días de maceración, que sirve para fricciones, para quitar los dolores reumáticos.

El jazmín debe sus propiedades terapéuticas a una esencia que se separa no por destilación, sino por presión, por medio de un aceite graso.

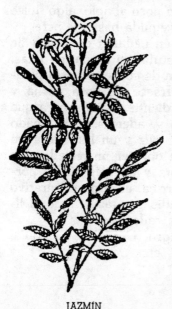

JAZMÍN

JAZMÍN DE CUBA. (Ver Alamanda)

JAZMÍN DE INDIAS. (Ver Diamela)

JAZMÍN ENCARNADO. (Ver Maravilla)

JENIQUEN. (Ver Pita)

JICAMO. (Ver Icamo)

JUNCIA ELEGANTE. (Ver Yerba de cuchillo)

JUNCO DE LOS CAMPOS
(Junco de las Antillas)
Lat.: SCIRPUS LACUSTRIS
Fr.: *Scirpe des marais.* - Ingl.: *Tall club-ruch.*

Abunda esta yerba en los lugares donde abunda el agua, como en las orillas de riachuelos. Es usada con excelentes resultados para detener la caída del cabello, y según me han asegurado, hace crecer nuevamente el mismo. La preparación se hace con uno o dos manojos de esta planta fresca, seca y recién cortada, y se hace hervir en un litro de agua.
  Se filtra y se hacen fricciones todos los días sobre la cabeza. El cabello comienza a hermosearse, se pone brilloso y se tonifica.

JUNCO OLOROSO (Yerba de cuchillo)
Lat.: CIPERUS ELEGANS
Fr.: *Souchet élégant. Herbe à couteux.* - Ingl.: *Elegant Ciperus.*
Alem.: *Galgant.* - Ruso: *Trostnik.*

Se usa en la medicina doméstica con buenos resultados la raíz algo tuberculosa de esta preciosa mata, en las enfermedades de los ojos y en los principios de ceguera. Se consiguen siempre sorprendentes resultados muy agradables.

La preparación se hace con un manojo de raíces bien machacadas, que se hacen hervir en una media botella de agua durante unos diez minutos. Se filtra esta preparación y se usa algo tibia en fomentos o se lava los ojos con una copita o algodón.

Cura las conjuntivitis crónicas y rebeldes. Se hacen las curaciones tres, cuatro o cinco veces por día.

Por cucharaditas o por cucharadas es bueno en las diarreas, según la edad, cuatro a seis cucharaditas o cucharadas.

KAKI
Lat.: DIOSPYRUS KAKY

Los que sufren del estómago, como acidez, dolores, calambres, etc., se sanan comiendo dos o tres kakis por día. No tienen que ser muy maduros, y se comerán una media hora antes de las comidas.

KINO. (Ver Cocoloba)

KOLA
Lat.: COLA ACUMINATA

Para curar las diarreas crónicas, se usa en la medicina doméstica el té de las semillas de Kola. La preparación se hace según los casos al uno o al dos por ciento. En las farmacias se preparan muchísimos tónicos a base de Kola.

KOUSSO (Kosso)
Lat.: BANKESIA ABYSSINICA
Fr.: *Kousso.* - Ingl.: *Kooss.* - Ruso: *Kussovoye derevo.* - Alem.: *Kussobaum.*

El Kousso es un remedio muy viejo para matar y hacer salir las lombrices y las tenias de nuestro organismo. La parte que obra se encuentra en las flores femeninas.

Se llama kousso rojo por tener ese color, mientras que el color obscuro no posee ninguna propiedad. El principio activo se llama cosotoxina y posee las propiedades bioquímicas del ácido filícido.

Cuando se toma este remedio para expulsar las lombrices o tenias no hace falta tomar purgantes después. Se puede comprar en las farmacias el polvo de kousso ya preparado. Los adultos deben tomar veinte gramos en una infusión o en un sello.

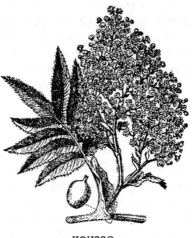
KOUSSO

LADRÓN (Ver Icaquillo)

LAGUETTO. (Ver Torvisco de las Antillas)

LÁGRIMAS DE LA VIRGEN
(Flor del diablo. Cebolla del diablo)
Lat.: NOTHOSCORDUM INODORUM

Esta pequeña plantita que florece en la primavera y en el verano y se la ve en los caminos entre las chacras y en los campos cultivados, jardines y quintas, es un precioso remedio doméstico para curar la purgación.

Para este fin se hace un té de hojas frescas, veinte gramos en un litro de agua hirviente. La infusión debe durar unos diez minutos. Se toman tres tazas por día y con el mismo té se hacen irrigaciones.

El cocimiento de la raíz y bulbo en la cantidad de veinte gramos en un litro de agua que se hace hervir durante veinte minutos, y luego se toman tres copas vineras por día, aumentan los deseos sexuales tanto en el hombre como en la mujer.
La raíz contiene tanino.

LÁGRIMAS DE JOB
Lat.: COIX LACHYMA

En los casos de hinchazones, hidropesía y ascitis, se hace un té de las semillas de lágrimas de Job, usando una cucharada de las de sopa, para un medio litro de agua. Se toma por tacitas durante el día. Este mismo té está indicado en la pleuresía purulenta.

LÁGRIMAS DE SALOMÓN. (Ver Lirio del valle)

LA GUARA
(Noyal. Castaño de Santo Domingo)
Lat.: CUPANIA AMERICANA
Fr.: *Cupani d'Amérique.* - Ingl.: *American Loblolly-Wood.*

Se usa con muy buenos resultados en la medicina doméstica la corteza de este árbol o también las hojas. Igualmente se pueden usar juntos o separados.

Se prepara un té con un medio manojo, sea de hojas o de corteza en un medio litro de agua hirviente.

Este té se toma por tacitas durante el día para curar el catarro y debilidad de la vejiga. Es muy indicado una tacita después de las comidas para las personas que tienen deseos y necesidad de orinar muchas veces o muy a menudo, debido a las enfermedades que afectan a la vejiga, como por ejemplo: blenorragia, etc.

Este mismo té tiene propiedades de fortificar el estómago, intestinos, y da excelentes resultados en la enfermedad llamada en la medicina, atonía intestinal.

Se usa también el polvo que se prepara de las hojas y de la corteza, para las mismas enfermedades.

Se toma entonces lo que cabe sobre la punta de un cuchillo o algo más, como también menos según los casos, cuatro a cinco tomas por día en una taza de té de menta, tilo o té simple con azúcar a gusto.

Las semillas son comestibles y tienen gusto a castañas y bellotas juntos.

Es conveniente preparar el té todos los días y tomar la primera tacita en ayunas y la última antes de acostarse. Los que han sufrido durante mucho tiempo de catarro de la vejiga, han visto la mejoría, con gran sorpresa, en pocos días.

LAMPAYA
Lat.: LAMPAYA MEDICINALIS

La infusión de las hojas al 2 % con igual cantidad de la raíz de chipi-chape, se emplea con resultado en la gonorrea.

Se encuentra en las provincias del norte, Bolivia y Chile.

LAMPAZO (Ver Bardana)

LANTANA AMARILLO (Carioquito y cariaquillo)

Esta hermosa planta, como también el carioquito legítimo o la lantana cámara (Lat. Lantana Camara), abunda en nuestra República y en las repúblicas vecinas. Se usa esta planta en la medicina doméstica como un buen tónico, estimulante y para curar las debilidades intestinales. La preparación de este remedio se hace con un manojo de hojas y un litro de agua hirviente, como se hace un té común. Se toma este té durante el día por tazas.

Da también muy buenos resultados para tranquilizar a las personas nerviosas y al mismo tiempo aumenta la energía del cerebro, disipando la tristeza y melancolía.

Con mucho más hojas y sumidades se bañan criaturas que padecen debilidad, deformaciones, tuberculosis de los huesos (mal de Pott), etc., etc.

LAPACHILLO
Lat.: PŒCILANTE PARVIFLORA

Los frutos de este árbol son indicados para personas anémicas, débiles y que sufren de diarreas crónicas. Este árbol crece en nuestra República, Chile, Brasil, etc. La cantidad de los frutos es a gusto.

LA PALITA
(Yerba de palita. Purga de San Juan)
Lat.: JONIDIUM TOMENTOSUM
Fr.: *Ipecacuanha du Brésil.*

La raíz de esta planta sudamericana tiene las mismas propiedades que la ipecacuana verdadera. Su aplicación es igual que con la legítima. Las flores se usan para preparar un jarabe para endulzar las bebidas usadas para combatir la tos. Se prepara con dos manojos de flores, un té en medio litro de agua con dos partes de azúcar. Tiene este jarabe las propiedades de la violeta. Es muy indicado en la tos, influenza, gripe y bronquitis. Con un manojo de raíces machacadas y una botella de vino blanco, puesto en maceración, resulta un excelente depurativo, tomando tres copitas por día.

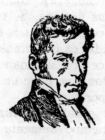

RENÉ TEÓFILO JACINTO LAENNEC
(1781-1826).

Famoso médico. Entre otras enfermedades describió la Neumonía.

LAUREL COMÚN (Laurel noble)
Lat.: LAURUS NOBILIS

Fr.: *Laurier*. - Ingl.: *Laurel*. - Alem.: *Lorbeerbaum*. - Ital.: *Lauro*.
Ruso: *Lavro*.

Las hojas se usan en la cocina como condimento, siendo estomacales.

La fruta es buena contra la escrofulosis de los niños con vientre hinchado. Se prepara la fruta del siguiente modo: se envuelve cada fruta en una masa cruda de pan y se pone al horno, hasta que el pan esté cocido; se pulveriza junto con el pan y se agrega en partes iguales de nuez moscada y cuerno de c i e r v o calcinado. (Hay en las boticas). De esta mezcla se toman 12 gramos y se agregan 16 gramos de polvo de palo dulce. A los niños de un año se les da media cucharadita por día, a los de 2 a 3 años entera.

De medio a un gramo de fruto, aumenta los dolores del parto.

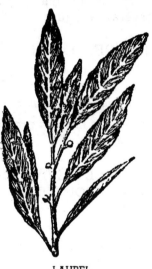

LAUREL

10 gramos de hojas de laurel se hace hervir en un medio litro de agua durante cinco minutos. Se hace enfriar y se filtra. Se toman tres tacitas por día para corregir la digestión, debilidad y debilidad nerviosa. Los niños toman por cucharadas tres veces por día. Este mismo té sirve para lavajes en la debilidad de los órganos de la mujer.

Cuando uno no puede orinar, se aplica sobre la vejiga una cataplasma caliente, que se prepara del siguiente modo: frutas del laurel, 30 gramos; bayas de enebro,

15 gramos; tres cabezas de ajo; se machacan bien, agregando un puñado de afrecho; todo esto se hierve en un litro de vino blanco, hasta que quede espeso, estando listo para la cataplasma.

El jugo exprimido de las hojas, 3 a 4 gotas en agua, provoca la regla, entona el estómago, disminuye la sordera, quita la excitación y el miedo.

El aceite se usa en fricciones contra el reumatismo, neuralgias y la sarna.

Frutos de laurel, triturados con miel, se usan contra úlceras antiguas de difícil curación.

LAUREL DE HOJAS CORIÁCEAS
(Nectandra Coriacea)
Lat.: LAURUS CORIACEA
Fr.: *Laurier à Feuilles Coriaces.*

Tiene las mismas propiedades y aplicaciones que la planta Haya-haya.

LAUREL DE JAMAICA o DE FLORES PEQUEÑAS
Lat.: ACRODILIDIUM JAMAICENSE (LAURUS TRIANDRA)
Fr.: *Laurier de la Jamaique ou à petites fleurs.*

Tiene las mismas propiedades y aplicaciones que el árbol Haya-haya.

LAUREL GRIEGO. (Ver Paraíso)

LAUREL HEMBRA. (Ver Dafne)

LAUREL ROJO
(Aguacatillo. Nectandra Sanguinea)
Lat.: LAURUS BORBONIA
Fr.: *Laurier de Borbon, Laurier Rouge.*

Tiene las mismas propiedades y aplicaciones que la planta Haya-haya.

LAUREL ROSA (Adelfa, Balarde)
Lat.: NERIUM OLEANDER
Fr.: *Laurier rose.* - Ingl.: *Rosebay.* - Alem.: - *Aleander.* - Ital.: *Oleandro.* - Ruso: *Lavroroza.*

Planta muy común en los jardines; es venenosa para gente y animales. No se usa al interior, es decir, por la boca.

Un cocimiento de hojas, 125 gramos en un litro de agua, se usa en forma de cataplasmas sobre úlceras cancerosas y contusiones superficiales.

Un cocimiento de la corteza, 300 gramos en un litro de agua, se usa para matar las chinches en las camas.

Las hojas verdes colocadas en lugares frecuentados por las lauchas, las ahuyentan.

El polvo de la corteza seca mezclado con grasa, mata lauchas y ratones. El mismo polvo hervido en agua azucarada, mata las moscas.

LAUSONIA (Ver Henna)

LAVÁNDULA MAYOR
Lat.: LAVANDULA SPICA
Fr.: *Grand lavande. Spic.* - Alem.: *Flander.*

Tiene las mismas propiedades y aplicaciones que el espliego.

LECHUGA
Lat.: LACTUCA SATIVA
Fr.: *Laitue cultivée.* - Ingl.: *Lettuce.* - Alem.: *Lattich.* - Ital.: *Lattuga.* - Ruso: *Salat.*

Para la tos y catarros bronquiales, es muy indicada la lechuga. Los que sufren de sequedad de vientre, deben comer ensalada de lechuga.

La forma más práctica para preparar un remedio con la lechuga, es la siguiente. En un litro de agua, se pone la corteza de dos o tres tallos regulares de lechuga espigada, cortándola antes en pequeños pedacitos y machacándola en un mortero. La pasta se hierve hasta que la mitad del agua se evapore. Luego se filtra en un género limpio.

Se puede agregar a la lechuga en los casos de catarros fuertes de los bronquios, liquen o malvavisco en la misma cantidad que la lechuga; conviene además agregar azúcar para que resulte más dulce. Se toma una tacita de las de café de este preparado, tres veces por día.

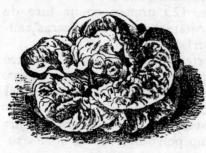

LECHUGA

Sirve también el mencionado cocimiento para calmar dolores de muelas, sobre todo cuando las encías están inflamadas. Se puede agregar en este caso, llantén o malvas.

El cocimiento de la lechuga simple, es muy bueno para los dolores de estómago; se toman igualmente, tres tacitas por día.

Cataplasmas calientes de lechuga se usan como calmantes y emolientes.

LECHUGA ACUÁTICA. (Ver Lechuga de los ríos)

LECHUGA DE LAS LAGUNAS
(Ver Lechuga de los ríos)

LECHUGA DE LOS ESTANQUES
(Ver Lechuga de los ríos)

LECHUGA DE LOS RÍOS
(Lechuga de los estanques. Lechuga de las lagunas, Lechuga acuática).
Lat.: PISTIA OCCIDENTALIS
Fr.: *Pistie d'Occident.*

Esta planta acuática se encuentra en todas las Antillas y en las lagunas de la Guayana, como también en las Indias Orientales. Esta planta tiene propiedades medicinales para aumentar la cantidad de orina en los casos de hidropesía, enfermedades de la vejiga, riñón, etc.

La preparación se hace en forma de un té usando uno o dos puñados de las hojas y un litro de agua hirviente. Se toma dos o tres tazas por día con azúcar o miel.

En la sífilis y sus múltiples complicaciones se toma todos los días una cucharadita de polvo de las hojas mezclado con miel de abejas, repartidos en dos o tres tomas. Da buenos resultados en la parálisis progresiva y otras complicaciones luéticas.

LECHUGA DE GUAYANA
(Eugenia rigidulce)

Es una especie de lechuga que contiene hierro. Abunda en los jardines de la Guayana. Es muy indicada como ensalada en los casos de anemia y leucemia.

LEDÓN (Romero silvestre)
Lat.: LEDUM PALUSTRE
Fr.: *Lédon, romarin sauvage.* - Ingl.: *Marsh cistus.* - Alem.: *Porst. Sumpf-Porst.* - Ital.: *Imbrentina.*

En la medicina doméstica se usa el ledón como un calmante general para convulsiones, etc., y por lo mismo tiene fama en la tos convulsa (coqueluche).

Se prepara en forma de té al 1 %, tomando dos o tres tazas por día.

Este té da también buenos resultados en pruritos; picazones de la piel, sarna, etc. Se toma en la misma forma. Igualmente cura enfermedades crónicas de la garganta como ulceraciones, amígdalas inflamadas, etc. En estos casos se hace con el té gárgaras 3, 4 ó 5 veces por día.

Para uso externo se utiliza ledón para matar piojos y otros parásitos. La yerba del ledón puesto en la ropa evita la polilla.

Se prepara una tintura con jugo fresco exprimido en partes iguales con alcohol, filtrándose recién después de varios días.

5 gotas de esta tintura se toman 3 ó 4 veces por día en casos de tuberculosis pulmonar, gota, reumatismo, esputos con sangre, molestias de la uretra y vejiga. Aumenta el poder auditivo en los sordos.

LECHUGA DE BUEY. (Ver Pinillo alto)

LENGUA DE PERRO (Oficinal)
Lat.: CYNOGLOSSUM OFFICINALE
Ruso: *Sobachi Yazik.* - Fr.: *Langue de chien.* - Ingl.: *Dogstong.* Ital.: *Cinoglosa. Lingua di cane.* - Alem.: *Hundszunge.*

La raíz de la lengua de perro tiene propiedades calmantes para todos los dolores. Se usa para calmar la tos, en las diarreas con sangre y en todas las hemorragias. Para estos casos, el polvo de la raíz seca en la cantidad de ½ a 1 gramo, se toma una o dos veces por día.

En uso externo es bueno para tumores, abscesos, etc. Se aplican las hojas frescas machacadas y siempre se obtiene un excelente resultado, hasta también en la gangrena, etc.

Un excelente remedio para librarse de ratas es la raíz fresca machada y distribuída en varios rincones de la casa. Las ratas se retiran en el mismo día.

Se vende en Alemania esta raíz como remedio infalible para exterminar las ratas de vapores, galpones, etc., y es para el comprador un remedio secreto y lleva el nombre de Kammerjaeger. Alguna persona emprendedora podría hacer negocio con esta raíz en toda Sud América.

LENGUA DE VACA
Lat.: RUMEX CUNEIFOLIUS
Fr.: *Langue de vache.*

Esta planta es muy conocida entre la gente del campo, porque abunda muchísimo en todas las provincias, y se trata de una planta que ha sido usada en la medicina doméstica desde hace muchísimos años. Se prepara con un manojo de esta yerba en un litro de agua un té que sirve para detener las diarreas. Este mismo té, tomando tres tazas por día, fortifica y tonifica el organismo proporcionándole su hierro asimilable que contiene. Por lo mismo es indicada dicha infusión en las mujeres débiles, debido a sus flujos blancos, los que sufren de pobreza de sangre, chicos que tienen su cara pálida en el crecimiento. Niños toman la mitad o menos del té, según su edad.

Las hojas son comestibles. El cocimiento al 30 % es muy bueno para gárgaras en inflamaciones de la garganta y amígdalas enfermas. En cataplasmas calientes este cocimiento quita los dolores neurálgicos.

La raíz es laxante y llama la menstruación atrasada o escasa.

LENGUA DE VÍBORA
Lat.: ECHIUM VULGARE
Fr.: *Langue de Serpent.* - Ingl.: *Adder's tongue.* - Alem.: *Schlangenzunge.* - Ital.: *Lingua di serpente.*

La lengua de víbora es una planta común en los terrenos estériles y sobre los muros. Se llama lengua de víbora debido a que es un remedio para curar las mordeduras de las víboras.

Es una planta que crece cada dos años, de una altura de cincuenta a sesenta centímetros, con el tallo manchado de pequeños granos negros cubiertos con pelos duros. Las hojas son alargadas, un poco cubiertas de vello. Las flores son azuladas o rojizas, que aparecen en las puntas de las terminaciones de las ramas. Se les emplea igualmente como la borraja. El té que se prepara con la lengua de víbora se hace con flores y las puntas de las ramas florecidas de treinta a cuarenta gramos para un litro de agua y se toma por tazas.

Es indicado como remedio para aumentar la cantidad de orina, hacer sudar a los enfermos en los casos como el sarampión, viruela, grippe, etc.

LEÑO DE JAMAICA. (Ver Brasilete de Jamaico)

LEÑO GENTIL. (Ver Dafne)

LIANA ARÁBICA
Lat.: CLEMATIS MAURITANIA

Una taza de té que se prepara con una hoja en un litro de agua y tomado a pasto durante el día, es buen remedio para las personas que transpiran poco. En más cantidad purifica la sangre y aumenta la cantidad de la orina.

LIANA ÁSPERA (Bejuco colorado)
Lat.: TETRACERA VOLUBILIS

Fr.: *Tigaré à feuilles rudes, liane rouge, liane rude.* - Ital.: *Liana rossa.*

La liana áspera crece en abundancia y se la encuentra en muchas partes de nuestra República. Tiene virtudes poderosas para hacer orinar, y por lo mismo, da muy buenos resultados en la ascitis (agua en el vientre), sobre todo debidas a las enfermedades del hígado (Cirrosis hepáticas) y de fiebres intermitentes.

En las palúdicos (chuchos) si se toma el té de liana áspera en seguida del escalofrío (chucho), es decir, en el tiempo que el enfermo siente un frío fuerte, cuando castañea con los dientes, etc., hace aparecer en seguida el sudor y acorta enormemente el tiempo del ataque, evitando la fiebre. En esta forma evita la siembra de paludismo en la sangre del enfermo en la forma normal y por lo mismo el enfermo se mejora.

Para la ascitis se prepara con un manojo o hasta dos de la raíz de liana áspera, bien machacada, y un litro de agua hirviente que se hace en forma de un té.

Este té debe dejarse sobre brasas calientes o cenizas durante tres horas. (Véase la preparación de la zarzaparrilla).

Se toma este remedio durante el día, por tazas, con miel o azúcar a gusto.

LIANA DE SIERRA (Azucarito. Timbó)
Lat.: PAULLINA CURURU.

Fr.: *Paulline Cururu.* - *Paulline Ternée.* - *Liane Cururu.*
(Vea TIMBÓ).

LIBIDIBI. (Ver Dividivi)

LICOPODIO
(Yerba de Bruja. Yerba de los Gitanos)
Ltt.: LYCOPODIUM CLAVATUM
Fr.: *Lycopode*. - Ingl.: *Club Moos*. - Alem.: *Hexenkraut, Blitzkraut*. - Ital.: *Licopodio*. - Ruso: *Licopodi*.

Se trata de una planta de la cual se obtiene un polvo muy seco que se usa en la medicina doméstica para espolvorear sobre heridas.

Por la boca se toma contra debilidad de la vejiga y cálculos de la misma. El nombre de Yerba de Bruja y de los Gitanos, es debido a que esta planta se hacían muchísimas pruebas como, por ejemplo, si se frotan las manos con Licopodio y se introduce luego la mano en agua, sale la misma completamente seca. Como el polvo nada sobre el agua, y es muy inflamable, se puede hacer prender el Licopodio con un fósforo, y soplando con una jeringa, puede así quemarse el polvo sobre el agua produciendo una linda prueba, pues parece que se quemase el agua. Lo mismo se pueden hacer imitaciones de relámpagos que son puestos en práctica en los teatros, etc., y de esto viene el nombre de Yerba de Bruja.

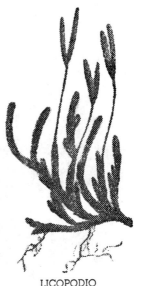

LICOPODIO

Sus usos generales son como el talco para espolvorear las partes irritadas entre las piernitas de los niños, debido a las mojaduras por la orina. En las farmacias se usa el Licopodio también en las cajas de píldoras para que éstas no se peguen y no se sequen.

En la medicina doméstica, en todo el mundo, se usa el Licopodio para curar el reumatismo, gota, enfermedades de los huesos como el mal de Pott (tuberculosis de los huesos), raquitismo y, como hemos dicho antes, en las enfermedades de la vejiga y sus complicaciones. Tiene también el Licopodio la virtud de disminuir considerablemente el coto y es por lo mismo indicado en la enfermedad de Basedok.

En todos los casos se hace un té de cinco gramos de Licopodio en un litro de agua y se toman tres tacitas por día. Se puede aumentar la cantidad a medida que se sigue un tratamiento.

LILA DE LA CHINA. (Ver Paraíso)

LILAS
Fr.: *Lilas*. - Ingl.: *Lilac*. - Alem.: *Flieder*. - Ruso: *Siren*.

Las flores de lila se usan en infusión y es el sudorífero más conocido, se emplea cuando no hay inflamación ni congestión. Es un suave excitante, se emplea también para hacer gárgaras, en inyecciones para compresas cuando hay úlceras o inflamaciones en la erisipela. Los vahos calientes de infusión de lilas, ayudan a ablandar flemones de la garganta y para males de oído. El agua destilada de las lilas sirve para disolver otros remedios sudoríferos. Las flores son un componente de varias recetas. Las frutas se usan para hacer la mermelada de lilas, extrayéndoles el jugo e hirviéndolo con azúcar (hay que cuidar que los recipien-

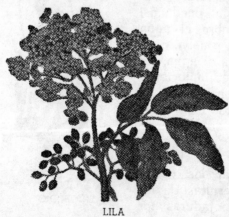

LILA

tes no sean de cobre). Esta mermelada es buena como sudorífero, para expulsar orina y para catarros y reuma. Contra glándulas inflamadas, ronquera, dolor de garganta, el té de lilas es el preferido.

Un puñado de flores de lila y cuarto litro de agua, preparado como té, se deja tapado un cuarto de hora, luego se toma y pronto se siente una reacción.

Se usa el jugo, exprimiendo las hojas y frutas frescas contra fiebres intermitentes y con preferencia en las enfermedades del aparato respiratorio.

Anginas, asma, también catarro nasal de los recién nacidos. Se da 1-2 gotas del extracto limpio y se puede repetir.

LILAS DE LAS ANTILLAS (Ver Paraíso)
LILAS DE LAS INDIAS (Ver Paraíso)
LIMA
Lat.: CITRUS LIMETTA. RIS

Este árbol que produce las limas es muy parecido al limonero y lo mismo el fruto. Los frutos son amarillos y la corteza lisa. El jugo es dulce, refrescante y no muy agradable al paladar. Es un magnífico remedio para curar el escorbuto. Es indicado el jugo mezclado con agua o soda en las enfermedades para calmar la fiebre.

Véase también BERGAMOTA.

LIMÓN
Lat.: CITRUS LIMONIUM
Fr.: *Citron.* - Ingl.: *Lemon.* - Alem.: *Citronenbaum.* - Ital.: *Limone.* Ruso: *Limon.*

De los múltiples usos del zumo de su fruto, mencionaremos los principales: gárgaras con agua de limón, son buenas en las inflamaciones de la boca y garganta. El zumo puro sirve para tocar las glándulas inflamadas en la garganta y las placas en la difteria. Cualquier llaga se limpia tocándola con el zumo puro del limón.

Es constante y seguro el efecto del zumo de limón en la gota y reumatismo; en ayunas, media hora antes del desayuno, se toma el jugo de un limón, otra media hora antes del almuerzo y otra media hora antes de la cena. Como postre se comen naranjas.

El zumo se puede tomar puro o también con un poco de azúcar y agua. Lo mismo se usa contra piedras al hígado y arenilla en la orina.

Cuando se forma mucha bilis, lo que se manifiesta con vómitos amargos y tinte amarillo de la piel, tómese el jugo de tres limones al día con agua y azúcar.

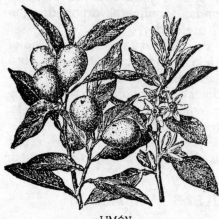

LIMÓN

El aceite recién exprimido de la cáscara limpia las manchas de los ojos, aplicándose diariamente dos gotas en los mismos.

Jugo de limón con cantidad igual de glicerina, suaviza las manos y la cara.

El limón tostado es bueno contra la tos. Colóquese un limón en un horno de temperatura moderada y déjelo allí hasta que se ablande. Mézclese ahora en cantidades iguales miel y jugo de limón tostado y de esto tómese una cucharadita algo caliente, cuando la tos incomode, y enjuáguese la boca con agua tibia.

Antiguamente se usaba el zumo de limón con el zumo de ajo para curar el crup. Se prepara en partes iguales y luego con un pincel se efectúan aplicaciones sobre las glándulas cada hora. Además hay que suministrar al enfermo de crup una cucharada de las de sopa cada hora de la siguiente preparación: jugo de ajo, media cucharada; jugo de limón, una cucharada; un vaso de agua(unos cien gramos); jarabe de goma u otro, una cucharada y media.

El zumo de limón cura también las úlceras malas o pútridas que tienen gusanos, el chancro blando, a cuyo efecto se deberá aplicar el zumo en forma de fomentos o en pinceladas.

Exprimiendo medio limón en un vaso de agua y empleando un cepillo de dientes, sirve para desinfectar la boca y limpiar al mismo tiempo la dentadura. Esta solución fortifica las encías y es muy especialmente recomendada contra la piorrea. El jugo de medio limón en medio vaso de agua fresca constituye un excelente agua fortificante y desinfectante para la vista. Se lava los ojos con este remedio todos los días al despertarse.

Los diabéticos deben tomar todos los día una, dos o tres veces jugo de limón, con lo que obtendrán muy buenos resultados.

Lavándose la cabeza con jugo de limón se evita la caída del cabello y mantiene a los mismos brillosos y desengrasados.

La corteza rallada con un poco de azúcar es un remedio seguro contra las lombrices.

Un buen digestivo es el jugo de limón mezclado con la yema de un huevo tomándolo después de las comidas.

Doce o quince pepitas de limón machacadas y hervidas en leche, filtrado luego por una tela y endulzado con azúcar, es un remedio muy bueno para expulsar los vermes. Se toma en ayunas.

Unas gotas de zumo de limón en una taza de café negro alivian y calman instantáneamente el dolor de cabeza.

Si se agrega un poco de zumo de limón en el agua donde se cuece arroz, los granos no se pegarán; quedarán separados unos de otros.

Dicho zumo es además un buen remedio para los cálculos del hígado, vejiga y riñones.

Para librarse de los bacilos diftéricos que llevamos en nuestro organismo y que se llaman portadores de la enfermedad, se toma durante diez días, tres veces por día, una media cucharadita de jugo de limón y al mismo tiempo se instila en la nariz tres veces por día dos gotas cada vez.

Un refresco muy agradable y al mismo tiempo muy sano es el preparado en la siguiente forma: se pone en un vaso de agua media cucharadita de bicarbonato de soda y azúcar a gusto y cuando todo está bien disuelto se agrega una cucharada de jugo de limón y se bebe antes de que termine la efervescencia.

Para curar un panadizo se corta la punta de un limón y se introduce el dedo enfermo en el resto, atándose con un pañuelo el limón durante 24 horas.

Mucho jugo de limón cura el delirio tremens de los alcoholistas. Es asimismo bueno contra los vómitos del embarazo.

En el reumatismo articular ha dado siempre buenos resultados el jugo de limón. Se toma a gusto sin pensar en la cantidad, de cinco a siete cucharadas de las de sopa. El jugo de limón con agua es bueno para apagar la sed en la diabetes.

Si se hace un círculo de jugo de limón sobre la salida de las hormigas en el piso, las mismas no saldrán más de esta salida.

La corteza de limón contiene una esencia; la parte blanca de la corteza contiene un principio amargo, la hesperidina; en las semillas hay otro amargo, la limonina. La pulpa de limón está acidulada por el ácido cítrico, que existe en el jugo en la proporción de un octavo.

LIMONCILLO. (GRAMA DE LIMÓN)
Lat.: ANDROPOGON CITRATUM
Fr.: *Chiendant citronnelle.* - Ingl.: *Limon Grass.*

El limoncillo, a pesar que es natural de las Indias Orientales, se cultiva perfectamente en nuestra República y repúblicas vecinas.

El limoncillo tiene las mismas propiedades estimulantes que el vetiver y se usa en la medicina doméstica las raíces de estas plantas. El limoncillo tiene un fuerte olor del limón, su sabor es caliente y muy aromático.

Se prepara con medio manojo de hojas de limoncillo y un litro de agua hirviente, un té que se deja en una infusión de unos diez minutos.

Este té se toma con azúcar o con miel en los catarros bronquiales, para curar indigestiones, para hacer sudar, y sobre todo como un excelente estimulante. El vetiver se podrá emplear del mismo modo. (Véase Vetiver).

LINO

Lat.: LINUM USITATISSIMUM
Fr.: *Lins.* - Ingl.: *Linseed.* - Alem.: *Lein.* - Ital.: *Lino.* - Ruso: *Lion.*

Se usan la semilla y el aceite.

Es conocido el uso de la harina de lino para cataplasmas en los resfríos del pecho, dolores en general, como madurativo de panadizos, granos o cualquier supuración.

Una cucharada de semillas tomadas en un vaso de agua es un ligero purgante o mejor dicho laxante.

Harina de lino recién molida, mezclada con miel de abejas, es buena contra los catarros del pecho; se toman seis cucharadas por día.

En las diarreas crónicas dan buen resultado las enemas de linaza preparada en cocimiento de un cuarto de simiente de lino por medio litro de agua.

Se tuesta la semilla de lino, se muele y se hace una cataplasma con vinagre caliente; aplicada al vientre, hace parar la diarrea y alivia la disentería.

Echando lino sobre brasas y llevando el humo a la nariz por un embudo, quita el catarro nasal.

El aceite de lino se usa para lavativas con el fin de pro-

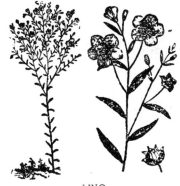

LINO

vocar deposiciones (tres cucharadas de aceite en un litro de agua de manzanilla).

Partes iguales de aceite de lino y agua de cal, se usa contra las quemaduras (óleo calcáreo).

Contra las punzadas del costado o en el pecho, tómese una cucharadita de aceite de lino.

La harina de lino con gengibre, en forma de cataplasmas, es buena aplicándola sobre el vientre en caso de disentería. Hay que cambiarlas cada diez minutos, cinco o seis veces, y después de la última cataplasma poner sobre el vientre una franela seca y caliente.

Las cataplasmas de harina de lino con mostaza son muy buenas en la nefritis, es decir, en la inflamación de los riñones. Se aplican sobre las caderas.

En la escarlatina, para calmar el dolor de la garganta, se ponen cataplasmas de lino caliente mezclado con un poco de aceite de olivas. Se agrega el aceite mientras el lino está sobre el fuego para que hiervan juntos.

La semilla de lino contiene el 35 % de aceite, 10 % de mucílago y 20 % de una materia gomosa.

LINO SALVAJE
Lat.: LINUM SELAGINOIDES

El lino salvaje crece en los campos a las orillas de los caminos, con más abundancia en lugares arcillosos, muy común en el territorio del Chubut, y florece en primavera.

El té que se prepara con diez gramos de lino salvaje en un litro de agua, es muy indicado en todos los casos de tos, ya sea para calmar la tos de los asmáticos, tos convulsa, bronquitis, tos nerviosa, etc.

Este té aumenta el poder de la respiración, por lo mismo es muy indicado en todas las enfermedades agudas de los pulmones, como pulmonía, bronconeumonía, etc.

Es además este té un tónico y sobre todo un tónico del estómago.

Se toman tres tazas por día, con o sin azúcar, a gusto.

Las propiedades de esta planta son debidas a la presencia de un glucósido en las semillas llamado linamarina. Este glucósido, en combinación con los ácidos de nuestro estómago, forman un nuevo medicamento que es muy parecido a un remedio muy usado en la medicina, que se llama agua destilada de laurel cerezo, muy empleado para la tos, etc.

LIQUEN ISLÁNDICO
Lat.: LICHEN ISLANDICUS
Fr.: *Lichen d'Islande.* - Ingl.: *Iceland Moos.* - Alem.: *Isländisches Moos.* - Ital.: *Lichene islandico.* - Ruso: *Islandskoo moj.*

Tiene efecto tónico y expectorante. Si se busca el efecto tónico, se hierven diez gramos de liquen en medio litro de agua, hasta que el agua se reduce a un cuarto litro; de ésta se toman varias cucharadas por día en debilidades en general, especialmente en la convalescencia de enfermedades graves y largas; aumenta la cantidad de leche en las mujeres.

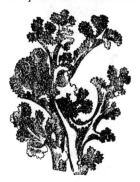

LIQUEN ISLÁNDICO

Si se busca el efecto contra los catarros del pulmón, se hierven treinta gramos de liquen en un litro de agua durante diez minutos; se tira esta agua, se lava el liquen en agua tibia y se pone el mismo otra vez al fuego en un litro y medio de agua, dejándola hervir hasta que quede un litro. De esta agua gelatinosa se toman de seis a ocho cucharadas soperas por día. La expectoración se vuelve fácil y pronto desaparece el catarro.

Si en vez de agua se hierve en leche y con la tercera parte de miel de abejas, se obtiene un remedio eficaz contra la tisis; tomando la misma dosis de seis a ocho cucharadas por día.

LIRIO DE LAS ANTILLAS (Ver Lirio encarnado)

LIRIO DEL VALLE
(Lágrimas de Salomón. Convalaria)
Lat.: CONVALLARIA MAIALIS
Fr.: *Muguet.* - Ingl.: *Last lily of the valley.* - Alem.: *Maiblume.*
Ital.: *Mughetto.* - Ruso: *Landisch.*

Planta muy apreciada por el olor agradable de sus preciosas flores; no es bueno tenerla en los dormitorios; puede producir dolor de cabeza. A los niños nunca se les debe dar la flor, pues pueden masticar el tallo y envenenarse.

Dos gramos de flor y raíz en forma de té regulan y fortifican el corazón, palpitaciones, dilataciones, etc., con sus complicaciones, los nervios y la respiración.

Dos gramos de flores tomadas en una cucharada de miel, son purgantes; de 2-5 gramos de la misma, son vomitivos.

Las flores secas y pulverizadas son buenas contra el dolor de cabeza cuando éste tiene por causa resfrío de la mucosa nasal; se usa en forma de rapé, en seguida se produce un estornudo fuerte, por el cual se destapa la nariz y limpian las mucosidades acumuladas.

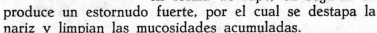
LIRIO DEL VALLE

Algunas gotas de jugo de las flores echadas en los ojos fortifican la vista.

LIRIO ENCARNADO DE LA TIERRA
(Lirio de las Antillas)
Lat.: AMARILLIS PUNICEA. AMARILLIS DUBIA. LILIUM RUBRUM
Fr.: *Amarillis Écarlate. Lis Rouge d'Amérique.* - Ingl.: *Barbadoes Lily.*

El lirio encarnado, que abunda en los campos de las Antillas, es muy parecido por su aspecto a la amapola. Hay personas que confunden estas dos plantas.

De las dos, sólo el lirio encarnado tiene aplicaciones en la medicina doméstica por la preparación de sus flores. La cebolla de amapola es sumamente venenosa; puede matar en tres horas a los hombres o animales grandes que han ingerido de ella una pequeñísima cantidad.

Las flores secas de lirio dorado se usan en la tos convulsa y tos nerviosa. Se prepara un té con un manojo de estas flores en un medio litro de agua.

LIRIO SANJUANERO (Pancracio de las Antillas)
Lat.: PANCRATIUM CARIBOEUM
Fr.: *Lis Blanc des Antilles.* - Ingl.: *Caribbean Sea Daffodil.*

Las lindas y muy fragantes flores blancas del lirio sanjuanero son usadas para combatir la tos convulsa y demás toses nerviosas. Con un manojo de estas flores y un litro de agua se prepara un té que se toma por tazas durante el día, con azúcar.

Abunda esta planta en toda Sud América.

LISIMAQUIA
(Yerba de la moneda. Yerba de los cien males)
Lat.: LYSIMACHIA ARVENSIS y LYSIMACHIA OFFICINAL o VULGARIS

Las lisimaquias abundan en los terrenos húmedos y hay más de cien especies botánicas.

Se usa en forma de té, un puñado para un litro de agua, como calmante nervioso y contra el insomnio.

LITCHI (Litschi)
Lat.: EUPHORI LITSCHI
Fr.: *Euphorie Ponceau.* - Ingl.: *Chine. Lit-chi.*

El árbol litchi, que abunda en Trinidad y en otros lugares de América, proporciona unos frutos muy deliciosos.

Tiene propiedades refrescantes y es además un excelente digestivo.

LOBO CORONADO
Lat.: LYCOPERDUM CORONATUM. LYCOPERDUM FORNICATUM

Fr.: *Lycoperdon couronnée.* - *Ingl.*: *Puff-ball crowned.*

Se encuentra este vegetal sobre la superficie del suelo en una forma de pelotita, tan grande como de una manzanita de tamaño regular. Al tocar esta bolita sale un polvo muy sutil formando una nubecita alrededor. Este polvillo mezclado y bien batido en partes iguales con claras de huevos y aplicado sobre cortaduras o heridas que sangran se consigue en seguida parar la hemorragia, es decir, parar la sangre. Se podría usar este remedio en la hemofilia. En casos de hemorragias graves, como en los casos de hemofilias o circuncisión, etc., este remedio presta muy buenos resultados.

En los casos muy rebeldes se prepara con más polvillo y menos clara de huevo.

LOMBAGO
(Ver Melaillo)

LUCHE
Lat.: ULVA LACTUCA

Se usa la luche para curar la gota comiéndola cruda o cocida en forma de ensalada. Es una alga marina y abunda en los mares del territorio del sud.

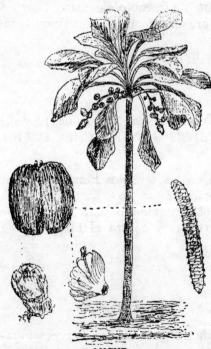

LUCHE

LÚPULO (Hombrecillo)
Lat.: HUMULUS LUPULUS

Fr.: *Houblon.* - Ingl.: *Hops.* - Alem.: *Hopfen.* - Ital.: *Luppolo.*
Ruso: *Jmel.*

El efecto medicinal del lúpulo es aumentar la orina; como el gusto amargo de la cerveza es debido al lúpulo, se comprende la necesidad de orinar después de haber tomado cerveza.

El polvo de lúpulo es de medio a un gramo por día tomado en agua; es bueno contra la nerviosidad, jaqueca, insomnio, parálisis de la vejiga.

El jugo exprimido del lúpulo, tomado a dosis de una a tres cucharadas por día, es purgante.

En verano se puede comer el lúpulo con vinagre y aceite, lo que aumenta la función del hígado, purifica la sangre, abre el apetito.

En caso de orina retenida es bueno sentarse sobre una vasija, en la cual se echa una infusión muy caliente de lúpulo, envolviéndose en una sábana desde la cintura hasta el suelo para no dejar escapar los vapores.

Se ha comprobado que produce buen efecto contra el insomnio; poner entre las almohadas ramas de lúpulo.

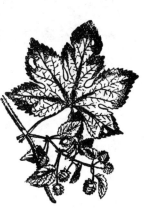

LÚPULO

La tisana de lúpulo se prepara con treinta gramos de piñas de lúpulo por un litro de agua en forma de té común.

Los conos del lúpulo están cargados de un polvo amarillo llamado lupulino, que es amargo y tienen una esencia y sustancias colorantes.

LLANTÉN

Lat.: PLANTAGO

Fr.: *Plantains*. - Ingl.: *Ribwort*. - Alem.: *Wegerich*. - Ruso: *Popuschnik*.

Entre varias clases, la más usada es la de hojas anchas y largas. Se usan las hojas y semillas.

Se prepara un té con unos sesenta gramos de hojas en un litro de agua, la que tomada tres copas por día sirve contra flemas del pecho, intestino, riñones y vejiga; diarreas de larga duración se alivian considerablemente. Es muy recomendable a los tísicos.

Gárgaras hechas con esta agua curan las inflamaciones de la boca y garganta.

Gárgaras con constancia sanan completamente las hinchazones de las amígdalas en todos los casos, por más crónicas que sean, y evitan la operación.

Hojas frescas machacadas (previamente lavadas) y aplicadas en forma de un parche, curan llagas antiguas, almorranas, quemaduras y úlceras.

Unas gotas de jugo de llantén calman los dolores del oído si éstos provienen de alguna inflamación. El mismo jugo mezclado con vinagre y tomado caliente en las mañanas, quita las fiebres terciarias y cuartanas (chucho). Paludismo.

Agua destilada de llantén es buena para lavar los ojos inflamados. También son muy indicadas las hojas de llantén para curar quemaduras.

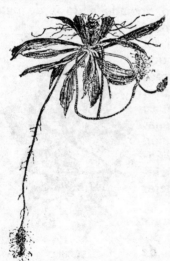

LLANTÉN

LLANTÉN CIMARRÓN (Alisma)
Lat.: ESTIMODORUS CORDIFOLUS

Fr.: *Gran plantain d'eau.* - Ingl.: *Water plantain.* - Alem.: *Wasser wegerich.* - Ital.: *Plantaggine di acqua.* - Ruso: *Wodnoi popuschnik.*

La raíz de llantén cimarrón es un remedio seguro contra la epilepsia y el baile de San Vito, pero el tratamiento es algo largo y hay que seguirlo con paciencia durante unos meses.

Los enfermos deben alimentarse bien y tienen que tomar dos veces por día el polvo de la raíz en la siguiente manera: la primera toma deberá tomarse en ayunas y la segunda por la tarde.

Se principia con un medio gramo o más, según la edad, pero no se debe pasar de cinco gramos del polvo en la primera toma. Cada día se va aumentando la cantidad de polvo, poco a poco, hasta llegar a una cucharadita de las de café por cada toma.

Se toma unos días la cucharadita y se sigue aumentando nuevamente la dosis hasta llegar a tomar tres o cuatro cucharaditas por día. Cuando este medicamento demuestra o produce náuseas y una sensación de constricción, es señal de que ya hay mejoría. Ésta es la única molestia que produce este medicamento, pero no es en ninguna forma perjudicial para la salud, de manera que puede seguirse largo tiempo tomándolo.

Para los niños de corta edad no hace falta pasar más de una cucharadita por día.

LLARETA
Lat.: LARETIA ACUALIS

La llareta es usada en la medicina doméstica en forma de té, como se prepara un té simple, tanto de las hojas como en conjunto de toda la planta. Se toma por tazas contra las inflamaciones y molestias de la vejiga urinaria (cistitis) y estrechez de la uretra.

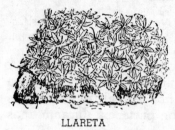

LLARETA

Se prepara el té con un puñado de hojas y planta. Tomado en partes iguales con el ambay, también en forma de té, caliente y con miel, cura los catarros de los pulmones, bronquitis crónicas, y ayuda a distanciar y disminuir los ataques de asma.

LLAUPANGUE
Lat.: FRANCOA APENDICULATA

El jugo exprimido de esta planta y aplicado sobre almorranas calma el dolor de las mismas y con el tiempo las cura. Esta planta abunda en ciertos lugares de nuestro país y países vecinos.

MACACHÍN
Lat.: OXALIS MACACHIN u OXALIS PLATENSIS

Esta pequeña plantita crece en los campos no cultivados y en lugares arenosos. Sus tubérculos son comestibles y contienen vitaminas que curan rápidamente el escorbuto.

Son también muy indicados para descongestionar el hígado y especialmente en la cirrosis hepática.

El gusto de los macachines es muy agradable; los tubérculos tienen un sabor dulce y acídulo, son por lo mismo muy refrescantes y bajan la fiebre.

Las hojas son tónicas en forma de té al 10 ‰. Se toman dos tazas por día después de las comidas.

En la cirrosis hepática es conveniente hacer fomentos calientes sobre el hígado con un cocimiento de las hojas al 20 ‰ que se cambian cada diez o quince minutos durante una hora, tres veces por día.

Los tubérculos contienen oxalato ácido de potasio y mucílago.

MADOR (Véase Árbol de seda)

MADROÑO RASTRERO (Véase Gayuba)

MAGNEY (Véase Pita)

MAGNOLIA CON FIGURA DE HOJAS DE LENGUA
Lat.: MAGNOLIA LINGUIFOLIA
Fr.: *Magnolia de Plumier.* - Ingl.: *Plumier's Magnolia.*

Con una botella de agua hirviente y un manojo de hojas y corteza de este hermoso árbol se hace un té que tomado con un poco de vino tinto, por copas, durante el día, tonifica el estómago debilitado. Cura la colitis nerviosa.

Las flores son usadas para dar fragancia a los licores y para los dulces. La suelen contener los remedios para la tos.

En los catarros pulmonares crónicos con tos se da el té indicado y se agrega en cada taza una media cucharadita del jugo muy aromático que se exprime de los frutos.

MAINTECILLO (Maytecillo)
Lat.: JONIDIUM GLUTINOSUM

Se trata de una plantita derecha de unos veinte a cuarenta centímetros de altura, que posee hojas pequeñas y dentadas de un centímetro o centímetro y medio de largo.

Esta plantita es algo común en los campos y florece en la primavera.

Da buenos resultados esta planta en forma de té al 5 % en el reumatismo agudo, ciática y neuralgias. Se toman tres tacitas de las de café por día y no hay que comer grasas ni carne, tomando este remedio para curar las enfermedades mencionadas.

Las raíces son muy parecidas a las de ipecacuana, tienen también las mismas propiedades para provocar vómitos y purgar.

Las propiedades del maintecillo son debidas a la violina que contiene, alcaloide que contienen las violetas y que es igual que la emetina, medicamento muy usado en la medicina para provocar vómitos en los casos necesarios de envenenamiento, etc.

La violina, de un medio a un gramo, produce fuertes vómitos.

MAÍZ
Lat.: ZEA

Fr.: *Mais*. - Ingl.: *Mais*. - Alem.: *Mais*. - Ital.: *Grano turco, Formentone*. - Ruso: *Cucurusa*.

La harina de maíz puede reemplazar a la de lino en casos donde sea necesario el uso de cataplasmas.

La barba de choclo aumenta la cantidad de la orina; por esta causa se usa donde hay necesidad de limpiar las vías urinarias. En caso de gonorrea (purgación), es bueno tomar varias veces al día una taza de té de barba de choclo (una buena pulgarada para una taza), agregando siempre media cucharadita de semilla de lino se calma el dolor que se produce al orinar. Es indicado también en la gota.

En las inflamaciones de la vejiga, el té de barba de choclo limpia las mucosidades de la vejiga; al acostarse es bueno en estos casos poner sobre la vejiga una cataplasma caliente de harina de maíz.

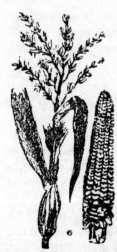

MAÍZ

El mismo efecto surte para la inflamación de los riñones, pero en este caso no hay que abusar del té de barba de choclo para no exigir demasiado trabajo al riñón, ya cansado por la enfermedad. Las hojas verdes hervidas en vino de quina son buenas para lavar llagas viejas. El vino de quina se prepara echando en medio litro de vino blanco, veinte gramos de corteza de quina y dejando éste en maceración durante ocho días.

Las personas que comen a menudo maíz en sus diferentes formas y preparaciones, como locro, mazamorra, etc., gozan de buena salud y fuerza muscular, se vuelven más ágiles, disminuyen algo los latidos del corazón, aumentan la secreción urinaria como una décima parte, hace el sueño más sosegado y, por consiguiente, más reparador. Los niños deben alimentarse con maíz porque no contiene materias fermentivas, lo cual lo hace muy apropiado para estómagos débiles y preferible al trigo por la misma razón.

A las madres, cuando quieren disminuir su leche para despechar a sus niños, les conviene tomar el cocimiento de diez gramos de barba de choclo en medio litro de agua hervida durante diez minutos. Se toman dos tacitas por día con azúcar antes de comer o al acostarse.

MAJAGUA (Ver Emajagua)

MALVA SILVESTRE

Lat.: MALVA SYLVESTRIS

Fr.: *Mauve*. - Ingl.: *Mallow*. - Alem.: *Rosspappel. Malwenkraut*. Ital.: *Malva*. - Ruso: *Prosvirki*.

Se usa la infusión de quince gramos de flores de malva en un litro de agua contra los catarros del pecho; hervidas en leche, son buenas para los tísicos. Las hojas hervidas ayudan a la digestión y facilitan las deposiciones.

Hojas, flores, raíz y semillas hervidas al 3 % con leche quitan la tos y ronquera (se toma la leche).

Un dulce hecho de flores y hojas es bueno cuando se siente ardor al orinar.

Lavativa preparada con hojas, flores, raíces y semillas es buena contra la diarrea con sangre. Hervidas en agua mezcladas con aceite de comer maduran los granos, golondrinos, supuraciones del pecho, orzuelos.

Las hojas hervidas en agua son una buena gárgara contra las inflamaciones de la boca y garganta, agregando miel y un poco de alumbre.

La mejilla hinchada debido a un fuerte dolor de muelas se cura con cataplasmas calientes de los residuos sólidos de la malva hervida y con el cocimiento se hacen buches.

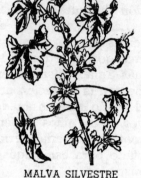

MALVA SILVESTRE

Baños calientes en agua de malva son buenos contra los dolores de la vejiga.

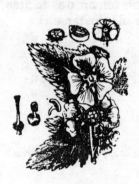

MALVAVISCO

MALVAVISCO (Altea)
Lat.: ALTHOEA
Fr.: *Guimauve*. - Alem.: *Sigmarkraut*.
Ital.: *Bismalva*. - Ruso: *Prosvurniar*.

Contra los pujos o calambres del vientre se hace una lavativa con treinta gramos de raíz de malvavisco por un medio litro de agua. Se hace hervir quince minutos y se filtra.

Tiene las mismas propiedades medicinales de la malva silvestre. (Véase este artículo).

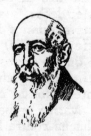

ARMAUER HANSEN (1841-1912).
Descubrió el bacilo de la Lepra, que hoy se llama Bacilo de Hansen.

MAMÓN (Ver Papayo)

MAMÓN (Ver Mamoncillo)

MAMONCILLO (Mamón)
Lat.: MELICOCCA BIJUGA
Fr.: *Knépier. Knèpes.*

Los frutos maduros del mamoncillo son muy buenos para los débiles del pecho. Lo mismo son indicados para sequedad del vientre.
El fruto es comestible y contiene entre la pepita y su envoltura un líquido muy espeso. Se puede hacer con él una rica limonada, que es muy sana y refrescante.

MANGATINA (Ver Mango)

MANGLE GRIS (Bucida levantada)
Lat.: CONOCARPUS ERECTA o BUCIDA ERECTA
Fr.: *Manglier gris.* - *Ingl.*: *Upright button-tree.* - Ruso: *Seraya mangufera.*

Las hojas y la corteza de este árbol tienen propiedades tónicas y por lo mismo está indicado para personas débiles, anémicos y convalecientes. La preparación de este remedio se hace con un manojo de hojas y corteza y una botella de agua. Se hace hervir durante diez minutos. Se filtra y se toma por tazas durante el día. Hay que agregar azúcar a gusto. Es necesario picar y machacar las hojas y la corteza antes de hervirlas.
  Este cocimiento da excelentes resultados en la enfermedad de Basedow o llamada también bocio exoftálmico.

MANGO (Palo de mango. Mangotina)
Lat.: MANGIFERA INDICA
Fr.: *Manguier cultivé.* - *Ingl.*: *Common or Indian Mango Tree.*
Ruso: *Rukoyatka.*

Este árbol frutal crece en todo el continente sudamericano, tanto cultivado como silvestre. Las hojas son muy buenas para todas las enfermedades de las encías, dientes flojos, piorrea y dolor de muelas. Se puden masticar una o dos hojas, o si no preparar un té con un manojo de hojas en un litro de agua hirviendo; en casos muy delicados se hace el té más liviano al principio y en vez de un manojo se usa medio, hasta que el enfermo se acostumbre. Con este té se hacen buches varias veces por día.

Contra el escorbuto se prepara un té con las flores, raíces y frutos en la cantidad de un manojo por medio litro de agua caliente y se toma por tazas durante el día. Conviene dejar la preparación dos horas, filtrarla y luego tomarla. Los que no sufren de otras enfermedades podrían tomar esta preparación con jarabe, azúcar, etc. La corteza del mango quita la fiebre y es algo purgante. Se usa un manojo por un litro de agua, hirviendo veinte minutos, y se toman una o dos tazas por día.

Las frutas, llamadas mangos, se comen crudas y son muy saludables. Se puede preparar también con ellos un buen vino con azúcar. Con los mangos verdes, pero ya jugosos, se hace un dulce que sirve para la debilidad del estómago e intestinos. Se toman cinco cucharadas o más por día. Los mangos asados al horno con azúcar son muy buenos para los tuberculosos.

El mango contiene tanino, albúmina vegetal, ácido agállico, ácido esteárico, grasa, almidón, resina, azúcar, etc.

MANÍ (Cacahuete. Manises)

Lat.: ARACHIS HYPOGORA o PISTACIA VERA

Fr.: *Arachide souterraine, pistacha de terre.* - Ingl.: *Earth-nut, pig-nut, hawk-nut, pindar nut.* - Alem.: *Pistazien pimpernusse.* Ital.: *Maní americano.* - Ruso: *Pistaski.*

Esta planta, a pesar de ser natural de África, se ha aclimatado muy bien en nuestra República, donde está mejor que en su país de origen. Se podría comparar con tantos emigrantes extranjeros que han adoptado para sí y para sus hijos esta tierra, por encontrarse en ella más a gusto en todos los sentidos, y se vuelven más fuertes y sanos que en su ex-patria.

Entre nosotros está de moda el maní tostado en todos los hoteles, fondas, boliches, almacenes, etc., etc. No hay casi un lugar donde no se sirva el maní tostado como un entretenimiento con el aperitivo, con un vaso de cerveza, etc.

Los colonos en nuestra República cultivan en ciertos lugares, en gran escala, la plantación del maní para cosechar sus frutitas.

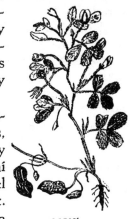

MANÍ

Hay hoy día muchos lugares donde se prepara un buen aceite de maní, que es rico para comer y además para los usos domésticos y en la medicina, porque este aceite no se vuelve rancio. Puede muy bien reemplazar al aceite de almendras dulces y para fabricaciones de jabón.

Las semillas tostadas que todos hemos comido con gusto es un buen alimento. He oído decir muchísimas veces que el maní es afrodisíaco, y muchos amigos me han preguntado si era cierto que el maní aumentaba los deseos sexuales. Esta opinión en este sentido es muy común y muchos comen el maní con este único fin. Pero a mí me parece que esto es una simple sugestión. Como entre los impotentes y los que padecen de la debilidad sexual el 95 % son de origen psíquico, se sugestionan y obtienen el resultado apetecido con el maní, lo mismo como obtienen con específicos que a tales fines toman, y lo que obra es la única sugestión. Pero los que creen que es afrodisíaco, deben seguir teniendo esta opinión: a lo mejor el que escribe estas líneas puede estar equivocado.

Con las semillas tostadas, azúcar, limón y agua se

prepara un rico refresco que los enfermos toman con agrado.

El residuo que deja el maní cuando se extrae de él el aceite, tiene varias aplicaciones en las chacras.

Si a este residuo se agrega agua en gran cantidad, hace aparecer un espléndido almidón, que se puede usar para la preparación de los diferentes dulces. Además sirve para engordar a los animales. También refregándose las manos con este residuo o con el almidón pone en pocos días las manos blancas y suaves.

MANOCCO (Ver Tapioca)

MANZANO DE JABÓN (Ver Para-Paro)

MANZANA
Lat.: PIRUS MALUS
Ingl.: *Aple.* - Alem.: *Apfelbaum.* - Ital.: *Mela.* - Ruso: *Jabloco.*

Antes de hablar de las virtudes curativas de la manzana, quiero departir un momento agradable con mis gentiles lectores, contándoles algo histórico y algo interesante referente a dicha fruta.

La manzana discordante de Venus Afrodita es muy conocida de hace muchos años y siglos, más bien dicho, de la manzana pecadora y mortífera de la primera mujer, cuyo nombre era Eva.

Nosotros todos sabemos por la Biblia, por las leyendas, por pinturas antiguas, etc., que el árbol de la ciencia del bien y del mal era el manzano. Esto es sabido en todo el mundo.

En la mitología griega, el dragón custodia las manzanas sagradas del Jardín de Hespérides, igualmente como en la Sagrada Escritura la serpiente

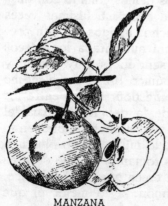

MANZANA

vela por la manzana del jardín del Edén o del Paraíso.

En las sagas de Escandinavia, Idún guarda una caja de manzanas, y cuando los dioses "ven aproximarse la vejez", no tienen más que probarlas para en seguida rejuvenecer.

En los cuentos hebreos y árabes es donde aparece la manzana como una fruta curativa y saludable.

Luego han aparecido muchísimos dichos acerca de las virtudes de la manzana, y entre ellos citaré lo que dicen los americanos:

"Una manzana cada día
al médico alejado mantedría".

y dicen los ingleses:

"Cómete una manzana al acostarte,
y el médico... ¡con la música a otra parte!"

En muchos países hay dichos parecidos y cuentos de los milagros que la manzana hace.

Y hace una generación circuló por la prensa americana un pequeño apólogo que recapitulaba las muchísimas virtudes de la manzana.

—¿Sabes lo que estás comiendo? —pregunta el doctor a una muchacha.

—¡Cómo no! Una manzana.

—Estás comiendo —dice el médico— albúmina, azúcar, goma, ácido málico, ácido gálico, fibra, agua y fósforo.

—¡Ojalá sea bueno todo eso porque suena alarmante!

—Es inmejorable. Observé que comiste mucha carne en la mesa. El ácido málico neutraliza el exceso de materia gredosa causado por demasiada carne y con ello ayuda a que te conserves joven. Las manzanas son buenas para la complexión; sus ácidos expelen las materias nocivas que causan erupciones de la piel. Son buenas para el cerebro, al que varias materias nocivas hacen perezoso. Además, los ácidos de la manzana disminuyen la acidez del estómago que viene con algunas formas de indigestión. El fósforo que las manzanas contienen en un buen porciento, más que ninguna otra fruta o vegetal, renueva la materia esencial del cerebro y de la columna vertebral. ¡Oh! Los antiguos no erraban al considerar la manzana como la fruta de los dioses, la mágica renovadora de la juventud, a la que los dioses acudían cuando sentían envejecerse y debilitarse. Creo que hasta yo voy a comer una manzana —dijo el médico— para concluir.

Ahora seguiremos con nuestro artículo:

La manzana comida con cáscara es muy buena para combatir la pobreza de sangre. Es excelente en la anemia cerebral. Es buena para el hígado y estómago, como también para curar el insomnio. La compota de manzanas, tomada antes de acostarse, corrige la sequedad de vientre y produce un sueño tranquilo.

El cocimiento de una manzana grande, cortada y hervida durante diez minutos en agua, sirve para aliviar la inflamación de la vejiga y aparato urinario, como también para los catarros de los pulmones e intestinos. Se toman dos tazas por día.

El puré de manzanas con jarabe o azúcar quita las palpitaciones nerviosas del corazón.

Los ojos inflamados se curan con el jugo de manzanas agrias. Hay que lavarlos dos veces por día con unas gotas de jugo.

De una manzana se saca la semilla y se rellena el vacío con miel; luego se pone al horno y se come caliente para curar la ronquera.

El té de manzano es muy conocido en Inglaterra y conviene a todas aquellas personas predispuestas a fiebres e inflamaciones. Se cortan las manzanas en pedacitos, luego se revuelve y se le añade jugo de limón y azúcar hasta que tenga un gusto agradable y refrescante. También el café de manzanas es muy bueno para personas débiles de nervios. Se cortan las manzanas en daditos, se secan, después se tuestan al horno, se pisa a polvo mezclándolo con café. Las manzanas tienen mucha fuerza curativa. Las agrias producen sequedad y las dulces son diuréticas. Náuseas y flatos desaparecen comiendo manzanas. Para la tos, dolores de pecho, fortificante para el corazón, es el jugo de manzanas mezclándolo con manzanilla y azúcar. Un jarabe preparado con el jugo de manzanas calma los latidos fuertes del corazón, fortifica el estómago, baja la fiebre y es bueno para la melancolía. Un remedio notable contra la hidropesía, cálculos y dolores de la gota es el mosto de manzana, tomado consecutivamente durante algún tiempo.

Contra los resfríos es muy bueno ahuecar las manzanas y rellenarlas con miel, cocinarlas a vapor en un recipiente y comer algunas todos los días. Se pueden acompañar con huevos de arenque. Cuando hay inflamación del blanco del ojo, que se pone colorado debido a un golpe e influenzas catarrales, se hacen fomentos de manzanas dulces tostadas en ceniza caliente.

Remedios contra la diarrea. — Se fríe una manzana dulce hasta que se haga una masa blanda, luego se mezcla hasta unirla bien con tiza molida. Con esto se hace una cataplasma y se coloca sobre el omblígo del enfermo durante 24 horas, tratando de ponerla lo más caliente posible.

Contra las hemorroides se ha comprobado que la manzana y el mosto son los mejores remedios. Cuando hay calambres de pecho, vientre, estómago, tétano, se emplea la avena con el vino de manzanas interior y exteriormente. Este último se hace en la siguiente forma: Se hacen durante varias noches tres cataplasmas de avena hervida en vino de manzanas y se pone sobre la parte afectada. Se deja hasta que esté completamente fría. Contra la epilepsia y baile de San Vito se toman durante tres noches baños con el vapor del vinagre de manzanas. Debe estar el paciente completamente desnudo sentado sobre una silla y tapado con una toalla de baño para que no se escape el vapor, tratando de que este aire entre en todas las partes del cuerpo.

Comiendo manzanas y tomando agua es muy saludable en ayunas y de noche. En la disentería se dan tres cucharadas a los mayores y una a los niños de vino puro de manzanas. Si persiste se pone una cataplasma de hilo doblada en seis partes empapada en vino de manzanas bien caliente y se deja hasta que se enfríe.

Para la gota se frotan los brazos y piernas diariamente con vino de manzanas bien caliente.

Compresas calientes de vino de manzanas y vinagre de manzanas (en partes iguales) son excelentes para los dolores reumáticos y nerviosos de la nuca, así como para los miembros paralizados, en cuyo caso da muy buenos resultados.

Contra los grandes sudores la cura con manzanas al interior es un medicamento conocido. Los asmáticos, y todos los que sufren de males análogos, tienen que hacer uso de compresas calientes embebidas en vino de manzanas (franela doblada seis veces), si hay flema, se hacen las compresas cocinando avena con vino de manzanas y se ponen bien calientes, dejándolas hasta que se enfríen.

Para afecciones de hígado y bazo, en las cuales los dolores son periódicamente más fuertes, sirven los fomentos fríos de agua de manzanas, leche y agua en partes iguales en un lienzo doblado varias veces. Hay que cambiar el fomento cada minuto.

En la angina, dolores de garganta y ronquera, también se emplea el mismo procedimiento. También se pueden poner fomentos calientes del vino de manzanas y dejar hasta que enfríen. Inflamaciones interiores y exteriores se curan con el zumo de manzanas bebido.

Para los que tienen solitaria, gusanos o ascárides, es muy bueno tomar seguido de este vino y más pronto es la cura si se acompaña con zanahorias frescas.

Enfermedades de los oídos con dolores principalmente en niños escrofulosos, se alivian con cataplasmas de avena con vino de manzanas calientes para que se ablanden y salga el flúido.

MANZANA DE SERPIENTE (Cayures)
Lat.: ANONA PALUSTRIS
Fr.: *Corosodier des paletudiers, mamin.*

La fruta de este arbolito es un excelente remedio para las enfermedades del pecho, tos seca de larga duración que tiene molestos a los enfermos, tanto de día como de noche.

Se hacen hervir los frutos maduros en un poco de agua. Luego se exprimen con una tela fuerte y el líquido que sale de los frutos se mide y se agrega dos veces más del líquido, azúcar para que resulte un jarabe. Este jarabe se toma por cucharadas de las de sopa, de 5 a 10 cucharadas por día. Los enfermos que tienen un poco de fiebre por la noche, mejillas coloradas o rubicundez, una tosecita seca que fatiga, encontrarán en este jarabe un remedio santo. Deben tomarlo los tísicos en el principio de su enfermedad y encontrarán un pronto restablecimiento.

De las hojas y flores de este árbol se exprime un líquido que es bueno para curar enfermedades del hígado y especialmente la ictericia. Se toman tres cucharadas por día.

MANZANILLA
Lat.: ANTHEMIS NOBILIS
Fr.: *Camomille.* - Ingl.: *Camomille.* - Alem.: *Kamillen.* - Ital.: *Camomilla odorata.* - Ruso: *Romaschka.*

Se usa en forma de té bien caliente; hay que cuidar de no dejar mucho la manzanilla en agua caliente y tapar bien la taza, si no, el aceite esencial de la manzanilla se evapora y el té queda sin el efecto esperado.

Su principal empleo es contra los dolores del vientre: se bebe una taza de té y al mismo tiempo se aplica un fomento caliente de manzanilla sobre el vientre.

Una taza de té de manzanilla tomada caliente en seguida de comer, facilita la digestión, quita los calambres y disminuye la acidez.

En los resfriados y dolores reumáticos el té caliente de manzanilla provoca sudor y calma los dolores. La infusión de manzanilla se emplea también con eficacia para lavar heridas y llagas de mucha duración.

El uso de la manzanilla en infusión con vino blanco caliente, produce los mismos efectos. Las personas que al levantarse tienen mal olor en la boca, se enjuagan con té de manzanilla.

Las flores de manzanilla desecadas y reducidas a polvo, son indicadas en las fiebres intermitentes (paludismo); la cantidad deberá ser de diez gramos por día, tomándolos divididos en cuatro tomas, es decir, dos gramos y medio cada cuatro horas.

La infusión de la manzanilla es además muy indicada para curar las inflamaciones de los ojos. Al efecto se aplica el agua de manzanilla bastante caliente, con un trapito limpio embebido en el remedio, procurando que caigan en el ojo unas gotas o un chorrito fino; usando para dicho fin un cuentagotas, da el mismo resultado.

Cuando al salir los dientes, las criaturas tienen diarreas, la llamada diarrea de los dientes, se les da leche de vaca y manzanilla en infusión en partes iguales, lo cual produce muy buen efecto.

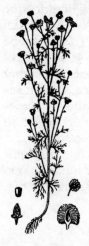

MANZANILLA

El aceite de manzanilla da buenos resultados en el uso externo, es decir, en fricciones para curar los dolores del reumatismo y sobre todo en el reumatismo articular; en este último, se friccionan con suavidad las coyunturas inflamadas. Su preparación se efectúa en la siguiente forma: en aceite de olivas algo caliente, se pone una gran cantidad de flores pequeñas y se agitan cinco veces por día, durante seis días. Pasado el sexto día, se deja la vasija sin tocar, durante 24 horas, para poder separar el aceite de las flores.

Este aceite de manzanilla, es un remedio muy antiguo.

MANZANILLA BASTARDA
Lat.: ANTHEMIS COTULA

Tres tazas diarias de la infusión al 1 % se emplean contra el histerismo y nerviosidad.

Las sumidades y flores trituradas se aplican en cataplasmas contra las puntadas del costado.

MAPURITA. (Ver Cenizo)

MARACA CIMARRONA. (Ver Caña-coro)

MARAVILLA
(Buenas Tardes. Don Diego de noche. Ciciliana. Jalapa falsa. Jazmín encarnado).
Lat.: MIRABILIS JALAPPA
Fr.: *Belle-de-nuit*. - Ingl.: *Cammon marvel of Perú*. - Ital.: *Buona sera*. - Ruso: *Dobri vecher.*

Esta hermosa mata cuyas variedades hermosean los patios, plazas y jardines, abunda en nuestra República y se encuentra también silvestre en los campos. Su nombre se debe a que se abre por la tarde y despide un riquísimo perfume durante la noche.

Se llama jalapa falsa porque su raíz es bastante gruesa y tuberosa y tiene propiedades purgativas iguales a la jalapa legítima, y a la cual puede reemplazar.

Con una o dos cucharaditas de esta raíz machacada y media botella de agua hirviendo se hace un buen purgante.

Para los dolores de los oídos de los niños debidos a los cambios de estación, vientos y los primeros resfríos, etc., se curan con el jugo de las flores recién exprimidas. Para este fin se echa en el conducto auditivo, es decir, en la oreja del enfermo, el jugo hasta que éste se llene, se tiene así de quince minutos a media hora, luego se vuelca el contenido y se le reemplaza por otro y se tapa el oído con un algodón empapado con el mismo jugo.

Es un buen remedio, pues el dolor se va en seguida. Si a veces no bastan dos aplicaciones, se hacen tres o cuatro.

Las flores son buenas también para curar el herpes, pecas y manchas de la piel. Se aplica con este fin las flores directamente a la piel, o también el jugo exprimido.

Esta planta abunda en Buenos Aires, Córdoba, Catamarca, Tucumán, Salta, etc.

MARAVISCO. (Ver Rábano)

MARCELA MACHO
Lat.: GNAPHALIUM CHEIRANTIFOLIUM

Abunda en nuestra República la planta marcela macho y es muy usada en los casos de indigestiones, dolores de estómago y vientre y en los casos de cólicos. Se usa en forma de té en estos casos y se prepara con un puñadito para una taza de agua. Se toma caliente. Se prepara este té con las hojas. Las mismas hojas hervidas durante diez minutos en una botella de agua y tomando con miel durante el día, es un remedio usado contra las enfermedades del pecho y sobre todo en los casos de asma.

MARCELA HEMBRA
Lat.: ACHYCOCLYNE SATUREOIDES

Esta planta que abunda en Buenos Aires, Corrientes, Entre Ríos y Misiones, es muy usada y con buenos resultados en la medicina doméstica.

Tiene esta planta varias aplicaciones, pero la más saliente es para curar el asma y sobre todo en el asma bronquial. Para este fin se hace un cocimiento de treinta gramos en un litro de agua, el que debe hervir unos diez minutos y se toma por tazas endulzado con miel. Los que sufren de diabetes tomarán este cocimiento con sacarina.

Es además muy bueno para los diabéticos, pues regulariza la fabricación y combustión del azúcar en el organismo, cosa sumamente importante en la enfermedad de diabetes.

Es además un remedio de preferencia en las enfermedades del estómago, pero en vez de cocimiento se hace un té, es decir, una infusión con veinte gramos en un litro de agua.

Este té se toma después de las comidas y da siempre excelentes resultados en la digestión, evita los cólicos, pesadez, fermentaciones, el sueño pesado y la sequedad del vientre.

Las mujeres que tienen atrasos o adelantos en sus menstruaciones, encontrarán un buen regulador de los períodos, tomando todos los días una taza de té de marcela.

Lavajes con el cocimiento al treinta por ciento curan los flujos blancos de las mujeres, quitan las picazones de la vulva y curan el vaginismo. Durante los lavajes que se hacen todos los días una o dos veces, se toma al mismo tiempo una taza o dos de té de marcela.

MARÍA LÓPEZ (Turnera de hojas como álamo)
Lat.: TURNERA ULMIFOLIA
Fr.: *Turnère à feuilles d'orme.*

Con un manojo de esta hermosa planta y una botella de agua hirviendo, se hace un té que sirve para curar neuralgias y dolores de cabeza que provengan de indigestiones, ojos cansados, disgustos, etc.

Es muy indicado este té que se toma siempre tres tazas por día con azúcar a gusto, tanto en las bronquitis como en los últimos días de pulmonía, convalescencias largas, indigestiones, y da excelentísimos resultados para mejorar la inteligencia de los chicos retardados.

MARQUI
Lat.: ARISTOTELIA MARQUI HERIT

Se prepara un vino tónico con un puñado de fruto de marqui en una botella de vino blanco, que debe estar en maceración unos cuatro días.

Este vino se toma por copitas antes de las comidas. Es indicado en las personas débiles, que tienen poco apetito y que se quejan de saciarse rápido.

MARRUBIO
(Marrubio blanco. Yerba Virgen y Marrubio común)
Lat.: MARRUBIUM VULGARE

Fr.: *Marrubes.* - Ingl.: *White horehound.* - Alem.: *Andorn.* - Ital.: *Marubio bianco.* - Ruso: *Bela schandra.*
(Véase YERBA DEL SAPO).

Se utilizan las flores de sabor amargo.

Por sus propiedades pectorales y expectorantes se emplea en las afecciones del aparato respiratorio. Calma la tos, fluidifica las secreciones bronquiales y favorece su evacuación.

Es un buen febrífugo muy recomendado en la fiebre tifoidea, fiebres en general, en las que, además, abrevia la duración y mejora el estado general.

Como tónica excitante y estimulante, se aconseja esta planta en la clorosis, debilidad digestiva, afecciones nerviosas y sobre todo para las molestias en la edad crítica de la mujer. También se le atribuyen virtudes antisifilíticas.

Antiguamente se preparaba de esta planta el Extractum Marrubu.

El Marrubio sirve para enfermedades del pecho, dolores del parto y cálculos.

Lenmé asegura que es bueno para combatir la salivación producida por el mercurio. El marrubio afloja la tos, se aplica también en asma, escorbuto, histerismo, etc. Se prepara como té, 10 gramos por 1 litro de agua, y se toma diariamente de 2 a 3 tazas. También se puede hacer de cinco. Se ponen

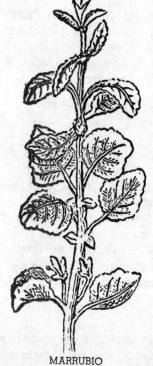

MARRUBIO

30 gramos de marrubio durante 8 días en un litro de vino blanco. Después de cada comida se toma una copita. Las hojas de marrubio blanco se hierven en vino o agua y se endulza con miel o azúcar. Esta bebida ablanda la flema del pecho y pulmón, alivia la tos, convulsiones y puntadas al costado. Si se mezcla con polvo de raíz de violeta, esta bebida resulta más fuerte. La primera es además diurética para hígado y bazo obstruídos, destruye los gusanos, ayuda a las mujeres en los dolores del parto y desinfecta después. Las hojas secas hechas polvo y mezcladas con miel, son muy buenas para el pecho y pulmones.

Marrubio se usa para baños, y en fomentos cuando hay dolores de espalda, piernas o costado. Las hojas machacadas o en polvo y con miel limpian heridas viejas y evitan que sigan carcomiendo. Las hojas y semillas mezcladas con grasa de chancho, destruyen o consumen la papera.

Hojas y semillas mezcladas en forma de pomada y aplicadas encima del coto (bocio) achican rápidamente el tamaño del mismo.

Esta especie que hoy vegeta espontánea en casi toda la República, ha sido importada de Europa; se le da los nombres vulgares de Malva del Sapo, Malva del Congo y Yerba del Sapo.

Las hojas y sumidades floridas contienen saponinas, oxidasas, aceite esencial y un principio amargo, la marrubina.

MARRUBIO NEGRO
Lat.: BALLOTA FŒTIDA
Fr.: *Ballote noire ou fétide.* - Alem.: *Schwarze ballotte, andorkraut.*

El marrubio negro y también llamado marrubio hediondo o fétido, crece con abundancia a lo largo de los caminos, en ciertos pozos, campos no cultivados y en las praderas. Es una planta que efectivamente merece su nombre, porque es bastante repugnante por su olor fétido. Su sabor es caliente, algo amargo y acre.

El marrubio negro es un tónico, pero hay pocas personas que se animan a tomarlo; por lo mismo, su uso es más bien para lo externo, donde da muy buenos resultados para curar llagas y úlceras viejas, sobre todo úlceras varicosas y úlceras que no se cicatrizan. Para este fin se hace hervir 25 a 30 gramos de la planta en un litro de agua unos cinco minutos; se lavan las úlceras con esta agua cuando está tibia y luego se aplica sobre las mismas un algodón o gasa empapada en el mismo líquido. Se cura de esta manera una o dos veces por día y muy pronto se ve el resultado deseado.

El marrubio negro o el marrubio hediondo tiene también propiedades para expulsar vermes del intestino y llamar las reglas atrasadas o suspendidas, pero no se usa casi hoy día por su mal gusto y olor.

MARTICARIA
Lat.: PYRETHRUM PARTHENIUM

Fr.: *Marticaire*. - Ingl.: *Fever-few*. - Alem.: *Mutterkraut, Mutterkamille*. - Ital.: *Marticaria*.

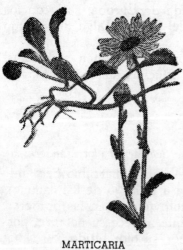

MARTICARIA

Esta planta produce brillantes efectos tónicos en nuestro sistema nervioso. Tiene virtudes antiespasmódicas, es estomacal y hace orinar en abundancia.

Es muy indicada dicha planta para personas nerviosas, que padecen de temblores, vahídos, miedo, insomnio, etc.

Se toma en forma de té, cinco gramos de la planta en un medio litro de agua. Se toma en tres veces durante el día.

MARTINIA
Lat.: MARTYNIA ANGULOSA
Fr.: *Griffe Chat Bicorne. Cornaret Anguleux.*

La Martinia, que abunda en toda Sud América, es tan emoliente y refrescante como el Malvavisco. Así que se puede usar a la Martinia en los mismos casos y enfermedades en que se usa la Malva.

Da muy buenos resultados en las enfermedades inflamatorias, tanto internas como externas.

Un cocimiento con uno o dos manojos de hojas en media botella de agua, es un remedio que se usa en lavativas, para curar la sequedad de vientre, alivia los cólicos y desinflama las almorranas.

Con esta misma preparación se hacen gárgaras en las inflamaciones de la garganta y buches para curar inflamaciones de las encías (estomatitis) y aftas. Da buenos resultados en las inflamaciones de los ojos y en las enfermedades de la vista en general, usando este remedio por gotas, aplicado en los ojos.

Las hojas cocidas en muy poca agua y aplicadas en forma de cataplasma curan panadizos, flemones y paperas.

El té que se prepara con un manojo de hojas o de flores y una botella de agua, tomado con azúcar o con miel tres veces por día, cura la colitis nerviosa y debilidad intestinal.

(Vea Cuernos del Diablo).

MASCULINA. (Ver Adoxa)

MASTRANTO (Yerba de Cabra)
Lat.: HYPTIS SPICIGERA
Fr.: *Hiptis à épi.*

El Mastranto o la Yerba de Cabra es un buen estimulante en forma de té y en combinación con la planta Rascamonia, en partes iguales.

un litro de agua. Se deja hervir durante diez minutos y se toman tres tazas por día.

Este cocimiento es muy indicado en el histerismo, y para las mujeres que tienen escasas menstruaciones.

MATAPAVO (Yerba del puerco)

Esta yerba abunda en nuestra República y tiene también el nombre de Patagola desmarramada.

Se usa la raíz contra las enfermedades espasmódicas en general y muy especialmente en la epilepsia y baile de San Vito.

La raíz de esta yerba tan abundante en todas partes, como la de otras especies del mismo género, como la velluda, por ejemplo, es algo fragante.

Se prepara un té con un manojo o algo menos, bien machacado en un litro de agua para tomar este remedio en dos días, repartido en tazas.

Este té es muy indicado también para los nerviosos e histéricos.

MATA POLLO (Ver Torvisco de América)

MATA PULGA

La infusión de 10 gramos en un litro de agua la emplean las personas gordas para adelgazar y corregir la sangre.

Se encuentra en Córdoba, Buenos Aires, Entre Ríos y Tucumán.

MATICO (Moho. Matico de la Puna)
Lat.: PIPER ANGUSTIFOLIUM

Esta planta que abunda en Salta y Jujuy como en las Repúblicas vecinas, tiene muchísimas propiedades medicinales y la usan desde hace muchísimos años, tanto por la boca como externamente.

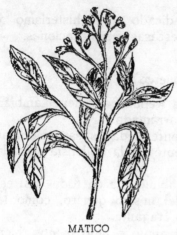

MATICO

Las propiedades más sobresalientes de esta planta son en el tratamiento de hemorragias, pues hace parar rápidamente las pérdidas de sangre en todos los casos.

En todas las clases de heridas se aplica un cocimiento de cincuenta gramos en un litro de agua; tiene que hervir un cuarto de hora. Bien filtrado se usa este remedio en lavajes en las hemorragias de las mujeres, en tumores de la matriz, cólicos de la matriz, fibromas, etc. Este mismo cocimiento y mitad de agua de cebada, es decir, en partes iguales, es un remedio para inflamaciones crónicas de la garganta; se hace para este fin gárgaras cada dos o cuatro horas.

El cocimiento de matico es bueno también para curar úlceras rebeldes; para esto se agrega a una parte de cocimiento de matico una parte de infusión de carqueja.

Tienes propiedades admirables para curar los flujos blancos y amarillos, por más viejos que sean, de las mujeres, en poco tiempo. Para este fin se hacen tres lavajes por día, mitad de cocimiento y mitad de agua.

En las purgaciones se toma el té que se prepara al 1 %, tres tazas por día. Es un excelente remedio siempre que se prepare bien el té. Para más sguridad conviene dar un hervor de unos minutos en una pavita bien tapada. Con carqueja aumentan los deseos venéreos. El matico contiene un principio amargo, llamado el maticino, o la maticina, y una esencia.

MAYTECILLO. (Ver Maintecillo)

MOUJO. (Ver Baobal)

MEJORANA (Orégano mayor)
Lat.: ORIGANUM MAJORANA

Fr.: *Marjolaine.* - Ingl.: *Majoran.* - Alem.: *Majoran.* - Ital.: *Maggiorana.* - Ruso: *Maeran.*

Planta aromática cultivada en muchos jardines.

La planta machacada con manteca de cerdo, es buena contra los catarros nasales de los niños, untándoles la nariz varias veces al día. Esta misma pomada aplicada sobre el vientre de los niños, calma los cólicos intestinales y ahuyenta los gases que producen la hinchazón en el vientre.

El polvo de mejorana aspirado por la nariz, produce estornudos, ayudando a sacar el catarro de la nariz y despejando la cabeza.

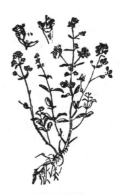
MEJORANA

Las hojas frescas machacadas y usadas en forma de fomentos son buenas contra el endurecimiento del pecho de las mujeres.

Baños calientes con mejorana, son buenos contra el reumatismo y debilidad de los músculos y nervios en general.

En las machacaduras y distorsión de los miembros, se aplican fomentos calientes de un puñado de mejorana hervida en vino blanco, hasta que queda espeso; el dolor desaparece y la sangre estancada se disuelve. Tomando té de mejorana y lavando con el mismo la cabeza, se quitan los dolores crónicos, mitiga la epilepsia y disipa el constante deseo de dormir.

MELAILLO
(Belleza o belleza enredadera. Guapote. Clómbago o Lómbago. Yerba de vejigatorio. Yerba del diablo)
Lat.: PLUMPAGO SCANDENS
Fr.: *Dentaire gripante, herbe au diable, herbe d'amour.* - Ingl.: *Blue colored lead-wort.* - Alem.: *Zahwurzel, Bleywurzel.* - Ital.: *Crepanella.*

Las raíces y las hojas frescas del melaillo que abunda en lugares húmedos, una vez machacadas y aplicadas producen rubefacción y más tarde una vesicación. Se usan estas aplicaciones en lugar de sinapismos. La vesicación aparece en los niños después de cuatro o cinco minutos y en los adultos luego de un cuarto de hora de habérselos aplicado.

El tiempo depende de la finura del cutis. Hay que vigilar bien al enfermo para no tener demasiado tiempo la aplicación del melaillo, porque quema la piel y produce úlceras negras y muy dolorosas.

Este sinapismo se usa con ventaja para llamar las reglas atrasadas, aplicándolo sobre la parte superior del muslo, es decir, sobre las piernas. En estos casos es necesario la preparación del remedio solamente con las hojas.

Esta planta es sumamente venenosa y no debe ser tomada por la boca. Debido a su propiedad corrosiva a esta planta se la llama en Francia, herbe de Cáncer y malherbe, que quiere decir: yerba del cáncer y yerba mala.

El melaillo europeo no es tan venenoso.

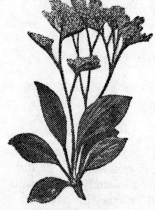
MELAILLO

MELILOTO. (Ver Corona de Rey)

MELISA
Lat.: MELISSA OFFICINALIS
(Véase Toronjil)

MELOCOTÓN (Albérchigo)
Lat.: AMYGDALUS PERSICA. PERSICA VULGARIS
Fr.: *Pecher.* - *Ingl.*: *Peachtree.* - *Alem.*: *Pfirschbaum.* - *Ital.*: *Persico.* - Ruso: *Persik.*

Los frutos de los Melocotones son muy agradables, nutritivos y por lo mismo usados como postres, refrescos y preparados en varias formas de dulce.

Las hojas del Melocotonero, en cambio, contienen un poderoso veneno, cuyo nombre es el ácido cianhídrico o llamado vulgarmente ácido prúsico. Por la misma razón hay que tener mucho cuidado con estas hojas, a pesar que en las mismas hay propiedades medicinales muy apreciables por su bondad.

Cataplasmas de hojas aplicadas sobre el vientre de los niños de dos a cuatro años hacen expulsar las lombrices de los que padecen de esta enfermedad. Estas mismas cataplasmas curan úlceras cancerosas y herpes inflamadas dolorosas.

La infusión de hojas de las cuales no hay que pasar de dos gramos en una taza de agua mezclada con leche, es también un remedio para expulsar vermes.

MELOCOTÓN

El agua destilada de las flores quita las manchas y pecas de la cara y piel. Es un remedio muy usado por las señoras en Europa.

Las hojas secas pulverizadas se usan para curar cánceres externos en pulverizaciones.

Las pepitas de los carozos machacadas y mezcladas con un blanco de huevo hacen parar la sangre de heridas, por más fuertes que sean.

Esta mezcla es buena en la Hemofilia, etc., donde la sangre no se contiene por otros remedios conocidos.

MELONCILLO
Lat.: SOLANUM CAPPARIS TWEDIANA

Se emplea el cocimiento al 2 %, que se toma cuatro veces por día en un vaso vinero contra la disentería y diarrea.

Las hojas contusas se aplican sobre flemones, granos y panadizos como calmante y madurativo.

Es un árbol pequeño que se encuentra en Entre Ríos, Corrientes, Santiago del Estero, Orán y Gran Chaco.

MELOSA
Lat.: MADIA SATIVA MOL

Las propiedades que posee la Melosa son antineurálgicas, pues quita los dolores producidos en los nervios, como en la ciática. Lo mismo da buenos resultados en la gota y en las menstruaciones doloridas (dismenorreas). En todos los casos de dos o tres tazas de té de melosa por día que se prepara con veinte gramos de melosa con una botella de agua hirviente. Se toma caliente con miel.

Este té tomado después de las comidas ayuda la digestión.

MEMBRILLOS
Lat.: CYDONIA VULGARIS
Fr.: *Cognassier*. - Alem.: *Quittenbaum*. - Ingl.: *Quince*. - Ital.: *Pomo cotogno*. - Ruso: *Aiva*.

La fruta asada es buena contra la diarrea, especialmente cuando va con sangre; lo mismo contra el vómito y el esputo de sangre. El cocimiento de semilla de membrillo se prepara como sigue: Una cucharadita de semillas se deja hervir durante diez minutos en un cuarto litro de agua común o mejor en agua de rosas. Esta infusión forma un agua espesa, que sirve para las manos y labios paspados, pezón lastimado, ojos inflamados; tomada de a varias cucharadas al día, sirve contra los catarros del pecho. Baños de vapor, preparados con hojas de membrillo, son buenos contra el relajamiento de la matriz e intestino.

Diez hojas de membrillo se hacen hervir durante media hora en medio litro de agua, que se aplica en lavativas dos veces por día contra las diarreas con sangre; cuando hay pujos, se aplica caliente, y si no, tibio.

La pulpa de membrillo asada, aplicada sobre las almorranas salientes e inflamadas, calma los dolores y disminuye el tumor.

Los peluqueros usan el cocimiento de semilla de membrillo en agua de rosa, para lustrar y aderezar el cabello.

Los asmáticos, enfermos del corazón y los que tienen dificultad en la respiración, encontrarán alivio comiendo preparaciones de membrillo, sea asado con azúcar al horno, en forma de dulce, etc.

El fruto contiene ácido málico, tanino, pectina y sus semillas son mucilaginosas.

MENTA (Yerba buena)
Lat.: MENTA PIPERITA
Fr.: *Menthe poivrée*. - Ingl.: *Peppermint*. - Alem.: *Minze*. - Ital.: *Minta*. - Ruso: *Miata*.

Un té de menta y manzanilla domina un ataque de asma.

Planta muy común en todas partes. También se encuentra en las boticas.

Tomando cada media hora una cucharadita de jugo de las hojas de menta mezclado con vinagre en partes iguales, se consigue parar vómitos de sangre.

Cuando una mujer durante el parto no tiene dolores suficientemente fuertes, hiérvanse 25 gramos de menta

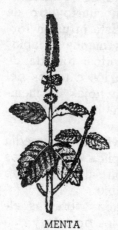
MENTA

en un litro de vino y tómese del vino una cucharada cada hora.

Un té caliente de hojas de menta calma los dolores del vientre; al mismo tiempo debe aplicarse sobre el vientre fomentos calientes de agua de menta.

Jugo de hojas de menta mezclado en partes iguales con agua y miel, calma los dolores del oído echando unas gotas tibias en el conducto auditivo varias veces por día. Fomentos calientes de agua de menta aplicado sobre el pecho de las mujeres, disipa las durezas que se forman por la leche estancada.

Un té de menta, tomado antes de acostarse, es un buen remedio contra el insomnio, especialmente para personas nerviosas.

El aceite de menta que se compra en las boticas, calma el dolor de muelas cariadas y aplicado en fricciones en la frente, calma el dolor de cabeza. Las pastillas de menta son buenas contra las ventosidades del vientre, desmayos y mareos.

Asimismo la menta está indicada para las mujeres que están encintas, pues corrige los vómitos, tan molestos en el primer período del embarazo. Aumenta el apetito y bienestar.

En la retención de la orina, un té de esta yerba, se prepara como si se tratara de un té común. cuando el agua está hirviendo, se echa un puñadito de menta, que son generalmente de diez a doce gramos para un cuarto litro de agua; se retira en seguida del fuego, se tapa bien la pavita para que no salga su aroma. Después de unos cinco minutos, la infusión está lista.

La esencia de menta que se compra en las farmacias, es un buen remedio para la ciática. Se hacen fricciones con la esencia, sobre la parte dolorida.

MENTA COLORADA (Yerba Buena de la Tierra)
Lat.: MENTHA ACUATICA. MENTHA RUBRA
Ingl.: *Red Mint*. - Ruso: *Krasnaya Miata*. - Alem.: *Rote Minze*.
Ital.: *Minta Rosa*.

La diferencia entre la Menta Colorada y la Menta Piperita es que la primera crece silvestre, sin necesidad de cultivo. En medicina la Menta Colorada se usa en iguales formas que las otras mentas, pues contiene las mismas esencias de menta y tanino.

La menta colorada es un estimulante magnífico. También hace despedir los gases intestinales (propiedad carminativa), sobre todo en el llamado meteorismo nervioso (aire o ventosidades del vientre). Este efecto se debe a su esencia alcanforada.

Es bueno el té de esta menta en las fiebres, como también la fiebre tifoidea, en las diarreas, en los casos de parálisis, tics y temblores.

En los enfermos nerviosos se hacen baños generales, o lociones, o aplicaciones locales con el té de menta, como en los casos de parálisis, tics nerviosos, etc. Lo mismo en la atrofia, debilidad muscular y en las convalescencias.

Las personas que trabajan intelectualmente, deben tomar té de menta, lo mismo que personas nerviosas, que tienen zumbidos de los oídos, vértigos, etc.

La preparación del té se hace con un manojo de sumidades floridas para un litro de agua hirviendo. Se toman dos o tres tazas por día, con o sin azúcar.

Para baños y lociones la proporción de menta tiene que ser mayor, y se darán los baños siempre antes de las comidas o tres horas después de cenar, tres baños por semana.

MENTA DE CABALLO
Lat.: MENARDA PUNCTATA

Se prepara la menta de caballo igualmente que la menta piperita. Esta menta quita la fiebre y mitiga las convulsiones, temblores, y es muy indicada en el baile de San Vito (enfermedad de Sydenheim).

MENTA DE GATO. (Ver Yerba de los gatos)

MEO
Lat.: MEUM ATHAMANTICUM
Fr.: *Meum.* - Ingl.: *Spignel Baldmcney.* - Alem.: *Baerwurzel Herzwurzel.* - Ruso: *Olesnik.*

La raíz (radix mei) ha sido antes oficinal, pero hoy día casi no se halla en uso. Sin embargo, posee propiedades muy buenas en las enfermedades de la matriz y ovarios.

El vapor de la raíz hervida en agua en forma de baños, corrige todas las dismenorreas, es decir, dolores de la menstruación, sean su origen mecánicas u otras. Estos vapores son muy indicados en casi todas las enfermedades de la matriz y ovarios.

Los baños de asiento o baños generales en que ha sido hervida la raíz de Meo, hacen venir la menstruación regularmente, normal y sin dolores. Se toman dos veces en la última semana en que se espera la misma.

A los niños que tienen dificultad para orinar, se les pone fomentos calientes sobre el bajo vientre en la parte de la vejiga, preparados con la raíz hervida en vino blanco y aceite de oliva. Se aplican algo calientes.

La raíz hervida en agua o vino blanco limpia la vejiga, los riñones y expulsa el orín y la arenilla. El mismo efecto hace la raíz pulverizada. Igualmente obra en forma benéfica sobre el estómago, evita cólicos, etcétera.

Se usa por la boca al dos por ciento y es al mismo tiempo un buen estimulante. Para los baños, la cantidad depende de la canti-

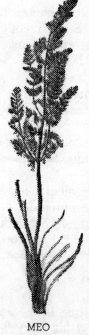

MEO

dad de agua a usarse. Un puñado para unos 5 litros de agua y tres manojos para una bañadera.

MERCURIAL
Lat.: MERCURIALIS
Fr.: *Mercuriale*. - Ingl.: *Annual mercury*. - Alem.: *Ringelkraut*. - Ital.: *Mercorella*. - Ruso: *Rtutnaya*.

Es llamado también ortiga silvestre, repollo del perro, etc.

Se le ve con abundancia en los caminos, campos cultivados y en los jardines. Es una planta anual de un alto de unos veinte a treinta centímetros, de un color verde pálido, tupida y con muchas ramas. Las flores son pequeñas, verdes, y están dispuestas en ramas debajo de las hojas.

Se la emplea como purgante en la cantidad de veinte y cinco a cincuenta gramos de té con un litro de agua. Debe siempre aplicarse fresca porque al secarse pierde sus propiedades.

Tenemos otra mercurial bianual que es un vomitivo violento; se la distingue de la anual en que al secarse toma un color azul pronunciado, bien fuerte. Hay que cuidarse de esta última planta porque puede producir accidentes.

Hay un jarabe llamado jarabe de la larga vida o jarabe mercurial que se prepara con un litro y medio de miel blanca, jugo de hojas de mercurial, medio litro, jugo de hojas de borraja sesenta gramos y vino blanco, un cuarto de litro. Hay que macerar diez gramos de la raíz de genciana en el vino blanco, al frío, unos dos días, y se hace fundir al fuego lento la miel y se agrega luego

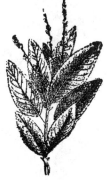

MERCURIAL

todas las sustancias indicadas, se les pasa luego por un filtro de género y se la deja nuevamente hervir hasta que tome una consistencia de jarabe.

Se toma este licor en ayunas, una cucharadita chica en un poco de agua tibia o leche. Este jarabe es un excelente tónico, mantiene libres los intestinos y evita muchas enfermedades, porque es también un purificante del aparato digestivo.

Abunda sobre todo esta planta en Entre Ríos y Córdoba.

METOPIO. (Ver Zumaque de Jamaica)

MIJO (Pánico de Italia)
Lat.: PANICUM ITALICUM
Fr.: *Panic cultire. Millet des Oiseaux.* - Alem.: *Hirse.* - Ruso: *Prosso.*

Con las semillas de mijo se prepara un pan igual al de trigo, y aunque no resulta tan sabroso al paladar, es bastante nutritivo y de fácil digestión. Lo recomiendo a los diabéticos. Los tallarines que se preparan con esta harina tienen menos almidón que los de harina de trigo, pero son ricos al paladar.

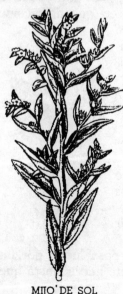

MIJO DE SOL

Como las pastas de mijo son de fácil digestión, se le pueden dar fideos de esta harina hervidos en leche a los enfermos y convalecientes.

Las semillas cocidas a manera de arroz podrán ser utilizadas en los mismos casos.

MIJO DE SOL
(Granos de amor)
Lat.: LITHOSPERMUM OFFICINALE
Alem.: *Steinsame.*

Un té liviano, un puñado de hojas para un litro de agua, es un remedio para disolver los cálculos (piedras) del riñón. Se toman dos o tres tazas por día. El mismo efecto producen cuatro gramos de la semilla pulverizados y tomados con vino blanco.

MILEFOLIO. (Véase Milenrama)

MILENRAMA
(Milefolio. - Yerba de los carpinteros)
Lat.: ACHILLEA MILLEFOLIUM

Fr.: *Mille-Feuille.* - Ingl.: *Milfoil.* - Alem.: *Schaafgarbe.* - Ital.: *Millefoglio.* - Ruso: *Tysiacheustnik.*

Es buena contra toda clase de hemorragias, regla muy abundante, esputo y vómito de sangre, almorranas, diarrea, mucosidades en el intestino. Se toman diariamente tres tazas de una infusión de 3 gramos por una taza de flores y hojas.

Las sumidades floridas de milenrama se administran en infusión a la dosis de diez gramos por 500 gramos de agua hirviendo en los casos de falta de menstruación (regla) en las enfermas de tuberculosis. Es un excelente remedio.

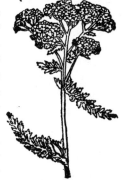

MIL EN RAMA

El jugo de flores y hojas recién exprimido, cura el pezón lastimado de las mujeres que crían. Antes de exprimir el jugo, hay que lavar bien la planta, para no llevar tierra a la lastimadura, lo que podría producir el pasmo.

Partes iguales de jugo de flores y hojas de milenrama y llantén, tomados por cucharaditas cada 3 horas, sirve contra el catarro sanguinolento de los tísicos y diarreas con sangre.

Flores y hojas, finamente pulverizadas, se aplican sobre heridas viejas, que resisten al tratamiento acostumbrado.

MILHOMBRES
Lat.: CISSAMPELOS PAREIRA
Ital.: *Mille uomini.*

En la medicina doméstica es muy conocida la raíz de esta planta, que se hizo famosa últimamente por sus curaciones en los casos de reumatismo. Es, efectivamente, un excelente remedio para los enfermos que padecen de esta enfermad. Para curarse del reumatismo se hace un cocimiento al 2 %, o sea, veinte gramos de la raíz de milhombres y un litro de agua que debe continuar hirviendo por el término de 15 minutos.

Se toman tres vasos vineros por día.

Durante el tratamiento del reumatismo no conviene comer carne, caldos de carne, ni tampoco grasas, y disminuir la cantidad de sal en las comidas y usar jugo de limón en vez de vinagre en las ensaladas.

Es conveniente hacer el cocimiento de milhombres siempre fresco.

El cocimiento es bueno también para los enfermos del hígado cuando hay ictericia, hinchazones del hígado complicados con el riñón y corazón.

También se usa la raíz de milhombres para lavajes en los casos de flujos blancos de las mujeres, y los resultados son rápidos y muy buenos.

MILSEMILLAS. (Ver Sangrinaria)

MIMOSA DE FARNESIO. (Ver Aroma)

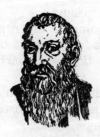

JUAN FELIPE INGRASSIAS (1510-1580).
Fué el primero que describió la Varicela.

MIRASOL. (Ver Girasol)

MIRRA
Lat.: BALSAMODENDROM MYRRHA
Fr.: *Myrrhe*. - Ingl.: *Myrrh*. - Alem.: *Myrrhem*. - Ital.: *Mirra*.
Ruso: *Mirra*.

El bálsamo, llamado bálsamo de la mirra, es uno de los primeros bálsamos conocidos, uno de los más viejos, pues la Sagrada Escritura menciona este remedio. Es un líquido que se extrae de la corteza del Bálsamo Dendrom Myrrha, árbol que crece espontáneamente en Arabia, en Abisinia y en Egipto. Hay dos clases de mirra, llamadas: mirra en lágrimas y mirra en suerte; la primera es de color rojo-moreno, de olor aromático y de sabor amargo. La mirra en suerte está constituída por masas morenas, opacas y mezcladas con fragmentos de corteza.

La mirra se usa actualmente muy poco, seguramente porque siempre aparecen remedios más nuevos. No hay que usar la mirra durante el embarazo, durante la menstruación y las fiebres; entonces se convencerá de las magníficas propiedades que contiene en las curaciones, entre ellas, como las propiedades antisépticas y expectorantes y en la disminución de flemas en las bronquitis y catarros de los pulmones. No deben usar tampoco la mirra las personas débiles, flemáticas y no irritables por la naturaleza. El uso de la mirra por la boca, en donde da buenos resultados, es en primer lugar en las enfermedades del estómago e intestino. Se puede decir que la mirra cura todas las enfermedades del tubo digestivo, sea acidez o falta de ácido, dispepsia, digestiones pesadas, etc., etc.

Lo mismo cura ciertas enfermedades del hígado, como la ictericia, cirrosis hepática, y sobre todo, en las hinchazones de este órgano, y ayuda la curación de las almorranas. La mirra es muy indicada en el principio de la tuberculosis, o cuando se tiene tos con flemas pegajosas o de mal olor. Excelentes resultados proporciona la mirra en las enfermedades con flema en la matriz y en las inflamaciones de la vejiga.

Para el uso externo es buena la mirra, para gárgaras en las enfermedades ulcerosas de las amígdalas, en las enfermedades de las encías, dientes flojos, y para las encías que sangran y se hinchan a menudo. Para estas enfermedades se prepara las gárgaras y los buches con 20 a 30 gotas de tintura de mirra, una cucharada de miel rosada y un vaso de agua. Para lavar llagas viejas que no se sanan, se usa con buenos resultados la tintura de mirra en esta forma: Se pone 40 a 60 gotas de tintura de mirra en un cocimiento de la raíz de árnica, un litro de agua y se agrega un poco de agua de rosas.

Para uso interno se toma el polvo de mirra dos o tres veces por día, cada vez de cinco a diez centigramos, y la tintura de 10 a 40 gotas por día (se compra en la botica). Se toma en vino, cerveza o en agua.

MIRTILLO. (Ver Arándano)

MIRTO SILVESTRE. (Ver Brusca)

MISTOL
Lat.: ZISIPHUS MISTOL

Las frutas de este árbol que crece en el norte de la República, dan buenos resultados en las enfermedades del pecho. Conviene a las personas que padecen de bronquitis y toses en general.

La fruta se puede comer a gusto.

MITIQUI (Mitriu)
Lat.: EUXENIA MITIQUI

En forma de té que se prepara con un puñado de mitiqui para un litro de agua y tomado por tazas durante el día da muy buenos resultados en todas infecciones crónicas de la vejiga urinaria.

MITRIU. (Ver Mitiqui)

MOCA BLANCA
Lat.: PLEROCARPUS ACATOPHYLLUM
Con un manojo de las flores, semillas, las sumidades tiernas de las ramitas se hace un té en un litro de agua que tomado por tazas durante el día aumenta la cantidad de la orina, limpia la vejiga y los riñones de arenilla.
Este té está indicado en los prostáticos crónicos.

MOCA NEGRA
Lat.: ANDIRA INERMIS
Fr.: *Anglin grand bois.* - Ingl.: *Bastard cabbage barck.*
La corteza de este árbol que se halla en abundancia en las Antillas, es empleada para combatir la fiebre. La preparación se hace con cinco o diez gramos, según los casos, y medio litro de agua en forma de un té. Se toma por tazas con azúcar, cada hora, mientras hay fiebre. El efecto se nota en seguida.

MOHO. (Ver Matico)

MOLINILLO. (Ver Rascqnia)

MOLLE. (Ver Moye)

MONESA (Buranhem)
Lat.: CHRYSOPHYLLUM BURANHEM
Este árbol abunda en el Brasil.
En las diarreas con sangre, vómitos de sangre, sea de los pulmones o del tubo digestivo, se toma el té frío que se prepara con la corteza, con un puñado chico para un litro de agua. Hay que tomar una tacita chica cada hora. Este mismo té, tibio, se usa en lavajes para curar los flujos vaginales.

MORAL (Moras)
Lat.: MORUS NIGRA
Fr.: *Murier.* - Ingl.: *Mulbery tree.* - Alem.: *Maulbeerbaum.* - Ital.: *Gelso.* - Ruso: *Tutowoyoderewo.*
El jugo de las moras exprimidas con azúcar y agua tibia es un excelente remedio contra las enfermedades de la

garganta, sobre todo en la ronquera e inflamaciones de las cuerdas vocales. Tenemos que usar el jugo de las moras en esta forma: Una cucharadita para las enfermedades y lengua, se tiene el jugo un rato largo sobre las partes enfermas. Son muy buenas las moras contra las fiebres, pues son refrescantes. Dan buenos resultados en las diarreas. Aumentan los deseos sexuales en ambos sexos. La corteza de la raíz se usa para matar y expulsar los vermes y solitarias. Se prepara un refresco de moras, llamado en el comercio jarabe de moral.

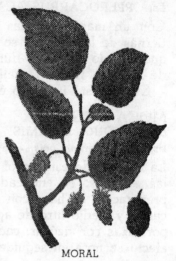
MORAL

MORAL BLANCO
Lat.: MORUS ALMA

Ruso: *Bely Tutov.* - Ingl.: *White Mulbery.* - Fr.: *Murier Blanc.*

Tienen sus moras algo blancas o blanco-amarillentas. Las hojas son usadas como alimento para los gusanos de seda. El moral blanco crece y se desarrolla mucho más rápido que el moral negro. La madera es usada para tornear, la que los aficionados a estos trabajos aprecian muchísimo. Antiguamente se usaban las hojas de moral blanco en las fiebres tercianas y cuartanas y el jugo de las hojas se usaba para curar heridas. Hoy día casi no se usan más con este fin las hojas. La corteza de la raíz es laxante, hace orinar en abundancia y es indicada en las enfermedades del hígado, en la tos crónica, tumores, como también en la tenia.

Los frutos maduros tienen más o menos las mismas propiedades que los negros.

MORAL COLORADO
Lat.: MORUS RUBRA

Los frutos del moral colorado son muy ricos en su gusto, son más largos que las demás moras, y de un color colorado oscuro, más jugosos que los negros y contienen un agradable dulce-ácido. Sus hojas son también más provechosas para la alimentación de los gusanos de seda. Tiene más o menos las mismas propiedades y usos en la medicina doméstica que el moral negro y blanco.

MORAL DE LOS TINTOREROS
Lat.: MORUS TINCTORIA

Este moral es muy lindo y por lo mismo es cultivado como adorno en ciertas partes, patios, jardines, etc., etc. Apenas se hace una cortadura o herida en la corteza de este árbol, sale de la misma una leche en abundancia. La sustancia resinosa que proviene de la desecación al aire, da la leche que brota de las heridas de la corteza, es un remedio para salivar en abundancia. Para este fin se masca la resina.

Los frutos son pálidos, redondos, y a veces de un color verde amarillento, son del tamaño de una nuez moscada, dulces y agradables.

La madera es usada para teñir lana, algodón, etc., en varios colores, desde amarillo a castaño oscuro.

MORAL PAPIRO
Lat.: MORUS PAPYRIFERA

Los frutos de este pequeñísimo moral son tambén riquísimos al paladar y su tamaño es algo más grande que una arveja; son redondos, de un color oscuro y cubiertos de muchos pelitos colorados.

La corteza de ramas jóvenes se usa para los papeles más finos que se fabrican y la leña para colorear con el color amarillo.

MORANZEL
Lat.: CLARIONEA VIRENS DON

El moranzel abunda en las cordilleras, en sus puntos salientes, en las hendiduras de las rocas. Tiene una raíz de color negro. Tanto la raíz y los muchos tallos que la planta posee es un remedio seguro para curar el asma y respiración dificultosa en los catarros crónicos del pecho y pulmones. El té se prepara con un puñado de la planta para una taza y se toma caliente con miel.

MORAS. (Ver Moral)

MORINGA DE SEMILLAS CON ALAS. (Ver Ben)

MORIVIDI. (Ver Vergonzosa)

MOSCADERO DE LA TIERRA
Lat.: ANONA MYRISTICA
Fr.: *Muscadier des Antilles. Muscarde Américaine.* - Ingl.: *Calabash Mut-meg.*

Las semillas gruesas de esta planta son apreciadas y usadas como la nuez moscada, pero no son tan parecidas en su gusto y aroma. Su efecto es más suave.
La tintura se usa para fricciones en los casos de dolores reumáticos y gotosos.
Es un buen remedio para curar ventosidades y dispepsias. Para estos casos se hace un té con unas pocas semillas y se toma caliente con azúcar.
(Véase Nuez Moscada).

MOSQUETA

De las hojas de la flor sin pétalo se hace una infusión al 2% y se toma una taza grande, al acostarse, bien caliente, cubriéndose bien para provocar el sudor.

MOSTAZA DE LOS FRAILES (Ver Jaramago)

MOSTAZA NEGRA Y BLANCA
Lat.: SINAPIS NIGRA; id. ALBA
Fr.: *Moutardes.* - Ingl.: *Mustard.* - Alem.: *Senf.* - Ital.: *Senapa.*
Ruso: *Gorchitsa.*

Se usa la semilla de esta planta, que crece a los lados de las vías férreas y caminos carreteros.

Con la semilla se preparan los conocidos sinapismos; con un puñado de semillas de mostaza molida y dos puñados de harina de lino se prepara la cataplasma en los casos de pulmonía, pleuresía, bronquitis y congestiones pulmonares.

Un sinapismo aplicado en la planta de los pies, tira la sangre de las partes superiores para abajo, disolviendo la aglomeración de sangre en la cabeza, pulmón e hígado. El mismo sinapismo llama las reglas y almorranas, que han cesado de sangrar y producen un malestar general, con pesadez de la cabeza, vértigos, tensión bajo el costado derecho.

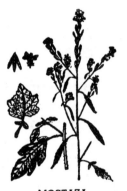

MOSTAZA

Mostaza triturada y mezclada con vinagre, se aplica sobre mordeduras de víboras y de perro sospechoso de rabia. Se tritura semilla de mostaza juntamente con una pasa de hígado y se aplica detrás de las orejas contra ruidos molestos del oído.

Vinagre de alhucema mezclado con harina de mostaza, es bueno contra la parálisis de los miembros, haciendo una fricción al acostarse.

Una papilla hecha de la raíz de la yerba del moro y polvo de mostaza, abre las llagas antiguas que se han cerrado, produciendo malestar general por falta de limpieza de la sangre por la llaga abierta.

MOYE (Molle)
Lat.: MOYA. DAVANA DEPENDENS

La corteza de moye tiene una virtud especial contra la disentería. Se corta en rebanadas pequeñas un puñado de la parte íntima de la corteza, o sea el tejido del árbol, poniéndolo en una vasija especial para hervirlo con un litro de agua; a esta agua se mezclan dos cucharadas de azúcar quemada y luego se pone en una botella que se tapa muy bien y el agua una vez fría se bebe. Si el enfermo es de gravedad, se le puede administrar el medicamento a cualquier hora, y en caso contrario sólo en ayunas y al acostarse. La cantidad indicada es suficiente para la cura. (Igón).

También es bueno en cualquier diarrea.

Se halla en Córdoba, Orán y Chaco.

MOZAMBE (Cleoma de cinco en rama)
Lat.: CLEOME PENTAPHYLLA

Fr.: *Cléomé ou mozambé à cink feuilles. Brede puante.* - Ingl.: *Five-leaved bastard-mustar.*

Esta planta tiene las mismas propiedades y aplicaciones que la Volatine.

MUDOR. (Ver Arbol de seda)

MUÉRDAGO
Lat.: VISCUM ALBUM

Fr.: *Gui, gui de chêne.* - Ingl.: *Mistel.* - Alem.: *Mistel.* - Ital.: *Vischio.* - Ruso: *Dodovia yagodki.*

El mejor muérdago es el que crece en las encinas, pero es bueno también el de los perales y manzanos. Se emplean las bayas y hojas en forma de té en dosis de 30 gramos para un litro de agua, de la cual se toman 3 copas vineras por día.

Las hojitas y ramitas de muérdago que se compran en las farmacias, diez gramos hervidos 10 minutos en un litro de agua y tomado en tres veces durante el día, es el mejor remedio para bajar la presión de la sangre. Hay que tomar con constancia, un tiempo largo. Es indicado en la arterioesclerosis.

Se emplea contra las fuertes pérdidas de sangre, como puede suceder en la regla, almorranas, vómito y esputo de sangre.

Tiene una acción especial sobre el corazón, bajando la tensión y esto es lo que hace parar la sangre.

Bayas de muérdago machacadas con partes iguales de cera amarilla, dan un buen madurativo para granos, orzuelos y panadizos.

El cocimiento que se prepara con cinco gramos de muérdago triturado, haciéndolo hervir durante 15 minutos en un medio litro de agua, tomada a fines de la regla combate la esterilidad y ayuda a embarazarse.

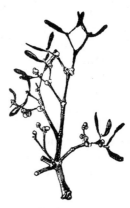

MUÉRDAGO

De paso sea mencionado que de las bayas de muérdago se hace el mejor pega-pega para cazar pájaros: tres puñados de bayas de muérdago se ponen a hervir en medio litro de agua con una cucharada de ceniza, hasta que se espese el líquido y deshagan las bayas completamente, no descuidando de revolver sin parar. Amasando con la mano la masa que resulta, se sacan las semillas. La masa así limpia se disuelve al fuego en aceite de lino y al enfriarse, el pega-pega está listo.

MUIRA PUAMA. (Véase Yohimbina)

MUÑA - MUÑA
Lat.: MICROMRIA EUGENIODES

Es muy usada esta planta en las provincias de Salta, Tucumán, como en las sierras donde abunda, con muy buenos resultados en los calambres del vientre, dolores del estómago en general, debidos a la acidez o malas digestiones, indigestiones, cólicos, etc.

Tomando muña-muña los dolores desaparecen y el enfermo con el tiempo se libra de estas molestias.

Se hace un té al 2 % y se toma una taza con azúcar, pero tiene que ser bien caliente.

Este mismo té es muy indicado para las mujeres que tienen escasas menstruaciones o menstruaciones atrasadas, y debido a estos defectos son frías y estériles. Con este té, dos tazas por día, se regulariza rápidamente el período y aumenta el goce venéreo, y muy a menudo las mujeres, si no tienen algún otro defecto grave en la matriz, se embarazan.

MURTA
Lat.: EUGENIA APRICA

Se usa esta planta sudamericana en forma de té al 30 por mil o un puñado para un litro de agua para quitar las diarreas y da buen resultado. Hay que tomarlo bien caliente por tazas, con azúcar. Se usan las hojas.

NABO
Lat.: BRASSICA NAPUS
Fr.: *Navet.* - Ingl.: *Turnip.* - Alem.: *Ruebe.* - Ruso: *Repa.*

El nabo es muy conocido en todas las partes del mundo como alimento, pero son poco conocidas sus propiedades medicinales, a pesar de que tiene muchas aplicaciones en la medicina doméstica.

Es muy indicada la sopa de la raíz para curar las inflamaciones crónicas de los intestinos. Para este fin se prepara una sopa igual que una sopa común y se la toma una o dos veces por día.

El nabo en forma de cataplasma que se prepara pelado y cocido es un excelente remedio para curar los sabañones y sobre todo para quitar la picazón que los mismos producen. Estas cataplasmas son buenas en todos los casos de inflamación.

Se prepara también un jarabe con la raíz del nabo que es muy indicado en la tos, bronquitis crónica, y muy especialmente en la tos convulsa.

Este jarabe se prepara como cualquier otro y se toma por cucharadas.

NABO DEL DIABLO. (Ver Brionia)

NAMU
Lat.: CACALIA POROPHYLLUM

En la medicina doméstica se usa el té preparado con un manojo de hojas y flores que exhalan un olor bastante desagradable, en un litro de agua hirviente, como un excelente remedio en todas las enfermedades donde hay convulsiones, espasmos, en el baile de San Vito y en los tétanos. Este té hace además aparecer un copioso sudor. Se toma una sola taza. Conviene antes de tomar la taza de este té, que el enfermo tome un baño de vapor de la misma infusión.

En el baile de San Vito o Corea de Sydenham se toma este té; dos o tres cucharadas por día según la edad. Hay que preparar té fresco todos los días. Se puede reducir la planta y el agua.

NANDHIROBA (Secua)
Lat.: FEUILLEA CORDIFOLIA
Fr.: *Feuillée grimpante.* - Ingl.: *Horse-eyes o cocoons.*

Las semillas de esta planta que abunda en las Antillas, Brasil y nuestra República, como también en las repúblicas vecinas, tiene muchísima fama como antídoto de los venenos producidos por las mordeduras de víboras, como contra-veneno de vegetales como la cicuta, nuez vómica (estricnina), yuca brava, manzanillo, etc. Las almendras mantenidas en estas semillas tienen un sabor muy amargo y se emplean raspadas desde media hasta una cucharadita que se toma en una copa de vino bueno o en un poquito de caña, coñac o ron, según el enfermo lo prefiera, dos o tres veces por día. Se aplica al mismo tiempo sobre la herida las semillas molidas.

Las semillas puestas en alcohol dan buenos resultados en fricciones, en reumatismo articular deformante y en los casos de reumatismos crónicos, en la tortícolis y lumbago.

Tomando las semillas, lo que puede caber en la punta de un cuchillo (unos dos o tres gramos), es un excelente tónico, hace orinar y fortifica y cura ciertas enfermedades del hígado.

Es también muy apropiado en la faciola hepática (distomas hepáticos).

NARANJILLO
Lat.: CAPPARIS SPINOSA

Se toma diariamente un baño tibio en cocimiento de la corteza y hojas al 1 % contra el histerismo y nerviosidad.

Al mismo tiempo se toman tres tazas diarias de una infusión de yerba de añil al 2 %.

Se halla en Santiago, Salta y Orán.

NARANJO AGRIO o AMARGO
Lat.: CITRUS BIGARDIA. (También VULGARUS)
Fr.: *Bigaradier franc, orange amère.* - Ingl.: *Bitter Seville or Bigararde orange tree.*

Además de ser un árbol de adorno de los jardines, cuyo suave perfume es muy apreciado, tiene propiedades en la medicina doméstica y también en la cocina.

En la medicina doméstica se usa la corteza de los frutos, las hojas y las flores.

La corteza de la naranja agria posee una fragancia muy aromática y un sabor ácido muy agradable. La cáscara contiene propiedades poderosas estimulantes, tónicas y estomacales, por contener un fuerte aceite volátil y esencia. Las hojas frescas poseen las mismas cualidades, pero en menor grado; además no son tan suaves y el té preparado con las mismas sale siempre más o menos amargo. Por lo mismo es conveniente usar siempre flores secas o frescas.

Es muy fácil hacer secar las flores o sus pétalos para tener en el momento de necesidad a su disposición este remedio tan útil. Se quita la parte verde y se coloca en una tela colgada en corriente de aire en forma de hamaca. Hay que removerla de cuando en cuando. Una vez bien seca se pondrán en cajas bien tapadas y así durarán un tiempo bastante largo sin perder las propiedades curativas.

Es un excelente antiespasmódico el té que se prepara con un manojo de hojas o flores y un litro de agua hirviente. Se toma por tazas todos los días en los casos de agitación moral, nerviosidad, perturbación, sustos, digestiones interrumpidas, etc.

Por presión de la corteza de naranja se saca un aceite. Una gota de este aceite en los ojos sobre cataratas las hace disolver con el tiempo. Se aplica dos veces por día.

Estas gotas son indicadas en la epilepsia y gastralgias (dolores o cólicos del vientre).

Con la corteza seca de las naranjas y agua hirviente se hace una infusión que se usa como tónico estimulante, muy indicado en las debilidades intestinales. Se prepara con una cucharada de las de sopa bien llena para un litro de agua. Se toma por copitas, dos o tres veces por día después de las comidas.

Como muchos de mis lectores tendrán la costumbre de tomar aperitivos, les aconsejo la Hesperidina, bebida cuyas propiedades estimulantes y tónicas se deben a la cáscara de naranjas amargas con que se prepara.

La Hesperidina es un excelente aperitivo y sumamente saludable. Muchas veces lo he recetado como tónico cardíaco y nervioso y siempre con muy buen resultado.

Con razón dicen sus fabricantes en la propaganda que "una copa de Hesperidina es una copa de salud".

Se puede simplificar las preparaciones de naranjo amargo, pues se frota un terrón de azúcar con bastante fuerza con la corteza fresca, para que cargue una cantidad de sus sustancias. Se reduce después el terrón a polvo y se obtiene una manera fácil de dar esto a los enfermos. Hay muchos perfumes y cosméticos que son preparados a base de esencia de azahar. (Vea Azahar)

NARANJO AGRIO
(Palo de naranjas agrias o silvestres)
Lat.: CITRUS AURANTIUM SILVESTRE
Fr.: *Oranges aigres ou acides.*
Tiene las mismas propiedades medicinales que el Boj.

NARANJO DULCE
Lat.: CITRUS AURANTIUM
Fr.: *Oranger.* - Ingl.: *Orange.* - Alem.: *Pomeranze.* - Ital.: *Arancio.* - Ruso: *Apelsin.*

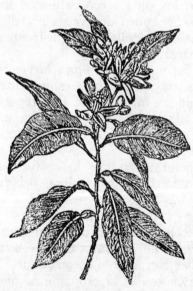

NARANJO

Las naranjas son antiescorbúticas.

La infusión de las hojas al 5 % provoca sudor y calma los nervios; se usa en el insomnio, convulsiones y epilepsia. Latidos del corazón, si éstos provienen de la nerviosidad, se calman con una taza de infusión de las hojas a dosis indicada.

Alimentándose dos semanas exclusivamente con naranjas se cura la epilepsia.

Las hojas y las flores contienen un aceite esencial suave, el aceite de azahar.

En la corteza hay una sustancia amarga llamada

Hesperidina. El jugo de las frutas es ácido debido al ácido cítrico.

NARCISO
Lat.: NARCISSUS PRATENSIS
Fr.: *Narcisse.* - Ingl.: *Affodit narcissus.* - Alem.: *Gemeine narcisse.*
Ital.: *Narciso.* - Ruso: *Narsis.*

Según la mitología, Narciso, joven de una gran beldad, enamorado de su propia imagen, pasaba su vida admirando su belleza en el agua de los ríos y de las fuentes, y debido a esto se olvidó por completo de cuidar su salud. Murió pronto de consunción y se encontró en el lugar donde falleció una linda flor muy perfumada y reclinada sobre sí misma, recordando con la forma al mismo Narciso.

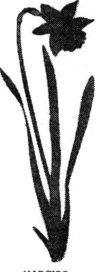

NARCISO

Vulgarmente se le llama también Narciso salvaje, Campanilla de los bosques, Juanita.

El Narciso es perenne y herbáceo, su raíz es tuberosa.

En la medicina doméstica se emplea el narciso como un antiespasmódico, y sobre todo es utilizado en la tos convulsa y toses espasmódicas.

También es un vomitivo bastante suave, lo que le hace precioso en la tos convulsa, porque al mismo tiempo obra como vomitivo y suaviza la acción de los nervios.

Es muy indicado en el asma y en las diarreas crónicas.

La infusión de las flores de narciso se prepara con cinco a diez gramos por un litro de agua. Se administra igualmente en un líquido cualquiera el polvo de las flores.

Contiene en sus hojas, flores y bulbos, la narcisina.

NARCISO SILVESTRE (Ver Asato)

NARDO CÉLTICO
Lat.: SPICA GALLICO

El nardo céltico posee las mismas propiedades medicinales y las mismas aplicaciones que el Nardo (Nardus Indica).

NARDO SILVESTRE (Nardus Indica)
(Véase Asaro)

NECTANDREA COREÁCEA
(Ver Laurel de hojas coreáceas)

NECTANDRA SANGUÍNEA. (Ver Laurel rojo)

NEGRILLO
Lat.: CYPERUS REFLEXUS
Fr.: *Souchet.* - Ingl.: *Ciperus B.* - Alem.: *Schaw. Galant.* - Ital.: *Cipero.*

La infusión al 2 % de toda la planta se usa contra la gonorrea en dosis de 4 vasos diarios; con la misma infusión se hacen 3 veces al día inyecciones uretrales.
También se emplea contra la sífilis como depurativo de la sangre, por sus propiedades diuréticas y sudoríficas.
Se halla en las provincias del norte de la República Argentina.

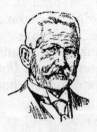

RICARDO PFEIFFER.
Describió la Influenza.

NEGUILLA

Lat.: NIGELLA ARVENSIS
Fr.: *Nigelle*. - Ingl.: *Small garden fennel flower*. - Alem.: *Schwarz-Kuemmel*. - Ital.: *Nigella*. - Ruso: *Sladki peretz*.

Igón dice: He aquí un remedio nuevo, que según parece, da maravillosos resultados, puesto que cura la jaqueca en un cuarto de hora. Consiste en aspirar cada 5 minutos por las narices, polvo de neguilla.

La neguilla es una planta que crecen en los trigales; se toman algunas semillas que se reducen a polvo y luego se usa como rapé.

En cocimiento e infusión es bueno en la ictericia, flemas de pecho y aumenta la cantidad de orina. Se prepara con una cucharada de semillas para un litro de agua. Se toma por tazas.

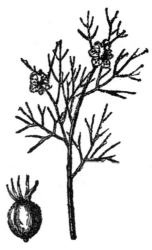

NEGUILLA

NENCIA

Es muy usada la nencia en nuestra República para curar las molestias y enfermedades del estómago e intestino.

Siempre da esta planta muy buenos resultados y muy especialmente en el estómago caído, debilidades del estómago e intestinos, flatos, malas y pesadas digestiones que producen dolores, etc.

Se prepara con la nencia un té de tres gramos para una taza y se toma dos o tres veces por día bien caliente.

Hay personas sanas que toman este té para evitar enfermedades del estómago y vientre y para hacer una buena digestión después de una abundante comilona.

NIGUA (Mata de Nigua)
Lat.: CORDIA PELLITA
Fr.: *Herbe à la Chique. Chique en fleur.*

En la medicina doméstica es usada la mata de nigua como remedio seguro en todos los casos donde hace falta aumentar la cantidad de orina, como en la hidropesía, edemas, etc. A este fin se prepara un cocimiento con un manojo de las raíces de esta mata que se hace hervir durante diez minutos en un litro de agua. Se toma por tacitas cada tres horas. En los casos de urgencia se toma por tazas grandes cada dos horas con o sin azúcar.

NIGUA FÉTIDA
Lat.: PITONIA FŒTIDISSIMA
Fr.: *Pitone fétide ou puante.*

Este arbustillo que abunda en el continente americano y sobre todo en las Antillas, proporciona sus hojas como excelente antiespasmódico. Se prepara un té como un té simple con unas 8 a 10 hojas por taza y se toma con azúcar. Su efecto es más seguro que la valeriana.

NIÑARUPA (Resedá del campo)
Lat.: LIPPIA LYCIOIDES

Esta planta que abunda en nuestra República es usada en la medicina doméstica como un remedio contra la grippe, resfríos, tos y bronquitis.

Se prepara un té con un manojo de la planta y un litro de agua hirviente y se toma caliente con azúcar. Este mismo té tiene la virtud de calmar los dolores y cólicos del estómago.

NIÑO MUERTO. (Ver Algodoncillo)

NÍSPERO CIMARRÓN
(Zapotero. Ausubo balata)
Lat.: ACHRAS DISSECTA

Fr.: *Sapotiller noir.* - Ingl.: *Balata.*

Abunda el níspero cimarrón en toda Sud América, y además de sus frutos comestibles, que no son tan ricos como los del níspero, su corteza y hojas son usadas en la medicina doméstica como un remedio igual que el níspero. Haciendo cortaduras en la corteza, sale de ella una leche que por acción del aire se vuelve como una goma resinosa sólida y frágil. Esta reducida a polvo, se emplea como rapé para retener la hemorragia de la nariz (epistaxis).

NÍSPEROS

Lat.: MESPILUS
Fr.: *Neffier*. - Ingl.: *Medlar-tree*. - Alem.: *Mispelbaum*. - Ital.: *Nespolo*. - Ruso: *Chaskovoye derevo*.

Las pepitas de las frutas de este árbol, gozan de mucha fama por sus propiedades diuréticas, es decir, facilitan el orinar.

Para emplearlas se les quita con cuidado el casco, se muelen bien con azúcar en un mortero y se hace con ellas una horchata con uno o dos vasos de agua caliente, que se suministra en las enfermedades inflamatorias de las vías urinarias. Produce un resultado agradable y aumenta la orina.

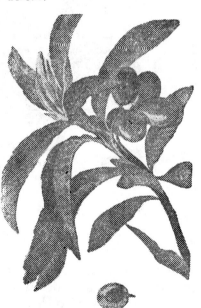

NÍSPERO

NOGAL

Lat.: JUGLANS REGIA
Fr.: *Noyer*. - Ingl.: *Walnut-tree*. - Alem.: *Walnussbaum*. - Ital.: *Noce*. - Ruso: *Orejovoie derevo*.

Las hojas de nogal tomadas en forma de té (10 gramos de hojas para un litro de agua hirviendo) son un remedio popular contra la escrofulosis y pobreza de sangre de los niños. Al mismo tiempo que el niño toma el té, se le hacen cada tres días baños tibios en infusión de nogal: 300 gramos de hojas para un baño. Se infunden las hojas con agua hirviendo y dejan entibiar; mientras el niño está en el baño, se le fricciona el cuerpo con las hojas.

Se prepara un excelente estomacal con la fruta verde: 30 nueces verdes se cortan en cuatro partes y se ponen

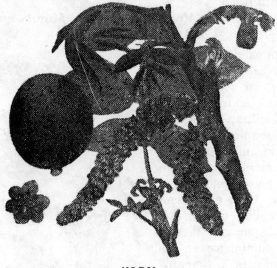

NOGAL

en un litro de aguardiente con medio gramo de canela en rama y otro tanto de clavos de olor. Después de 8 días se agrega medio litro de jarabe de azúcar, se deja todo durante 4 semanas al sol, y se filtra. Una cucharada media hora antes de comer, aumenta el apetito y facilita la digestión.

Es bueno que coman muchas nueces los que sufren de solitaria.

Una cucharada de jugo de nueces verdes, dos cucharadas de miel de abeja, un cuarto litro de agua, sirven para hacer buches contra las llagas en la boca. Este mismo remedio es bueno contra úlceras y fístulas escrofulosas, lavándolas tres veces por día; en este caso hay que hacer a un mismo tiempo el tratamiento con el té de hojas de nogal y baños generales como hemos indicado.

Contra la diabetes se usan las decocciones de hojas de nogal (30 grs. por cada litro de agua) y se toma medio vaso por la mañana y otro medio vaso por la tarde antes de comer. Hay que hacer hervir las hojas en el agua, durante quince minutos.

Los flujos blancos en las mujeres, se curan rápidamente con lavajes de cocimiento de hojas de nogal. Para estos casos se hierven 60 gramos de dichas hojas en un litro de agua, hasta que queda reducido el líquido a las dos terceras partes.

Un cocimiento muy fuerte de hojas de nogal, aplicado en fomentos, cura los sabañones.

Las nueces son un buen alimento. Deben comerlas los niños que padecen de tuberculosis de los huesos (mal de Pott) y los niños débiles en general.

En la podagra, un baño de pies en un cocimiento de hojas de nogal, proporciona gran alivio.

Las enfermedades escrofulosas curan en general, radicalmente, merced al uso de los preparados de hojas de nogal, pues contienen yodo, un aceite esencial, tanino, etc., en forma natural.

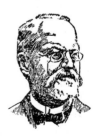

ALFONSO LAVERÁN (1845-1922).
Descubrió el germen del Paludismo.

NOYAL. (Véase La guara)

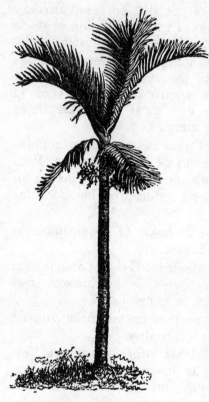

NUEZ DE ARECA

NUEZ DE ARECA
Lat.: ARECA CATHECU
Fr.: *Arec. de l'Inde.* - Ingl.: *Betel-nut tree.*

Esta hermosísima palmera, a pesar de que su origen es las Indias Orientales, está aclimatada en muchos lugares de Sud América.

Las nueces poseen una acción astringente y antiséptica y sus aplicaciones curativas están basadas esencialmente en la gran cantidad de tanino que contienen.

Con las nueces se prepara un dulce llamado el betel, que es una golosina favorita de los naturales de las Indias Orientales. Este dulce es indicado para curar la tartamudez.

NUEZ MOSCADA
Lat.: MYRISTICA MOSCHATA o FRAGANS
Fr.: *Muscade.* - Ingl.: *Nutmeg.* - Alem.: *Muskatnuss.* - Ital.: *Noce Mocade.* - Ruso: *Muskatnie oreji.*

La nuez moscada es un estimulante estomacal muy poderoso y apreciado.

Se dice que hacia el final de un acceso de una fiebre intermitente, uno o dos gramos de moscada, echados en infusión, en una copa de vino con azúcar, promueven y sostienen un sudor muy abundante, que se lleva consigo la calentura sin que vuelva más, especialmente cuando el enfermo está muy débil y ha tenido el cuidado de tomar previamente un purgante y un vomitivo que hayan hecho buen efecto; esa bebida se llama Sangri en los países ingleses.

Al aceite de la nuez moscada lo emplean los indios en uso externo en parálisis de las criaturas, cólicos y otros dolores.

Hay que tener cuidado con la nuez moscada, porque obra como el opio.

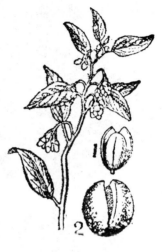

NUEZ MOSCADA

La nuez moscada en polvo, se toma en cantidad de medio a dos gramos por día, como estimulante y afrodisíaco.

La nuez moscada contiene en cien partes seis de esencia, materias grasas, fécula, goma, sustancias colorantes. La materia grasa se llama miristina. La esencia tiene la misma composición que la esencia de trementina.

NUEZ NEGRA. (Véase Brionia)

NANGAPIRE. (Ver Pitanga)

NILGUE. (Ver Cerraja)

OJO DE CABALLO. (Véase Énula)

OLIVA (Aceituna)
Lat.: OLEA
Fr.: *Olivier.* - Ingl.:: *Oil.* - Alem.: *Oelbaum.* - Ital.: *Olivo.* - Ruso: *Olivkoje derevbo. (Provanskoie Maslo).*

La oliva o aceituna, es **estimulante** y aperitiva, debido a su sabor ligeramente **amar**go. Estimula la secreción del

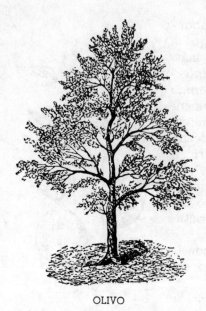
OLIVO

jugo gástrico y favorece la digestión.

A los que sufren del pecho y a los tísicos, les conviene comer muchas aceitunas.

La pulpa de aceitunas frescas, machacada en un mortero, y puesta sobre un trapo limpio, se puede usar para quemaduras, a falta de mejores remedios.

Las aceitunas negras en cantidad de un puñado hervidas durante una hora en un litro de agua y luego filtrado, se usa en lavativa en los casos graves de congestiones cerebrales. Constituye un excelente remedio. (Vea Aceituna).

OMBÚ
Lat.: PHITOLACCA DIEICA

Nosotros los argentinos, si no conocemos a este grandioso y corpulento árbol personalmente, lo conocemos por referencia. El ombú tiene sus 15 metros y más de altura, su tronco es grueso y es un árbol imponente.

El ombú florece en el verano.

A pesar de que se trata de un hermoso árbol, no conviene dormir bajo su sombra, pues por las emanaciones de sus hojas, produce grandes dolores de cabeza.

La raíz y la corteza del ombú son usadas como purgantes fuertes y fuertes vomitivos.

Las hojas y los frutos son también un gran purgante que no conviene usar.

Cinco centigramos de raíz y corteza en polvo por día es un remedio contra el reumatismo crónico. Veinte gramos de la raíz hervida durante 15 minutos en un litro

Se usa también el Mastranto en los mismos casos que la Rascamonia. El té entona el sistema nervioso, cura la manía de persecución, neurastenia y debilidad sexual. Se prepara con un manojo de una o de las dos plantas para un litro de agua y se toma por tazas durante el día, con azúcar.
(Vea también Rascamonia).

MASTUERZO DEL AGUA
(Véase Berro)

MASTUERZO HEMBRA
Lat.: PROSOPIS STROMBULIFERA
Ruso: *Kres.*

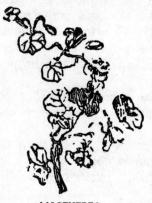
MASTUERZO

El zumo de mastuerzo hembra se emplea en dosis de 30 gramos al día contra el escorbuto y enfermedades de la piel. El cocimiento al 30 %, tomado en dosis de tres tazas al día, es eficaz contra la tuberculosis pulmonar.
Un cocimiento de mastuerzo al 15 % usado en frío para lociones en la cabeza, hace crecer el pelo, si la raíz del pelo tiene todavía alguna vitalidad. Es un remedio de mucha confianza.

MASTUERZO MACHO
Es el panyquesillo o bolsa de pastor. Véase estas palabras.

MATA CANA. (Ver Caa-Ataya)

MATALOBOS
Lat.: DORONICUM PARDALIANCHES
Esta planta se usa para curar la epilepsia. Con tal se prepara un cocimiento con 15-20 gramos de la raíz para

de agua y aplicada en fomento sobre las costras de la cabeza (favus) cura la enfermedad en pocos días.

El jugo de las hojas, al 20 por ciento en grasa, cura las llagas viejas.

OMBLIGO DE VENUS
(Oreja de monje. Sombrerillo)
Lat.: COTYLEDON UMBILICUS

Se usa en la medicina doméstica, tres cucharaditas por día de jugo exprimido de las hojas de esta planta, para curar la epilepsia. Crece esta plantita en las paredes viejas, rocas y en terrenos húmedos abandonados.

OREGANILLO
Lat.: GARDOQUIA GILLESII GRAHAM

El Oreganillo es empleado como el oréyano verdadero. Crece en toda Sud América. Es un pequeño arbusto, cubierto de hojitas lineales.

El té de las hojas es un buen estimulante.

ORÉGANO
Lat.: ORIGANUM VULGARE
Fr.: *Origan.* - Ingl.: *Wild marjorm.* - Alem.: *Dost.* - Ital.: *Origane.*
Ruso: *Origán.*

Se emplean las flores de olor aromático y sabor amargo. Estimulante del estómago, indicado cuando hay pérdida del apetito, digestión laboriosa y flato.

Buen expectorante, aconsejado en los catarros crónicos de bronquios y en el asma.

Recomendado en la anemia y clorosis. Es un excelente tónico. Como enemagogo se prescribe en la menstruación difícil. El orégano es un remedio fuerte, aromático, que se emplea, aun-

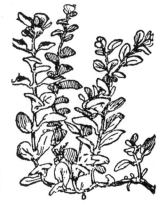

ORÉGANO

que pocas veces, como infusión para catarros, reumatismos, enfermedades del útero.

Más comúnmente su uso exterior mezclado con otras hierbas aromáticas, es un excelente fomento.

El aceite etéreo que se saca de esta planta, es un gran calmante para el dolor de muelas.

Tiene, además, propiedades sudoríficas y antiespasmódicas.

Infusión: 2 a 3 gramos por 100. Polvo: 2 a 4 gramos.

ORÉGANO MAYOR. (Véase Mejorana)

OREJA DE GATO
Lat.: HYPERICUM CONNATUM

El cocimiento de las flores al 2 % se usa frío en gárgaras en caso de angina y demás inflamaciones de la garganta.

El mismo cocimiento es bueno en jeringatorios de un litro y medio contra el flujo blanco.

Se encuentra en todas las provincias.

OREJA DE HOMBRE. (Véase Asaro)

OREJAS DE JUDAS
Lat.: PEZIZA AURICULA o FUNGUS SABUCI
Fr.: *Oreille de Judas.* - Alem.: *Judasohor.* - Ital.: *Orecchia di Giuda.*

Es un hongo que crece sobre varios árboles y con más frecuencia sobre los sauces viejos. Se usa un manojo de orejas de Judas en un litro de vino blanco para hinchazones, hidropesía y demás edemas. Se toman tres copitas por día, una hora antes de la comida.

Hervida en leche unos dos manojos en un litro, es una buena gárgara que cura y calma las anginas de la garganta.

OREJA DE OSO. (Ver Primavera)

OREJA DE RATA. (Ver Caa-Ataya)

OREJA DE RATÓN

Lat.: DICHENDRA REPENS

Generalmente brota esta plantita en forma de alfombras en las sombras de los árboles, con sus tallos delicados adheridos a la tierra, y florece en la época de la primavera.

Esta planta es muy parecida a la planta llamada oreja de gato.

Se usa oreja de ratón para lavar heridas, úlceras y llagas, haciendo hervir 50 gramos de la planta en una botella de agua durante diez minutos.

Es un excelente desinfectante para las heridas infectadas.

En casos de heridas viejas se pone de este cocimiento fomentos dos, tres o cuatro veces por día.

ORTIGA

Lat.: URTICA o LAMIUM ALBUM o URTICA URENS

Fr.: *Ortie*. - Ingl.: *White deadnettle, Nettle*. - Alem.: *Nessel*. - Ital.:*Ortica*. - Ruso: *Krapiva*.

Se usa el tallo y la raíz de la ortiga en estado seco; el efecto de la raíz es más seguro.

Unos 30 a 50 gramos del tallo o 25 gramos de raíz seca se infunden en un litro de agua hirviendo y de la infusión se toman tres copas vineras por día; limpia la sangre y es eficaz contra la disentería, enfermedades del pecho, esputos sanguinolentos, orinas con sangre, almorranas. La depuración se efectúa por los riñones.

Contra el reumatismo y parálisis de los miembros es bueno ortigarse en la parte dolorida o el miembro paralizado, con ortiga recién cortada.

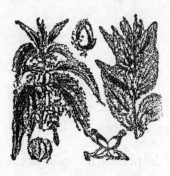

ORTIGA

La ortiga fresca se puede comer como cualquier verdura, basta hervirla en agua durante diez minutos y se sirve con sal y aceite; es una comida sana, depurativa, aunque de poco valor nutritivo; tiene el gusto de la espinaca.

Contra la caída del cabello, lávese la cabeza con la infusión indicada de las raíces de ortiga; si la raíz del pelo no ha sido destruída, crece otra vez con abundancia.

Dicen que es bueno contra la epilepsia, tomar el té de las semillas de ortiga con un poco de marfil pulverizado. La ortiga comida como verdura y la infusión de toda la planta aumenta la leche en las mujeres que crían.

El jugo que se exprime de las hojas frescas hace orinar y deshace los cálculos del riñón y vejiga. Se toman tres cucharadas por la mañana y tres por la noche. Se exprimen las hojas frescas superiores y se ponen en una botella bien tapada.

Urticación quiere decir refregarse con ortigas frescas, a objeto de producir en la piel una irritación local más o menos poderosa. Para ello se golpea con viveza sobre la parte que corresponde, con un manojo de estas ramitas; casi en el acto aparecen los barros, acompañados de irritación y picazón. Generalmente hay que repetir esta operación varias veces, hasta que este eczema artificial desaparezca por completo, y se repetirá de cuando en cuando, hasta que se consiga el resultado deseado. Hay muy a menudo irritaciones que producen sensibles dolores; entonces se deben untar las partes doloridas con aceite de belladona o fomentos calmantes de tabaco, etc.

A pesar de que la piel se irrita visiblemente con la primer aplicación, no resulta así a la tercera y es casi nula la cuarta.

En la antigüedad se usaba la urticación, según el profesor Dr. Renato Grosourdy, como revulsivo poderoso, capaz de aliviar y hasta curar una parálisis.

Se empleaba dicho tratamiento para excitar los deseos venéreos lánguidos. Este remedio revulsivo, que sería de tanta utilidad y provecho en el campo, no es, por desgracia, bastante conocido; sin embargo merecería ser muy vulgarizado, porque siempre se halla al alcance de los que lo necesitan. Es bueno tener en cuenta este remedio, en los casos en que su uso esté indicado. El Dr. Spiritus aconseja que se aplique la urticación en las pantorrillas de las mujeres, para hacer aparecer la reglas suspendidas. Dice además que es muy indicado como revulsivo en el sarampión, escarlatina, viruela, reumatismo crónico, apoplejías etc.

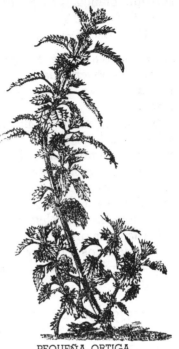

PEQUEÑA ORTIGA

El Dr. Ballard dijo que el cocimiento de la ortiga común, tomada por tisana diaria, es muy bueno contra las enfermedades del cutis. Se preparan 30 gramos de ortiga en un litro y medio de agua, que se hace hervir hasta reducir el líquido a la mitad, y se toma por copitas durante el día. Hay que seguir el tratamiento un tiempo regular.

ORTIGA BLANCA DE LAS ANTILLAS
(Ortiga blanca. Ortiga de la tierra)
Lat.: URTICA CACCIFERA
Fr.: *Ortie Caccifère.* - Ingl.: *Berry bearing nettle.*

La ortiga blanca se encuentra en todo el continente americano, como en nuestra República, y se la encuentra en abundancia en los lugares húmedos, umbríos y pedregosos.

Se pica y machaca un manojo de las raíces que tienen pelos y se hace hervir en un litro de agua durante cinco minutos, manteniendo luego sobre cenizas calientes 20 minutos. Se toma este cocimiento para aumentar la cantidad de orina. En la blenorragia se toma esta preparación durante unos nueve días y según dicen mata todos los gonococos de Neisser y el enfermo se sana.

En las hemorragias de la matriz (metrorragia) da buenos resultados el jugo exprimido por expresión de la planta verde. Se toman dos o tres copitas de este jugo por día.

ORUZUZ DE PASTO. (Ver Escobilla)

ORUZUS. (Ver Regaliz)

OSMONDA (Helecho acuático)
Lat.: OSMONDA LANCEA
Fr.: *Osmondo oréuelée.*

Tiene las mismas propiedades que el Polipodio de las Antillas.

OYÚ - YU. (Ver Cordoncillo blanco)

PACUL
Lat.: KRAMERIA CRISTOIDEA

En la medicina doméstica se usa la corteza de Pacul porque contiene una gran cantidad de tanino que es muy bueno en los casos de disentería, diarrea y diarreas crónicas de mucha duración, y también diarreas con sangre.

Se prepara para este fin un té con media cucharadita de la raíz y un medio litro de agua. Se toman tres tacitas por día. Este mismo té da muy buenos resultados en los sudores nocturnos que padecen los enfermos de tuberculosis y también en las hemorragias o vómitos de sangre de los mismos.

PAICO
Lat.: CHENOPODIUM AMBROSIODES, HERNIARIA PAYCO, ROUBIEVA MULTIFIDA

Una copa de la infusión al 2 % tomada caliente, quita las puntadas al estómago; en dosis de media copa antes de comer ayuda la digestión; varias cucharadas por día tomadas caliente, curan el empacho y cólicos intestinales.

Un mango de esta planta colocado en los dormitorios ahuyenta las moscas.

Crece en toda la Argentina.

PAICO HEMBRA
Lat.: CHENOPODIUM MULTIFIDUM

La planta paico hembra posee las mismas propiedades medicinales que el paico. Las dos contienen un aceite esencial, saponinas y resinas. El té de la planta es muy digestivo, estimulante y produce un suave sudor.

PAJA BRAVA
Lat.: PANICUM PRIONITES

El único uso en la medicina doméstica de la paja brava, es en las enfermedades del hígado y muy especialmente en la ictericia. Se hace hervir un manojo chico en un litro de agua durante diez minutos y se toma por tazas durante el día.

PALÁN - PALÁN
Lat.: NICOTIANA GLAUCA

Arbusto que crece en los edificios viejos. Las hojas frescas cubiertas con cebo y aplicadas sobre los diviesos o inflamaciones, calman el dolor.

El cocimiento de la planta entera al 5 % se usa para fomentos o mejor para baños de asiento contra las almorranas inflamadas o dolorosas.

Las hojas machacadas y aplicadas en forma de cataplasma, curan rápidamente las quemaduras.

Un té, 2 gramos en una taza de agua, ayuda mucho la curación del reumatismo.

Se toma de este té la cuarta parte solamente después de la cena.

Hojas frescas y machacadas se aplican con resultado sobre el grano malo. Con todo no hay que descuidarse de hacer la inyección anticarbunclosa a tiempo.

El palán-palán contiene oxidasas y un alcaloide, la nicotina, que es venenosa.

PALAN-PALAN

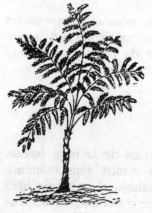

PALMITA

PALMA DE COCO (Ver Cocotero).

PALMITA
Lat.: ALSOPHILA ARBOREA

Una sola taza de té que se prepara con un puñadito de hojas de palmita y un medio litro de agua hirviendo y tomado con miel es un remedio muy bueno en todas las hemorragias y sobre todo en las pérdidas de sangre de la matriz.

PALMITO. (Ver Cocotero)

PALO AMARILLO
Ital.: *Legno giallo.*

Tiene muchísima fama hoy día el palo amarillo, pues, debido a sus buenas propiedades curativas, es muy usado en la medicina doméstica.

Su uso más común es en las enfermedades del estómago e intestinos, pues quita y alivia las digestiones pesadas, elimina los gases y ventosidades. Evita por lo mismo la quemazón que muchos dispépticos sienten después de las comidas. Cura por lo mismo también las diarreas e irritaciones dispépticas y nerviosas.

Ayuda y cura las inflamaciones y el trabajo del hígado débil.

Se prepara para este fin un cocimiento de 30 gramos de palo amarillo en un litro de agua que se hace hervir unos diez minutos y se toma en tres tazas por día.

Da buenos resultados este cocimiento, además de las enfermedades enumeradas, también en las enfermedades palúdicas, en el Kala-azar y enfermedad de Banti, y en casi todas las enfermedades del bazo.

Es muy indicado cuando hay abundante o demasiada menstruación y sobre todo en la edad crítica de las mujeres.

PALO AZUL
Ital.: *Legno celeste.*

Es cada vez más conocido entre nosotros el palo azul, debido a sus excelentes resultados, sobre todo en las enfermedades crónicas de reumatismo y en los casos de reumatismos deformantes. He visto, con la administración de palo azul a enfermos crónicos de reumatismo, completamente restablecidos con el solo uso de esta planta. Por lo mismo, puedo aconsejar y recomendar a los enfermos de reumatismos deformantes, reumáticos crónicos, etc., el uso de palo azul.

La preparación es muy sencilla para este remedio. Consiste en poner en una olla de unos cuatro litros de agua fresca, unas ramitas de palo azul, como diez o doce palitos de un largo de más o menos un dedo. Si las ramas son delgadas, se pone doble cantidad de palos, pues se trata de una planta muy inofensiva. Una vez puestos los palos en el agua, se deja la olla durante la noche al sereno. Esta agua adquiere un color azul en seguida de introducir los palitos.

Se toma esta agua, sea cruda, sea hervida, para el mate, para las comidas y para todos los usos del agua. Es bueno, sin embargo, tomar unos vasos por día de esta agua, cruda, sobre todo en ayunas. Luego se hace a gusto café, té, mate, o lo que sea, usando esta preparación.

Entre el camino de San Lorenzo a Santa Fe se encuentran lugares llenos de palo azul, por lo que tienen mucha fama. Hay maquinistas y guardas de los trenes que pasan por estos lugares y tienen el encargo de llevar, de vez en cuando, una bolsa de palo azul como pedido de una farmacia o enfermo.

Este mismo palo azul, que yo he analizado y usado, me ha dado en varios enfermos resultados inesperados y por lo mismo puedo recomendarlo a conciencia.

PALO DE CEREIPO. (Ver Sereipo)

PALO DE CIDRA. (Ver Cidra)

PALO DE EXCREMENTOS
(Burro hediondo. Alcaparro fétido)
Lat.: CAPARIS FERRUGINEA
Fr.: *Caprier Ferrugineux*. - Ingl.: *Ferrufinous Caper-tree*.

En todas las enfermedades nerviosas da un buen resultado el té que se hace con un manojo de flores de este árbol en un litro de agua hirviente.

Se toma por tazas con azúcar. La primera taza hay que tomarla en ayunas. Con la corteza y las hojas de este árbol, unos cuatro manojos hervidos unas dos horas en unos seis litros de agua y luego agregados al agua tibia de la bañadera, son baños que curan las enfermedades nerviosas como histeria, tristeza, y especialmente hipocondría.

PALO ESPINOSO. (Ver Cenizo)

PALO DE GALLINA
(Palo de pollo. Belladona de las Antillas)
Lat.: ATROPA ARBORESCENS
Fr.: *Belladone en arbre.*

Esta planta tiene las mismas propiedades curativas y venenosas que la verdadera belladona. Abunda en Puerto Rico, en Trinidad y también en las otras Antillas. (Véase Belladona).

PALO DE GANDULES. (Ver Abavante)

PALO DE PÁJARO (Gallito Agati)
Lat.: ŒSCHYNOMENE GRANDIFLORA
Fr.: *Agati à grandes fleurs blanches ou rouges.* - Ingl.: *Large flowered agati.*

Este hermoso árbol abunda hoy día en casi todos los jardines, patios, etc., debido a sus lindísimas flores. En su corteza lleva un buen tónico amargo, que es al mismo tiempo un remedio contra la fiebre.

La preparación del tónico se hace con 1 ó 1 ½ manojo de corteza y un litro de agua hirviendo y que tiene que seguir en ebullición por espacio de 5 minutos. Luego se toma este cocimiento, filtrado, por tazas, durante el día y con azúcar.

Es muy bueno para los diabéticos, pues disminuye el azúcar de la sangre. Se toma sin azúcar o con sacarina.

Los diabéticos deben tomar dicho cocimiento en ayunas, media hora antes del desayuno, media hora antes del almuerzo y antes de acostarse, cada vez una taza.

En la taza de la noche se puede agregar una cucharadita de Whisky en caso de no existir contraindicación debido a alguna enfermedad del hígado, riñones, etc.

Las flores frescas se comen en ensalada, y lo mismo que los frutos, son muy saludables.

PALO DE PUERCO
(Palo de cochino. Goma de cochino)
Lat.: MONOROBEA COCCINEA

Fr.: *Bois Cochon.* - Ingl.: *Mani* or *manil hog gum. Brancroft's Hog-gumtree, hog gum doctoree.* - Ital.: *Legno di maiale.*

Haciendo a propósito cortaduras en la corteza de este hermoso árbol, sale de él la llamada goma del puerco. Esta goma tendría que haber tenido otro nombre, algo más simpático, pues no tiene nada de puerca; es transparente, limpia y flúida, con un aspecto muy agradable. Su olor es aromático, bastante suave y también muy agradable. Al rato se endurece y en vez de ser flúida se vuelve dura, sólida y compleja, no deshaciéndose y se parece en todas sus formas a la pez, pero se ablanda pronto entre los dedos.

La goma tiene varias aplicaciones en la medicina casera. Primeramente la goma se toma en píldoras que dan muy buenos resultados para curar la blenorragia, pues hace orinar y es al mismo tiempo balsámica, tiene las mismas propiedades sobre la purgación que el bálsamo copaiba tan conocido en esta enfermedad.

En un ataque de cólicos se toman dos cucharadas de la goma fresca, es decir, recién salida, en un vaso de agua fresca disuelto con un poco de azúcar. Es un remedio seguro.

También se usa la resina del puerco disuelta en manteca, grasa, cera, etc., para curar úlceras rebeldes que no dan resultado a otros tratamientos. En estos casos las aplicaciones muestran la mejoría a los pocos días de ser aplicada.

PARACARI
Lat.: MARYSPIANTES HYPTOIDES

Un té que se prepara con una cucharada de paracari y una botella de agua hirviente, tomado con miel, alivia rápidamente los ataques de asma (paroxismos). Para hacer un tratamiento contra esta enfermedad se toma dicho té dos o tres tazas por día durante dos o tres semanas, según los ataques. Esa planta abunda en toda Sud América.

PALO DULCE. (Véase Regaliz y Alcacuz)

PALO EMBORRACHADOR (Piscidia)
Lat.: PISCIDIA ERYTHRINA
Fr.: *Pisidie*. - Ingl.: *Dog wood*.

Todas las partes de este hermoso arbolito tienen propiedades narcóticas, es decir, hacen perder el sentido y obran como calmantes.

Se encuentra este arbolito en casi todo el continente Sudamericano.

En ciertos lugares se usa esta planta para emborrachar a los peces.

Se prepara una tintura alcohólica con esta planta, en esta forma: se pone una parte de la corteza bien machacada y cinco partes de ron muy fuerte. Esta tintura hace sudar y calma los dolores en general. Hay que tener mucho cuidado con esta preparación porque es venenosa y peligrosa si se descuida. Nunca hay que pasar de ocho a diez gotas de esta tintura en un vaso de agua con azúcar, en los primeros días. Se toma dos, o en ciertos casos tres veces por día, la cantidad indicada, aumentando la dosis diaria y gradualmente, de una dos o tres gotas, hasta que produzca un poco de narcotismo; entonces se disminuirá un poco y se seguirá su uso.

Un té que se prepara con medio o un manojo de esta sustancia recién cortada o la mitad menos, si estuviese seca, y una botella de agua hirviendo, sirve para calmar dolores, tomando por cucharadas.

Para fomentos se hace un cocimiento y se aplica caliente. Quita casi todos los dolores en general.

PALO MABI (Bijaguara)
Lat.: CEANOTHUS RECLINATA
Fr.: *Bois costière. Bois mabi.* - Ingl.: *Sea-side buck-thorn.*

La corteza de este árbol que abunda en el continente americano, posee propiedades curativas tónico-amargas. Es indicado para curar diarreas crónicas. Se prepara con medio manojo de la corteza y un litro de agua que se hace hervir dos minutos. Se toma durante el día por tazas.

PALO SANTO (Vera)
Lat.: ZYGOPHYLLUM ARBOREUM
Ital.: *Legno sano.*

Con la corteza y las hojas de estos arbolitos, unos treinta gramos y un litro de agua, en la misma forma como se prepara la zarzaparrilla, se prepara para tomarla luego por tazas durante el día. Es un remedio para purificar la sangre. Sirve para el reumatismo crónico y en las complicaciones sifilíticas.

Es la vera un sudorífico poderoso y eliminador de venenos (toxinas) de nuestro organismo.

PALTA (Avocatero)
Lat.: PERSEA GRATISSIMA o LAURUS PERSEA
Ingl.: *Allicatur-pear.* - Fr.: *Laurier Avocatier.*

Es muy bueno mascar las hojas de palta y frotar las encías, que afirman la dentadura y evitan las caries. Muy indicado en la piorrea.

El zumo del fruto de la palta cura las nubes de los ojos, instilando dos veces al día unas gotas. Las hojas aplicadas calientes sobre la frente quitan los dolores neurálgicos, jaquecas, etc. El aceite que se saca de la fruta hace hermosear el cabello y lo fortifica. En fricciones alivia los dolores de la gota. El té de las hojas es estomacal.

Se encuentra en varias provincias de la República Argentina.

PAMPANILLO (Ninfea)
Lat.: NINPHEA CRENATA
Fr.: *Nenufar.* - Ingl.: *Embullent leaved water-lily.* - Alem.: *Haarwurz, Wasserlilie.* - Ital.: *Nenufaro bianco.* - Ruso: *Wodnaya lilia.*

Esta espléndida planta acuática tiene propiedades de apagar los deseos sexuales, las excitaciones venéreas, y por lo mismo puede servir como un excelente remedio para curar a los enfermos de onanismo, y también para quien padece de una blenorragia aguda.

Se hace un té fuerte de flores de pampanillo con hojas de naranjo, al anochecer, y se toma con azúcar.

Durante toda la noche los deseos sexuales son completamente abolidos.

PANACEA DEL MAR (Té del Mar)
Lat.: HELIOTROPIUM PORTORISCENSIS

Se usa en la medicina doméstica para corregir los atrasos y la escasez de la menstruación. Para este fin se usan tanto las hojas verdes o secas, como la corteza del tallo. Se prepara un té con un manojo de una de estas substancias o todas juntas en un litro de agua hirviente.

Hay que tomar este té con azúcar, pues es muy amargo. Se toman tres tazas por día durante un largo tiempo.

PANCRACIO DE LAS ANTILLAS
(Ver Lirio Sanjuanero)

PAN DE MONO. (Ver Baobal)

PAN DE PUERCO. (Ver Artanita)

PANGUE
Lat.: GUNNERA CHILENSIS

Se usa en la medicina doméstica el té que se prepara con un manojo de las hojas en un litro de agua hirviente que se toma por tazas durante el día, para curar las diarreas crónicas y diarreas con sangre.

PÁNICO DE ITALIA. (Ver Mijo)

PANIQUESILLO. (Ver Bolsa de Pastor)

PANUL
Lat.: LIGUSTRUM PANUL

En la medicina doméstica se usan las hojas y la raíz de panul en forma de té. Esta infusión es indicada en el reumatismo, gota y sífilis, porque produce un suave sudor y por lo mismo en este sentido purifica la sangre.

La raíz de panul se puede conservar mucho tiempo, así se puede con ella hacer un tratamiento constante.

PAPAS. (Ver Patatas)

PAPAS DULCES
(Batatas blancas, moradas, amarillas, etc.)
Lat.: CONVOLVULUS BATATAS
Fr.: *Patate douce.* - Ingl.: *Sweet potatoe.* - Ital.: *Patate dolce.* - Ruso: *Sladki kartofel.*

En nuestra República se cultiva muy bien la papa dulce y en todos sus géneros alcanza siempre un espléndido desarrollo.

La batata dulce es un alimento nutritivo, rico tanto en calorías como en vitaminas. Se come la batata en muchísimas formas, algunas veces se comen cocidas con agua, en puchero, asadas, al horno, y en otras muchas formas. Constituyen siempre un alimento muy sabroso, muy agradable y bien nutritivo. Algunas personas las comen en forma de puré con manteca, lo que resulta a la vez rico al paladar, muy nutritivo y de fácil digestión. En el campo no falta la papa dulce en el puchero, guiso y otras comidas. En la medicina doméstica se usa la patata dulce para cataplasmas que se aplican en las partes inflamadas. Para este fin se hacen hervir dos batatas en agua y luego se las aplasta en forma de puré.

Batatas crudas bien molidas y agregándoles un poco de miel de abejas resulta un buen remedio en forma de cataplasmas frías en la gota. Científicamente estas cataplasmas tienen la virtud de disolver el biurato de sodio cristalizado (los tofos), sobre todo en casos crónicos, agregando las hojas de este mismo vegetal.

Cataplasmas de hojas solas de este vegetal curan muy bien los sabañones.

PAPAYO (Mamón)
Lat.: PAPAYA CARICA COMMUNIS
Fr.: *Papayer commun*. - Alem.: *Melonenbaum*.

Las hojas, fruto y el jugo del tronco tienen la curiosa propiedad de digerir la carne como un estómago natural. Crece en Corrientes, Tucumán y Salta.

Si una carne dura se envuelve en las hojas durante una hora, se ablanda notablemente.

Se puede hacer el siguiente experimento: 10 gramos de un cocimiento de hojas se echan en un tubo y se agregan 6 gramos de carne picada; sometiendo el líquido a ebullición durante tres minutos. Examinada entonces la carne, se halla reducida a una masa de aspecto gelatinoso, que se puede aplastar fácilmente entre los dedos (Chernovitz).

Al fruto aun prendido al árbol y verde se le hace una incisión longitudinal, que da una leche abundante, la cual se administra en estado fresco como un poderoso vermífugo, mezclándose con miel y media taza de agua hirviendo, a la dosis, para los niños de 2 a 6 años, 10-15 gramos de jugo; para la edad más avanzada, 15-20 gramos. Media hora después se administra 10-15 gramos de aceite de ricino, mezclado con 5 gramos de zumo de limón. (Chernovitz).

Un té liviano de hojas, tomado después de las comidas, ayuda a la digestión, lo mismo que la fruta seca.

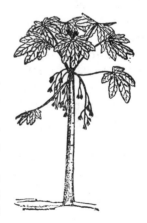

PAPAYO

Del papayo se prepara la papaina, que es un poderoso digestivo, tomado en seguida después de las comidas. La forma más cómoda es el jarabe a la papaína, que se compra en la botica y toma a dosis de una cucharada después de comer; a los niños se da una cucharadita.

En las Antillas se conoce con el nombre de higuera de los negros, o higuera de las islas. En otras partes se la llama lechosa o papaya calentada. La clasificación se hace en plantas macho, hembra y hermafrodita.

Las flores de los árboles machos son abundantes y no dan frutos. Las plantas hembras tienen menos flores, aisladas unas de otras, y producen frutos largos, ligeramente puntiagudos y redondeados en el extremo, son finos y precoces. Las plantas de flores hermafroditas tienen una fecundación asegurada y con ella la producción; los frutos son grandes, redondeados; tiene la carne o la pulpa gruesa con muchas semillas y son bastante acuosos.

El clima templado y húmedo conviene al papayo. No resiste vientos, por lo mismo debe ser protegido por cortinas de otros árboles. Un papayo joven da dieciocho a veinte frutos, más tarde da cincuenta y más aún; un pequeño fruto pesa unos o dos kilos; uno grande no menos de tres nilos.

La fruta es algo laxante, muy agradable al paladar e higiénica. Se come cruda, y la pulpa con azúcar forma una conserva exquisita. Con la fruta madura se preparan dulces y compotas. Con la fruta verde se preparan ensaladas, encurtidos, etc.

Los frutos dan la papaína.

Las flores se usan en la medicina para la tos, bronquitis y catarros pulmonares. Se prepara una infusión en agua hirviente, con azúcar, y se deja enfriar; después se toma esta infusión por cucharadas de sopa cada hora. La cantidad de las flores es, según los casos, de uno a dos puñados.

Las hojas sirven para lavar la ropa, sustituyendo al jabón.

El látex o jugo del tronco es un gran remedio contra la anquilostomiasis, enfermedad llamada anemia tropical;

es un excelente antihelmíntico, remedio contra todos los gusanos del tubo digestivo.

El jugo lechoso del fruto verde, tomado en leche de vaca, las semillas secas y reducidas a polvo y el cocimiento de las raíces, son también un remedio contra las lombrices, los nematodas y aun contra la tenia o lombriz solitaria. Para extraer el látex o jugo basta hacer incisiones en el tronco y en los frutos verdes. Quince a veinte gramos de jugo de papayo en igual cantidad de miel disuelta toda en una taza de café hirviendo. Media hora después se da un purgante. O bien se mezcla el jugo con aceite de ricino y jugo de limón administrándose entonces en una sola vez. El látex es el más eficaz y el menos peligroso de todos los vermífugos conocidos.

Las raíces gruesas, o las más antiguas, detienen las hematurias en las nefritis.

A título de interés sobre este árbol voy a copiar del Profesor Dr. Renato Grosourdy, célebre botánico de la Facultad de París, lo que en el tomo 4, página 97, del año 1864, dice:

"Ese árbol, que se cría espontáneo y con mayor abundancia en todas las Antillas, y especialmente en el continente americano vecino, tiene una fruta más o menos gruesa y de forma muy variada, según la variedad, que después de madura es muy refrescante y bastante apreciada para comer a medio día como refresco.

Las semillas, la leche blanca y muy abundante que sale en especial de las frutas verdes heridas y las raíces, tiene propiedades vermicidas muy poderosas y diariamente se emplean para llenar esa indicación terapéutica, y surten efecto seguro sin inconveniente alguno.

Las semillas tienen el sabor aromático y agradable de las de capuchina y no de pimiento, como se cree y se dice ordinariamente; su polvo se emplea desde 24 hasta 36 granos o una cucharadita y hasta más; se administra en una toma, después de mezclado con miel de abejas, y se la repite dos o tres veces en el término del día. una dracma o cucharadita de leche de papaya recién cogida y mezclada con una cucharada de las de sopa, de leche de vaca acabada de ordeñar, constituye para los niños un vermicida seguro e inocente, de manera que se la puede repetir dos o tres veces en el término del día sin inconveniente alguno; para los adultos se empleará una cucharada de las de sopa, repetida dos o tres veces por día del mismo modo, y surtirá muy buen efecto. Esa leche recién cogida es, pues, un remedio seguro; pero no sucede así cuando seca, porque al secarse ha perdido la mayor parte de su poder curativo, por ser quizá su principio activo volátil; tiene el olor particular y como algo vinoso que exhalan las frutas verdes administrada seca en los mismos términos y del mismo modo, la mayoría de las veces no surte efecto, y entonces ha perdido todo su olor.

Con un manojo de raíces recién cogidas y media botella de agua se hace una decocción, que después de endulzada como corresponde, se toma en el término del día y surte tan buen efecto como la leche: de lo dicho se ve que ese árbol suministra el mejor vermicida de las Antillas, porque su poder antihelmíntico es seguro, que está siempre a la mano y que además su empleo es enteramente exento de peligro, por consiguiente se le deberá siempre preferir a los demás.

Para recoger leche, es preciso escoger las frutas verdes y hacer en ellas ligeras incisiones, y en el acto chorrea con abundancia; es enteramente parecida a la de vaca, se cuaja con mucha prontitud y tapa las incisiones; así cuajada parece gelatina transparente y blanco, que se seca al aire y se vuelve como una goma blanca, de olor algo vinoso, pero mucho menos pronunciado que cuando líquida; entonces tiene sabor acre y algo quemante; recién cogida, pero ya vuelta gelatina, puesta con otro tanto de ron de cabeza a unos 30 grados se ha disuelto casi enteramente, 1/10 solamente se quedó con forma de leche y sin disolverse; el líquido alcohólico que proviene de esa operación tiene el sabor y el olor de la eche empleada, no tiene color alguno, mientras la proporción de leche está así fuerte en relación a la del espíritu, pero si la cantidad de alcohol predomina a la de la leche, entonces el líquido se vuelve rosado o color de las disoluciones flojas de las sales de cobalto; entonces si se añade otro tanto de ron de cabeza, en el acto se precipita una sustancia gelatinosa blanca y semi-diáfana, la cual no se disuelve más en el alcohol, sea frío, sea caliente: pero el agua la disuelve muy bien. Quizás el modo de conservar la leche de papaya, siempre buena para el uso y con sus propiedades antihelmínticas y hasta de exportarla a Europa, consistirá en disolverla con ron fuerte o de cabeza y tener el líquido en frascos bien tapados: el alcohol no sería un inconveniente para su empleo. La leche de papaya tiene la propiedad bastante singular de ablandar la carne; para eso basta dejar la carne fresca zambullida durante 1/4 de hora en agua que tenga disuelta una cierta cantidad de esa leche: se consigue igual efecto envolviendo la carne con las hojas y dejándola así como media hora, algo más o menos; otros la cuelgan en medio de las hojas, y dicen que eso basta. En Venezuela, el cocimiento de las hojas se emplea como vermicida y surte efecto.

Una señora muy honrada y muy fidedigna me ha referido lo siguiente: un cochino joven tosía muchísimo hacía ya bastante tiempo y se había puesto muy flaco y muy decaído, con las cerdas erizadas, que se creía que ya estaba para morir; entonces se le ocurrió alimentarle con papayas verdes y jojotas cocidas con agua. Después de seis meses de ese régimen había recuperado su salud, no tosía y además se había puesto hermoso y muy gordo; entonces se le mató y se reparó que tenía sólo un pulmón, en el que se veían algunas cicatrices muy sólidas; el otro había desaparecido casi enteramente, y lo poco que quedaba de ese órgano estaba perfectamente bien cicatrizado. Supuesto esto, se podría, sin ningún inconveniente y quizás con mucho provecho, poner a ese régimen alimenticio los que padecen de tisis, durante largo tiempo. Esos frutos verdes y jojotos se comen guisados con carne salada u otra, tienen casi el gusto de alcachofas y son bastante agradables, al menos así nos han parecido a nosotros cada vez que las hemos comido; sirven también para dulces.

En Guadalupe se suelen engordar los cochinos con papayas jojotas: la carne es más rosada, mucho más sabrosa, la gordura más firme y no se encuentran nunca tubérculos ni hidatides en su hígado, como sucede con tanta frecuencia en los alimentados como se suele hacerlo. En las mismas Antillas se prepara con el zumo exprimido de las papayas maduras, después de cocidas en el horno, y bastante azúcar, un jarabe o lamedor que tiene poder para aliviar la tos hasta en los tísicos llegados ya al último grado. Se administra por cucharadas repetidas dos o tres veces al día, y a la vez sirve para endulzar las bebidas de los enfermos. El zumo exprimido de las lechosas maduras se emplea como cosmético, y se dice que es muy bueno para desvanecer las pecas o efélides. Las negras utilizan diariamente las hojas en lugar de jabón para limpiar la ropa. La leche se emplea algunas veces tópicamente para matar las niguas, y surte efecto. Se hace con las flores y azúcar un confite muy bueno. Esas flores tienen propiedades pectorales bastante pronunciadas, de manera que se las debe hacer entrar en las tisanas correspondientes.

El papayo contiene albúmina vegetal, goma, resina, materia grasa azoada, sales alcalinas, potasa, ácido málico y tanino, pepsina neutra y pancreatina.

PAPILLA PURGANTE
Lat.: SOLANUM COMMORSENII

Es una planta Sudamericana que se levanta de diez a treinta centímetros de altura y florece a fines de la primavera y en el verano. Sus hojas son un poco vellosas, de un color verde fuerte o verde claro, de unos 8 a 14 centímetros de largo. Se cría en los campos cultivados y desiertos y a la orilla del Río de la Plata.

La papilla purgante tiene muchísima semejanza con la papa comestible.

Se usa en los campos la papilla purgante como un

purgante fuerte, pues es sumamente poderosa en este sentido. Cinco gramos apenas en forma de un té produce muchísimas evacuaciones y si se toma algo más aparecen náuseas, vómitos e irritaciones de los intestinos.
 Los tubérculos contienen almidón y la planta entera saponinas, alcaloides y peroxidasas.

PARACACHA APIO. (Ver Para-Paro)

PARACARÍ

Lat.: MARSYPIANTES HYPTOIDES

Un té que se prepara al 2 % y tomado caliente con miel quita de inmediato los ataques de asma.
 Esta planta abunda en toda Sudamérica.

PARAÍSO

(Palo de Lila. Lilayo Cinamono. Lilas de las Antillas. Arbol Santo. Falso Cinamono. Laurel Griego. Lila de la China. Lila de las Indias).

Lat.: MELIA SEMPERVIRENS

Fr.: *Azedarach Toujours Vert. Lilas de la Chine.* - *Ingl.*: *Evergreen Melia. Hooptree.*

Todos nosotros conocemos muy bien el árbol paraíso, pues lo vemos en paseos, avenidas, jardines y muchísimos patios. También se lo cultiva como adorno y árbol de sombra alrededor de muchas casas.
 En la medicina doméstica se usan las flores y las hojas de este árbol. Poseen la propiedad de llamar las reglas atrasadas. Se prepara con un medio manojo de ellas y una botella de agua hirviente un té que se toma por tazas durante el día. Se puede endulzar con azúcar. El té de las hojas al 1 % tomado una taza por la mañana expulsa los vermes (lombrices).

PARA - PARO
(Casita. Jaboncillo. Guada. Palo de jabón. Cerezo gomoso. Manzana de jabón. Para-para).

Lat.: SAPINADUS SAPONARIA

Fr.: *Savonnier commun. Arbre aux savonettes. Savonnier.* - Ingl.: *Common soap berry.*

Con todos estos nombres de una planta que abunda en nuestra República hay una confusión de varios autores respecto a su empleo. Efectivamente se trata de una planta venenosa, pero hay variedades que contienen mucho menos o casi una mínima cantidad de tóxico. Por lo mismo es mejor no usarla por la boca.

De las gruesas semillas negras se puede fácilmente sacar un lindo aceite que sirve para quitar los dolores del reumatismo y la gota, sobre todo en la podagra, aplicado sobre el dedo gordo dolorido. Se usa este aceite en fricciones o unturas y da excelentes resultados, sobre todo en la podagra, como dije recién.

PARCHA
(Pasionaria de Hojas con Figura de Lira)

Lat.: PARSIFLORA OBLONGATA

Fr.: *Parsiflore à Feuilles en Lyre.*

Tanto la Parcha como la Parcha Cimarrona, que abundan en toda Sud América, dan frutos muy refrescantes y que al mismo tiempo aumentan la cantidad de la orina.

En las enfermedades de la vejiga como en la cistitis, el té de estos frutos da excelentes resultados. Se prepara también con todas las partes de la planta, picadas y machacadas en la cantidad de un manojo para un litro de agua que tiene que hervir diez minutos, y se toma a pasto. Pero siempre es preferible los frutos, crudos o en forma de té o cocidos.

PARCHA
(Pasionaria con Hojas de Laurel).
Lat.: PASSIFLORA LAURIFOLIA
Fr.: *Passiflore à Feuilles de Laurier.* - Ingl.: *Laurel leaved passionflower.*

Tiene esta Parcha las mismas propiedades medicinales y usos domésticos que la Parchita.

PARCHA CIMARRONA
Lat.: PARSIFLORA MURUCUJA
Fr.: *Parsiflore Murucuja.*

Tiene la Parcha Cimarrona las mismas propiedades medicinales que la Parcha.

PARCHITA
Lat.: PASSIFLORA CARACASANA

Lo mismo que la Parcha, la hermosísima enredadera de la Parchita abunda en toda Sud América. Las frutas tienen un gusto bastante parecido a las grosellas europeas. Son refrescantes, y se comen con azúcar o con vino. Su jugo exprimido, una cucharada grande en un vaso de agua tibia es una muy buena gárgara para las enfermedades inflamatorias de la garganta.

Hay una fórmula para preparar caramelos del jugo de Parchita, que son muy útiles en las ronqueras, dolores de garganta, etc.

PARCHITA DE CULEBRA. (Ver Burucuyá)

PAREIRA BRAVA (Hoja de mono. Butua)
Lat.: CISAMPELOS PAREIRA. ABUTIA RUFESCENS
Fr.: *Liane à serpent, liane amère.* - Ingl.: *Genuine brava.* - Alem.: *Pareirawurzel. Abute.*

El cocimiento de la raíz al 2 % se usa en la gonorrea e inflamación de la vejiga, bebiéndose 3 tazas al día. Es un buen diurético.

El zumo de las hojas se emplea externamente contra la mordedura de las víboras.

Sirve también el té como tónico. Las hojas hervidas son madurativas para abscesos.

PARIETARIA (Pelosilla. Yerba de San Pedro)
Lat.: PARIETARIA OFFICINALIS
Fr.: *Pariétaire officinale*. - Ingl.: *Pellitory of the wal*. - Alem.: *Glaskraut*. - Ital.: *Parietaria*. - Ruso: *Notch y Deñ*.

Crece en las hendiduras de las paredes, de donde proviene su nombre.

En forma de té (15-20 gramos para un litro de agua) aumenta la cantidad de orina y es bueno contra varias afecciones de la vejiga.

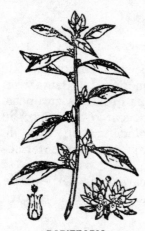

PARIETARIA

El agua destilada de parietaria se usa en lavados de la cara; el cutis se embellece y esclarece.

Las hojas tostadas y pulverizadas curan heridas, que tienen poca tendencia de sanar.

Es además indicada contra el artritismo agudo y crónico. Es antirreumática y da buenos resultados en la hidropesía. Se prepara de la siguiente manera: Se hierven 50 gramos de parietaria en un litro de agua durante diez minutos. Se toman tres a cinco tacitas por día.

Da excelentes resultados en los cálculos de los riñones, pues los disuelve y evita la operación.

Una cataplasma caliente, aplicada en el bajo vientre, hace orinar en los casos de retención de orina.

PARIETARIA DE LAS ANTILLAS
Lat.: URTICA PARIETARIA
Fr.: *Parietaire des Antilles*.

Un manojo de las raíces machacadas y una botella de agua se hacen hervir durante cinco minutos. Se toma esta

bebida en las inflamaciones y catarros de la vejiga, tres tazas por día con o sin azúcar, fría o caliente.
Tiene además las mismas propiedades que la ortiga blanca.

PASIONARIA COLORADA
Lat.: PASSIFLORA RUBRA
Fr.: *Passiflora à fleurs.* - Ingl.: *Red fruitet passion-flower.* - Ruso: *Strastozvet.*

Tanto las raíces como las hojas y flores de esta enredadera, cuyos frutos son refrescantes, tienen una propiedad narcótica floja, algo parecida al opio.

No debe usarse la pasionaria colorada porque es venenosa como la morfina.

PASTINACA SILVESTRE
(Esfondilio. Angélica silvestre)
Lat.: HERACLEUM SPHONDYLIUM

En el mal caduca, llamado científicamente epilepsia, se toma todos los días tres gramos de la raíz seca de esta planta. Se toma un gramo en ayunas, otro gramo dos horas después del almuerzo y el tercer gramo antes de acostarse. Con el tratamiento hay que comer muchas naranjas y no comer sal.

PATA DE PERRO. (Ver Cadillo de perro)

PATA DE VACA (Patavaca)
Lat.: BAUCHINIA ACULEATA
Fr.: *Bauchinie à aiguillons.* - Ingl.: *Mountain ebony.*

Las muy hermosas flores de este árbol, que abunda en Sud América, son usadas con muy buenos resultados para corregir la sequedad de vientre. La preparación se hace con uno o dos manojos de flores y un litro de agua hirviente en forma de un té y se toma por tazas durante el día con azúcar o con miel. Es preferible tomar una taza en ayunas y la última antes de acostarse. Este mismo té cura las almorranas, tanto internas como externas.

PATATA (Papas)
Lat.: SOLANUM TUBEROSUM
Fr.: *Pomme de terre.* - Ingl.: *Potatoe.* - Alem.: *Kartoffel.* - Ital.: *Pomo di Terra.* - Ruso: *Kartofel.*

La patata cruda, rallada en un rallador de queso, sirve para rebajar la inflamación de abscesos, forúnculos, panadizos, picaduras de insectos, etc. Se debe cambiar cada dos horas la preparación de la patata.

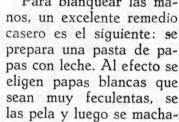

PATATA

Una cataplasma caliente de patatas cocidas, es muy buena para curar los cólicos de los niños; en este caso se aplica la cataplasma sobre el vientre.

Para blanquear las manos, un excelente remedio casero es el siguiente: se prepara una pasta de papas con leche. Al efecto se eligen papas blancas que sean muy feculentas, se las pela y luego se machacan bien; una vez machacadas, se agrega una cantidad de leche cruda. La aplicación de esta pasta se hace todos los días o dos o tres veces por día, pero antes de aplicarla, hay que lavar las manos con agua tibia y jabón y secarlas muy bien.

La blancura de las manos se nota a los pocos días.

Las cataplasmas de papas ralladas y amasadas con aceite de oliva, son indicadas para curar quemaduras de primer grado.

PATCHULU
Lat.: POGOSTEMON PATCHULU

Una bolsita con esta planta colgada a la cabecera de un niño que se orina en la cama, le curará de este malestar en muy pocos días.

Esta planta se usa para preservar la ropa de polillas, para cuyo fin se esparce la misma entre los pliegues.

PAVITOS. (Ver Aristoloquia de tres lóbulos)

PEGA PALMA (Yerba de palma)
Lat.: MARGRAAVIA UMBELLATA
MARCGRAAVIA CORIACEA
Fr.: *Marcgravie à umbelle. Bois de couilles.*

Se usa esta planta en la medicina doméstica en los casos donde conviene hacer aumentar la cantidad de la orina, como en la hidropesía, ascitis, enfermedades de la vejiga, riñones, etc.

La preparación se hace con un manojo de la raíz de este vegetal y una botella de agua hirviente en forma de té, pero conviene dar un hervor durante dos minutos. Se toma por tazas durante el día, frío o caliente, con o sin azúcar. Dan muy buenos resultados para las mismas enfermedades baños tibios, en el agua que han sido hervidas las ramas y hojas de esta planta.

PEGE

Las hojas y tallos del árbol pege se aplican en infusión al 2 % contra los constipados y se dan baños tibios de pies; después se toma té hecho de polvo de pege.

Se halla en la cordillera de Mendoza.

PELITRE
Lat.: ANTHEMIS PYRETHRUM
Fr.: *Pyréthre.* - Ingl.: *Pellitory of Spain.* - Alem.: *Speichelwurz. Bertram-Ringblume.* - Ital.: *Piretro.*

El pelitre (anthemis pyrethrum) es llamado también pelitre romano y verdadero pelitre.

Se usa el pelitre como tónico estimulante. Tiene aplicaciones en la menstruación dolorosa, en cólicos intestinales y también en el paludismo. Exteriormente se usa el pelitre contra hinchazones, etc. Son parecidos los efectos del pelitre a la manzanilla romana. Las hojas frescas se usan, exprimiéndolas bien y mezcladas con vinagre y azúcar y comidas con un poco de carne asada, etc. La raíz hervida en vinagre y luego masticada lo más caliente posible, cura a las encías inflamadas, dolores de muelas y corrige la salivación.

En las aldeas de Alemania, en los tiempos frescos en que se consumen pocos "chops", algunos bolicheros colocan en el espiche, dentro del barril, una bolsita de raíz de pelitre cortada con un poco de centauro mayor. Así la cerveza no se pica y no se pierde.

El pelitre del Cáucaso (Pyrethrum carneum) proporciona un buen polvo insecticida. Las propiedades insecticidas no las posee toda la planta, sino exclusivamente la flor, y sobre todo en los discos dorados. Hay que cosechar las flores antes de su madurez y secarlas a la sombra. Pulverizado luego, se conserva en cajas.

PELOSILLA. (Ver Parietaria)

PENCA DE ZABILA. (Ver Zabila)

PENSAMIENTO
Lat.: VIOLA TRICOLOR ARVENSIS

Fr.: *Pensée sauvage.* - Ingl.: *Pansy.* - Alem.: *Stiefmuetterchen.* - Ital.: *Jasea, viola del pensiero.* - Ruso: *Vdowki, Añutini Glaski.*

El pensamiento silvestre en partes iguales con sen, cuatro gramos de cada uno, para un litro de tisana, tomando dos vasos cada dos o tres días en ayunas, es un depurativo de la sangre.

En la escrofulosis de los niños, sea interna o cutánea, se toma diariamente una infusión de 10 gramos de flores y hojas de pensamiento en 200 gramos de agua; las afecciones cutáneas se lavan con la misma infusión, dos veces por día.

El catarro de los pulmones se expide, tomando de la misma infusión dos tazas por día, lo más caliente posible (¡no se ponga la raíz!).

La planta machacada y hervida en leche se aplica sobre la cabeza de los niños de pecho para sacar las costras, llamadas de leche.

La raíz del pensamiento, igual como la de la violeta, provoca vómitos.

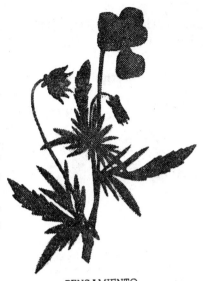
PENSAMIENTO

PEONIA
(Yerba de Santa Rosa. Hierba Casta)
Lat.: PEONIA OFFICINALIS

Fr.: *Pyovoine*. - Ingl.: *Peony*. - Alem.: *Gichthorse*. - Ital.: *Peonia*. Ruso: *Pion*.

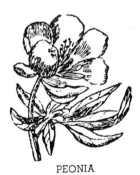
PEONIA

Desde hace muchos años esta planta es usada en la medicina doméstica como un antiespasmódico en todas las enfermedades donde hay que calmar los nervios. Su uso común es muy indicado en la epilepsia, algo en la tos convulsa, corea y temblores. Se usa la raíz, veinte gramos, hervida un cuarto de hora en un litro de agua. Se toma tres vasos vineros por día o algo más, según los casos.

Esta planta es muy cultivada por su cualidad y belleza en muchos jardines.

La peonia contiene mucho almidón.

PEPINO
Lat.: CUCUMIS SATIVUS
Fr.: *Concombres*. - Ingl.: *Cucumber*. - Alem.: *Gurke*. - Ital.: *Cetriolo*. - Ruso: *Oguretz*.

En las enfermedades de la garganta, como ronquera, angina, etc., el zumo de pepinos endulzado con azúcar, da muy buenos resultados. Se puede tomar por copitas.

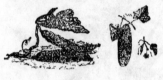

PEPINO

Igualmente se pueden hacer cataplasmas de la pulpa, sobre el cuello.

Ensaladas de un p e p i n o grande o dos chicos curan radicalmente todas las dispepsias y dolores del estómago e intestinos. Se come al principio de las principales comidas con aceite y jugo de limón.

El jugo de pepinos es un excelente remedio para el cutis. Quita las manchas y aclara las pecas. Se aplica en fomentos, lociones y en otras preparaciones en el uso externo.

El jugo fresco de pepino es un excelente bálsamo para la piel, que se puede emplear en diferentes formas, sea en su estado natural, en combinación con grasas, en lociones con agua colonia, etc. Con aceite es muy indicado para la piel seca. El aceite de pepinos se obtiene en esta forma. Se pela finamente un kilo de pepinos, que se hace calentar (pero que no tienen que hervir) en seis litros de buen aceite de oliva. Se comprende que a gusto se puede hacer menos cantidad. Cuando se consume la humedad se cuela y se embotella. Este aceite es un tónico para la piel y su uso en fricciones transforma de suavidad y tersura una piel que ha sido áspera.

Para quitar de la piel la grasitud y al mismo tiempo transformarla en un color fresco y hacer desaparecer las arrugas, se usa la leche de pepinos que se prepara en esta forma: Se hace hervir a baño maría un kilo de pepinos de regular tamaño que han sido recortados en rueditas en dos litros de agua hasta que el líquido se reduce a la tercera parte. Una vez fría se filtra y se agrega una cucharada de aceite de coco.

PEPINOS DE INDIAS
Lat.: AVERRHOA BILIMBI
Fr.: *Carambolier bilimbi. Cornichon des Indes.*

Está muy aclimatada esta planta en toda Sud América y se la encuentra muy a menudo en los jardines. Sus frutos parecen pepinos que son lisos y lustrosos y no verdes y verrugosos. Se vuelven blanquecinos y una vez maduros se vuelven amarillentos, teñidos de anaranjado. En este estado son agridulces, mientras cuando verdes son de sabor agrio muy fuerte, pues contienen mucho ácido oxálico.

Con los frutos maduros se preparan muy buenas mermeladas y dulces, agregando azúcar o miel, o jarabes, etc.

Con los frutos verdes se preparan limonadas, haciéndolos hervir en agua, previamente cortados o machacados, y agregando azúcar. Sirven estas limonadas para apagar la sed en toda clase de fiebres, y como refrescante.

Las hojas aplicadas para uso externo son usadas en la medicina doméstica para conjurar las consecuencias de las picaduras venenosas.

PEPINO DE SENEGAL. (Ver Baobal)

PEPITA DE PASMO (Abelmosco)
(Algalias, Algalia. Yerba Moscada)
Lat.: HIBISCUS ABELMOSCHUS y también ABELMOSCHUS MOSCHATUS.
Fr.: *Graine à Musc. Ambrette.* - *Ingl.*: *Musk Abelmoschus.*

Las semillas de esta planta tienen muchas aplicaciones: por su fragancia, en la preparación de perfumes; y por sus propiedades curativas en la medicina doméstica.

El olor de las semillas es de almizcle y ámbar muy pronunciados. Con un manojo de semillas y un litro de agua se hace un té que se usa, tomándolo por tacitas, contra espasmos, temblores, enfermedad de Corea, tétanos de origen traumático o nervioso, tic nervioso.

Da gran alivio en la tos convulsa y en el asma tomando el té caliente con miel.

Se usan también las semillas para dar fragancia al café.

La composición química de las semillas es: Parénquima y humedad, 130; mucílago y goma, 90; substancia albuminosa, 14; un aceite fijo: substancia aromática; resina, 16.

PEREJIL
Lat.: APIUM PETROSELINUM
Fr.: *Persil*. - Ingl.: *Parsley*. - Alem.: *Petersile*. - Ital.: *Prezzemolo*. Ruso: *Petruschka*.

Se emplea la raíz del perejil.

Se hacen hervir 30 gramos de perejil en un litro de agua, cuyo recipiente esté bien tapado, hasta que el líquido quede reducido a las dos terceras partes. Se toma de este remedio, dos cucharadas de sopa cada cuatro horas y resulta eficaz contra la retención de la orina,

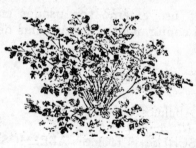

PEREJIL

para ayudar el sudor, curar hidropesía, ictericia, hinchazones del hígado y bazo y muy bueno también para levantar el espíritu después de una borrachera o exceso de comida. Son usadas también las cataplasmas hervidas en agua para curar úlceras cancerosas y llagas rebeldes.

Las cataplasmas de las hojas y tallos de perejil son muy buenas para aliviar los dolores producidos en el cuerpo por causas de golpes. Dichas cataplasmas se hierven en vino y se cambian varias veces.

En las comidas, como condimento, el perejil ayuda la digestión y, además, da más apetito durante las mismas.

Para las fiebres palúdicas se usa el jugo exprimido de las hojas y de los tallos en la cantidad de ciento cincuenta gramos al principio del ataque.

Los asmáticos encontrarán un gran alivio si toman en ayunas este jugo exprimido con leche muy caliente y miel. En esta forma es indicado también para los catarros pulmonares y ronqueras crónicas.

El perejil tiene un poder especial para la memoria.

Las bolitas de perejil, que se preparan primeramente machacando en un mortero el perejil y luego amasándolas en forma de bolitas, son buenas para hacer parar la sangre de la nariz, introduciéndolas en la misma (hemorragias nasales o epístaxis).

Igualmente hace parar la sangre de heridas, etc.

Pecas de sol y pecas del hígado y demás manchas de la piel se van lavándose con agua de perejil.

Las semillas de perejil contienen Apiol.

PEREJIL ACUÁTICO. (Ver Felandrio)

PEREJIL DEL AGUA
Lat.: HYDROCOTYLO NATANS.

En nuestra República abunda muchísimo el perejil del agua. Tiene mucha fama de curar las enfermedades generales del hígado, inflamaciones de la vejiga y debilidad de retención de la orina. Es muy indicado también en la prostatitis crónica. Se usa en forma de té, un puñado de la raíz para un litro de agua hirviente. Se toman dos tazas por día, después de las comidas principales.

PERIFOLIO (Perafollo, cerafollo, cerafolio)
Lat.: SCANDIX CEREFOLIUM. (ANTHRISCUS)

Fr.: *Cerfeuil, Cerfeuil cultivé.* - Ingl.: *Common chervil. Garden chervil.* - Alem.: *Koerbelkraut.* - Ital.: *Cerfoglio.* - Ruso: *Kervel.*

Además de ser usado como condimento, por su acción estimulante, el perifolio posee muchísimas propiedades medicinales, conocidas en las ciudades y en la campaña de todas las partes del mundo. Las semillas se usan en la medicina doméstica, porque son muy aromáticas y por consiguiente mucho más activas que las otras partes del perifolio.

Es bueno el perifolio en la diabetes, en las enfermedades nerviosas, en la debilidad del estómago, en la convalescencia, en el histerismo, fatigas de placeres del amor, abuso de purgantes, etc., etc. Es muy indicado el perifolio en los gotosos. En todas las enfermedades mencionadas se hace un té que se prepara con un puñado de semillas para una taza de agua hirviente. Se toman tres o cuatro tazas por día durante una temporada. Es mejor tomar este té sin azúcar y después de las comidas, pues ayuda también la digestión. Cuando las madres que crían toman este té, desaparecen en seguida los cólicos de sus criaturas.

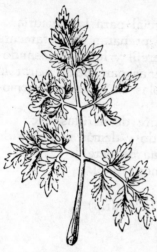

PERIFOLIO

Para todas las inflamaciones de los ojos es un excelente remedio, las lociones algunas veces por día en los ojos con el cocimiento cargado, preparado con hojas de perifolio y también, las cataplasmas sobre los ojos, de las hojas. Cura rápidamente la fotofobia, las conjuntivitis, etc., y aumenta la fuerza de los ojos. Dan un sorprendente resultado los vapores de perifolio hervido en agua, para curar almorranas. Se hace llegar el vapor en cualquier forma a las partes enfermas. Vino, en el cual ha sido hervido perifolio es bueno para la vejiga y regulariza la menstruación atrasada. Se toma por copitas, tres veces por día. Cataplasmas de hojas frescas machacadas, curan los pechos inflamados de las mujeres y hacen desaparecer la leche estancada. El dulce del perifolio es un poderoso remedio para el asma, fatiga, fiebre de los tuberculosos, y da excelentes resultados en los principios de la tuberculosis. El jugo exprimido de hojas frescas da el mismo resultado; se toma por cucharadas, a gusto, varias veces por día. Cura también enfermedades crónicas de la piel, hace orinar y purifica la sangre.

Los que padecen de calor o picazón en los alrededores del ano u orificio, en las partes vecinas a los órganos genitales, lo que es tan molesto y desagradable, sobre todo en las mujeres, se curan rápidamente con cataplasmas de hojas crudas de perifolio bien machacadas.

El perifolio silvestre y perifolio oloroso tienen las mismas propiedades, pero son peligrosos.

PERLILLA

Se usa contra la gonorrea el cocimiento de las hojas al 2 %, tomando de esta agua un litro por día.

Con el cocimiento al 10 % se hacen tres veces al día inyecciones uretrales.

Se encuentra en La Rioja, Catamarca y en la Cordillera de los Andes.

PERONILLA DE PASTO (Filanto Urinario)
Lat.: PHYLLANTUS NIRURI o URINARIA
Fr.: *Phillante Diuretique.*

Con muy buenos resultados se usa las raíces, hojas y ramitas de la peronilla del pasto como remedio para aumentar la cantidad de la orina y al mismo tiempo como tónico fortificante, las hojas y las semillas son usadas en las Antillas y en la Guayana como remedio específico contra la diabetes o mal de azúcar. Parece que obra en esta enfermedad sobre el páncreas. Para este caso se hace un té y se toma tres tazas por día con o sin sacarina.

Las hojas son muy amargas, pero esto no impide que presten buenos servicios para el estómago como fortificante y aperitivo.

Las raíces, hojas y ramitas en la cantidad de una cucharada de las de sopa para dos tazas de té con leche, que se toman por la tarde y por la noche, curan las enfermedades crónicas de la vejiga, blenorragia, gota militar, hidropesía, retenciones de la orina, y los estados molestos de la próstata.

PETIVER. (Ver Vetiver)

PEUMO
Lat.: CRYPTOCARYA PEUMUS NEES

Son muy fragantes los frutos de peumo y por lo mismo son indicados para las personas que tienen mal olor de la boca.

En las inflamaciones del hígado (hepatitis), cálculos del mismo órgano, se alivian rápidamente con enemas que se hacen con un puñado de corteza y hojas y medio litro de agua que se hace hervir diez minutos.

Un cuarto kilo de corteza y hojas hervidas en una cacerola con agua durante una media hora y luego agregado en una bañadera de agua caliente, son baños muy saludables para las personas que sufren reumatismo crónico.

PEZ DE CASTILLA. (Ver Colofonia)

PEZUÑA DE VACA
Lat.: BAUHINIA CANDICAS

Tres hojas para un litro de agua hervida, preparadas como un té, es un buen remedio para disminuir el azúcar en los diabéticos. Da excelentes resultados en todos los casos de diabetes. Es inofensivo, se puede tomar en abundancia.

Crece en Santa Fe, Santiago del Estero, Catamarca, Chaco y Misiones.

PICA - PICA
Lat.: MUCUNA PRURIENS

Fr.: *Pois à gratter.* - Ingl.: *Common cowhage.* - Alem.: *Juckpulver. Juckende Faselm.* - Ital.: *Dolibo pizzicante.*

La pica-pica es un excelente revulsivo cutáneo, pues obra con muchísima rapidez y energía. La causa es porque se trata de una planta que tiene muchísimos pelitos blancos que cubren las vainas de la enredadera llamada Mucuna, que al tocar nuestra piel produce en el mismo acto una comezón vivísima, casi insoportable, que produce también calor y rubefacción.

Se usan los pelitos para curar lombrices en forma de un jarabe que se prepara con lo que cabe sobre la punta de un escarbadiente, es decir, muy poquito, y se toma en la noche antes de acostarse y después al día siguiente se toma aceite de castor.

La pica-pica sirve para pomadas, fricciones en parálisis, miembros adormecidos, etc.

PICO DE LORO (DEL GALLO)
Lat.: EPIIEDRA TRIANDRA

La infusión de los gajos al 2 % se usa contra el empacho de los niños, administrando cada dos horas una cucharada sopera.

El cocimiento de la raíz y gajos al 2 % se usa contra la gonorrea, bebiendo 3 tazas diarias y haciendo con el mismo cocimiento frío lavados intrauretrales.

PIE DE LEÓN. (Ver Alquimila)

PILA - PILA
Lat.: MEDIOLA CAROLIANA. MALVA CAROLIANA

Para ronqueras e inflamaciones de la garganta se toma el jugo fresco exprimido de las hojas de pila-pila, mezclado con jugo de limón y miel.

Esta preparación aumenta la cantidad de orina, por lo mismo se la toma por tazas o tacitas según la edad en los casos de hinchazones, hidropesía, ascitis y enfermedades de riñón y vejiga.

PIMENTERO AMALOGO
Lat.: PIPER AMALOGO
Fr.: *Poivrier amalogo*.

Todas las partes de este arbusto que se encuentra en todo el continente americano y que abunda en todas las

Antillas, es usado con muy buenos resultados como un remedio para aumentar el sudor, quitar los dolores del pecho, estómago, y da buenos resultados en los enfermos que sufren de angina de pecho. La preparación se hace como un té común con un manojo sea de hojas, de ramitas que llevan hojas, frutitas, flores y de las raíces, todo junto o por separado, en una botella de agua hirviendo. Hay que tener la vasija o la tetera bien tapada durante diez minutos, para que no se evapore la parte aromática, pues es justamente a la que se deben sus virtudes medicinales. Una vez preparado el té se puede repartir la cantidad en tres botellas chicas y tener la infusión bien tapada. Se toma este té tres veces durante el día, con azúcar o miel a gusto y lo mismo frío como caliente.

Este mismo té, pero más cargado con dos o tres manojos, cura úlceras crónicas de mal carácter, lavándolas tres veces por día.

Todas las partes, introducidas en una botella hasta la mitad de la misma y luego llenada con vino blanco y expuesta cinco días al sol, resulta un excelente remedio contra las escrófulas. Se toma una copita en ayunas y otra por la tarde.

PIMIENTA BETEL. (Ver Betel)

PIMIENTA DE COLA. (Ver Cubeba)

PIMIENTA DE FLORES DE OMBELA
(Ver Caisemón).

PIMIENTA LARGA
Lat.: CHAVICA OFFICINARUM

La pimienta larga tiene las mismas propiedades que la pimienta negra y blanca.

PIMIENTA NEGRA
Lat.: PIPER NIGRUM

Fr.: *Poivres*. - Ingl.: *Pepper*. - Alem.: *Pfeffer*. - Ital.: *Pepe*. - Ruso: *Perets*.

Es un buen estimulante del tubo digestivo, el polvo de pimienta, y por lo mismo, es muy bueno para combatir la debilidad de este órgano. Se deberá ingerirlo en muy poca cantidad y no pasar de medio gramo en las cuatro comidas del día.

El polvo de pimienta negra se emplea igualmente como la mostaza, p a r a descongestionar y provocar una revulsión de la piel, usándolo exteriormente.

Conviene mucho la pimienta a los obesos. Es muy útil en las ventosidades y flatos que provienen de debilidad gastrointestinal.

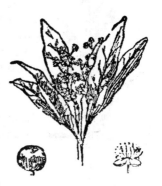

PIMIENTA

PIMIENTA DE FRAILE. (Ver Agnocasto)

PICHÍ
Lat.: FABIANA IMBRICATA

Es uno de los mejores remedios para provocar la orina, especialmente cuando hay piedras en el riñón o vejiga. Se usa la infusión al 2 % de las hojas, dosis de tres vasos por día.

Presta buenos servicios en todas las enfermedades del hígado en forma de té.

Se halla en la Patagonia, Chile y Brasil.

PINGO-PINGO. (Ver Tramontana)

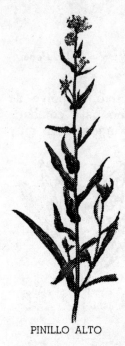

PINILLO ALTO

PINILLO ALTO
(Lengua de buey. Lengua de perro)
Lat.: ANCHUSA

Ruso: *Dubrovka*. - Fr.: *Buglose*. - Alem.: *Ochsezinge (Augenzier)*. - Ingl.: *Oxtungue*.

El pinillo alto tiene propiedades medicinales parecidas a la borraja y se lo puede usar en la misma forma.

Además, el jugo fresco exprimido de las hojas evita la caída del cabello en todos los casos y sobre todo en las enfermedades de flujos blancos de las mujeres, fiebre tifoidea, etc.

Para este fin se frota el cuero cabelludo una sola vez por día con el jugo fresco, es decir, recién exprimido. Es un remedio segurísimo.

PINILLO RASTRERO (Bugula)
Lat.: AJUGA REPTANS

Ruso: *Niskaya dubrovka*. - Fr.: *Bugle rampante*. - Ingl.: *Common Bugle*. - Alem.: *Kriechemderguenzel*.

El pinillo rastrero es muy común entre las paredes húmedas, viejas y abandonadas, en lugares húmedos, lugares donde no da mucho sol, y en cambio donde hay mucha sombra, entre los bosques.

Es muy indicado el pinillo rastrero en las hemorragias y sobre todo en las hemorragias internas, especialmente como en las úlceras del estómago, en esputos de sangre de los pulmones de los tuberculosos.

Para estos casos se hace un té de las sumidades florecientes que se pone de veinte a treinta gramos para un litro de agua hirviente y se toma por tazas durante el día.

Sirve también este té para las diarreas de sangre, pujos, y para lavar las almorranas que sangran.

Científicamente el pinillo rastrero es un excelente hemostático.

PINO

Lat.: Pin. - Ingl.: Pinetree. - Alem.: Tanne, Pinienbaum. - Ital.: Pino. - Ruso: Sosna.

Se usan las yemas, brotes y hojas en forma de té (20 gramos para un litro de agua hirviendo) contra los catarros del pecho y de la vejiga; este té además limpia la sangre y hace sudar.

Baños calientes con hojas, yemas y brotes del pino, son buenos contra el reumatismo crónico.

Los tísicos, que pasan diariamente varias horas en un bosque de pinos, encuentran gran alivio a sus dolencias, con respirar las esencias aromáticas, que emanan de los pinos.

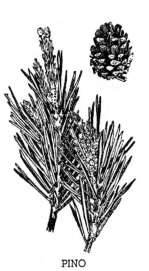

PINO

Cabras alimentadas con yemas y brotes de pino, dan una leche aromática, que es un alimento de preferencia para los tísicos; usando al mismo tiempo miel de abejas, criada en bosque de pinos, se aumenta el poder de la leche; la miel es algo oscura y tiene el olor de las esencias del pino.

El té cargado de yemas y brotes de pino es contraveneno en caso de envenenamiento con fósforo. La esencia de trementina que se extrae de los pinos, es buena en fricciones contra el reumatismo y la gota.

Niños escrofulosos deben tomar semanalmente tres baños calientes de brotes y hojas de pino, lo mismo las mujeres que sufren de la matriz.

PIPERINA
Lat.: MICROMERIA BOLIVIENSIS

El té hecho con piperina y tomado cada 3 horas una taza bien caliente, es eficaz en el cólera. También combate las diarreas, dolores del estómago y ayuda la digestión.
Se halla en Córdoba, Patagonia y Buenos Aires.

PIPÍ (Anamú)
Lat.: PETIVERIA ALLIACEA
Fr.: *Verveine puante.* - Ingl.: *Garlic sented petiveria.*

Esta planta se encuentra en toda Sud América, muy abundante en todas las Antillas y en el continente americano.
Esta planta presta muchos servicios y da muy buenos resultados en la medicina doméstica. En primer término es un excelente remedio para los calambres e inflamaciones de la vejiga (cistitis). Para este fin se prepara con un medio manojo de raíces machacadas de esta mata y un litro de agua hirviente como un té, que se toma durante el día por tazas, con azúcar o miel a gusto. (Los diabéticos pueden tomar con sacarina).
Es al mismo tiempo un remedio por excelencia en las inflamaciones de las coyunturas (reumatismo articular, poliartritis).
También como aumenta la cantidad de la orina es indicado en las hidropesías, en las hinchazones de las piernas, ascitis, etc.
Es muy indicado en las contracciones nerviosas (tics), parálisis y para curar el histerismo.
El pipí contiene un aceite volátil muy fuerte.

PISCIDIA. (Ver Palo emborrachador)

PITA (Jeniquen. Magney, Cabuya)
Lat.: AGAVE AMERICANA

Es muy conocida entre nosotros la pita, que abunda en las plazas y jardines como adorno.

El líquido exprimido de las hojas y mezclado en partes iguales con aceite de olivas u otro aceite es un excelente remedio para aliviar dolores reumáticos. Se usa la mezcla mencionada en fricciones, dos o tres veces por día.

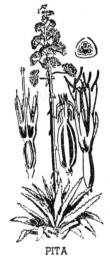

PITA

Haciendo hervir un puñado de raíz y hojas en un litro de agua durante diez minutos, se toma el cocimiento a pasto durante el día en los casos de sífilis, reumatismo y para purificar la sangre. Tiene las mismas propiedades este cocimiento que la zarzaparrilla.

Tiene la pita también propiedades curativas en las enfermedades infecciosas del estómago e intestino, como en las diarreas crónicas y en los vómitos sin causas apreciables. En estos casos es suficiente un té preparado con las hojas de pita, tomado después de las comidas con miel. Es bueno en las enfermedades del hígado y riñones complicadas con la digestión y dolores.

Donde más se cultiva la pita y se llama también la cocuisia o maguey de cocuí es en México y en algunas partes de la república de Venezuela, para utilizar el jugo dulce que se extrae de su tallo, para la fabricación entre otras cosas de una cerveza llamada pulque, que es muy agradable al paladar, sin amargor, y es una bebida nutritiva. Además se fabrica de esta planta un aguardiente muy rico

PITA HAYA
Lat.: CACTUS PITAIAYA
Fr.: *Cierge Pitajaya.* - Ingl.: *Pitajala.*

Las frutas maduras son comestibles y saludables. En la medicina doméstica tienen el mismo uso que la tuna.

PITANGA (Ñangapiré)
Lat.: STENOCALIX PITANGA

Esta planta abunda en los montes y en las orillas de los ríos. La pitanga es usada en la campaña para corregir ciertas enfermedades del estómago, sobre todo cuando se trata de debilidad de este órgano y acidez, etc. Ayuda también el ñangapiré a hacer buenas digestiones, sobre todo y muy especialmente en personas nerviosas, debilitadas, y en el embarazo con vómitos.

Se prepara un cocimiento con treinta gramos de hojas que se hacen hervir durante veinte minutos en una botella de agua y se toma luego en tres veces durante el día. Este cocimiento hay que tomarlo sin azúcar y bien caliente o si no bien frío.

Los frutos se usan contra la diarrea.

Las hojas secadas a la sombra se pueden conservar mucho tiempo.

PLÁTANO (Bananero)
Lat.: MUSA PARADISIACA
Fr.: *Platane, Bananier.* - Ingl.: *Paintalntree.* - Alem.: *Banana.* - Ital.: *Banana.* - Ruso: *Banani.*

Vegetal casi intermedio entre las yerbas y los árboles por su altura y aspecto aunque natural de las Indias Orientales se ha aclimatado perfectamente en el continente americano y ahora se considera casi como indígenas de estos países.

Todos los bananeros poseen iguales propiedades alimenticias y nutritivas: se comen sean verdes o jojotas, es decir, ya llegadas a su tamaño, sea maduros, los primeros siempre cocidos con agua y sal o asados, los maduros algunas veces también se comen así o fritos y en dulce, pero generalmente crudos. Es un alimento muy poderoso y de fácil asimilación, sea al natural o preparado en pastas, dulces o confituras, etc. Es un alimento que engorda rápidamente. Se puede comer dos docenas por día.

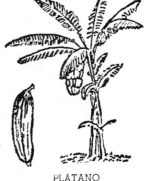

PLÁTANO

La savia del plátano contiene tanino, ácido acético, cloruro de Na, K, Ca, de albúmina, etc., y mucha agua. Esta savia reciente es cristalina, incolora, de reacción ácida. Se enturbia al aire y deja asentarse una materia color rosado sucio. Acerca de la cura del asma, se emplea en Cuba un hijo de plátano de Guinea, cuando no tiene más de un pie de altura, y con raíz y todo se asa; exprimiendo después el jugo, se toma una tacita diaria, endulzada con una cucharadita de miel de abejas: ordinariamente bastan para efectuar la cura dos o tres tazas así tomadas; sin embargo, si volviera a repetirse la enfermedad dentro de algún tiempo, se debería también volver a repetir el remedio, que a nuestro juicio se puede emplear sin inconveniente para el enfermo, aunque su virtud aparece algo dudosa.

Para la ictericia se emplea también en Cuba un líquido obtenido de la cepa del plátano de Guinea cuya cepa debe cortarse a la altura de tres pies y abriendo en el centro una cavidad o pocito capaz de contener una botella de líquido, se le encontrará lleno al día siguiente. Recogido este líquido se le hará beber en tres tomas en el término del día a los que padecen de ictericia, y se afirma que siguiendo así tres días este remedio es santo: no hay que dejarse llevar por el entusiasmo, pero puede probarse y la experiencia decidirá. Este líquido puede usarse con buenos resultados en los casos en que está indicado un astringente no muy fuerte, pero regular.

Para los que padecen disentería se emplea como alimento una harina especial hecha con los frutos verdes: después de quitada la cáscara, de raspados convenientemente, de prensada la masa encerrada en sacos de tela fuerte a propósito o de crin para que suelte toda el agua que contiene, se hace secar convenientemente hasta convertirse en harina que se conserva muy bien.

Como alimento principal de los niños de pecho, usan los naturales de Nueva Celedonia los plátanos maduros, después de cocidos.

El suco o savia del plátano se utiliza con frecuencia como detersivo para la cura de las úlceras de mal carácter: se lo aplica tópicamente con hilas o algodón bien empapadas en él. Algunos aconsejan para la cura de esas úlceras el producto de la descomposición pútrida de todas las partes de ese vegetal, formando una especie de estiércol negro que se halla en los platanales y que se aplica a ellos tópicamente después de haberlas mojado con aguarrás en la primera cura. Las hojas tiernas de este vegetal sirven después de pasadas por el fuego para curar los vejigatorios.

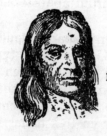

TOMÁS SYDENHAM (1624-1689)
Fué el primero que describió el Sarampión.

PODOFILINO
Lat.: PODOPHYLLUM PELTATUM
Fr.: *Podophylle*. - Alem.: *Fussblattwurz*. - Ital.: *Podofillo*.

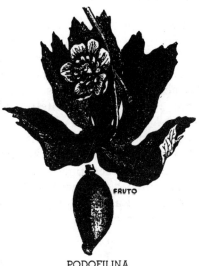

PODOFILINA

El podofilino es el elemento principal del rizoma y de las raíces de esta yerba perenne que crece con preferencia en las márgenes de los arroyos sobre todo en los Estados Unidos. El podofilino es un polvo amarillo, de sabor acre y amargo, que se usa como purgante y colagogo en cantidad de uno o dos centigramos preparados en píldoras. Se puede usar la raíz en forma de té preparado con uno o dos gramos para una taza que se toma en las enfermedades del hígado y en la ictericia.

Lo que se usa en la medicina es la sustancia resinosa que se extrae de las raíces de la planta, o mejor dicho del "Podophyllum peltatum (Berberídeas), yerba perenne de la América Meridional.

Se usa esta sustancia como buen purgante y colagogo. La acción purgante de esta sustancia es muy enérgica, se presenta al cabo de doce o más horas y no está acompañada de dolores, vómitos ni tampoco de otros trastornos. Por lo mismo es muy usado el podofilino en la medicina en los casos de sequedad de vientre en estado crónico, en la cantidad de uno a dos centigramos dos o tres veces por día. Tiene también la propiedad de estimular las contracciones y excitar la secreción biliar.

POINCINA. (Ver Clavelina)

POLEO
Lat.: PULEGIUM
Fr.: *Pouliot*. - Ingl.: *Penny Royal*. - Alem.: *Poley*. - Ital.: *Puleggio*.
Ruso: *Serechnaia miata*.

Planta muy vulgar en la América del Sur. Se emplea como té de una pulgarada en una taza de agua.

Es bueno este té contra la nerviosidad en general, contra los males del estómago y palpitaciones del corazón, zumbidos de los oídos, vértigos de los hombres y mujeres que trabajan intelectualmente, reglas atrasadas o poco abundantes. Además está indicado en la debilidad del espinazo. Para parálisis se hacen baños con poleo y dan buenos resultados. No deben usarlo las mujeres embarazadas, pues puede provocar aborto.

El poleo debe sus propiedades a una esencia, igual que la menta. La parte empleada son las hojas, que son ricas en aceite esencial.

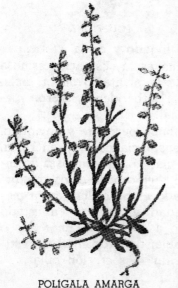

POLÍGALA AMARGA

POLÍGALA AMARGA
Lat.: POLYGALA AMARA
Fr.: *Poligala*. - Alem.: *Bittere Kreutzblume*.

Tiene las mismas aplicaciones en la medicina doméstica que la polígala común; tanto en las enfermedades de los pulmones, tos, etc.

Véase Polígala común.

POLÍGALA COMÚN (Yerba de la leche)
Lat.: POLYGALA VULGARIS
Fr.: *Poligala commun*. - Ingl.: *Milkwort*. - Alem.: *Gemeine Kreutzblume. Flusskraut*.

Es conocida la polígala entre los campesinos que la llaman yerba de la leche porque tiene propiedades de aumentar la leche en los animales que comen esta yerba. Se encuentra esta yerba en las provincias del litoral y en los bosques, islas del Paraná, lugares secos como en algunos territorios del Sud.

Las dos polígalas tienen más o menos las mismas propiedades medicinales con la diferencia que la polígala vulgar es más débil que la amarga. Un té de diez gramos de polígala y un litro de agua hirviente, en la cual se agrega otro tanto de hinojo y de anís, aumenta la leche en las madres que crían, hace también sudar y madura los resfríos o catarros de pecho.

Debido a su propiedad de producir sudor y aumentar la cantidad de orina la usan en Europa con buenos resultados para curar el reumatismo y sobre todo en las hidropesías.

Da muy buenos resultados en los catarros pulmonares, en la tos seca, crónica y aguda, es decir reciente. En estos últimos casos se hace un té con cuarenta gramos de la planta y un litro de agua.

Tienen estas dos polígalas propiedades parecidas a la polígala senega (nombre latino), que se usa todos los días en la medicina y farmacia, pues su raíz es uno de los mejores expectorantes.

Se hace una infusión al 3 ó 5 por ciento y se toma por cucharadas con jarabe o ipecacuana, según los casos.

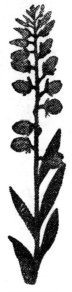

POLÍGALA

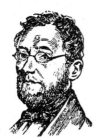

CARLOS VON ROKITANSKY (1804-1887).
Fué el primero que describió la Úlcera Gástrica.

POLIGOMO ACRE. (Ver Yerba acre)

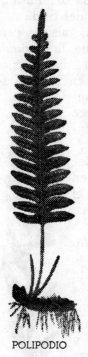

POLIPODIO

POLIPODIO (Helecho dulce)
Lat.: POLYPODIUM VULGARE
Fr.: *Polypode, Fougère douce.* - Ingl.: *Polipody.*
Alem.: *Engelsuess. Suessfarren.* - Ital.: *Felce quercina.* - Ruso: *Paprotka.*

El helecho dulce tiene muchísimas aplicaciones y muy buenas en la medicina doméstica. Es un buen remedio para curar la ronquera y la tos debidas a los resfríos.

Para este fin se hace un té con 20 a 30 gramos de la planta y un litro de agua y se toma por tazas.

Se usa la raíz y el rizoma. Este té cura también la melancolía y la tristeza. Es indicado lo mismo para aliviar los dolores en la gota, sobre todo en la podagra (dolores del dedo gordo del pie en la gota) y también presta buenos servicios en la ictericia.

POLIPODIO COLGANTE
Lat.: POLIPODIUM SUSPENSUM
Fr.: *Polipode Suspendu du Bord de Mer.*

Este hermosísimo helechito que abunda por lo general en las peñas, donde se cría fuerte, y cuyos pies están siempre bañados por el agua salada del mar, tiene propiedades curativas muy notables para enfermedades del hígado y del bazo. Sus buenos efectos se notan rápidamente en la malaria mal curada, donde el hígado y el bazo (pajarilla) quedan muy agrandados (hepatomegalia y esplenomegalia). Lo mismo en otras enfermedades con estas consecuencias.

La preparación se hace en forma de un té simple, usando un medio manojo de hojas y un medio litro de agua. Hay que tomarlo tibio en ayunas, con azúcar o con miel, a gusto. Es posible que tomándolo una temporada, el estómago y el bazo vuelvan a su tamaño normal.

Presta también buenos resultados en las enfermedades sifilíticas crónicas, en las leucocis (especialmente la mielosis leucémica crónica) y en la enfermedad de Banti.

POLIPODIO DE LAS ANTILLAS
Lat.: POLIPODIUM TAXIFOLIUM
Fr.: *Polypode à Feuilles d'if.*

Cinco puñados de la raíz en una botella de vino bueno es un excelente remedio para evitar los dolores (dismenorrea) de la menstruación.

Se prepara machacando bien las raíces o pulverizándolas, igualmente da que sean frescas o secas. Se deja la raíz en el vino.

Se toma por copitas, dos o tres veces por día, desde unos diez días antes al que se espera la menstruación.

POROTOS (Judías)
Lat.: PHASEOLUS
Fr.: *Haricot.* - Ingl.: *Beans.* - Alem.: *Bohne.* - Ital.: *Fagiuoli.* - Ruso: *Bobi.*

No hace falta describir lo que son los porotos, ni tampoco cómo y dónde crecen, pues todo el mundo conoce muy bien esta planta, y sin equivocarme todos nosotros hemos comido alguna vez porotos.

Hay muchísimas clases de porotos, pero todas tienen las mismas propiedades nutritivas excelentes y también las propiedades medicinales domésticas, que daré a conocer. En los porotos hay un excelentísimo remedio poco conocido para la belleza, tanto femenina como masculina, que es el siguiente.

Se puede limpiar bien la cara de manchas, granos y pecas si se aplica el siguiente remedio de porotos. Se eligen porotos blancos y se les pone en remojo en un buen vinagre de vino, tienen que quedarse en el mismo hasta que la piel o el hollejo se despegue solo o se hace fácil sacarlo. Luego se les hace secar muy bien al natural. Una vez secos se les pone en un mortero, o si se quiere en otra forma y se les reduce a polvo muy fino. Este polvo se mezcla con jugo de almendras dulces. De esta mezcla se aplica por la mañana y antes de acostarse una cucharada disuelta en agua fresca (preferible agua de pozo), hasta que se forme una pasta algo blanda. Se pone esta pasta sobre los granos, manchas, pecas e impurezas de la piel de la cara y se deja así unos cinco minutos. Luego se saca esta pasta con un trapito de lino bien seco. No debe usar este remedio el sexo débil durante los días de la menstruación.

La harina de porotos en fomentos calma los dolores reumáticos, neuralgias, y especialmente dolores de ciática.

A pesar de que es un espléndido alimento para los hombres y para los animales, es un veneno poderoso para las lauchas y los ratones. Por lo mismo, muchos comerciantes se han enriquecido vendiendo harina de porotos como un específico para matar ratones y lauchas.

POTO

Lat.: POTHOS FŒTIDUS

En las convulsiones o temblores se usa el cocimiento de la raíz de poto, que es una planta americana, veinte gramos para un litro de agua, en forma de un té, que se toma por tazas durante el día con azúcar o miel.

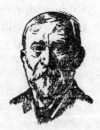

Sir TOMAS LAUDER BRUNTON (1884-1915).
Fué el primero que describió la Angina de Pecho

PRIMAVERA
(Yerba de San Pablo, Oreja de Oso.
Yerba de la parálisis. Bellorita).
Lat.: PRIMULA OFFICINALIS
Ruso: *Vesnuschka*. - Alem.: *Schluesselblume*. -
Ingl.: *Primrose. Cowstips.* - Ital.: *Primavera.*
La planta es muy común y abunda en casi todos los caminos en el campo.

10 gramos de flores y un litro de agua hirviente, preparado en infusión, da un té muy calmante, indicado en todos los casos de excitación, nerviosidad, etc. Algo más concentrado es indicado en los espasmos del estómago y tos espasmódica. Se toma por tazas. Este té alivia notablemente los dolores en los enfermos de gota.

La yerba machacada se aplica en forma externa sobre los tajos (hinchazones).

En forma de dulce preparado con azúcar y flores es un buen tónico del corazón.

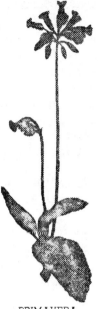

PRIMAVERA

La raíz hervida es buena para curar piedras al riñón y vejiga.

Las hojas y flores juntas se aplican para aliviar dolores e hinchazones.

PRINGA - MOZA (Tragia Voluble)
Lat.: TRAGIA VOLUBILIS
Fr.: *Tragie Brillante*. - Ingl.: *Twining Tragia*.

Se usan en forma de té las raíces de esta planta, con buenos resultados en la sífilis terciaria.

Su preparación se hace con un manojo de raíces y un litro de agua. Una vez el té hecho se lo tiene sobre brasas unos diez minutos. Se toman tres vasos por día, de modo que la preparación alcanza para dos días.

Este té hace también sudar y por lo mismo purifica la sangre y saca las toxinas (venenos) de nuestro organismo.

PUCURÁ
Lat.: HELIOTROPIUM

Con un manojo de esta planta y una botella de agua hirviente se hace un té que se toma por tazas durante unos días. Este té tiene propiedades de provocar sudor y hacer volver la menstruación suspendida, cuando la mujer no está embarazada, sino débil o muy gorda o tiene algún defecto en los ovarios, que han suspendido la menstruación, o también por baños fríos o por haberse mojado los pies con agua fría.

Crece el Pucurá en nuestra República y en el Uruguay.

PULMONARIA (Roseta)
Lat.: PULMONARIA

Fr.: *Pulmonaire*. - Ingl.: *Longwort*. - Alem.: *Lungenkraut*. - Ital.: *Pulmonaria*. - Ruso: *Meduniza*.

Como el nombre lo indica, se emplea principalmente en las afecciones de los pulmones en forma de té de 30 gramos para un litro de agua hirviendo; partes iguales con llantén, dan un excelente té pectoral contra toda clase de catarros pulmonares; en vez de azúcar se dulcifica con miel de abejas.

Cuando hay esputos con sangre el té de pulmonaria en la tisis de los pulmones es debido a su contenido de cal; la cal encapsula los focos tuberculosos y así limita la propagación del mal. Es conocido el hecho de que los trabajadores en los hornos de cal no se enferman de tisis y muchos enfermos sanan.

La ronquera se quita con algunas tazas de té caliente de pulmonaria.

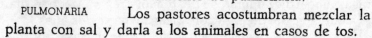
PULMONARIA

Los pastores acostumbran mezclar la planta con sal y darla a los animales en casos de tos.

PULMONARIA DE LA TIERRA. (Ver Hepática)

QUACIA AMARGA (Cuasia amarga)
Lat.: QUASSIA AMARA
Fr.: *Quassia amère.* - Ingl.: *Bitter-ash, quassia.* - Alem.: *Bitterholz.*
Ital.: *Quassia.* - Ruso: *Kwassya.*

Esta madera amarga procede del quacia, de la familia de las simarrubias. Contiene un principio muy amargo llamado. la Quasina o bitterina. Abunda la planta en ciertas provincias del Brasil.

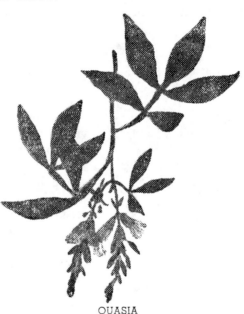

QUASIA

Se usa la corteza y la raíz como tónico fortificante y es sobre todo muy útil en las malas digestiones y para fortificar el estómago. La preparación común es la siguiente: Se ponen dos, tres o cuatro gramos en maceración en un medio litro de agua o vino. Tiene que estar así durante unos días. Una vez macerado, es decir pasados unos días, se toma una copita antes, o si se quiere después de las principales comidas. Presta excelentes resultados en los enfermos de cálculos del hígado y riñones, haciendo expulsar dichas piedras. Aumenta las fuerzas en los debilitados.

No deben tomar la quasia las mujeres durante el período de la menstruación porque produce cólicos uterinos. Vea Simarruba.

QUEBRACHILLO. (Ver Sombra de toro)

QUEBRACHO BLANCO
Lat.: ASPIDOSPERMA QUEBRACHO
Ruso: *Kyebraca.*

La infusión de la corteza al 2 % se emplea contra el asma; abre el apetito y es buena contra las fiebres, sobre todo en los niños.

El quebracho colorado se usa en inyecciones uretrales al 2 % de cocimiento contra la gonorrea; el mismo cocimiento es bueno para lavar heridas de toda clase.

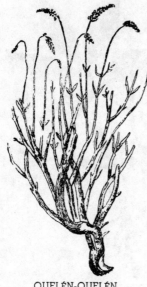
QUELÉN-QUELÉN

QUELÉN - QUELÉN
Lat.: POLYGALA STRICTA GAY

En la medicina doméstica se usa con buenos resultados la raíz de esta planta. Se prepara un té liviano con un pedacito de la raíz y se toma bien caliente después de las comidas para fortificar el estómago, para ayudar la digestión y sobre todo para evitar las fermentaciones y flatos.

Ese té es además muy provechoso para los que sufren de cálculos al hígado, llamados vulgarmente piedras, y también en los catarros pulmonares.

Tiene también la propiedad este té de aumentar la cantidad de la orina.

QUENOPODIO AMBROSIA
Lat.: CHENOPODIUM AMBROSIOIDES
Fr.: *Ancerine odorante ou ambroisie.* - Ingl.: *Mexican goose-foot.*
Alem.: *Mexicanisches Traubenkraut.*

Hay varias variedades de quenopodios que se confunden entre sí, pero hablaremos de la ambrosia y antihelmíntico llamado en latín chenopodium antelminticum y también le llaman pasote y apasote, en alemán también wurmtreibender ganse-Fuss y en inglés wormseed. Esas yerbas se encuentran con mucha abundancia en el continente americano, sea silvestres, sea sembradas en las quintas.

Es excelente el quenopodio para expulsar las lombrices, y es bueno porque no es perjudicial en ninguna cantidad que se tome. El polvo se toma de muy poco a muy mucho, por ejemplo lo que apenas cabe sobre la punta de un cuchillo, y hasta una media cucharadita de las de café, dos o tres veces por día. Se mezcla generalmente el polvo con miel. También se hace un té con un medio manojo o un manojo de la planta y un litro de agua hirviente que se toma durante el día varios días seguidos. Este té mata las lombrices, es indicado en la faciola hepática (sayuapé) que es el único remedio en esta enfermedad y mata los distomas hepáticos. Es conveniente al mismo tiempo la aplicación de la inyección de emetina. Este tratamiento es muy indicado en la amebiasis.

Este té cura enfermedades nerviosas e indigestiones.

Se usa también el jugo exprimido de la planta fresca, endulzado, de dos cucharadas hasta un vaso por día para las mismas enfermedades.

Con el jugo y dos partes de azúcar se hace un jarabe que es un remedio agradable y eficaz contra los vermes. Se toma de tres a seis cucharaditas por día según la edad, si se trata de niños.

Se emplean también las semillas de quenopodio bien pulverizadas que se toman luego una cucharada de las de sopa o algo menos, también con el fin de matar las lombrices.

Se toma el polvo en esta forma: en una taza de agua de verdolaga.

Este té de ambrosia cura además el baile de San Vito (corea); hay que tomarlo un largo tiempo, medio litro de té repartido durante el día, y algo menos si se trata de criaturas de poca edad.

QUENOPODIO ANTIHELMÍNTICO
(Pasote, Apasote)
Lat.: CHENOPODIUM ANTIHELMINTICUM
Fr.: *Semen-contra des Antilles. Anserine antihelmintinque.* - Ingl.: *West indian goose foot.*

La planta quenopodio antihelmíntico abunda en el continente sudamericano, sea silvestre o cultivada. Tiene esta planta muchísima fama de matar los gusanos intestinales. Es además una planta inofensiva si se llega a tomar algo más cargada como indicaré luego. Generalmente se prepara con medio manojo de la planta y una botella de agua hirviente un té. Se toma este té durante el día con azúcar o miel. Hay que tomar este té durante varios días. En caso de no conseguir el efecto deseado, se puede aumentar a un manojo entero la cantidad de planta.

QUENOPODIO BLANCO
Lat.: CHENIPODIUM ALBUM

Se aplica el cocimiento en fricciones para calmar dolores reumáticos y nerviosos.

Se aplica también sobre almorranas externas inflamadas. La preparación se hace con un puñado de la planta y un litro de agua que tiene que hervir diez minutos.

QUENOPODIO DE ESCOBAS
Lat.: CHENOPODIUM SCOPARIA

El cocimiento que se prepara con un manojo de quenopodio de escobas en un litro de agua que se hace hervir durante veinte minutos, se usa en fomentos calientes para curar el prurito vulvar. (Picazón de la vulva).

QUENOPODIO OFICINAL (Espinaca silvestre)
Lat.: CHENOPODIUM BONUS HENRICUS

El quenopodio oficinal es excelente comiéndolo en forma de ensalada.

QUETMIA ÁCIDA
Lat.: HIBISCUS SABDARIFFA
Fr.: *Ketmie Acide.*

(Aleluya Colorada. Aleluya Blanca de las Antillas. Acedera de Guinea. Colorada y Blanca).
Esta planta abunda en todos los jardines de Sud América y es usada en lugar de las acederas en la cocina.
 Sirve además para preparar limonadas muy refrescantes.
 Las flores hervidas de esta planta son muy buenas para hacer madurar abcesos.
 (Véase Quetmia de Hojas).

QUETMIA DE HOJAS COMO CÁÑAMO
Lat.: HIBISCUS CANNABINUS

Fr.: *Ketmie à Feuilles de Chanvre Verruquesque.*

Las hojas de esta planta, al igual que las de la quetmia ácida, tienen un sabor muy agrio y son también utilizadas en la cocina, a falta de acedera legítima.
 Junto con otras plantas, como por ejemplo flores de algodonero, ciruelas, limón, naranjas, etc., sirve para preparar limonadas, en los casos de fiebre, o madurativos.
 Con los cálices carnudos de esta planta y de la quetmia ácida, cocidos con cierta cantidad de agua y azúcar, se prepara una jalea muy deliciosa, para endulzar las bebidas de los enfermos. Esta jalea es muy parecida a la de Grosella de Europa.

QUICHLÍN
Se corta en rebanadas delgadas un poco de la parte interna de la corteza (una onza) y poniéndola en una vasija, se hace hervir con un litro de agua en la que se hace disolver media onza de azúcar quemada, y después, tapando lo mejor posible la infusión, se deja enfriar. Si la enfermedad es grave, se puede tomar esta medicina a cualquier hora y en otros casos debe esperarse para tomarla en ayunas. Las cantidades indicadas son como

para tres dosis, que bastan para hacer desaparecer la disentería y demás diarreas rebeldes. (Igón).
Árbol que existe en Córdoba.

QUIEBRA ARADO
Lat.: NESAEA SALICIFOLIA

El quiebra arado que abunda en toda la República es usado en cocimiento de medio a un manojo de raíz y las hojas y un litro de agua. Tiene que hervir cinco minutos. Se toma por tazas contra sequedad del vientre y para aumentar la cantidad de orina.

Es necesario tomar una taza en ayunas y la otra antes de acostarse.

QUIMBOLO. (Ver Guingambo)

QUIMPI (Quinepe)
Lat.: CORONOPUS DIDYMUS

La yerba y raíz en cocimiento al 2 % se emplea en lavativas contra las almorranas.

La infusión en la misma dosis combate el chucho.

Es excelente para la dentadura, ataja el escorbuto y una vez mascadas las hojas desaparecen las enfermedades de la boca.

En Córdoba se usa contra el cáncer; se le extrae el zumo y mezclado con sal se aplica sobre el cáncer; lo mismo sirve contra la gangrena.

Los habitantes de la sierra aseguran no haber enfermedad de la dentadura que resista a la virtud de la yerba quinepe: mascando sus hojas verdes.

Tres tazas diarias de una infusión de la raíz de quinepe al 2 %, se emplean contra el chucho y da también buenos resultados en la presión arterial de la sangre.

QUINA AROMÁTICA. (Ver Cascarilla)

QUININA CALISAYA
Lat.: CINCHONA CALISAYA

La quina calisaya se usa en la medicina doméstica como tónico y además en las fiebres continuas. Como tónico se prepara un vino quinado, que consiste en poner en una botella de vino blanco, cincuenta gramos de corteza de quina calisaya. Pasados tres días ya se puede tomar este tónico. Se toman dos o tres copitas durante el día, antes de las comidas. Da buenos resultados en el empobrecimiento de la sangre, en la debilidad general, en la clorosis y sobre todo en la falta de apetito. Es también indicado en las convalescencias y en los estados de abatimiento.

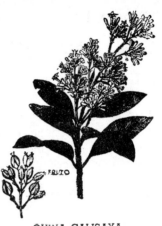

QUINA CALISAYA

QUINA DE JAVA
Lat.: CINCHONA JAVANICA

La quina de Java tiene más o menos las mismas propiedades medicinales que la quina calisaya. Se puede usarla en las mismas proporciones y en los mismos casos que la quina calisaya.

QUINA DEL CAMPO (Coronilla)
Lat.: COLLETIA LONGISPINA

Abunda este arbusto en toda Sud América. La quina del campo posee propiedades tónicas y es además muy recomendada en el reumatismo, gota y sífilis.

Se prepara con la corteza de las ramas y de la raíz un té que se toma en cantidad de tres tazas por día. La preparación se hace con un puñado de la corteza y de la raíz, para un litro de agua hirviente, que tiene luego que estar sobre brasas durante veinte minutos.

Se indican baños generales de esta planta, para las personas que padecen de temblores de las manos, reumáticas y gotosas.

QUINA FALSA. (Ver Cascarilla)

QUINA GRIS (Exostema de flores pequeñas)
Lat.: CINCHONA MICRANTA
Fr.: *Exostemma à petites fleurs.*

La quina gris tiene la misma aplicación, preparación y efectos que las demás quinas. Abunda en toda Sud América y pertenece a la quina legítima.

QUINA MORADA. (Ver Cascarilla)

QUINA ROJA
Lat.: CINCHONA SUCCIRUBU

Se puede usar la quina roja en iguales formas que la quina calisaya. Su preparación también es idéntica.

QUINGAMBO (Quimbombo)
Lat.: HIBISCUS ESCULENTUS
Fr.: *Ketmie comestible.* - Ingl.: *Endible okro.*

Las frutas tiernas de esta planta son un alimento fresco y agradable tanto para los convalecientes como para los enfermos y sanos. Generalmente los enfermos toman los frutos con agrado por sentirse en seguida de mejor humor. En las Antillas tiene muchísimas aplicaciones el quingambo en la medicina doméstica. Es usado como cocimiento en lavajes, fomentos, lavativas, etc., porque contiene mucho mucílago.

Las hojas son también muy mucilaginosas. El quingambo es el de mayor riqueza de substancia de mucílago de todas las flores de las Antillas.

Las hojas cocidas son usadas como cataplasmas en la pulmonía, bronquitis, etc. Con un manojo de flores o de frutos tiernos y un litro de agua se prepara un té que se toma con azúcar por tazas durante el día. Se puede tomar este té tanto caliente como frío y a gusto la cantidad.

Los quingambos tiernos no deben comerse crudos sino cocidos. Se comen con jugo de limón o con vinagre y aceite juntos en forma de ensalada. Se puede guisarlos con carne, etc. En esta forma se corrige la sequedad de vientre y fortifica el pecho. Son muy indicados los quingambos para los que padecen de tuberculosis pulmonar y se prepara para los mismos en combinación con otros alimentos.

QUIRINQUINCHO

La infusión de la cola de quirinquincho se emplea en infusión teiforme al 2 % contra la impotencia viril, tomando tres veces por día de a una taza aumenta los deseos sensuales en ambos sexos. Al mismo tiempo se recomienda comer caracoles.

Se halla en Córdoba.

RÁBANO (Marvisco)

Lat.: RAPHANUM RUSTICUM

Fr.: *Raifort.* - Ingl.: *Horse-radish.* - Alem.: *Meerrettig.* - Ital.: *Selvaggio.* - Ruso: *Jren.*

El rábano común tiene dos formas: el de raíz gruesa, carnosa, alargada o casi redonda como una pelotita de color blanco, rojizo o violado, y la segunda forma, el de la raíz delgada, flexible, que se puede doblar.

Las propiedades medicinales de los dos son muy saludables, comiéndolos con moderación, pues dan apetito y al mismo tiempo estimulan las secreciones del estómago, ayudan la digestión y obran también como un buen diurético, es decir, hacen orinar.

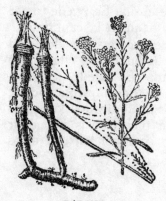
RÁBANO

El rábano constituye un buen remedio para curar las enfermedades de la garganta y sobre todo, da excelentes resultados en las ronqueras crónicas.

Es además un estimulante general y antiescorbútico.

Se toman, del zumo de los rábanos, que se consigue a fuerza de presión, cuatro o seis cucharaditas de las de café por día, mezclado con azúcar en partes iguales.

Para las piedras del hígado, para ictericias simples de todo grado, enfermedades del hígado. Se toman hasta medio litro de jugo de rabanitos por día. Este jugo cura también la urticaria y la artritis crónica de origen hepático. Se toma la cantidad repetida en cuatro veces.

El rábano negro, cortado en rodajas y puesto en una fuente de metal bien salado, se sacude bien, y con el jugo que resulta, se refriega la cara para quitar las pecas del sol. Es un remedio seguro.

RABO DE MULO. (Ver Cola de caballo)

RAÍZ DE AFEITE. (Ver Henna)

RAÍZ DE MOTO. (Ver Aristoloquia puntada)

RAÍZ PARA LOS DIENTES. (Ver Ratania)

RAMA NEGRA
Lat.: CASSIA CORYMBOSA

En casos de hemorragias cerebrales, cuando el enfermo puede tragar, se le da un té de Rama Negra. Se prepara con cinco o diez gramos de la planta para una taza de agua hirviente. Es un purgante que equivale al aguardiente alemán, es decir, muy drástico.

RANÚNCULO DE FLORES PEQUEÑAS
Lat.: RANUNCULUS PARVIFLORUS
Fr.: *Ranoncule à Petites Fleurs.* - Ingl.: *Small-flowered crow-foot.*

Dan muy buenos resultados los ranúnculos como rubefacientes. Estas yerbas poseen propiedades acres e irritantes. Aplicadas sobre el cutis determinan en seguida la rubefacción.

Son aplicadas unos instantes una vez por día sobre los miembros paralizados en el tamaño de un botón grande. Una vez producido el efecto se echa un poco de aceite sobre la parte afectada, y luego un poco de talco.

RANÚNCULO RASTRERO
Lat.: RANUNCULUS REPENS
Fr.: *Renoncule Rampant.* - Ingl.: *Creeping Crow-foot.*

Véase las propiedades y aplicaciones del Ranúnculo de Flores Pequeñas.

RAPONCHIGO. (Ver Farolito)

RAQUETA CULTIVADA (Oruga. Eruca)
Lat.: BRASSICA CRICA
Fr.: *Raquette.*

Es muy indicado comer la raqueta cultivada, en forma de ensalada con tomates, aceite y jugo de limón. Aumenta el poder y los deseos sexuales en las personas que debido a una enfermedad o abuso, han quedado débiles o impotentes. El cocimiento muy cargado de las hojas sirve para quitar manchas y pecas de la cara. Se aplica en forma de fomentos. Da buenos resultados para curar pecas de sol.

RAQUETA MARÍTIMA
Lat.: BUNIAS CAKILE
Fr.: *Roquette Maritime.*

Es muy indicada esta planta en la anemia, es decir, en caso de pobreza de sangre, clorosis, y sobre todo en el escorbuto. Se come como ensalada en las comidas, con aceite y jugo de limón.

RASCAMONIA
(Vara de San José. Molinillo. Hisopo. Cordón de Fraile. Cordón de San Francisco).
Lat.: PHLOMIS NEPETOEFOLIA
Fr.: *Leonitis à Feuilles de Nepeta.* - *Ingl.*: *Scarlet-flowered Leonitis.*

Esta planta herbácea se encuentra en nuestra República y países vecinos.

Es muy buen tónico para los niños y adultos. Cura las hinchazones del hígado y bazo en los casos de lúes mal tratadas o debidas a las fiebres palúdicas mal curadas.

El Rascamonia no tiene casi olor, su sabor es muy amargo. Se usa el jugo que se casa de las partes tiernas de la planta molidas con un poco de agua para conseguir más fácilmente el zumo. Se toman dos, tres o cuatro cucharadas por día.

Con el cocimiento muy cargado de las semillas se les dan baños tónicos a los chicos débiles, mongólicos y raquíticos.

Como tónico se puede preparar un té con un manojo de la planta, que se tomará tres tazas por día. (Vea Mastranto).

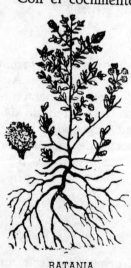
RATANIA

RATANIA
(Raíz para los dientes)
Lat.: KRAMERIA TRIANDRA
Fr.: *Rathnia.* - *Ingl.*: *Rathany.* - *Alem.*: *Rathania wurzel.* - *Ital.*: *Ratania.* - *Ruso*: *Ratania.*

La raíz pulverizada se usa como dentífrico, que blanquea los dientes y fortifica las encías.

El polvo de la raíz se usa contra la diarrea aguda y crónica, a la dosis de 1 a 1 ½ gramos por día.

El cocimiento de la raíz al 5 % se emplea en jeringatorios contra la gonorrea.

Hemorragias del estómago, intestino, pulmón y matriz cesan pronto, tomando de una vez un gramo de la raíz en polvo, en una cucharada con agua.

La ratania contiene tanino (42 por 100), ácido gálico, diversos productos vegetales y un ácido, el kramérico.

REGALIZ (Palo dulce, orozuz)
Lat.: GLYCYRRHIZA GLABRA

Fr.: *Réglisse*. - Ingl.: *Liquorice*. - Alem.: *Suessholz*. - Ital.: *Regolizia*. - Ruso: *Solotko*.

Se emplea el palo dulce en infusión de 15 a 20 gramos en un litro de agua, tomando tres tazas diarias contra los catarros del pecho y ronquera. Un buen remedio contra estos males, es el siguiente: 9 pasas de higo, 30 gramos de palo dulce, 15 gramos de pasas de uva, semilla de anís, semilla de hinojo se hierven en un litro y medio de agua hasta que quede un litro. Después se cuela y se toma en la mañana una copa vinera.

Polvo de palo dulce mezclado con la tercera parte de harina de trigo se aplica en una bolsita sobre la erisipela, lo que calma el dolor notablemente. Con la regaliz se prepara la pasta de orozuz.

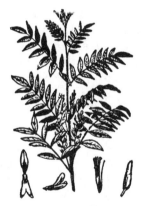

REGALIZ

REGALIZ DEL BRASIL (Alcaluz)
Lat.: PERIANDRIA DULCIS

Este regaliz que se cultiva en el Brasil tiene las mismas propiedades que el regaliz anterior.

REGALIZ SILVESTRE. (Ver Amendoirana)

REGULINA

Se llama regulina a una preparación de agar-agar (véase en el texto), a la cual se agrega el extracto de cáscara sagrada al quince por ciento. Este extracto se prepara con agua (extracto acuoso); cinco, diez gramos de esta preparación produce pronto una acción purgante que no irrita y no produce cólicos, ni se establece hábito a su uso.

REINA DE LOS PRADOS. (Ver Ulmaria)

REMOLACHA
Lat.: BETA RAPACEA
Ingl.: *Red beet Beet root*. - Alem.: *Rote Rube*. - Ital.: *Remolaccia*. Ruso: *Buriaki*.

El azúcar que se extrae de la raíz de la remolacha, reemplaza en todo al de la caña de azúcar. Las hojas frescas untadas con manteca son refrescantes cuando hay escoriaciones, inflamaciones, se ponen sobre la parte dolorida. En algunas partes de Alemania se usa el jugo que se exprime de la raíz como un fuerte estornutatorio instilándolo en la nariz. Como enema también es eficaz.

REPOLLO DE AMOR. (Ver Armuelle).

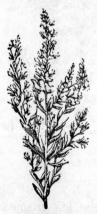
RETAMA

RETAMA
Lat.: GENISTA
Fr.: *Genets*. - Ingl.: *Dryer's Geniste*. - Ital.: *Ginestra*. - Ruso: *Drok*. - Alem.: *Ginester*.

Flores y semillas tomadas en aguamiel son un buen sudorífero, obra también sobre riñones y vejiga, evitando los cálculos. Se recomienda en atrasos menstruales.

Abunda en Entre Ríos, Corrientes, etcétera.

RETAMILLA
Lat.: BULNESIA RETAMO

Tienen que tomar esta planta las personas que han sufrido un ataque cerebral y han quedado con los miembros paralizados, pues esta planta tiene la virtud de despertar y excitar a los nervios que están debilitados y adormecidos.

Por lo mismo es indicada también esta planta en las enfermedades de las personas que sienten hormigueo en las piernas o brazos, debilidad o flojedad de los miembros, atrofia muscular, raquitismo, tuberculosis de los huesos, etc.

Se prepara para el uso un cocimiento de veinte gramos en un litro de agua que se hace hervir durante diez minutos y se toma dicha preparación por tazas.

A los niños se les da por cucharadas o tacitas, según la edad.

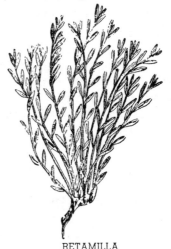
RETAMILLA

REVIENTA CABALLO

Lat.: SOLANUM SYSYMBRIFOLIUM

Esta planta, que abunda en nuestra República, es un buen remedio casero en las enfermedades donde hacen falta madurativos o resolventes.

En estos casos se preparan con dicha planta cataplasmas y se aplican calientes.

Los frutos de revienta caballo contienen saponina y dan una reacción de oxidasas.

RICA - RICA

Lat.: LIPPIA. HASTULATA

Un té de rica-rica es muy indicado para curar y combatir las ventosidades. Es muy digestivo y tónico para el aparato digestivo.

RIVINA HUMILDE
(Yerba de los carpinteros. Arrebol. Sangre de toro)
Lat.: RIVINA HUMILIS o LÆVIS o PURPURASCENS
Fr.: *Rivine pubescente, herbe au charpentier.* - Ingl.: *Smooth rivina or Downy-Rivina.*

Muchas personas llaman a esta planta Yerba de los carpinteros como también sangre de toro o arrebol. Las hojas de esta mata, machacadas y aplicadas sobre contusiones, golpes, etc., curan con rapidez los males. Es también vulneraria.

Los frutos constituyen una comida predilecta de las gallinas.

ROBLE. (Véase Encina)

ROMAZA VEJIGOSA (Acedera vejigosa)
Lat.: RUMEX VESICARIUS
Fr.: *Pacience vesiculeuse. Oseille d'Amérique.* - Ingl.: *American Sorrel.*

La hoja de esta planta, que abunda en casi todos los jardines, es muy parecida por su fragancia, sabor y propiedades medicinales, a la acedera europea (rumex acetosa). Por lo mismo tiene las mismas aplicaciones en la medicina doméstica y demás usos en la cocina.

Cocidas en muy poca agua, para formar una pulpa y agregando un poco de aceite comestible, sirven como cataplasma madurativa; se aplica caliente.

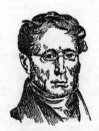

PEDRO CARLOS ALEJANDRO LOUIS
(1787-1872).
Fué el primero que describió la Fiebre Tifoidea.

ROSEDA DEL CAMPO. (Ver Niñarupa)

ROSETA. (Ver Pulmonaria)

RUBIA (Granza)
Lat.: RUBIA TINCTORUM
Ruso: *Marena*. - Alem. *Krap*.

Antes se usaba la Rubia para teñir pieles y géneros de color rojo.

Hoy día se usa la planta en la medicina doméstica contra el raquitismo. Para este fin se hace un cocimiento de la raíz al dos ciento y se toma por tazas durante el día. El mismo cocimiento es una excelente bebida en los casos de ictericia.

En las enfermedades del hígado, b a z o (pajarilla), riñones, y de la matriz, como también en la hidropesía y retenciones de la orina da buenos resultados la raíz: Unos 30 gramos hervidos en vino con miel tomando tres copitas por día.

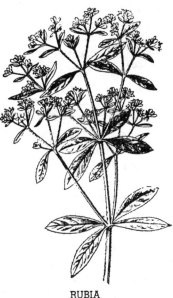
RUBIA

Limpia estos órganos mencionados, los descongestiona y les devuelve su estado normal.

ROMERO
Lat.: ROSMARINUS OFFICINALIS
Fr.: *Romarin officinal*. - Ingl.: *Rosemary*. - Alem.: *Rosmarin*. - Ital.: *Rosmarino*. - Ruso: *Rozmarin*.

El polvo de romero cicatriza y desinfecta heridas.

El aceite de romero es un excelente remedio para heridas; se echan unas gotas en la herida y aplica un trapito

ROMERO

mojado en el mismo; es bueno para friccionar los miembros paralíticos. Tomado en la dosis de 3 a 5 gotas de té caliente de malva, calma los dolores del vientre y ahuyenta los gases.

Contra la sarna se emplea una pomada compuesta de un gramo de aceite de romero con diez gramos de manteca de cerdo.

Té de romero (10 gramos de flores para un litro de agua hirviendo) fortifica el cerebro y los nervios; es bueno contra las parálisis, temblor, apoplejía del cerebro. Es muy bueno además en menstruaciones escasas. Da beneficios en la dispepsia flatulenta y excesivos gases intestinales. En estos casos se toma una taza de la infusión de romero después de las comidas.

El que vomita las comidas, tome después de cada comida un poco de polvo de romero, tostado.

Romero y ruda hervidos en vino es bueno contra la epilepsia.

Flores y hojas quemadas sobre brasas producen un humo que respirando quita resfríos de la nariz y garganta.

Cuando hay peligro de debilitamiento del corazón, tómese té de flores y hojas de romero. Especialmente indicado en la grippe, fiebre tifoidea, etc.

Un buen remedio contra el reumatismo: en un litro de kerosene se pone en partes iguales: hojas de eucalipto, romero y alhucema, que se deja en maceración durante ocho días y se usa en fricciones suaves una vez por día, dejando la parte dolorida bien abrigada con franela. Infinidad de personas han hallado un pronto alivio en sus dolencias. Lo mismo proporciona el romero excelentes resultados en el uso externo. Los baños calientes de agua de romero o las fricciones de alcohol de romero curan dolores reumáticos, contusiones, golpes, etc. Son remedios muy viejos y seguros.

El romero contiene una esencia de olor fragante, alcanfor, tanino, resina, etc.

ROMERO BRAVO
Lat.: HYPERICUM LAXISCULUM

Abunda el romero bravo en el Brasil. Es usado este romero para baños generales. Además de ser aromático tonifica los nervios. Deben tomar baños de romero bravo los anémicos, débiles y convalecientes.

ROMERO SILVESTRE. (Ver Ledón)

ROSA CANINA. (Ver Escaramuja)

ROSAL
Lat.: ROSA
Fr.: *Rosier.* - Ingl.: *Rose.* - Alem.: *Rose.* - Ital.: *Rosa.* - Ruso: *Rosa.*

Se usa la rosa colorada de los jardines; la mejor es la rosa damascena, que se compra en las boticas en estado seco.

Hojas y flores de rosa hervidas en vino tinto con un poco de canela en rama, son buenas contra la diarrea crónica y aguda; lo más se usa para los niños.

De uso común es el vinagre rosado: Una libra de rosas rojas, otra de blancas, se dejan durante nueve días en cuatro litros de vinagre blanco, se exprimen, se filtra y se guarda bien tapado. Una cucharada de este vinagre en un cuarto litro de agua, se usa en gárgaras contra las inflamaciones de la garganta, encías y boca.

Agua de rosas; cuatro gotas de aceite de rosas se agita bien en un litro de agua caliente. Una copita de aguardiente y tres de agua de rosas, dan unas buenas gárgaras contra las glándulas inflamadas.

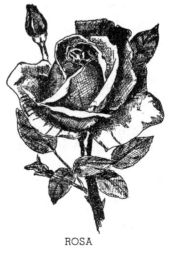

ROSA

El dulce de rosas se recomienda a los tísicos y toses crónicas en general.

Hojas de rosa machacadas y aplicadas sobre quemaduras y tumores inflamados calman el dolor. Buen remedio contra las quemaduras es el siguiente: dos puñados de hojas de rosas se hierven durante 15 minutos en aceite de lino y se deja al sol durante 40 días. Un trapito mojado se aplica en la quemadura. El mismo tratamiento calma las almorranas inflamadas.

De la miel rosada tocando las llagas en la boca de los niños no debe abusarse, por ser la miel un criadero de microbios que abundan en la boca.

Veinte gramos de hojas (pétalos de rosas) hervidas durante tres minutos en un litro de agua es un excelente remedio contra los flujos blancos de las mujeres. Se hace con el cocimiento lavajes todos los días. El resultado se obtiene en pocos días.

La raíz y las hojas machadas en vinagre y aplicadas en fomentos sobre manchas de la piel las hacen desaparecer.

RUBIA MANJISTA
Lat.: RUBIA MANJISTA

La Rubia Manjista tiene las mismas propiedades y aplicaciones en la medicina doméstica que la Rubia.

RUDA
Lat.: RUTA GRAVEOLENS
Fr.: *Rue*. - Ingl.: *Rue*. - Alem.: *Raute*. - Ital.: *Ruta*. - Ruso: *Ruta*.

Hipócrates ya hablaba de las virtudes de la ruda.

El uso más común de la ruda es el de llamar las reglas suspendidas bruscamente, sea por haberse mojado los pies o llevado un susto, lo que produce dolores en la cadera y vientre, con malestar general. Dos gramos de ruda en forma de té, tomados dos veces por día, y además baños calientes con mostaza a los pies, bastan para llamar la regla suspendida.

El uso diario de una taza de té de ruda en la cantidad indicada, se recomienda contra la nerviosidad, histerismo, calambres, epilepsia. En vez del té en estos casos se pueden tomar diez gotas sobre un pedacito de azúcar de la preparación siguiente. un puñado de ruda se echa en una botella de 250 gramos y se llena de buen aguardiente; a los 8 días la preparación está lista para el uso.

Las mujeres embarazadas no deben tomar ruda, pues puede predisponer al aborto con graves consecuencias.

En tiempo de epidemias, es un preservativo mascar hojas de ruda, varias veces por día.

Aceite de comer un cuarto litro, en el cual se han hervido 10 gramos de ruda ahuyenta las lombrices, tomando dos veces por día una cucharadita.

Los pintores antiguos usaban en sus comidas ensalada de ruda y decían que fortificaba la vista.

Hojas de ruda trituradas con vinagre de vino, son buenos contra desmayos, frontando las sienes y ventanas de la nariz.

Para matar los pequeños gusanos de los intestinos se hacen lavativas de cocimiento de hojas de ruda, diez gramos en un litro de agua.

Unos trapos empapados en un fuerte cocimiento de ruda es un excelente remedio para curar la sarna, a pesar que este remedio tiene un olor desagradable.

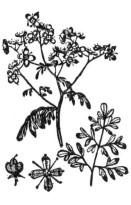

RUDA

La ruda recogida antes de florescencia contiene una materia extractiva amarga, una esencia, en la cual residen las principales propiedades de la planta; un ácido particular, el rutínico, y las materias habituales de las hojas.

RUDA CABRUNA. (Ver Galega)

RUDA DE LA TIERRA
Lat.: RUTA CHALEPENSIS
Fr.: *Rue Ailée Fétides des Antilles.* - Ingl.: *Eastern Rue.*

Abunda la Ruda de la Tierra en toda Sud América, se la encuentra en casi todos los jardines y patios.

Las hojas, una vez machacadas y aplicadas sobre el cutis, producen una rápida rubefacción.

RUIBARBO
Lat.: RHEUM PALMATICUM
Fr.: *Rhubarbe.* - Ingl.: *Rhubab.* - Alem.: *Rhabarber.* - Ital.: *Rabarbaro.* - Ruso: *Reven.*

El polvo de ruibarbo tomado a dosis de un gramo diariamente, es bueno contra las diarreas crónicas y disenterías. El jarabe de ruibarbo a dosis de una a dos cucharaditas es el purgante favorito de los niños. La tintura de ruibarbo vinosa, que se encuentra en las boticas, se compone de ruibarbo, cáscara de naranja, cártamo, azúcar y vino de málaga: es buen tónico en caso de debilidad general, especialmente para las jóvenes anémicas, se toma tres veces por día diez o veinte gotas en una cucharada de agua. No hay que usarla como purgante. En pequeñas dosis de veinte a treinta centigramos (lo que cabe en la punta de un cuchillo) de polvo de ruibarbo, tomado media hora antes de comer, aumenta el apetito y facilita la digestión. En dosis cuatro veces mayor, es un purgante suave, que no produce cólicos. A pesar de los tan buenos servicios

RUIBARBO

que presta el ruibarbo en general, puede ser nocivo para los que sufren de los riñones.

La raíz de ruibarbo contiene una materia amarilla, cristalizada, llamada ácido crisofánico, una resina y otras varias; extracto amargo, tanino, y oxalato de cal.

SABINA
Lat.: JUNIPERA SABINA
Fr.: *Sabine*. - Ingl.: *Savin*. - Alem.: *Sevenbaum*. - Ruso: *Donskoi mago velnik*.

Tiene más o menos las mismas propiedades que la ruda para las reglas solamente.

El polvo de sabina mata los insectos.

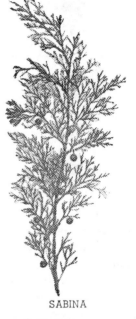

SABINA

SAGÚ BLANCO
(Véase Tapioca)

SALEP (Salap)
(Testículo de perro. Pata de lobo)
Lat.: ORCHIS
Fr.: *Patte de lou. Seratum de chien*. - Alem.: *Salimistri*.

Las raíces de Salep están formadas por tubérculos de varias orquídeas espontáneas en Europa, Asia Menor, Sud y Norte América. Son tubérculos ovales, globulosos y aplanados, pesados y arrugados, de uno a tres centímetros de longitud, de color amarillento o moreno pálido, bastante duros y córneos.

El Salep contiene muchísimo mucílago: cuarenta y ocho por ciento, además de almidón, albúmina, pequeñas cantidades de azúcar y su característica goma. En el polvo se hallan cristales de oxalato de calcio.

En medicina doméstica, como en medicina general, el uso del Salep es muy estimado en las diarreas, cualquiera sea su origen y causa, tanto en los niños como en los adultos. Es igualmente beneficioso por boca o en forma de enemas.

El cocimiento se prepara al uno o dos por ciento. El mucílago se prepara con una parte de Salep en polvo, disuelto en nueve partes de agua fría, a lo que se añade noventa partes de agua hirviendo y agitando hasta que se enfríe.

El polvo se usa para hacer dulces, chocolates, gelatinas, que son muy nutritivos. Como condimento en la sopa.

Las hojas contienen una substancia llamada curamina. Son indicadas en forma de té al cinco por mil para combatir las enfermedades del pecho y bronquitis crónicas.

SALEP

Los tubérculos de Salep son muy indicados en todos los casos de debilidad sexual debidos a impotencia psíquica.

Son varias las orquídeas que dan estos tubérculos. Entre ellas el Orchis Militaris, Orchis Morio, Orchis Bifolia, Orchis Pyramidalis, etc.

SALICARIA
Lat.: LYSIMACHIA PURPUREA

Contra las diarreas y pujos se usa la salicaria en forma de té. La preparación se hace como un té simple. Abunda la salicaria en los bordes de los arroyos.

SALSA
(Zarzaparrilla Chilena)
Lat.: HERRERIA STELLATA R. ET PAV

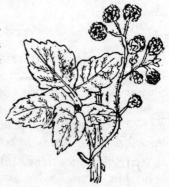

SALSA

Es una planta que posee las mismas propiedades curativas

que la zarzaparrilla y se la usa en las mismas proporciones. (Véase Zarzaparrilla).

SALVADO

El salvado está compuesto por los desechos de trigo durante la molienda y es de la parte de la corteza de los granos. Contiene, sin embargo, un poder alimenticio muy elevado.

Un cocimiento de salvado tomado en tazas corrige la sequedad del vientre y cura los dolores intestinales debidos a la misma sequedad.

Los baños de salvado prestan a la piel blancura y suavidad al tacto.

Para este fin se pone el salvado en un saquito de un género delgado, se le sumerge en la bañadera y al bañarse se exprime el saquito, entonces sale el líquido lechoso con el cual se unta la piel.

Es muy buena el agua de salvado para bañar a los niños de pecho que tienen irritada la piel debido a la orina, u otras inflamaciones del cutis.

SALVIA (MENOR O REAL)

(Té indígena. Té de Grecia. Té de Francia. Té de Provenza. Hierba sagrada. Salvia de Mancayó. Salvia del jardín. Salvia real).
Lat.: SALVIA OFFICINALIS
Fr.: *Sauge officinale*. - Ingl.: *Sage*. - Alem.: *Gartensalbei*. - Ital.: *Salvia*. - Ruso: *Salvey*.

Es un arbusto que alcanza de treinta centímetros a un metro de altura. La planta, además de ser sana, es también agradable al paladar.

La mejor de las salvias es la officinal, cuya semilla se encuen-

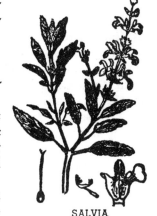

SALVIA

tra en todas las buenas semillerías. A ésta es parecida en su forma exterior y efectos medicinales la salvia común, llamada del jardín y que no falta en casi ninguna chacra.

Los cigarrillos preparados con las hojas de salvia, previamente desecadas, lo que tiene que hacerse a la sombra, pulverizadas luego y fumadas como cigarrillos de baco, alivian rápidamente los ataques y tos asmática.

Tiene los siguientes usos:

1º Frotando los dientes con las hojas frescas los blanquea; refresca y fortifica las encías y aromatiza la boca quitándole el mal olor.

2º Se tocan las aftas con el siguiente colutorio varias veces por día: 3 gramos de sumidades de flores se hierven con 5 gramos de miel y 30 gramos de agua, hasta que esta cantidad se reduzca a la mitad.

3º De una pulgarada de hojas y flores se prepara un té con una taza de agua hirviendo y se toma con un poco de azúcar y una copita de cognac, lo más caliente posible contra los resfríos, bronquitis, influenza y dolor de los miembros. Un té de salvia es bueno para aliviar las palpitaciones del corazón en los enfermos de bocio exoftálmico (Enfermedad de Basedok). Este té algo más fuerte, es excelente para gárgaras en anginas y encías sensibles.

4º Es un estimulante poderoso, cuando el sistema nervioso está decaído como ocurre en todas las enfermedades con fiebre alta; se usa en esta forma: 10 gramos de hojas se hierven durante tres minutos en un litro de vino blanco y se toma fría durante tres días, cada media hora media copa de las de vino. El estupor desaparece y la energía vital aumenta considerablemente.

5º A los que trabajan mucho mentalmente, una infusión de hojas en forma de té, aumenta la actividad cerebral.

6º En malas digestiones un té de salvia caliente después de las comidas, quita el vómito, dolor de cabeza, mareos, congestiones del cerebro y de la cara, lo mismo ahuyenta las ventosidades del estómago e intestinos.

7º En los catarros crónicos de los broquios, donde la expectoración es difícil, se consigue una fácil expectoración con el electuario siguiente: 5 gramos de polvo de hojas secadas a la sombra se mezclan con 80 gramos de miel de abeja y se toman cuatro cucharaditas por día.

8º A los niños retardados en caminar, se frota el espinazo con un cocimiento de 50 gramos de salvia (hojas y flores en un litro de vino blanco).

9º Grandes baños tibios (un kilo de salvia, se hierve, durante 5 minutos, en el agua necesaria) son buenos para los niños atrasados en el crecimiento, escrofulosos y raquíticos. Al mismo tiempo el niño dormirá sobre un colchón de hojas de nogal y flores de salvia.

10º Heridas y llagas viejas, úlceras varicosas, sanan lavándolas con un cocimiento de salvia (50 gramos de salvia en un litro de vino blanco se hierven durante 5 minutos).

11º Picaduras de abejas y mosquitos calman, frotándolas con hojas frescas de salvia.

12º Diez gramos de hojas de salvia hervidas en vino es un bálsamo para la tos en la tuberculosis. Se toma a gusto por copitas.

13º Las hojas secadas a la sombra y pulverizadas, preparadas en forma de cigarrillos, son muy buenas para los que sufren de asma. Pueden fumar este polvo a gusto.

Esta planta tan útil no debiera faltar en ninguna casa.

Encontramos una frase en los libros antiguos (siglo VII antes de Jesucristo), de la escuela de Salerno, que dice: Cur moriatur homo cui salvia crescit in horto?, que traducido a nuestro idioma, equivale a lo siguiente: ¿Cómo puede morir el hombre en cuyo huerto crece la salvia? Su nombre, efectivamente, dice: "Salvia", lo que equivale a decir: "curar"; en latín el verbo es "salvare".

Hay algunos paisanos que todavía conservan el nombre antiguo de "yerba sacra".

Para corregir los sudores nocturnos de los tuberculosos, se toman cada día dos cucharaditas de polvo de hojas de salvia, mezcladas con agua, una hora antes de acostarse. Es conveniente acostumbrarse a dormir con las ventanas abiertas y seguir el tratamiento contra la enfermedad.

Una pomada para toda clase de parálisis se prepara con medio litro de alcohol puro en el cual se macera un puñado de hojas de salvia durante 24 horas. Luego se mezcla con medio kilo de manteca de cerdo para hacer la pomada.

SALVIA DE PUNA
Lat.: SALVIA GILIESSI

Se usa la salvia de puna, la que se hace hervir una ramita y otro tanto de apio en un litro de agua durante veinte minutos para curar las almorranas. Para este fin se toma una taza sin azúcar tres veces por día durante quince días. La primera taza se toma en ayunas, la segunda media hora antes de almorzar y la tercera media hora antes de cenar. Es conveniente poner sobre las almorranas una esponjita empapada en agua fresca y tenerla el tiempo que se desee, aun todo el día, o hacerse todos los días fomentos de altea, que se debe hervir, un manojo en un litro de agua y aplicarse tibio una vez filtrado. El cocimiento de altea debe ser de diez minutos.

Conviene durante el tratamiento alimentarse sin condimentos y comer mucha fruta, pan negro, verduras, etc.

Para el asma la salvia de puna es un buen remedio en forma de té. Se prepara con medio puñadito de la planta y otro tanto de madreselva en un litro de agua hirviente y se toman tres tazas por día, sin azúcar, durante tres semanas. Si el asma es muy fuerte y crónica se puede agregar a las plantas otra parte de alfalfa, que presta también buenos resultados.

En los primeros días de la sífilis, cuando todavía está en principio el chancro se toma el cocimiento de salvia de puna, zarzaparrilla y canchalagua, treinta gramos de cada cosa en un litro de agua que se hace hervir una media hora y se toma durante el día. Ayuda muchísimo el tratamiento.

En general un té de salvia de puna es un remedio para aliviar la expectoración y curar las toses de los fumadores, y para aumentar las fuerzas del corazón.

Abunda la salvia de puna en Córdoba, La Rioja, Catamarca y Salta.

SALVIA MORADA
Lat.: SALVIA MULTIFLORA

Tiene más o menos las mismas propiedades de la salvia (menor y real), es un buen remedio para ayudar la digestión, aliviar los resfríos, etc.

A los niños retardados en general, débiles, raquíticos, se les frota el espinazo con la salvia morada que se prepara con doscientos gramos de la planta en un litro de alcohol. Con este alcohol se pueden refregar las piernas, brazos en los chicos debilitados y que han sufrido la parálisis infantil.

Abunda en las sierras de Tucumán, Catamarca y La Rioja.

SALVIDORA
Lat.: HYPTIS

En la medicina doméstica se usa la salvidora en forma de té. Se prepara con un puñado de flores y otro puñado de hojas de salvidora, en un litro de agua hirviente. Este té se toma antes de las comidas para aumentar el apetito y después de las comidas como excelente digestivo. Se toma con azúcar una taza bien caliente.

SÁNALOTODO

El sánalotodo, que abunda en las provincias del litoral, tiene más o menos las mismas propiedades que la zarzaparrilla. Se usan la corteza y las hojas de este arbusto en cocimiento en las enfermedades en las cuales se usa y está indicada la zarzaparrilla.

SANCHO AMARGO
Lat.: BOCCONIA FRUTESCENS
Fr.: *Bocconie frutescente.* - Ingl.: *Parrot Wed o celadine tree.*

De 10 a 20 gotas de la leche amarilla que sale de la corteza de este arbusto o mata, es un purgante y al mismo tiempo mata los gusanos intestinales. Se toma en una copa de horchata o en otro refresco al gusto.

Las hojas cocidas en un poco de agua y aplicadas molidas en forma de cataplasmas obran muy bien sobre úlceras y llagas. Para curar las úlceras de los párpados, se prepara con 2, 3 ó 4 gotas de la leche en dos cucharadas de agua y se usa como colirio. Un puñado hasta ½ manojo de raíces de sancho amargo machacadas y puestas en medio litro de vino o agua o en las dos cosas juntas y tomando varias copitas por día da buenos resultados en atrofia mesentérica, ictericia, hidropesía e hígado.

SANDÍA (Melón de agua)
Lat.: CUSCURBITA CITRULLUS
Fr.: *Pasteque.* - Ruso: *Arbuz.* - Ingl.: *Water-melon.*

Es muy indicado para las personas que sufren dolores y gases de los intestinos, comer sandía. Además de ser una comida refrescante y agradable, aumenta la cantidad de la orina. Es muy saludable la sandía para las personas que sufren del pecho y en las bronquitis crónicas y catarros pulmonares.

SANGRE DE DRAGÓN
(Sangre de Drago. Palo de pollo)
Lat.: PTEROCARPUS DRACO
Fr.: *Sangdragon.* - Ingl.: *Dragon-Bleoon o Dragon's Blood. Pterocarpus.* - Alem.: *Drachenblut.* - Ital.: *Sangue di Draco.*

Este árbol abunda en las islas del Paraná como también en otros lugares de nuestra República, sobre todo en

Corrientes y Misiones. La savia roja que se obtiene de este árbol por medio de cortaduras se llama sangre drago, que se usa con buenos resultados en las enfermedades de diarreas crónicas, lo mismo que en colitis crónicas, pujos, etc.

Es un astringente en todos los casos donde está indicado.

Sirve también la sangre de dragón para curar las boqueras y aftas de los niños. Para este fin se unta un poquito de esta sangre sobre las partes afectadas.

El jugo contiene una resina roja o dracomino ácido benzoico, etc.

SANGRE DE TORO. (Ver Rivina Humilde)

SANGRINARIA

(Yerba de boca. Mil semillas. Euforbio de glóbulos)
Lat.: EUPHORBIA PILULIFERA
Fr.: *Euphorbe à fleurs en tête, herbe à serpent, la malnommée, poil de chat.* - Ruso: *Rotnia.*

Esta yerba abunda en nuestra República y los criollos de los campos usan la leche de la yerba para tocar las aftas y granos que se sanan luego rápidamente.

Tiene mucha fama esta yerba para contrarrestar y curar el veneno de las mordeduras de las culebras y víboras.

Se procede en esta forma: se aplica machacada o mascada sobre las heridas y en el mismo momento el dolor se calma; obra además esta aplicación como preventivo de las graves consecuencias y complicaciones.

A la vez se suele administrar el té que se prepara con un puñado de yerba y una taza de agua hirviente. Una vez filtrada se pone en la infusión una cucharadita no muy llena del polvo de la planta, pues es un buen fortificante para el corazón.

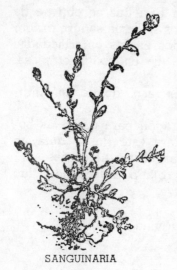
SANGUINARIA

SANGUINARIA
Lat.: POLYGONUM ACUMINATUM

Fr.: *Sangoinaire.* - Alem.: *Blutkraut.*
Ingl.: *Bloodroot.* - Ruso: *Sporis.*

Tomando a gusto el té de sanguinaria, se eliminan en muy pocos días los cálculos y arenillas de la vejiga.

Tomado junto con doradilla evita los dolores de la menstruación. Crece en Córdoba, Tucumán, etc.

SANQUILLO. (Ver Yezgo)

SAPONARIA (Yerba jabonera)
Lat.: SAPONARIA OFFICINALIS
Fr.: *Saponaire.* - Ingl.: *Soapwort.* - Alem.: *Seifenkraut.* - Ital.: *Saponaria.* - Ruso: *Midelnik.*

Flor rosa pálido. Hace espuma en agua como el jabón, de ahí viene su nombre.

Se usa toda la planta en forma de té, 20 gramos en un litro de agua, contra las afecciones cutáneas, reumáticas, sifilíticas, ictericia e ingurgitamiento de las vísceras abdominales.

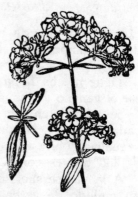
SAPONARIA

SARANDÍ BLANCO
Lat.: PHYLLANTHUS SELLOVANUS

El cocimiento de las hojas del 1 al 2 % es purgante; al 5 % se emplea para lavar heridas

Ultimamente los diabéticos toman el sarandí con grandes beneficios, pues se trata de un gran reductor del azúcar.

La infusión teiforme de las hojas al ½ % tomando una copa vinera en ayunas, se emplea en la cura del mal de azúcar. La misma infusión se emplea contra la diarrea y supresión de las reglas.

Se halla en Río Negro, Pampa, etc.

SARRACENIA
Lat.: SARRACENIA PURPUREA

Se usa la sarracenia igual que la borraja, pues posee las mismas propiedades curativas. En el sarampión y la viruela favorece la transpiración y por lo mismo alivia muchísimo el curso de la enfermedad y el buen brote de la erupción.

Es también la sarracenia un estimulante nervioso, ayuda la digestión y alivia los cólicos.

Se usa de la raíz o rizona un puñadito para un litro de agua que se hace hervir dos minutos. Se toma de esta preparación dos, tres o cuatro tacitas por día, preferible caliente.

SARSABACOA
Lat.: DESMODIUM AXILARE
Fr.: *Corde à violon*.

Para curar toda clase de úlceras crónicas y que tengan tendencia a no sanar, se prepara, con un manojo o algo más de la raíz de sarsabacoa y un litro de agua, un cocimiento que debe hervir diez minutos. Se toma a pasto durante el día. Con este mismo cocimiento, pero doblemente cargado, se lavan úlceras, llagas, etc.

SASAFRÁS OFICINAL
Lat.: LARUS SASSAFRAS
Fr.: *Sassafras*. - Alem.: *Sassafrasbaum. Fenchelholz*.

El sasafrás es un árbol que abunda en Norteamérica, pero hoy día lo tenemos también en Sudamérica y en nuestra República.

Se trata de una planta que proporciona valiosos servicios en la medicina doméstica.

Las propiedades más notables de esta planta consisten en ser un excelente purificador de la sangre y que produce sudores continuos, siendo también un buen carminativo; es también tónico para el estómago y anticólico.

Por lo mismo cura también enfermedades complicadas de las sífilis mal curadas; enfermedades de la piel y de los riñones. Es muy indicado también en la gota y reumatismo crónico, donde da excelentes resultados.

La preparación se hace tanto de la corteza, como del leño; de 14 a 45 gramos por medio a un litro de agua, que debe hervir unos 10 minutos y se toma por tazas durante el día.

Esta preparación da muy buenos resultados también en las intoxicaciones metálicas, de tipógrafos, dentistas, etc.

SAUCE AMARILLO. (Ver Garocha)

SAUCE CHILENO. (Ver. Sauce negro)

SAUCE LLORÓN

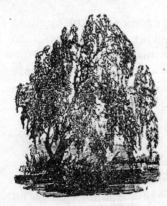

SAUCE LLORÓN

Lat.: SALIX BABILONICA

Fr.: *Saule pleureur.* - Ingl.: *Weeping wilow.* - Alem.: *Weinende weide* o *Thraenenweide.* - Ital.: *Saliche piangente.* - Ruso: *Iva.*

El cocimiento de las hojas, gajos y corteza al 3 % es excelente para evitar la caída del cabello y la caspa, lavando la cabeza dos veces por día con el cocimiento frío.

El sauce contiene tanino, ácido gálico, una resina, etc.

SAUCE NEGRO (Sauce Chileno)
Lat.: SALIX NIGER

El cocimiento de la corteza de sauce negro, veinte gramos en un litro de agua que se hace hervir durante veinte minutos, es un fortificante para el tubo digestivo. Se toma de este cocimiento cada cuatro horas una tacita de las de café.

Este cocimiento quita la pesadez del estómago, diarreas nerviosas, gastralgias y dispepsias.

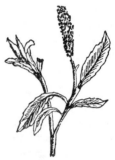
SAUCE NEGRO

SAÚCO COMÚN
Lat.: SAMBUCUS
Fr.: *Sereau*. - Ingl.: *Elder*. - Alem.: *Hollunder*. - Ital.: *Sambuso*. Ruso: *Buzina*.

El té de flores de saúco (20 gramos en un litro de agua hirviendo) provoca sudor y se usa contra los resfríos en general.

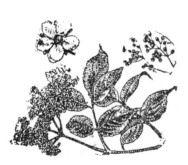
SAÚCO COMUN

Las hojas hervidas en leche son purgantes y son buenas, aplicándolas en forma de cataplasmas tibias, contra las almorranas.

La segunda cáscara de las ramas (v e r d e) quita muy pronto los dolores aplicándolas sobre las quemaduras.

La segunda cáscara de la raíz es purgante, en dosis de 5 a 10 gramos tomada en forma de té. También el jugo de la corteza fresca de saúco se emplea a la cantidad de 30 a 100 gramos. Es una substancia purgante, desagua los intestinos mejor que los riñones. Obra por lo mismo como purgante y diurético. Es bueno en la hidropesía.

El cocimiento de la raíz, 3 gramos por taza, aumenta notablemente la orina y es muy útil en la hidropesía en general.

La fruta de saúco tostada y tomada como té, es buena contra la diarrea.

Las flores de saúco son un excelente antirreumático usándolas en baños, agregando al agua un cocimiento muy fuerte de ellas. Las flores de saúco son muy indicadas y de gran provecho en las enfermedades eruptivas, como el sarampión, rubeola, escarlatina, viruela, etc., porque un té de seis gramos en un litro de agua provoca rápidamente un sudor de la piel.

El humo dirigido por un embudo o trapos empapados en el humo de flores secas sobre ascuas a una erisipela, cura la enfermedad.

El jugo exprimido de hojas frescas de saúco mezclado con harina de avena y grasa es un buen remedio para la gota.

Flores de saúco mojadas con vinagre y atadas sobre la frente, quitan el dolor de cabeza y favorecen el sueño.

El dulce de fruta de saúco, limpia la sangre y los riñones.

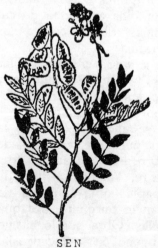
SEN

SEMILLAS DE CACAO.
(Ver Cacao).

SEN
Lat.. CASSIA SENNA
Fr.: *Sené*. - Ingl.: *Senna*. - Alem.: *Sennesblaetter*. - Ital.: *Sena*. - Ruso: *Aleksandrikilist*.

Es un purgante ligero y seguro que excita las contracciones del intestino grueso, provocando fácilmente la excitación y los movimientos peristálticos.

Ingerido por una nodriza pasa a la leche que se vuelve purgante.

Debe evitarse en los estados inflamatorios del peritoneo y en los casos de embarazo, porque excitando el útero puede determinar el aborto. No hay que tomar el sen durante la menstruación.

Infusión (no cocimiento): 3 a 4 gramos en una taza que hay que tomar en ayunas.

La infusión de hojas de sen, 10 gramos en un litro de agua, con una cucharada de glicerina y .0 gramos de sulfato de soda se emplea en ataques cerebrales, hemorragias en la cabeza, congestiones y en estados de hemiplegia aguda en lavativas.

Después del empleo del sen, la orina presenta un color verdoso.

El sen contiene, aparte de otras cosas, una esencia y la catartina que es purgante.

SENSITIVA. (Ver Vergonzosa)

SEREIPO o CEREIPO
(Palo de cereipo. Guatemare)
Lat.: MIROSPERMUM FRUTESCENS

En las islas del Paraná he visto estos lindísimos árboles que se crían silvestres, bien desarrollados y con sus frutos. El fruto es un buen estimulante y sirve además para curar infecciones y tétanos en el uso externo.

La preparación se hace con una parte de frutos y cinco de alcohol en forma de una tintura. Esta tintura es buena para calmar los dolores reumáticos usándola en fricciones. Da excelentes resultados en el reumatismo articular agudo. La misma tintura se toma por la boca en una taza de té de tilo o de romero; se echa en el té de 15 a 30 gotas. La tintura, una cucharada, y cuatro cucharadas de aceite de coco, se usa para refregar bien la columna vertebral todos los días y además el vientre a los niños atrasados, que no tienen inteligencia y mongólicos. Estos, diremos, masajes, se hacen una vez por día y siempre más o menos a la misma hora. Si se cura a un niño durante el verano es bueno después de la fricción hacerles tomar un baño de sol durante 5 minutos; hay que protegerles bien la cabeza y la nuca de los rayos solares. Dicen que es más eficaz esta fricción durante la noche cuando se reciben en el cuerpo del niño los rayos de la luna llena.

Para curar los dolores de las muelas picadas se hace cortaduras en el árbol y con la resina que sale se la pone en la carie (abertura de la muela).

SERPOL (Tomillo silvestre)
Lat.: THYMUS SERPYLLUM

Fr.: *Serpolet.* - Ingl.: *Wild Thyme.* - Alem.: *Quendel.* - Ital.: *Serpillo.* - Ruso: *Ajadownik. Bogorodskaia Trava.*

Tiene en general las propiedades de las demás plantas aromáticas; se emplea en baños calientes contra el reumatismo, debilidad general, parálisis.

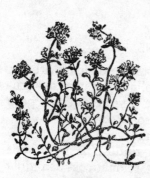

SERPOL

Cuatro tacitas diarias del té de tomillo al 1 ½ calman los ataques de la tos convulsa, dolor de cabeza, mareos y náuseas de la borrachera.

Tomillo hervido con vinagre y miel a la dosis indicada, tomando cada dos horas una cucharada, hace parar la sangre de los esputos; hervido con vino blanco y anís en grano es bueno contra los catarros de pecho.

Medio gramo de polvo de tomillo después de las comidas, facilita la digestión.

El que mucho trabaja mentalmente, tenga en la mesa tomillo, pues su fragancia fortifica el cerebro.

El tomillo es un excelente remedio en lociones contra la sarna, hay que curarse varios días hasta conseguir el efecto. Las lociones deben ser muy concentradas, se puede hacer una infusión de cien gramos y más por litro.

Fomento de tomillo hervido en vinagre y aplicado tibio sobre la frente, calma el dolor de cabeza más fuerte.

El aceite de tomillo se usa en fricciones contra el reumatismo muscular.

SÉSAMO. (Ver Ajonjolí)

SESTERO. (Ver Cardo corredor)

SIEMPREVIVA (DE LOS LECHOS)
Lat.: SEMPERVIVUM, TECTORUM
Fr.: *Joubardbes*. - Ingl.: *Housellek*. - Alem.: *Tauswurz*. - Ital.: *Sempreviva*. - Ruso: *Bezsmertnic*.

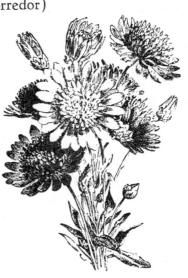

La hoja triturada y aplicada durante varios días sobre los callos y verrugas, las hace desaparecer.

El jugo de las hojas mezclado con alcohol puro, limpia la cara de pecas y manchas. El mismo jugo mezclado con aceite de lino, calma los dolores de las úlceras, quemaduras, y erisipela. Tres cucharadas de jugo diariamente, son buenas contra la regla muy abundante, diarreas con pujos y sangre, lo mismo contra las almorranas que sangran con abundancia.

Una infusión de 15 gramos de hojas en un litro de agua, es buena en estados febriles, contra las enfermedades del corazón y dolores reumáticos.

SIEMPREVIVA DE AMÉRICA
Lat.: CELOSIA ARGENTINA
Fr.: *Celosie paniculée.* - Ingl.: *Panicled cock's-comb.* Ruso: *Americanski Sujozwet.*

En nuestro país y en todo el continente sudamericano es cultivada esta planta de adorno. Además abunda en muchos lugares como planta silvestre. Se usan las flores para curar los esputos de sangre y hemorragias internas de poca importancia, es decir, no graves. Para este fin se hace un cocimiento con un manojo de flores en un litro de agua que tiene que hervir diez minutos. Se toma por tazas durante el día con azúcar o miel.

SIETE SANGRÍAS
Lat.: CUPHEA. GLUTINOSA

Esta planta, de un gran poder curativo, crece en abundancia en las sierras de Córdoba y en otras provincias de nuestra República.

Hoy día esta plantita está muy de moda, pues hay muchos enfermos que lo toman.

Tiene una propiedad especial de bajar poco a poco la presión alta de la sangre. Por lo mismo es usada con este fin para los enfermos que padecen de una elevada presión de la sangre, enfermos de artrioesclerosis, obesos, sanguíneos y predispuestos a un ataque cerebral.

Esta planta fortifica el corazón, limpia los intestinos y los riñones. Cura, o por lo menos alivia mucho el reumatismo porque purifica bien la sangre. El tratamiento tanto para bajar la presión sanguínea, como para el reumatismo, sífilis, etc., se hace nada más que veinte días cada dos meses, es decir, con un intervalo de cuarenta días.

La preparación se hace en forma de té con veinte gramos de planta para un litro de agua hirviente y luego se toman tres tazas por día.

Enfermos crónicos deben hervir esta raíz en un litro de agua durante diez o quince minutos en vez de tomarla un té, para que sea de más efecto. Hervida se toma en la misma cantidad. Durante el tratamiento no conviene ingerir azúcar ni alcohol.

SIMARUBA DE JAMAICA
(Cuasia elevada. Fresno amargo)
Lat.: PICRAENA EXCELSA. SIMARUBA QUASSIA
Fr.: *Quasier élévé. Frên amer.* - Ingl.: *The lofty bitter-wood tree pícrana.*

Abunda este hermoso árbol en toda Sud América, lo mismo que el Quasia simaruba, llamado también árbol de las cámaras, simaruba y simaruba glunca, como también Cuasia amarga, cuasia. Raras veces se encuentra a los tres árboles juntos, pero generalmente esparcidos.

Estos árboles no contienen — a pesar de que son tónicos amargos verdaderos — ni tanino, ni ácido gálico en su composición química. Lo que se usa en la medicina doméstica y también en las farmacias es la corteza y la raíz. La substancia que contiene la corteza es opuesta al alcohol, lo mismo que la raíz. Si en licores o bebidas alcohólicas se agrega esta substancia, en seguida pierden la propiedad de emborrachar, por más cantidades de licores que se tome.

El efecto curativo de esta planta es notable en las fiebres perniciosas, contra el vicio de abusar de bebidas alcohólicas, en la dispepsia, gota, hipocondría, estreñimiento y diarreas crónicas o disenterías de origen amebiano (amebas).

La corteza de la Simaruba de Jamaica o fresno amargo se usa para fabricar cerveza, en vez de lúpulo.

La composición química de la Simaruba es la siguiente: Materia resinosa. Aceite volátil (on olor a benzoin). Acetato de Potasa. Sal Amoniacal. Acido Málico. Acido Agálico (poco). Cuasino. Malato y Oxalato de Sal. Sales minerales varias. Oxido de Hierro y de Silicio. Albúmina. Leñoso.

La preparación se puede hacer caliente o en frío. Se pone un manojo y medio de substancia machacada en un litro de agua hirviente, o mejor en agua fría, en maceración (en este caso el líquido sale mucho más amargo).

Se toma este líquido durante el día por tazas o copas con azúcar o miel. Hay que tomar unas tres semanas para un tratamiento.

También se puede preparar con la corteza y vino blanco ordinario un vino tónico. Se llena media botella con corteza cortada y se completa la otra mitad con vino. Después de unos días, se toman tres copitas por día.

SIMARUBA

(Simaoruba, Cuasia Simaruba, Arbol de las Cámaras)
Lat.: SIMARUBA OFFICINALIS
Fr.: *Quassia Simarouba. Bois Amer.* - *Ingl.*: *Lofty Bitter Wood or Bitter Simaruba.*

Esta planta da excelentes resultados en la diarrea de origen amebiano y en otras diarreas, como la de la colitis nerviosa, que a veces duran largo tiempo y son rebeldes a otros tratamientos más modernos.

Se usa la corteza en forma de té: unos quince a veinte gramos para una botella de agua.

A pesar de que se trata de una planta amarga, la simaruba no contiene en su composición química ni tanino ni ácido gálico. La parte más eficaz en los tratamientos es la corteza de las raíces, y cuando es esta parte de la planta la que se emplea, en lugar de 15 a 20 gramos, como hemos dicho más arriba, solamente se usan 10 gramos para cada botella de agua. Siguiendo esta proporción se prepara un té que se toma por tazas durante el día, con o sin azúcar.

La forma correcta de tomarse este té o la infusión, es antes de las comidas, y especialmente en ayunas, pero los que no lo toleran en esta forma, pueden tomarlo después de comer.

La composición química de la simaruba es la siguiente: Materia resinosa, Aceite volátil que huele a benzoin, Acetato de Potasa, una Sal Amoniacal, Acido málico, pequeña cantidad de Acido agálico, Cuasino, Malato y Oxalato de cal, unas Sales minerales, Oxido de hierro y de silicio, Albúmina y Leñoso.

El té es muy indicado también en las fiebres intermitentes, dispepsias de las personas que abusan de licores y alcoholes, gotosos, débiles por abuso de placeres, personas nerviosas y que padecen vahidos, vértigos, etc. (Ver Quacia amarga).

SOJA (Soya)
Lat.: LISPIDA

Alem.: *Sojabohnen*. - Ruso: *Soja*.

Hace unos años en nuestra República es conocida la planta llamada soja.

El ingeniero agrónomo de la J. C. A., señor Sallinger, ha hecho ensayos en La Pampa y en otros lugares donde los terrenos no son muy favorables para la así llamada cosecha fina y ha obtenido con la soja excelentes resultados.

Es una planta sumamente útil para el chacarero. Crece sin lluvias y no sufre por los vientos y no se pierde nunca. La planta tiene muchas aplicaciones en el uso doméstico. La parte principal son los granos, habas o porotos de la soja, tanto de los colores obscuros o claros que una vez molidos y hechos harina se hace un sabroso pan que es el único que los enfermos de diabetes pueden comer.

Estse pan preparado en la forma como se prepara el pan en las panaderías resulta mucho más rico que el pan de trigo. He recetado con frecuencia a

SOJA

mis enfermos diabéticos la preparación de este pan, y a veces en vez de agua usar leche, agua de nogal, manteca, etc., etc. Y siempre el gusto resultó soberbio. Además de ser agradable este pan es nutritivo, pues contiene mucha albúmina, grasa y la quinta parte de su peso contiene un rico aceite que es un alimento especial para los que sufren de diabetes, débiles en general. Contiene más de 400 calorías por 100 gramos de su peso.

Se puede usar de las habas secas de la soja en la misma forma como se usa los granos de arvejas en sopas preparadas con manteca, en guiso, etc., para los diabéticos.

Hay preparaciones de la leche de soja, salsa de soja, cremas, etc., etc. Todos constituyen alimentos poderosos tanto para los diabéticos como para los sanos. Ninguna parte de la soja se pierde. La planta es un alimento para el ganado, que los hace engordar. En nuestra República tendríamos que cultivar esta planta tan útil para nosotros y los animales.

SOLIDAGO

Lat.: SOLIDAGO ODORA

Alem.: *Gold rute.*

Abunda el solidago en nuestra República y en las repúblicas vecinas.

Tiene las mismas propiedades que el solidago virga áurea, que abunda en ciertas partes de Sud América.

Se usa el té que se prepara con diez a veinte gramos de flores o treinta a cuarenta gramos de hojas en un litro de agua, para curar piedras de la vejiga y aumentar la cantidad de la orina. Se toman dos o tres tazas de este té por día. Este té es muy indicado en las enfermedades de los riñones, como arenilla, cálculos, etc. Es muy bueno también para hacer gárgaras en todas las enfermedades de la garganta. Se mastica la yerba en los casos de estomatitis y piorrea, dando buenos resultados.

SOLIDONIA
Lat.: TIXIS PALLIDA

El té preparado con un puñado de la yerba de solidonia en un litro de agua hirviente, tomado por tazas, llama las menstruaciones atrasadas. Se toma por tazas durante el día.

SOMBONG
Lat.: BLUMEA (BLUMEA BALSAMIFERA, BLUMEA LACERA, etc.)

Hay sesenta variedades de Blumea que crecen en el Africa, Asia y Australia, y son cultivadas también en el continente americano: especialmente en las Antillas.

El té que se prepara con veinte gramos de sombong y cuatrocientos gramos de agua — es decir, al cinco por ciento — es uno de los mejores remedios para hacer bajar la presión alta de la sangre. Se repite dicha cantidad, en tomas durante el día.

SOMBRA DE TORO (Quebrachillo. Yerba de Toro)
Lat.: IODINA RHOMBIFOLIA

Esta planta, que sirve para falsificar o adulterar la yerba mate, tiene varias aplicaciones muy buenas en la medicina doméstica.

Entre otras virtudes que tiene es la única capaz de curar del vicio de beber bebidas alcohólicas, vino, cerveza, etc.

Para deshacerse del vicio de beber se toma tres semanas seguidas, todos los días, el té que se prepara con la sombra de toro, veinte gramos en un litro de agua hirviente.

Es un excelente y seguro remedio para curar, como hemos dicho, el alcoholismo.

Este mismo té es muy bueno en las enfermedades del hígado, hidropesía, debido al abuso del alcohol.

Esta planta es muy común en nuestra República y generalmente es usada en forma de té para combatir el resfrío.

El cocimiento de la corteza se usa con buenos resultados en la disentería.

De la fruta se extrae un aceite para curar llagas viejas.

Hojas y tallos de sombra de toro contienen peroxidasas.

SONAJERO AZUL
(Yerba de bulla. Chochito. Crica de negra.)
Lat.: CLITORIA VIRGINIANA. CENTROSEMA VIRGINIANA.
Fr.: *Clitoire de Virginie.* - *Ingl.*: *Virginian Clitoria.*

Es llamada esta enredadera sonajero azul, porque sus flores azules hermosean en una forma encantadora los lugares donde crece.

En la medicina doméstica se usan las raíces de esta planta, previamente bien lavadas. Se hace con un manojo de las raíces, como he dicho, bien lavadas y además machacadas, un té con un litro de agua hirviente. Este té llama la menstruación suspendida. Se usa también este té para facilitar la expulsión del flujo loquial. Para este caso se hace el té más cargado o en vez de té se hace un cocimiento, es decir, se hace hervir unos cinco minutos el té. Se toma tanto el té como el cocimiento durante el día toda la cantidad, por tazas.

También tiene el mismo poder curativo el té preparado con las flores en la misma cantidad. Con un manojo de las raíces y un manojo de flores y una botella de vino blanco bueno, se prepara un excelente tónico que se toma luego por copitas por día para curar y tonificar a los enfermos que sufren de debilidad, anemia, es decir pobreza de sangre, clorosis, leucemia, enfermedad de Banti y en las enfermedades del hígado y bazo.

SUDORÍFICA. (Ver Yerba del sudor)

SUMALAGUA
Lat.: CASSIA LEGUMINOSA

El té de Sumalagua se usa como purgante. Se prepara como un té simple, con las hojas. Se toma en ayunas.

SUSPIRO. (Ver Flor de Oración)

SUSPIRO DE LA PAISANA. (Ver Flor de Oración)
Lat.: CONVOLVULUS MONTEVIDENSIS

Un puñadito de la raíz de esta planta se hace hervir durante diez minutos en medio litro de agua. Se toma una tacita en ayunas como un buen purgante.

TABACO
Lat.: NICOTIANIA TABACUM

Fr.: *Tabac.* - Ingl.: *Tobacco.* - Alem.: *Taback.* - Ital.: *Tabacco.* Ruso: *Tabak.*

Las hojas frescas de tabaco, humedecidas en agua muy caliente y aplicadas sobre las partes doloridas de reumatismo o gota, alivian los dolores. Hay que tener cuidado de no aplicarlas sobre una piel inflamada.

Treinta gramos de hojas de tabaco hervidas durante 10 minutos en medio litro de agua, da buenos resultados, aplicando dicha agua en forma de fomentos en la sarna, caída de cabello y tiña.

Estos fomentos son también muy indicados en picazones crónicas de la vulva (partes genitales de la mujer) (prurito de la vulva).

Las hojas frescas de tabaco se usan con buen resultado, aplicándolas en la cara para curar erisipelas de la misma.

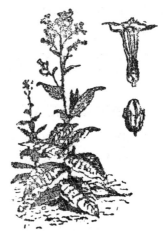

TABACO

Un excelente remedio para calmar los dolores de la gota es el siguiente: Se hacen quemar de 20 a 25 gramos de tabaco elaborado, sobre una plancha de hierro caliente, y se expone la parte a estas fumigaciones, cubriéndola con un trozo de tela de lana.

El tabaco contiene un alcaloide líquido y volátil, la nicotina; una esencia concreta, el nicocianino; una resina, un aceite graso, ácido tánico, ácido gálico, etc.

TABACO DEL MONTE
Lat.: EUPATORIUM CETONICIFORME

Tiene el tabaco del monte las mismas propiedades, pero en menor escala, que el tabaco conocido (nicotiana tabacum).

TABALDI. (Ver Baobal)

TABAQUILLO
Lat.: EUPATORIUM BETONICIFORME

Con las hojas se prepara un cocimiento que se emplea en fomentos y baños contra las almorranas.
Común en toda la República Argentina.

TACAMAHACA DE AMÉRICA
(Fagara de Ocho Estambres)
Lat.: FAGARA OCTANDRA

Fr.: *Fagarier Elaphium*.

Reduciendo a polvo las semillas de este árbol y agregando una parte igual de harina de maíz, y luego preparado como una cataplasma (pero en vez de usar agua se usa un buen vinagre), se obtiene un muy buen sinapismo.

Estos sinapismos son muy indicados sobre las piernas en los casos de hemorragias cerebrales. Se los tiene puestos una hora. Si se los deja más tiempo obran como vesicantes.

Tienen además aplicación como calmante en el lumbago y reumatismo, en que son muy indicados.

Da buenos resultados en forma de sinapismos en todos los dolores nerviosos y calma los dolores en los casos de la menstruación de primer día.

TAGUALTAGUA. (Ver Burucuyá)

TALA

Lat.: CELTIS TALA

El té de las hojas de tala tomado cada tres horas bien caliente, combate el cólera. Tomado frío cada dos horas una cucharada, combate las diarreas. El té se hace al 2 %.

TALLA

La infusión de hojas de talla al 2 %, en una copa vinera en ayunas, cura los constipados más pertinaces.

Se halla en Córdoba y se puede cultivar en toda la República Argentina.

TALANTALA

(Ojo de borrico, ojo de samura, ojo de venado, talantre, leño hediondo, yerba de las herpes).

Es un excelente remedio para cortar los ataques del paludismo y hacer poco a poco que la enfermedad se presente sumamente liviana.

Para este fin se hace un té de las flores amarillas de esa mata y de sus hojas y se toma durante el ataque. Dicho té se prepara con un manojo y un litro de agua hirviendo.

TAMARINDO
Lat.: TAMARINDUS
Fr.: *Tamarin.* - Ingl.: *Tamarind.* - Alem.: *Tamarinden.* - Ital.: *Tamarindo.* - Ruso: *Tamarind.*

La pulpa de tamarindo contiene ácido cítrico, málico y tártrico, cremortártaro, azúcar, materias pécticas y almidón.

La pulpa de tamarindo depurada se administra a la dosis de 15 gramos, como refresante y a la de 40 a 60 gramos, como purgante.

Está muy indicada a las personas débiles y niños.

Se recomienda especialmente como laxante, en los casos de sequedad de vientre, en el escorbuto, enfermedades biliosas. Los frutos del tamarindo puestos en un buen vino blanco y tomado tres veces por día una copita, cura las enfermedades del bazo y la lepra.

Receta para hacer jarabe de tamarindo:

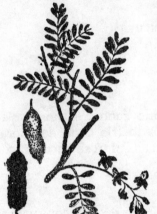
TAMARINDO

Se hierven tres kilogramos de frutos de tamarindo en un litro de agua, agitando el líquido para facilitar la disolución; se filtra a través de una tela y se añade 1 ½ kilo de azúcar. Se da luego un segundo hervor, espumando bien, y una vez frío el líquido se embotella, después de haberlo aromatizado con algunas gotas de esencia de nerolí y éter de ananás.

TANACETO (Atanasia)
(Yerba de San Marcos)
Lat.: TANACETUM VULGARE
Fr.: *Tanaisie.* - Ingl.: *Tansy.* - Alem.: *Rainfarm.* - Ital.: *Tanaceto.* Ruso: *Ryabinska.*

Las flores tomadas con miel en la dosis de 1 a 5 gramos destruyen las lombrices de los niños; los adultos toman del mismo modo 5 a 10 gramos. No hay que pasar esta dosis para evitar envenenamientos.

También las cataplasmas de hojas sobre el vientre de los niños ahuyentan las lombrices; lo mismo se consigue con fricciones de aceite de atanasia sobre el vientre.

Como té se toman las flores en dosis de 5 a 10 gramos en un litro de agua, lo que calma los dolores de la matriz y regulariza las reglas.

Una infusión de flores y tallo de tanaceto, 30 gramos en un litro de agua, se usa en baños locales y lavados contra la sarna.

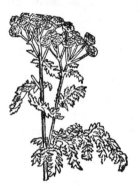

TANACETO

El té de flores en la dosis indicada, es útil en mareos y epilepsia.

Hojas frescas aplicadas sobre miembros recalcados y contusos, calman el dolor.

Toda la planta machacada en aceite de comer, calma en forma de cataplasma los dolores de venas varicosas inflamadas y cura las úlceras varicosas.

La raíz es también vermífuga, especialmente contra las lombrices, en infusión de 5 gramos en un litro de agua.

El tanaceto contiene en sus hojas, flores y frutos una esencia, tanino; una substancia amarga, la tanacetina.

TAPIOCA
(Sagú blanco, Yuca brava, Yuca amarga, blanca, morada y amarilla. Manoco. Mandioca. Fariña, etc.).
Lat.: JATROFA MANIHET
Fr.: *Farine de Manioc, casave*. - Ingl.: *Bitter casave*. - Alem.: *Weiser Sago*. - Ruso: *Tapioka*.

Tenemos también la Yuca dulce, blanca, morada y amarilla, llamada en francés manioc doux o pain des nègres y en inglés sweet casava.

La yuca brava es una planta muy útil tanto en la medicina doméstica como un excelente alimento para débiles, enfermos, y sobre todo para los niños, que es la llamada tapioca que se extrae de la raíz en forma de harina de dicha planta.

A pesar de que se trata de un vegetal tan útil, esta planta es al mismo tiempo temible por sus propiedades venenosas. Por lo mismo se quita de la planta la parte venenosa antes de sus preparaciones como alimento.

Hay varios procedimientos para este fin.

Se cultiva la yuca en toda Sud América y es muy conocida en ciertas repúblicas, sobre todo en Venezuela y Guayana, donde se fabrica el pan con tapioca desde hace muchísimos años atrás.

El veneno que la yuca contiene se encuentra en sus raíces tuberosas y es un líquido como agua o jugo. Este veneno tiene también sus caprichos. El hombre que lo come se envenena en seguida, tanto como comiéndolo crudo, cocido, asado o al horno, etc. Los animales domésticos también se envenenan en seguida en la misma forma.

Ahora a las ratas no les hace nada, pues pensando destruirlas con estas raíces se ha visto que no han enfermado siquiera.

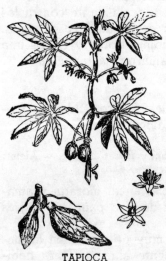
TAPIOCA

Para los cerdos, en cambio, estas raíces son un gran alimento y les hace engordar. No hay duda que el veneno que la raíz contiene, es algo así como el ácido prúsico o cianhídrico, por la forma y síntomas que se envenena la persona y por la rapidez con que se mueren.

Ahora quitando el agua venenosa de la raíz, ya sea por presión u otra forma, obtenemos un buen alimento. Otra cosa más: el jugo tan venenoso al principio, fermenta, y evaporándose, pierde por completo sus venenos; llega a la consistencia de un extracto y se transforma en un excelente condimento para las carnes, etc.

En la medicina doméstica se usa la tapioca para curar las disenterías y las diarreas con pujos. También producen buen efecto las cataplasmas de tapioca con jugo de limón para hacer madurar y abrir forúnculos. Se aplica sobre el forúnculo en forma de una cataplasma y se deja aplicada todo el día. No hace falta hervir la tapioca, sino que se hace la preparación con un poco de agua y otro tanto de jugo de limón, como hemos dicho.

La raíz después de cocida y molida se usa para curar las erisipelas, en forma de cataplasma.

Las hojas de yuca aplicadas en las sienes quitan el dolor de cabeza. Para hacer madurar los pechos inflamados de las mujeres que crían, se hacen buenas cataplasmas de tapioca con leche. Se aplica caliente cada dos horas.

Los indios hacen una bebida parecida a la chicha de esta planta.

TAROPÉ

Cuando ha brotado la viruela una vez y luego ha desaparecido, es bueno beber en abundancia cocimiento caliente de las raíces de taropé para hacerlas brotar de nuevo.

TASO O TASIS
Lat.: ARAUJA ALBENS

Enredadera muy común en los montes de la Argentina. La fruta, la raíz y las hojas aumentan la secreción de la leche de las mujeres que crían; se emplea en infusión teiforme al 5 %, tomando diariamente tres copas vineras.

Para aumentar la secreción láctea se emplean las

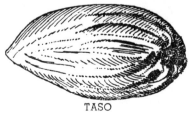

TASO

siguientes plantas: flor de pajarito, galega (ruda cabruna, caprago), ambas al 2 %; taso 5 %; se toman 3 vasos por día agregando cada vaso una cucharada de jarabe de chufas.

TAYUYA
Lat.: CAYAPONIA FICIFOLIA

Tiene fama esta planta para curar las enfermedades de la vejiga y riñón.

Se usa con buenos resultados en las enfermedades venéreas, sobre todo en las purgaciones, tanto en el hombre como en la mujer. Se prepara un cocimiento de veinte gramos de la planta en un litro de agua, y se toma a gusto durante el día.

Crece en Entre Ríos, Chaco y Misiones.

TÉ
Lat.: THEA CHINENSIS

Fr.: *Thé*. - Ingl.: *Tea*. - Alem.: *Thee*. - Ital.: *Te*. - Ruso: *Chai*.

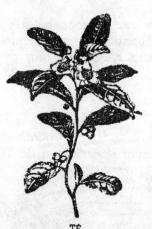
TÉ

Las personas gruesas deben tomar té, porque éste tiene la virtud de eliminar la grasa y además hace sudar y estimula el trabajo de los riñones, favoreciendo la eliminación de la orina.

Una taza de té después de las comidas ayuda la digestión.

Las hojas de té que quedan después de la infusión, curan las inflamaciones de los ojos (conjuntivitis) aplicadas sobre l o s mismos.

Fumando el té en forma de un cigarrillo, se quita instantáneamente el dolor de muelas. Hay que retener un momento el humo en la boca. El té contiene 2-4 por ciento de cafeína y 12-14 por ciento de ácido tánico y de ácido gálico.

Una infusión se hace en la proporción de 3-5 gramos de té por cien gramos de agua. El té verde hace orinar más que el té negro. Se bebe la infusión fría, preparada con cinco gramos en un litro de agua hirviendo.

Las personas a quienes no repugna el sabor de las hojas de té, pueden mascarlas y tragar su saliva, para conseguir el mismo efecto.

TÉ DE BURRO (Té de la cordillera)
Lat.: ERITRICHIUM GNAPHALIOIDES

Es muy usado en nuestra república y en las repúblicas vecinas, el concepto té de burro, en los casos de indigestiones, dolores de vientre y cólicos. Se prepara el té con un puñado de la yerba en medio litro de agua y se toma caliente.

TEJO
Lat.: TAXUS BACCATA
Fr.: *If à baiees.* - Ingl.: *Yew-tree.*
Alem.: *Eibe.* - Ruso: *Tisovoe derevo.*

Hay varias clases de tejos, pero vamos a hablar del tejo común. Es una lindísima planta de doce a quince metros de altura y la cultivan en los jardines por su belleza y por su agradable color siempre verde.

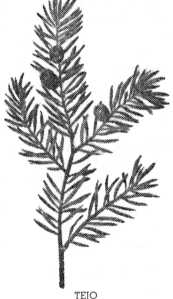

TEJO

El tejo es venenoso y por lo mismo hay que tener cuidado con esta planta.

Se usan en la medicina casera las hojas para gárgaras en la difteria y en las inflamaciones de la garganta en general. Para este fin se hace un té de cinco hojas en un litro de agua como un té ordinario. Las gárgaras se hacen cada dos o tres horas. Con el fruto de tejo se prepara un jarabe que sirve para las enfermedades del pecho, sobre todo en los catarros crónicos de los pulmones, pero como esta planta es tan venenosa como la belladona, y en nuestro país tenemos a mano muchas otras plantas medicinales que no son peligrosas, conviene, más bien, evitar el uso interno del tejo.

TEMBETARY
Lat.: FAGARA HIEMALIS

Abunda el tembetary en Corrientes y Misiones. En la medicina doméstica se usa la corteza de este árbol, lo mismo que los tallos y las hojas en forma de té, un manojo para un litro de agua. Se toma una taza con o sin azúcar en los casos en que hace falta aumentar la cantidad de orina y hacer sudar al enfermo. Por lo mismo se usa este té en el principio de sarampión, resfríos, etc.

TEMBETERI
Lat.: XANTOXILUM HIEMALE SPINOSUM

Este árbol abunda en Corrientes y Misiones y en las repúblicas vecinas. Se prepara con el polvo de la corteza una fricción calmante que se usa para calmar los dolores de ciática, reumáticos y lumbago. La preparación se hace con dos cucharadas de polvo de la corteza en medio litro de aceite, se tiene al sol 10 días y luego se filtra. Se usa tibia con mejor resultado.

TEMBLADERILLA (Perejil del agua)
Lat.: HIDROCOTYLE BONARIENSIS

Esta planta es muy común en la costa del Río de la Plata; es una yerba acuática, netamente argentina, y que se encuentra a menudo en lugares bajos y húmedos.

Se usan en la medicina doméstica las hojas machacadas en forma de cataplasmas con excelentes resultados para curar heridas que se han echado a perder debido a las infecciones.

Contra las hinchazones de las piernas o vientre se toman tres tazas por día del té que se prepara al 10 %. Tiene la propiedad este té de aumentar la cantidad de la orina y deshinchar.

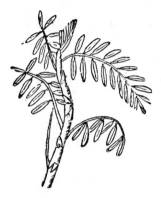

TEMBLADERILLA

En los casos de congestiones del hígado se hace un cocimiento al 25 % y se toma cuatro tacitas, sin azúcar, por día. Este cocimiento da óptimos resultados también en la inflamación de la vejiga (cistitis), sea cualquiera su causa, aun de origen blenorrágico.

Se usan las hojas machacadas y mezcladas con un poco de agua fresca en fomentos sobre hinchazones.

La tembladerilla contiene un aceite especial y peroxidasas.

TILANDSIA ENCORVADA
Lat.: TILANDSIA ENCORVATA

Fr.: *Tillansie à feuilles recourbées.*

La tilandsia encorvada es una planta parásita que crece sobre las higueras blancas. Las hojas frescas bien machacadas junto con manteca hasta que se haga una pasta o pomada, curan rápidamente las almorranas.

Esta mezcla se aplica con un trapito sobre las hemorroides dos veces por día. Durante el tratamiento no conviene usar papel sino algodón, y mientras se sigue la curación hay que beber en ayunas un vaso de agua fresca.

TILO
Lat.: TILIA EUROPEA
Fr.: *Tilleul.* - Ingl.: *Bast.* - Alem.: *Linde.* - Ital.: *Tiglio.* - Ruso: *Lipa.*

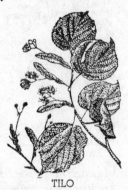
TILO

Es muy común el uso del té de tilo en toda clase de resfríos; calienta el cuerpo, hace sudar y madura el catarro de pecho.

El té de tilo es un poderoso calmante para los nervios; ya el solo dormir bajo una planta de tilo florecido, calma los nervios.

Hojas de tilo, cogidas antes del tiempo de florecer, se tuestan, pulverizan e infunden con vino blanco aguado caliente; es bueno contra la palidez de las jóvenes.

Contra los gases del estómago e intestinos, diarreas fétidas, indigestiones, calambres del estómago, se usa el carbón de tilo, varias veces por día una cucharadita.

Para limpiar los dientes, se mezclan dos partes de carbón de tilo y una de hojas secas de salvia, todo lo más finamente pulverizado. Fuera de limpiar bien los dientes, se desinfecta la boca y quita el mal olor.

El tilo es muy indicado para nerviosos y sobre todo para mujeres de edad evanzada.

Para curar las convulsiones de los niños se baña a los enfermos en agua caliente con una infusión de tres puñados de tilo.

También una lavativa de una infusión de tilo es buena en la diarrea de los niños.

TIMBO (Yerba de Costilla)
Lat.: PAULINIA PINNATA
Fr.: *Pauline à Feuilles Pinnées.*

Las semillas y las hojas de esta yerba, lo mismo que de la liana de sierra o azucarito tienen las mismas propiedades narcóticas y venenosas.

Crecen estas plantas en casi toda Sud América y en nuestro país abundan en Entre Ríos, Corrientes, Misiones, Chubut y Río Negro. También es fácil identificarlas en Paraguay, Uruguay y Sud del Brasil.

Los indígenas envenenaban con el jugo de estas plantas sus flechas para obtener un resultado positivo. No debe usarse el Timbó por la boca.

Sus efectos narcóticos se deben aprovechar con el uso externo. Para este fin se prepara con un puñado o algo más de las raíces o de las hojas picadas y machacadas y una botella de agua, un cocimiento hasta que se evapore la mitad del agua. Aplicado en fomentos, lociones o fricciones, este líquido quita los dolores.

Se prepara una fricción que puede reemplazar al Bálsamo Tranquilo en esta forma: Se hace hervir doscientos gramos de raíces, hojas y semillas, todo bien molido, en un litro de aceite cualquiera, durante una hora y media. Luego se tiene esta preparación unas dos horas sobre cenizas calientes. Filtrado el jugo por un lienzo, se obtiene este bálsamo calmante. También sirve lo que sale del lienzo al exprimirlo. Su uso es igual que el del Bálsamo Tranquilo que se compra en las boticas.

TINGACIBA
Lat.: XANTHOXILUM TINGUACIBA

Es un árbol que se encuentra en varios lugares de Sud América y sobre todo en el Brasil. Los naturales en el Brasil hacen un té de las hojas, 20 gramos para un litro de agua, y toman tres tazas por día para curar el Paludismo. Dicen los brasileños que da en esta enfermedad buenos resultados.

TIPICHÁ (Escoba Amarilla)
Lat.: SIDA RHOMBIFOLIA
Fr.: *Sida Rhomboidal. Fausse Guimauve.*

Abunda la Escoba Amarilla en toda Sud América. Se usan en la medicina doméstica sus hojas de forma romboidal, en las mismas aplicaciones que la malva.

Es refrescante y emoliente.

Se usa el tipichá en lavativas, lavajes e inyecciones. Las hojas machacadas y cocidas en poca agua son usadas en cataplasmas en estancamientos de leche en mujeres que dan el pecho.

Lo mismo se usan estas cataplasmas muy calientes en los dolores ováricos en el primer día de la menstruación dolorosa (dismenorrea).

TIZÓN DE CENTENO. (Ver Cornezuelo de centeno)

TOCO (Crateva ginandra)

Lat.: CRATEVA GYNANDRA

Fr.: *Crateva ginandre.* - Ingl.: *Thin leaved o ginandrous garlichpear.*

La corteza de la raíz de este hermoso árbol que se encuentra en toda Sud América tiene propiedades poderosas como vesicante, mucho más fuerte que las moscas de Milán o cantáridas. Para producir el efecto vesicante, se machaca la corteza si se quiere con un poco de agua, vinagre o solo, si la corteza es fresca, y se aplica sobre el cutis un rato. Hay que vigilar su acción, que no llegue a quemar las partes. Unos quince gramos o un manojo de corteza, previamente cortada, picada y machacada para un litro de agua hirviente para hacer té y tomado por tazas con azúcar durante el día cura la disentería.

TOLA - TOLA

Un manojo de tola-tola se pone en un vaso de aceite de olivas o de maní, o mucho mejor en aceite de coco durante tres o cuatro horas. Luego se pone todo junto a bañomaría durante tres horas. Se filtra, una vez que esté frío, se usa en fricciones para evitar la caída del cabello. Estas fricciones hacen crecer el cabello y con más eficacia si las fricciones se hacen de noche exponiendo la cabeza a los rayos de la luna.

TOLÚ (Bálsamo de Tolú)
Lat.: TOLUIFERA BALSAMUM
Fr.: *Baume d'Amérique, de Saint-Thomas, de Tolú.* - Ingl.: *Balsam of Tolu.* - Ruso: *Toluiski balsam.* - Alem.: *Tolubalsam.*

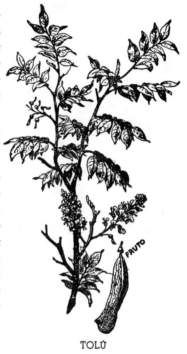

TOLÚ

El bálsamo de Tolú se obtiene por medio de incisiones de la corteza del tronco de la Toluifera Balsamum, árbol que crece en Nueva Granada, en las provincias de Santo Tomás y Cartagena, especialmente cerca de Tolú y Turbaco. De allí su nombre.

El bálsamo fresco que fluye del árbol es un líquido denso no muy transparente, más bien semilíquido, de consistencia de trementina que poco a poco se transforma en un líquido cristalino y más tarde en una masa sólida de color obscuro. En este estado adquiere una fragancia suave, aromática, parecida a benjuí y vainilla.

En el comercio se fabrican pastillas que se usan para curar bronquitis, tos y enfermedades del pecho en general.

En la medicina doméstica se usa el bálsamo de Tolú para ayudar a arrancar flemas durante resfríos, catarros pulmonares, etc·

El jarabe bálsamo de Tolú que se consigue en todas las farmacias se toma de dos a cuatro cucharadas por día en un té de Ambay para curar las enfermedades mencionadas.

Los niños según la edad toman de una a dos cucharadas repartidas en las veinticuatro horas. Obra también el bálsamo de Tolú para corregir irritaciones e inflamaciones de la vejiga urinaria.

El bálsamo de Tolú debe sus propiedades curativas a su éter bencilbenzoico, ácidos benzoico y cinámico, éter bencilcinámico, vainillina y una resina.

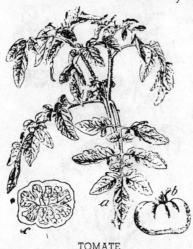

TOMATE

TOMATE
Lat.: SOLANUM LICOPERSICON o LICOPERSICUM ESCULENTUM
Fr.: *Pomme d'amour.* - Ingl.: *Tomato.* - Alem.: *Liebesaepfel.* Ital.: *Pomerolo.* - Ruso: *Pomidor.*

Rebanadas de tomate fresco y maduro aplicadas sobre almorranas inflamadas y ojos irritados, quitan pronto el dolor y disminuyen la inflamación. Los tomates para este uso hay que tenerlos en lugar fresco o mejor sobre hielo.

En un excelente alimento y remedio para neurasténicos y para las personas de poco vigor, pues tiene propiedades afrodisíacas.

Es malo para las personas que tienen fermentaciones del estómago.

TOMATE DEL DIABLO
(Véase Yerba mora)

TOMILLO
Lat.: THYMUS VULGARIS
Fr.: *Thym.* - Ingl.: *Thyme.* - Alem.: *Thymian.* - Ital.: *Timo.* - Ruso: *Fimian.*

De sus hojas y sumidades floridas se extrae el timol.

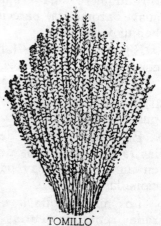

TOMILLO

Es carminativo.
Tiene las propiedades medicinales del serpol; véase esta palabra: Serpol.

TOMILLO SILVESTRE. (Véase Serpol)

TOPASAIRE

Lat.: BRACHYLADOS STUCKERTI

La yerba pulverizada provoca estornudos y se usa como rapé contra la jaqueca, dolor de cabeza, romadizo.

TORMENTILLA

Lat.: TORMENTILLA ERECTA. PONTENTILLA
Fr.: *Tormentille.* - *Ingl.*: *Tormentil.* - Alem.: *Siebenfingerkraut. Fingerkraut.* - Ital.: *Tormentilla.* - Ruso: *Uzik. Zeviasnik.*

Por contener esta planta tanino, se usa como buen astringente en las diarreas crónicas, diarreas con sangre y disentería. Da también buenos resultados en todos los casos en que se escupe sangre.

Se usa en infusión o cocimiento, de 15 a 30 gramos de la planta en un vaso grande de agua.

La tormentilla fresca cura las encías que sangran. Se usa la raíz para estos casos en cocimiento, unos 50-60 gramos, en medio litro de agua. Este cocimiento cura también las amígdalas inflamadas, usándolo para gárgaras. Cucharadas de este cocimiento, 3-4 por día, se toman con buen resultado en las enfermedades del hígado, la ictericia, vómitos de sangre, sea de pulmón o de una úlcera de estómago. Externamente se usa con buen resultado en cocimiento y aplicaciones en forma de fomentos sobre cánceres externos, úlceras viejas, fístulas y llagas. Aplicado caliente sobre el dedo gordo del pie dolorido, debido a la gota (podagra), el dolor se va en muy pocos minutos.

La raíz tiene muchas aplicaciones. el jugo de la misma como el zumo de las hojas frescas en la cantidad de 4 gramos tomado en vino o en agua azucarada, es un remedio eficaz en muchísimas enfermedades. Un poco de polvo de raíz tomado en un huevo pasado por agua, varias mañanas seguidas, evita el aborto en las personas predispuestas a ello.

TORONJIL (Melisa)
Lat.: MELISSA OFFICINALIS
Fr.: *Mélisse*. - Ingl.: *Balm*. - Alem.: *Citronenkraut*. - Ital.: *Erba citrata*. - Ruso: *Citrinova Melisa*.

Se ha usado desde los tiempos más remotos como excitante suave de los nervios, en infusión de 20 gramos en un litro de agua, bebiendo tres copitas al día de este líquido. Las hojas y las flores son usadas como condimento y sobre todo en la preparación de perfumes. El té da muy buen resultado usándolo contra los desmayos, decaimiento del ánimo, debilidad del corazón, vértigos, jaqueca, aturdimiento, cólicos nerviosos, espasmos, calambres intestinales y de la matriz, dolores neurálgicos en general. Este té ayuda la digestión.

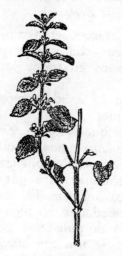

TORONJIL

Hojas frescas de toronjil, aplicadas sobre los párpados calman el dolor de las inflamaciones de los ojos. Lo mismo el cocimiento de la planta se emplea para lavar los ojos, párpados, en caso de lagrimeo, etc. Lavativas tibias de té de toronjil son buenas contra los pujos y diarreas con sangre. Manteniendo en la boca un poco de té caliente de toronjil, se calma el dolor de muelas. Una pomada hecha con un puñado de toronjil machacado con una cucharadita de sal, es buena contra la papera. Jugo de hojas frescas de toronjil, echando entre los párpados diez gotas diarias, fortifica la vista cansada.

Cataplasma caliente de toronjil, hervido en agua, aplicado sobre el vientre calma toda clase de dolores del estómago, intestino, hígado y matriz.

TORVISCO DE AMÉRICA
(Torvisco caribes. Tatapollo. Buralaga)
Lat.: DAPHNOPSIS CARIBOEA

En la medicina doméstica es usada únicamente la corteza de este arbolito que tiene las mismas propiedades que el torvisco europeo, llamado científicamente Daphne gnidium. Se toma un pedazo de corteza del tamaño de dos o tres dedos y se sumerge, para que se ponga blanda, en un poco de agua o en vinagre débil y se aplica al cutis para provocar un vejigatorio.

Se hace esto de noche al acostarse, sujetando con una toalla o pañuelo según el lugar donde se aplica. Produce el mismo efecto que las moscas de Milán. A la mañana siguiente se desata y se cura el vejigatorio con manteca sin sal o aceite de oliva.

TORVISCO DE LAS ANTILLAS
Lat.: LAGETTA LINTEARIA o DAPHNE LAGETTA
Fr.: Duphné hypericoide. - *Ingl.*: Lace-bark tree.

El torvisco de las Antillas tiene las mismas propiedades y usos que el torvisco de América.

TOSTÓN (Portulaca Amarga)
Lat.: TRIANTHEMA MONOGYNUM
Fr.: Pourpier Amre.

Las propiedades medicinales que posee el tostón son iguales a la verdolaga, y se lo emplea en las mismas preparaciones y usos.

Cataplasmas de hojas cocidas de tostón, molidas, y agregando un poco de aceite de coco, da excelentes resultados en la inflamación, endurecimiento y otras enfermedades del hígado. Se aplican estas cataplasmas sobre el hígado, tres veces por día.

TOTORA (Españada)
Lat.: TYPHA ANGUSTIFOLIA
Ruso: *Spasnaya Trawa.*

Es muy conocida esta planta en nuestro país, pues abunda en grandes cantidades en ciertos lugares. La totora se emplea para hacer asientos de las sillas, pero en la medicina doméstica tiene la planta muchas buenas aplicaciones. Primeramente un té de las hojas de totora que se prepara al diez por ciento quita las pérdidas de la sangre de la matriz, llamadas hemorragias uterinas, lo mismo cura las diarreas con sangre. Para este fin se toma tres o cuatro tacitas o tazas, según los casos, por día. La pelusa de las flores de totora tiene la misma aplicación que el algodón en rama y da buenos resultados curativos y calmantes en las quemaduras. Lo mismo sirve esta pelusa para hacer colchones, almohadas, etc., que son muy sanos.

El cocimiento de las raíces es un remedio muy bueno para lavar úlceras, tumores y aftas.

Las raíces tiernas y los rizomas son feculentos y muy sanos para comer como ensalada. Son nutritivos porque contienen yodo y azúcar.

TUA - TUA (Toua toua)
Lat.: GATROPHA GASSYPIFOLIA
Fr.: *Mediciner à feuilles de coionnier.*

En la medicina doméstica son usadas las raíces de tuatua, que abunda en toda Sud América y sobre todo en todas las Antillas, como un excelente remedio para provocar el aumento de la orina. Para este fin se prepara una infusión con un manojo de las raíces previamente lavadas y limpiadas, picadas y machacadas luego, para un litro de agua hirviente. Es indicado para las enfermedades del riñón e hígado y sobre todo para inflamaciones de la vejiga.

Da también muy buenos resultados en las blenorragias crónicas y en la gota militar. Hay que tomar este té con constancia durante un tiempo.

TRAGIA VOLUBLE. (Ver Pringa moza)

TRAMONTANA (Pico de gallo)
Lat.: EPHEDRA TRIANDRA

Infusión al 2 % tomando 6 veces al día una copita cura el empacho.

Con la raíz y tallos se preparan cataplasmas que se usan para curar las fracturas de los huesos.

El cocimiento al 8 % bien colado se emplea en jeringatorios uretrales contra la gonorrea, es decir, purgaciones.

Se halla en la Cordillera de los Andes.

TRÉBOL AGRIO. (Véase Acederilla)

TRÉBOL AMARILLO. (Ver Vulneraria)

TRÉBOL DE OLOR
Lat.: MELILOTUS INDICA ALL

El trébol que abunda en nuestra República y repúblicas vecinas es un excelente remedio para la curación de los flemones de la boca.

Para este fin se hacen hervir durante diez minutos treinta gramos de dicha planta en un litro de agua. Se usa en forma de buches, algo tibio.

El trébol de olor contiene cumarina.

TRÉBOL FEBRINO DE LAS ANTILLAS
(Yerba hicota)
Lat.: VILLARSIA HUMBOLDTIANA
Fr.: *Trèfle d'eau*. - Ingl.: *American buck-bean*.

El trébol febrino de las Antillas posee las mismas propiedades tónicas que los amargos de la genciana de las Antillas, genciana verticulada de América, centaurilla de las Guayanas, genciana uniflor y Cutubea.

Todas estas plantas son excelentes amargos-tónicos y reemplazan a las gencianas europeas, pero como no son tan poderosas como las europeas, se usan en cantidades más grandes que los últimos, aumentando sus raíces pequeñas.

En primer término las propiedades que contienen sus raíces son aprovechadas con muy buenos resultados en la debilidad de los órganos digestivos, en todos los estados y, sobre todo, en la convalecencia y nerviosidad. Es un remedio por excelencia que estimula y aumenta el apetito, como el mejor aperitivo que se usa en las confiterías, farmacias, etc.

La preparación se hace con uno o dos manojos de la raíz o de todas las raíces de las plantas enumeradas y con una botella de agua hirviente. Hay que dejar la vasija que contiene las raíces unas dos horas sobre las brasas para que extraiga las propiedades de las plantas. En esta forma se tomará el líquido durante el día por tazas, con azúcar o miel a gusto. El efecto que hace es despertar y estimular el apetito, pero los que toman esta bebida no deben tomar ningún aperitivo, ni vino, ni ninguna bebida alcohólica. En esta forma se curan las debilidades intestinales y del estómago, como las dispepsias en general. Además esta bebida es un remedio muy eficaz para curar la gota y los gotosos la tienen por un remedio santo. Esta preparación hay que tomarla durante largo tiempo y con constancia para conseguir un buen y seguro resultado.

TRÉBOL RASTRERO

Lat.: TRIFOLIUM REPENS

Alem.: *Weissklee.*

El trébol rastrero, solo o con otras flores de heno como el trébol rojo, grama de olor, o con un poco de alfalfa, se usa para baños tónicos en los casos de debilidades de chicos y grandes.

Los baños son además purificantes de la sangre y por lo mismo son muy indicados en el reumatismo, gota, sífilis, granos, llagas, etc. Además de las baños se usa la planta para lavar heridas, y en fomentos.

Se prepara con unos tres manojos un cocimiento en unos dos o tres litros de agua que se hace hervir una media hora, y luego se vierte este cocimiento en la bañadera de agua tibia donde se bañará el enfermo.

En la misma proporción se preparan los baños para chicos débiles, raquíticos, tartamudos, escrofulosos y mongólicos. Los que han padecido de parálisis infantil deben bañarse con esta planta.

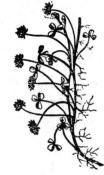

TRÉBOL RASTRERO

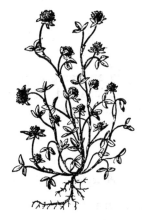

TRÉBOL ROJO

TRÉBOL ROJO

Lat.: TRIFOLIUM PRATENSE

Alem.: *Rotklee*.

Tiene el trébol rojo las mismas propiedades que el trébol rastrero, y también los mismos usos.

Fomentos de esta planta curan el vitiligo o leucodermia. (Véase Trébol Rastrero).

TRES MATES

Lat.: VERONICA SCABRA

Esta planta abunda en nuestra República y vecinas. Posee muy buenas cualidades como calmante y para quitar dolores de pecho, tos y las excitaciones nerviosas.

Se prepara al 2 % un té del que se toman 3 tazas por día con azúcar.

Un manojo de esta planta hervida en un litro de agua es muy indicado para lavar los ojos inflamados.

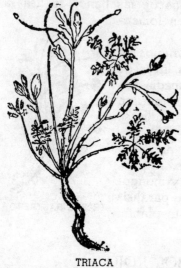

TRIACA

TRIACA
Lat.: ARGILI HUIDOBRIANA GAY

Se emplea la raíz haciéndola hervir veinte minutos, veinte gramos en un litro de agua. Se toma por copitas para aumentar el apetito y fortificar el estómago.

TRIPA MORISCO
(Ver Alforfón)

TRIPA DE FRAILE
Lat.: CANAVALIA BONAIRENSIS

La infusión de las hojas, al 2 %, tomada en tiempo oportuno una taza bien caliente, calma los cólicos del vientre.
Abunda en toda la República Argentina.

TROFIS DE AMÉRICA
Lat.: TROPHIS AMERICANA

Fr.: *Trophis d'Amérique. Bois Ramon.* - Ingl.: *American nettle tree.*

Con la corteza de este árbol se prepara un excelente tónico amargo muy bueno entre los mejores tónicos, porque contiene una apreciable cantidad de tanino.
La preparación se hace con un manojo de corteza y una botella de agua en forma de té. Se toma por tazas durante el día. Se puede preparar también en frío, sin hervir, es decir en maceración; entonces no sale tan fuerte, pero es más tónico. Los enfermos para tonificarse

deben tomar este remedio un tiempo largo para conseguir los resultados deseados.

TROMPETILLA. (Ver Chamico)

TUA - TUA. (Ver Toua-toua)

TULIPÁN (Tulipa)
Lat.: TULIPA
Ruso: *Tulipan*. - Alem.: *Tulpe*.

Hay en el mundo una gran variedad de tulipas como la tulipa gesneriana, tulipa silvestris, tulipa suaveolens y muchísimas otras, más o menos como los jacintos. Son todas muy lindas. Crecen generalmente sembradas en los jardines. La cebolla de esta planta es un buen alimento y cura la frigidez sexual. No debe comerse fresca, porque produce náuseas.

Tiene propiedades en el uso externo como madurativo, donde se necesita. Se aplica la cebolla tanto cruda o hervida.

Las cebollas frescas pierden el efecto de producir náuseas y son comestibles hirviéndolas en agua y comidas con aceite y pimienta.

TULÍPERO (Tulipán)
Lat.: LIRIODEDRON TULIPIFERA
Fr.: *Tulipier*. - Ingl.: *Tuliptree*. - Alem.: *Tulpenbaum*. - Ital.: *Tulipiero*. - Ruso: *Tulpan*.

Es un lindísimo árbol que alcanza en su altura de 24 a 25 metros. A pesar de que su origen es de Norte América, Canadá, Florida y China, hoy día se cultiva en todo el mundo. La madera de este árbol (Yelow Poplar) es muy apreciada para trabajos finos. La corteza aromática y de sabor algo amargo, como las hojas, semillas y la raíz en un té al 2 %, es un remedio tónico, quita algo la fiebre y aumenta las energías. Con las ramas y hojas frescas se tiñe la lana de color amarillo; si se agrega potasa se obtiene un color algo rojizo y se combina con otras drogas dando otros colores, como un ejemplo de vitriolo sale el color verde negruzco.

TUNA. (Higo chumbo.)
Lat.: CACTUS OPUNTIA
Alem.: *Feigendistel.* - Ital.: *Fico d'indio.* - Ruso: *Indeiskaya smokouniza.*

Es nutritiva y algo astringente, razón por la cual se emplea en las diarreas y disenterías. Es buena contra los dolores al pulmón y toses en general.

Se toma una tuna, se abre por la mitad, se polvorea con azúcar rubia y se deja al sereno. Resulta de esta operación un jarabe agradable, que se emplea por cucharaditas contra la tos convulsa.

La raíz es diurética, es decir,

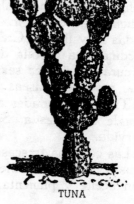
TUNA

que hace orinar, y lo mismo también un buen remedio para la purgación.

TUPINAMBO.
Lat.: HELIANTUS TUBEROSUS
Alem.: *Tupinambur.*

El tupinambo comido cocido como papas, en la misma forma, pero en menos cantidad, es un remedio para curar las malas y pesadas digestiones.

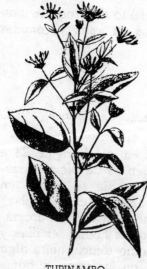
TUPINAMBO

Las hojas hervidas y aplicadas sobre las plantas de los pies durante unos ocho días ablandan las durezas de las mismas.

TURBIT VEGETAL.

Lat.: CONVOLVULUS TURPETHUM

Es usada únicamente la raíz y en muy pequeñas cantidades, un solo gramo en un cocimiento para una taza de té, como purgante.

TURNERA DE HOJAS COMO EL ÁLAMO.

(Ver María López).

T U S C A.

Se han curado muchas personas próximas al sepulcro por efecto de enfermedades venéreas haciendo uso de un cocimiento confeccionado con hojas del árbol tusca, bebiendo tres copas vineras por día.

La tusca creo yo que es el verdadero remedio contra las blenorragias abandonadas y mal curadas.

He estudiado últimamente las propiedades de la tusca. Varios enfermos míos han tenido con esta planta excelentes resultados. La forma en que aconsejo esta planta es la siguiente: Se hace tostar el fruto de la tusca, pero antes hay que sacar bien las semillas que contiene. Una vez tostada, se reduce como si se tratara de café, o bien se machaca; luego se hace hervir algo menos de media cucharadita de este fruto machacado con una media cucharadita de hojas de tusca en la cantidad de agua como para un té que se toma una sola vez. Tiene que hervir durante cinco o seis minutos. Este cocimiento se toma en ayunas, por la tarde, dos o tres horas después de las comidas y al acostarse. Los efectos que produce este tratamiento son rápidos, tanto en la mujer como en los niños, y sobre todo en los casos crónicos que no obedecen a otros remedios.

Los niños tomarán menos cantidad según las edades. Los enfermos de blenorragia deben tener mucha reflexión, tiempo y sobre todo paciencia. Jamás hay que pretender suprimir de golpe una purgación. Ante todo hay que limitarse a favorecer y ayudar el esfuerzo de la naturaleza, guardando muy bien de contrariarla. No hay que creer que pasados cuatro días después de la infección los lavados serán capaces de destruir en seguida a los gonococos. Los gonococos están ya en este tiempo, es decir después de cuatro días, muy por debajo de la superficie de la mucosa (diremos en términos guerreros) atrincherados, fuera del alcance de remedios que puedan pasar sobre el epitelio. (Epitelio es la tela del canal).

Solamente tusca mata a los gonococos.

Se halla en Córdoba, Buenos Aires, Santiago del Estero y Entre Ríos.

TUSÍLAGO. (Pata de Mula. Cameleuca. Huella de asno).

Lat.: TUSILAGO FARFARO

(Véase Uña de caballo).

TUSIA.

Tanto la raíz como el tallo subterráneo o el rizoma de las varias especies de tusia son indicadas para curar las mordeduras venenosas de las serpientes. Hace también sudar y aumenta la orina.

El tratamiento para curar las mordeduras de las víboras es el siguiente:

Primeramente hay que aplicar una ventosa sobre la mordedura para extraer el líquido o se hace una succión, entonces se aplica sobre la herida el jugo recién exprimido de las raíces frescas. Al interior se administra al mismo tiempo un té que se prepara con un manojo o algo más de la tusia o de las raíces y un litro de agua hirviente, que se toma por tacitas durante el día. El tratamiento hay que seguirlo unos días.

El cocimiento de tusia es muy bueno para gárgaras en casos de úlceras supuradas de la garganta.

Un té débil que se prepara con un medio manojo en un litro de agua es un excelente remedio para curar los flatos, diarreas crónicas, ventosidades y falta de apetito.

UBAJAY.
Lat.: EUGENIA EDULIS

Esta planta abunda en Uruguay.

La fruta que produce esta planta es muy recomendable para personas que padecen de cálculos a los riñones y vejiga.

ULMARIA.
(Reina de los prados. - Yerba de las abejas).
Lat.: SPIROEA ULMARIA
Fr.: *Ulmaire. Reine des prés.* - Ingl.: *Queen meadows.* - Alem.: *Wiesenkoeniginn.* - Ital.: *Reina dei prati.* - Ruso: *Luchicla.*

En la medicina doméstica presta buenos servicios esta yerba en la hidropesía y las enfermedades urinarias tanto de los riñones como de la vejiga.

Se emplea toda la planta en forma de un té que se prepara con veinte gramos de la planta en un litro de agua hirviente; se toman tres tazas por día.

Aleja la tristeza y pone de buen humor.

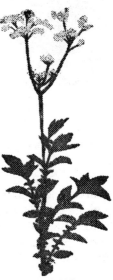

ULMARIA

UÑA DE CABALLO (Tusílago).
Lat.: TUSSILAGO FARFARA
Fr.: *Tussillage.* - Ingl.: *Coltsfoot.* - Alem.: *Hauflattich.* - Ital.: *Farfara.* - Ruso: *Belokopitnik.*

Remedio eficaz contra el asma y catarro crónico del pecho en forma de té, 15 gramos para un litro de agua hirviendo.

Partes iguales con llantén tomadas en forma de té, alivian la respiración difícil de los que tienen los bronquios llenos de flema.

Aplicando las hojas frecas previamente lavadas sobre úlceras inflamadas y erisipela, se quita el dolor desapareciendo la inflamación. Contra las úlceras de las piernas, apliquense hojas frecas con un poco de alcanfor, finamente pulverizado.

El uso prolongado de té de tusilago es bueno contra la escrofulosis de los niños, tomando el té y lavando con el mismo las partes afectadas por escrofulosis cutánea.

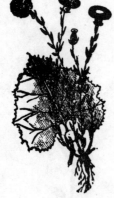

UÑA DE CABALLO

Hojas, flores y raíces de tusilago son oficinales. Contienen una sustancia amarga, glauco-ferruginosa y flúido viscosa. Ya en tiempos remotos se conocía el poder medicinal de esta planta, pues Dioscórides, Plinius e Hipócrates sabían de ella. En ninguna casa debiera faltar esta hierba. Se toma diariamente de mañana y de noche una taza de té preparado con un puñadito de hojas y flores. Tusilago es un buen calmante para los catarros pulmonares y a los tuberculosos alivia su mal. El jugo fresco exprimido de la planta, cura las úlceras escrofulosas. De las flores se guardan las cabezas, éstas se hacen secar al aire, evitando que les dé el sol; para secarlas del todo se ponen en horno tibio. Las hojas secas y despedazadas se pasan por un tamiz para quitarles la tierra y se guardan en cajones de madera.

UÑA DE GATO.
Lat.: MIMOSA UNGUIS CATI y PITHECOLOBIUM UNGUIS CATI.

Se prepara una bebida que se usa contra las fiebres en general, en esta forma: dos manojos de la corteza de este arbolito bien machacada y dos puñados de gengibre también bien machacados que se agregan a una botella y media de vino común. Todo bien tapado en un frasco o en una botella grande, se lo pone a bañomaría durante doce horas.

Después se tiene este medicamento expuesto al sol durante cinco días. Se filtra el líquido y se toma cada tres horas una cucharada de las de sopa, durante dos semanas.

UÑA DEL DIABLO. (Ver Cuernos del diablo).

UÑO PERQUEN.
Lat.: WAHLENBERGIA LINARIOIDES

Esta plantita que tiene de 30 a 40 centímetros de altura abundan muchísimo en nuestra República, como también en la República del Uruguay, y florece en la primavera.

Entre sus varios usos en la medicina doméstica, el más sobresaliente es para curar los vermes y gusanos en los niños.

Para este fin se hace un té de dos o tres gramos de la plantita y cien gramos más o menos de agua hirviente y se toma todo en ayunas.

Este mismo té un poco más fuerte cura los flatos y dolores crónicos del vientre.

El té se hace únicamente con la planta fresca.

La planta contiene oxidasas.

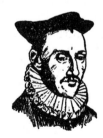

GUILLERMO DE BAILLAU (1538 - 1616)
Fué el primero que describió la tos convulsa.

URAGOGA. (Yerba de maravedís).
Lat.: RHACOMA GROSSOPETALUM

En las retenciones de orina y en las inflamaciones de riñones (nefritis), esta planta presta muy buenos servicios. Todas las partes de este arbustillo pueden usarse, pero la parte mejor es la raíz.

La preparación se hace con un manojo de las plantas, bien limpias y machacadas y un litro de agua hirviente, y tiene además que hervir tres minutos.

Se toma a gusto caliente o fría durante el día. Para conseguir un efecto excelente conviene durante el tiempo que se tome la yerba uragoga no consumir alimentos que contengan sal de cocina.

URUTICU. (Anona).

Las flores de este arbusto, al dos por ciento, que se hace hervir durante 10 minutos y tomado por tazas calientes cada dos horas, quita la diarrea y disentería.

Las personas que sufren de colitis tomarán una tacita en ayunas.

La fruta de esta planta es comestible.

El uruticu se encuentra en toda Sudamérica.

UVA. (Vid).
Lat.: VITIS VINIFERA
Fr.: *Vigne.* - Alem.: *Weirebe.* - Ingl.: *Vine.* - Ital.: *Vigna, Vite.*
Ruso: *Vinograd.*

Las uvas frescas maduras tienen un valor altamente nutritivo.

La cura de uva es muy indicada en muchísimas enfermedades, sobre todo en el artritismo, gordura (obesidad), enfermedades del estómago, intestinos, de la piel, etc. Se principia la cura de uvas, comiendo en ayunas el primer día, unos trescientos gramos a medio kilo y luego se aumenta la cantidad hasta llegar a dos o tres kilos diarios, y si se quiere algo más, comiendo siempre la mayor parte en ayunas. El tratamiento debe seguirse por un largo tiempo.

Los beneficios de una cura de uva son de larga duración, sobre todo en enfermedades del hígado y bazo.

Para fortificar la vista y curar los dolores de los ojos, se refriegan tres o cuatro veces por día las cejas, con la mezcla siguiente: una cucharada de un buen alcohol de uva, cuatro cucharadas de vinagre de uva (vino) y una cucharada de agua de fuente. Hay que tener cuidado de no tocar los ojos con el líquido.

Un depilatorio casero, tan eficaz como el mejor específico que se vende en las farmacias y peluquerías, es el sarmiento (cepa de la vid). Se corta de la vid un sarmiento, se pone la rama verde sobre el fuego; el jugo que sale por efectos del calor, de la cortadura de la rama, aplicado sobre las partes cabelludas, aniquila el crecimiento del pelo. Es necesario aplicar el jugo lo más caliente posible. Muchas mujeres han usado este remedio con buenísimos resultados.

UVA

Para curar los pulmones, tos, etc., se hacen hervir cien gramos de corintos en trescientos gramos de agua y se toman durante el día. Es eficaz en tos y esputos con sangre.

Cien gramos bien lavados, y comidos en ayunas, curan los cálculos vesicales. Hay que seguir el tratamiento con constancia.

En lugares apartados, lejos de médicos, se puede, por falta de otros remedios estimulantes, hacer un bañito de vino caliente a los niños gravemente enfermos con diarrea, pulmonía, etc. El baño de vino es un excelente tónico para las criaturas, cuando se encuentran muy debilitadas, debido a grandes dolencias (cólera infantil, gastro-enteritis, etcétera).

El vino bueno es además un excelente tónico y alimento, siempre que no se abuse de él. Con razón el sabio Salomón aconsejaba dar un poco de vino para alegrar el espíritu, y los antiguos han dicho: "Bonum vinum laetificat cor hominis", es decir que el buen vino alegra el corazón humano. Estos resultados o efectos se consiguen tomando en pequeñas cantidades, unas cucharadas no más de un buen vino de uva, y no en vasos grandes y en abundancia. En pequeñas cantidades en la forma explicada el vino fortifica el corazón y disipa la tristeza. Debe tomarse un vino natural y no los compuestos. El vino blanco es un alimento remineralizador, conserva nuestras fuerzas y energías, siempre que no se abuse de él, porque todos los abusos son malos y, sobre todo, del vino, porque un litro de vino contiene unos cien gramos o más de alcohol. Dicho alcohol en pequeña cantidad es también alimento e inofensivo para nuestra salud, como también la glicerina, azúcar, tanino, etc., que se encuentran en el vino.

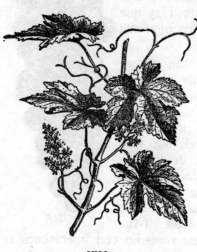

UVA

Un medio litro de vino para una persona que trabaja es una cantidad suficiente y contiene 350 calorías y no produce jamás el alcoholismo u otras enfermedades, sino que obra favorablemente sobre el organismo.

En épocas y lugares donde hay epidemia de fiebre tifoidea conviene tomar de vez en cuando un trago de vino blanco o mezclar el agua con un poco de vino, blanco también.

No deben tomar vino las personas que padecen enfermedades del hígado, riñones y las que padecen de eczemas, reumatismo y gota. En cambio deben beber vino a gusto los diabéticos, a quienes hace muy bien sobre todo si se alimentan con grasas, carne, etc., y tienen la boca, debido a los alimentos, pastosa y algo seca.

En las convalecencias de enfermedades largas es muy indicado beber dos o tres cucharadas de vino tinto, y algo más, durante el día, si el organismo está acostumbrado a esta bebida.

Se puede usar el vino, por falta de otros remedios a mano, como un desinfectante para lavar heridas, para buches y gárgaras en las enfermedades de la boca y garganta.

UVA DE OSO. (Véase Gayuba).

UVA DE ZORRO. (Véase Yerba París).

VAINILLA.
Lat.: EPIDENDRUM VANILLA
Fr.: *Venilla*. - Ingl.: *Vanilla*. - Alem: *Vanille*. - Ital.: *Vaniglia*. - Ruso: *Vanit*.

La vainilla es un estimulante flojo, del estómago, pero sin embargo bastante útil para facilitar las digestiones.

Se acostumbra a mezclarla con el chocolate y con los dulces, quizá más por su aroma agradable y tan apreciado por todos a causa de sus propiedades; también se emplea mucho en perfumería.

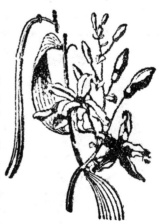

VAINILLA

La tintura de vainilla es un buen estimulante.
Se usa la vainilla también como tónico-excitante, administrada en polvo, tintura y también en pastillas, etc.
Es, además, afrodisíaca, antiespasmódica y emenagogo excelente. La vainilla en polvo se suministra en cantidad de uno a dos gramos.

VAINILLA CLAVICULATA.
Lat.: EPIDENDRUM CLAVICULATUM
Fr.: *Liane à blessure de Saint-Domingue.*

En Santo Domingo en especial y en otras partes es usada esta planta como un buen remedio contra la sífilis en todos sus estados y complicaciones. Para este fin se prepara con un manojo de esta yerba, bien picada y machacada, y medio litro de agua, un cocimiento, que se hace hervir durante tres minutos. Se toma por tazas durante el día, endulzando con azúcar o miel. Es necesario seguir el tratamiento varios días por mes.

El jugo que se obtiene exprimiendo esta planta hace cicatrizar rápidamente las heridas.

VALERIANA.
Lat.: VALERIANA OFFICINALIS
Fr.: *Valeriane officinale.* - Ingl.: *Valerian.* - Alem.: *Badrian.* - Ital.: *Valeriana.* - Ruo - *Valerianka.*

La raíz de la valeriana se encuentra en la botica; se usa la raíz, tintura y toda la planta fresca.

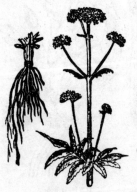

VALERIANA

El polvo de la raíz se usa en dosis de uno o dos gramos por día; o en infusión de 2 a 10 gramos en 180 gramos de agua hirviendo. De la tintura se toman de cinco a diez gotas con azúcar, varias veces por día.

La valeriana se usa en casos donde hay excitabilidad de nervios, calambres en el vientre, fiebres nerviosas, insomnios, irritabilidad, delirios, jaqueca, epilepsia y asma.

Con moderación se emplea en la diabetes nerviosa, que cura en pocos días la poliuria, es decir, disminuye la cantidad de orina.

Contra convulsiones de los niños se hace una lavativa caliente con una infusión de 3 gramos de raíz de valeriana en 300 gramos de agua hirviendo y al mismo tiempo se dan a tomar cinco gotas de la tintura, que se prepara como sigue: diez gramos de raíz de valeriana cortada en pedacitos chicos, se echan en 30 gramos de alcohol puro; después de 14 días de maceración la tintura está lista; se filtra y se guarda bien tapada.

Dolores de cabeza se calman con polvo de valeriana en dosis de uno a dos gramos por día, siendo el efecto más rápido y duradero, si al mismo tiempo se aplica sobre la frente la planta fresca y machacada.

La valeriana contiene un aceite esencial, ácido valeriánico, resina, etc.

VALERIANA AMERICANA.
Lat.: CYPRIDIUM PUBESCENS.

Esta valeriana tiene las mismas propiedades que la valeriana officinal, pero en escala muchísimo menor. Se usa la raíz.

VALERIANA DE LAS ANTILLAS.
(Valeriana de la tierra).
Lat.: VALERIANA PANICULATA.
Fr.: *Valériana paniculée*.

La Valeriana de la tierra o Valeriana de las Antillas tiene las mismas propiedades que la Valeriana Officinal, pero todas en menor escala y por lo mismo la cantidad de planta será mayor para conseguir los efectos deseados.

Es indicada la Valeriana de las Antillas para las niñas débiles, cloróticas, que sufren de nerviosidad e histerismo, irritables y a veces malhumoradas.

Para curar estas enfermas se hace un té con un manojo de la raíz de esta planta en un litro de agua hirviente. Este té se toma por tazas, unas dos o tres por día, según el estado de la enferma. Cosa curiosa, este té da excelente resultado en el sexo bello y no en los hombres.

VAQUEÑA. (Ver Caisemón).

VARA DE ORO.
(Yerba de los judíos. Vara de San José. Yerba de los indios. Solidago).
Lat.: SOLIDAGO VIRGA-AUREA
Fr.: *Verge d'or.* - Ingl.: *Golden rod.* - Alem.: *Goldruthe.* - Ital.: *Erba giudaica.* - Ruso: *Zotolaya dubinka.*

Esta planta abunda hoy día en casi todos los jardines de nuestra República. Un té preparado de 25 a 30 gramos por litro de agua y tomado durante el día da buenos resultados en las hinchazones, hidropesías y enfermedades de la piel.

VARA DE PASTOR.
Lat.: DIPSACUS PILOSUS.

El té que se prepara con este cardo es buen remedio para sudar. Es indicado en el sarampión y resfríos. Se prepara como un té simple y se toma por tazas, caliente y con azúcar.

VARA DE SAN JOSE. (Ver Rascamonia).

VEJIGA DE PERRO. (Ver Alquequenje).

VELESA. (Yerba del cáncer).
Lat.: PLUMBAGO EUROPEA.
Fr.: *Herbe aux cancer.* - Ingl.: *Loadwort.* - Alem.: *Zahnwurzel.* - Ruso.: *Trawa raka.* - Ital.: *Crepanella.*

Se usan con muy buenos resultados las raíces y hojas frescas (un manojo para un litro de agua) en forma de té, en buches para combatir las enfermedades de la boca, piorrea, dolor de muelas y encías. Más cargado, con dos o tres manojos hervidos durante veinte minutos y luego usado en fomentos, da muy buenos resultados en la curación de tumores cancerosos, llagas rebeldes y úlceras varicosas. Hay que hacer la aplicación con gasa empapada en el cocimiento, dos veces por día.

VENTOSILLA.
Lat.: CHIROPETALUM LANCEOLATA.

Se usa en medicina doméstica el té que se prepara con un puñado de las hojas de la ventosilla en un litro de agua, para ayudar la digestión y para curar los flatos. Se toma una taza caliente con azúcar después de las comidas.

VERA. (Ver Palo santo).

VERBENA AROMÁTICO.

Es la planta que abunda en nuestra República y países vecinos, conocida con el nombre de Cedrón. Véase esa planta.

VERBENA AZUL.
(Verbena de Jamaica. Verbena de las Antillas).
Lat.: VERBENA JAMAICENSIS.
Fr.: *Verbeine Bleue. Verbeine des Antiller. Stachitarphe de la Jamaique.* - Ingl.: *Jamaica Bastard Vervan.*

La verbena azul se encuentra cultivada en nuestra República y en general en todo el continente americano. Se la usa comúnmente como laxante, y aumentando la dosis como purgante. La preparación se hace sacando el jugo de las hojas verdes. Se toma una cucharadita en una taza de té común y se puede aumentar la cantidad, para los casos más rebeldes. En mayor cantidad (por ejemplo medio vaso), se usa como vomitivo; entonces se toma mucha agua tibia para facilitar el efecto.

En el Brasil se usan las hojas frescas y machacadas, en forma de cataplasmas, sobre toda clase de úlceras. En muchas partes se usa el jugo exprimido mezclado con sal común, sobre tumores, erisipela y forúnculos.

El cocimiento de la raíz, dos puñados en dos litros de agua que tienen que hervir veinte minutos, es un remedio seguro para evitar la caída de cabello. Se lava la cabeza con esta agua, una vez por semana.

VERBENA DE JAMAICA. (Ver Verbena azul).

VERBENA DE ANTILLAS. (Ver Verbena azul).

VERBENA OFICINAL. (Yerba de todos los males).
Lat.: VERBENA OFFICINALIS.
Fr.: *Verveine.* - Ingl.: *Vervein, Holy herb.* - Alem.: *Eissenkraut.* - Ital.: *Verbena.* - Ruso: *Scheleznik.*

Hojas de verbena hervidas en vinagre de vino y aplicadas como cataplasma, calman dolores reumáticos, jaqueca y dolores del costado. Pisadas con vinagre curan la gangrena.

Cinco gramos de hojas hervidas en una taza de vino blanco diluído, aumentan la cantidad de la orina y sacan la arenilla de los riñones; del vino se toman tres vasos por día.

Hervida en agua se aplica sobre heridas sucias y de larga supuración.

Tomada como té, 15 gramos en un litro de agua, calma las fiebres; el mismo té es bueno como gárgara en todas las afecciones de la boca y garganta, que producen mal olor.

La planta fresca machacada y aplicada sobre las sienes y frente, calma el dolor de cabeza.

VERBENA

El jugo de la planta, usado en fricciones, cura la sarna. El agua destilada de verbena fortifica el nervio óptico. Las flores de verbena mezcladas con la semilla de peonia (hierba de Santa Rosa) curan la debilidad senil. Se hace un té al 1 x 1.000.

Esta hierba en cocción con vino cura la estomatitis ulcerosa y tumores de garganta.

La verbena es llamada también "cúralo-todo"

VERDOLAGA.

Lat.: PORTULACA OLERACEA

Fr.: *Pourpier*. - Ingl.: *Purslane*. - Alem. - *Portulak*. - Ital.: *Porcellana*. - Ruso: *Kurza noga. Portulak.*

Se come en ensalada y es eficaz en afecciones agudas y crónicas del hígado; además es laxante y diurético (aumenta la cantidad de orina).

El cocimiento concentrado es bueno en afecciones de la vejiga, hígado y riñones.

Cataplasmas calientes de verdolaga son muy buenas contra las puntadas al pulmón.

Cataplasmas frías con el cocimiento de verdolaga alivian el dolor de las quemaduras.

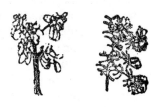

VERDOLAGA

Contiene oxidasas y mucílago.

Es muy indicada la ensalada de verdolaga para los niños débiles y en el escorbuto.

VERDOLAGA CIMARRONA. (Verdolaga de Cabra)
Lat.: PORTULACA TRIANGULARIS

Fr.: *Tulin à Tige Triangulaire*.

La verdolaga de cabra tiene las mismas aplicaciones que la verdolaga, pero no tan pronunciadas en sus efectos. Es algo más ácida. Abunda esta planta en toda Sudamérica.

VERDOLAGA DE LA PLAYA. (Azucena del Mar).
La.: SESUVIUM PORTULACASTRUM

La ensalada que se prepara con las hojas de la verdolaga es muy nutritiva y sabrosa. Es muy saludable e indicada para niños débiles y anémicos.

Tiene además las mismas aplicaciones que las otras verdolagas.

VERGONZOSA.
(Yerba púdica. - Sensitiva. - Morivivi).
Lat.: MIMOSA PUDICA.
Fr.: *Sensitive épineuse. Herbe vive.*

Es conocida la raíz de esta linda matita rastrera como un buen remedio para hacer vomitar en los casos necesarios. También es usada para curar la disentería.

Se prepara con un puñado en un litro de agua, un té y se toma por tazas. Las hojas tienen más o menos las mismas propiedades, pero no tan pronunciadas.

La raíz fresca machacada y puesta en las muelas picadas evita el dolor.

Las raíces unidas con las flores de higuera cimarrona o blanca preparadas en té facilitan en las recién paridas despedir rápidamente los loquios.

VERÓNICA OFICINAL. (Yerba de los leprosos).
Lat.: VERONICA OFFICINALIS.
Fr.: *Veroniques.* - Ingl.: *Speedwell.* - Alem.: *Ehrenpreis.* - Ital.: *Veronica.* — Ruso: *Veronika nezabudka.*

Se usa la planta entera en infusión de 20 gramos en un litro de agua, tomando tres tazas al día, contra los males del pecho y estómago; el mismo té sirve contra la arenilla y cálculos del riñón, vejiga e hígado.

El jugo exprimido de la planta, a la dosis de 60 gramos por día, cura la gota.

El cocimiento al 10 % se emplea para lavar cualquier clase de llagas de mal carácter.

La verónica que fué en otros tiempos un medicamento famoso, curativo en la obstrucción de los órganos del aparato respiratorio, principio de tuberculosis, reuma y gota, se encuentra todavía en algunas farmacopeas, pero los médicos la recetan pocas veces. La hierba en in-

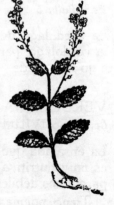

VERÓNICA

fusión es hoy todavía el remedio de la gente del pueblo para curar catarros del pecho.

El agua de verónica mezclada con 250 gramos de alumbre ahuyenta las polillas.

VETIVER.
(Barbón desparramado. - Andropogón desparramado. - Petivi. - Petiver. - Grama de las Indias).
Lat.: ANDROPOGON MURICATUS.
Fr.: *Barbon rugueux.* - Ingl.: *Vittie vayr or cuscus.* - Alem.: *Indischer narden.* - Ital.: *Barbone.*

A pesar de que esta planta viene de las Indias Orientales, está hoy día muy aclimatada en nuestra República y repúblicas vecinas, donde se desarrolla en perfectas condiciones.

El vetiver es usado en la medicina doméstica en las mismas preparaciones como el limoncillo. (Véase esta planta).

Así se puede emplear el vetiver, pero su principal y común empleo es para ponerlo en las pieles y ropas para evitar que la polilla las ataque. El olor del vetiver es particular y característico y su sabor es caliente.

VID. (Véase Uvas).

VINAGRERA DEL PASTO. (Col Agria. - Agreta)
Lat.: RUMEX ACUTUS y RUMEX LATIFOLIUS.
Fr.: *Oseille à grandes feuilles et à feuilles pointues.*

Las dos se encuentran en las islas del Paraná. Las raíces tienen propiedades depurativas, por lo mismo sirven para enfermedades cutáneas y sobre todo muy especialmente en la psoriasis. Se prepara con un manojo de la raíz y un litro de agua un cocimiento que debe durar cinco minutos y se bebe dicho líquido a gusto con miel de abejas. Es necesario seguir tomando este remedio durante largo tiempo.

Es algo laxante esta bebida, depurativa y muy buena al mismo tiempo para los que sufren de dispepsia.

El zumo exprimido de las hojas se mezcla al zumo de crucíferas para curar el escorbuto.

VINAGRILLA. (Quita tinta. Pata de pichón).
Lat.: OXALIS CORNICULATA.
Fr.: *Oxalide corniculée.* - Ing.: *Jamaica sorrel.*

Se usa esta yerbita para preparar un rico refresco, pues contiene grandes cantidades de bioxalato de potasa. Se prepara con uno o dos manojos de hojas frescas y un litro de agua hirviente en forma de té. Se toma con azúcar en todas las enfermedades febriles y, sobre todo, en las inflamaciones del hígado (hepatitis) y vesícula biliar.

VINAL.
Lat.: PROSOPIS RUSCIFOLIA.

Un té que se prepara con veinte gramos de vinal para un medio litro de agua hirviente, tonifica el estómago e intestinos. Se toma este té una tacita después de las comidas o una taza grande, según los casos y grados de debilidad. Se puede tomar con azúcar o miel a gusto. Este mismo té tomado con miel en ayunas y antes de acostarse es muy indicado en el reumatismo crónico.

Este mismo té da buenos resultados en las inflamaciones de los ojos, como también en la conjuntivitis aguda y crónica. Se usa tibio en lavados y fomentos, según los casos, cuatro, cinco o seis veces por día.

VIÑA SILVESTRE. (Ver Dulcamara).

VIOLETA.
Lat.: VIOLA ODORATA.
Fr.: *Violette odorante.* - Ingl.: *Sweet violet.* - Alem.: *Maerzveilchen*
Ital.: *Viola.* - Ruso: *Fialka.*

El té de las flores de violeta es bueno contra la tos convulsa y la común. Se infunden de 4 a 10 gramos en un litro de agua hirviendo; bastan tres tacitas por día, tomadas bien calientes. Este mismo té se usa en gárgaras contra las inflamaciones de la garganta.

La raíz de violeta preparada en infusión (12 gramos de raíz en un litro de agua) es vomitivo y purgante; la misma infusión es remedio infalible contra el empacho de los niños y adultos.

De las flores de violeta se prepara un buen jarabe en la forma siguiente: Un puñado de flores se infunden en medio litro de agua hirviendo y se deja bien tapado durante 8 horas; después se cuela, exprimiendo bien las flores. El agua que resulta, se vuelve a hacer hervir con otro puñado de flores, colándolo nuevamente después de 6 horas; se le agregan luego cinco cucharadas de azúcar y se le somete nuevamente a una ebullición a fuego lento durante el tiempo necesario para que quede espeso.

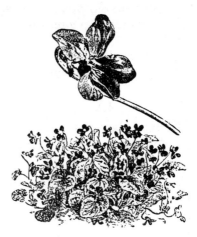

VIOLETAS

Tres cucharaditas de este jarabe mitigan las fiebres, tienen abierto el vientre y sacan el catarro del pecho.

Cuatro gramos de semillas hervidas durante cinco minutos en leche son un buen purgante.

Flores guardadas en vinagre calman los dolores de cabeza, frotando y haciendo fomentos en la frente con este vinagre.

Contra el cáncer se recomienda beber la infusión de hojas de violeta al 20 %.

Un té de violetas es también bueno para hacer sudar a un resfriado. Se usan también con ventaja las violetas secas, cuatro gramos para dos tazas de té, que se toma en medio día, empezando a la mañana temprano, para curar histerismo, tristeza, hipocondría, pesadillas (sobre todo en las mujeres), vahidos, dolores ováricos, irritabilidad, miedo, etc.

Las raíces, hojas y flores de violetas contienen un alcaloide que se llama violina o también emetina indígena.

VIRA - VIRA.
(Yerba de la vida).
Lat.: CENECIU ALBICAULIS.

Se usa el cocimiento al 20 por ciento para facilitar las reglas y la salida de los loquios a las puérperas, es decir, de las recién paridas.

La infusión al 5 %, tomada en una taza grande, provoca el sudor y se usa en el resfrío, tos e influenza.

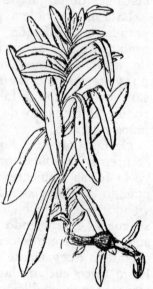
VIRA-VIRA

VIRREINA.
MUTICIA RETRORSA.

Un té que se prepara con un pu-

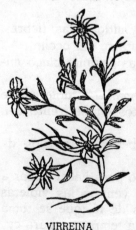
VIRREINA

ñado de flores de virreina en un litro de agua hirviente, tomando este té con miel, es un excelente tónico en general y estimulante del sistema nervioso. Tiene además propiedades notables como depurativo de la sangre, porque aumenta considerablemente la cantidad de orina. Es indicado este té, tres tazas por día, en los enfermos que sufren de reumatismo y eczemas crónicos.

Las cataplasmas de hojas machacadas tienen aplicaciones sobre úlceras abiertas y cancerosas. Se aplican estas cataplasmas frías conteniendo el jugo de las hojas.

Esta abunda en toda Sud América y hay más de treinta variedades de este arbusto

VISCO. (Ver Caballera).

VISCO BLANCO. (Ver Muérdago).

VIZNAGA.

Excelente remedio contra las almorranas. Se machacan las hojas y se aplican un rato sobre las almorranas; se toma tres veces por día una taza de la infusión de viznaga del 1 al 2 %.

La misma infusión es buena contra los flatos.

Cuando hay suspensión de las reglas se comen frutas de viznaga.

VOLATINE. (Cleome de tres en rama).

Lat.: CLEOME POLYGAMA.

Fr.: *Cleomé à trois feuilles* - Ingl.: *Threed-leaved bastard-mustard.*

Los extranjeros en Sud América y sobre todo en las Antillas usan esta planta en forma de ensalada. Es una planta muy nutritiva y antiescorbútica. Las plantas verdes tienen propiedades rubefacientes y son aplicadas en casos de resfríos o aires sobre las partes doloridas. Estas propiedades se pierden al secarse la planta.

VULNERARIA.
(Antilide. - Yerba de Montaña. - Trébol Amarillo).
Lat.: ANTHYLLIS VULNERARIA.
Alem.: *Wundklee.*

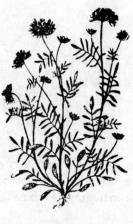

VULNERARIA

La vulneraria es una plantita rastrera que abunda en todos los lugares templados. Se llama también trébol amarillo, y es muy conocida por sus propiedades como cicatrizante de heridas.

Se usan las hojas frescas machacadas y aplicadas sobre las heridas. Hay que lavar antes en agua fría la yerbita, para despojarla bien de la tierra que pudiera tener.

De la yerba seca se hace un cocimiento con dos puñados para un litro de agua y se usa en fomentos, para heridas.

XYLOPIA DE FLORES GRANDES.
Lat.: XYLOPIA GRANDIFLORA.
Fr.: *Xydopie à Grandes Fleurs.* - Ingl.: *Glabrous Bitter-wood.*

La fruta de esta planta tiene propiedades parecidas a la fruta de burro. Es usada como estimulante y se emplea para dar gusto a las comidas.

Estas frutas ayudan la digestión, aumentan el apetito, y son muy carminativas, es decir, hacen despedir las ventosidades.

Con un puñado de las frutas machacadas y una taza de agua hirviente se hace un té que se toma con azúcar y se bebe en dos tomas. Es un excelente estimulante.

YACUA. (Ver Genipa de América).

YAGRAMO CECROPIA.
(Yagrama. Yagruma. Yagrama hembra. Ambaiba. Ambauba. Imbaiba. Imbauba. Guaruma).
Lat.: CECROPIA PELTATA Y PALMATA.
Fr.: *Coulequin.* *Bois trompette.* - Ingl.: *Peltated make-wood* o *Trompet tree.* - Alem.: *Trompetenbaum. Kononenbaum.*

En todo el continente americano se encuentra este hermoso árbol y es muy común en todas las Antillas.

Sus hojas, yemas o pimpollos y la corteza interior tienen fama como un buen astringente. Se usa el cocimiento de las hojas o de las raíces del yagramo blanco, porque hay una variedad cuyas hojas tiernas son algo moradas. Tienen excelentes cualidades medicinales en muchas enfermedades, como en la tos nerviosa, asma, hidropesía, enfermedades del bazo, llamado vulgarmente pajarilla, pero donde da resultados maravillosos es en la enfermedad llamada en la medicina "la enfermedad de Parkinson", donde el enfermo tiene continuamente temblores y los cuales aumentan cuando el enfermo está frente a una persona de visita o frente a una emoción. Lo mismo da este resultado en otras enfermedades con temblores, como en la llamada corea o corea de Sydenham, etc.

La preparación para el uso de esta planta en las enfermedades de Parkinson y Corea se hace un cocimiento con una o dos hojas en un litro de agua que tienen que hervir juntos dos minutos. Se toma por tazas durante el día. El tratamiento debe seguirse tres meses en los casos de temblores viejos. El asma se alivia antes, y los paroxismos o los ataques se distancian y son más leves y más cortos, pero hay que seguir también el tratamiento un tiempo de unos meses. Para el asma la preparación se hace con una sola hoja para una botella de agua y se toma durante el día.

Esta misma preparación hace salir los loquios en las mujeres después de haber dado a luz.

El yagramo hace también aumentar la cantidad de orina.

El jugo interior de las ramas, es decir, el látex cuástico, se usa externo sobre úlceras gangrenosas, cancerosas, verrugas y llagas crónicas.

YARO CON TRES HOJAS.
Lat.: ARUM TRIPILLUM.
Fr.: *Gouet triphile.* - Ingl.: *Three leaved arum.*

Es llamada también vulgarmente yantias cimarronas. Se usa con ventaja para las dificultades en la respiración, en los ahogos y sobre todo para el asma y los catarros pulmonares crónicos.

Se usa la raíz, de un medio a diez gramos por día, los que se toman en dos veces con bastante azúcar o jarabe.

La raíz se debe conservar siempre fresca, por lo que se recomienda ponerla en arena algo húmeda.

Esta raíz da buenos resultados en el reumatismo, como así también en la tuberculosis pulmonar.

YACAMO. (Ver Icamo).

YERBA ACRE.
(Polígono Acre. Polígono de Hojas Aguzadas. Yerba Picante).
Lat.: POLIGONUM ACRE.
Fr.: *Barbatum.* - Ingl.: *Acre Buckw-heat.*

La Yerba Acre, que se cría en abundancia en las orillas de los ríos de ciertas partes de las Antillas y en otras partes de América, posee propiedades irritantes muy poderosas. La yerba fresca machacada y aplicada sobre la piel produce en seguida el efecto de rubefacción.

YERBA AMARGA.
Lat.: EUPATORIUM CERATOFILUM.

La yerba amarga es muy usada en nuestra República y en los países vecinos, sobre todo en la campaña. En la medicina doméstica se toma el té que se prepara con un puñadito de la yerba en un litro de agua. Este té aumenta el apetito, ayuda la digestión y es además indicado en las fiebres palúdicas. Se toma por tazas.

YERBA BRUJA. (Hoja de brujo. Yerba patria).
Lat.: BRYPHYLUM CALYCIMUN.
Fr.: *Herbe zombi.*

Con las hojas dobles y carnudas de esta linda mata que abunda en toda Sud América se prepara una rica y sana bebida que se toma en la bronquitis, resfríos, tos y en el sarampión. Para este fin se prepara con un manojo de estas hojas bien picadas, un té en un litro de agua. Se toma a pasto con azúcar o miel. Estas hojas cocidas en muy poca agua, son, en forma de cataplasma, indicadas como madurativas. Crudas y reducidas a una pasta con aceite de oliva, son indicadas para curar la erisipela y demás inflamaciones de la piel.

El nombre de yerba bruja es debido probablemente a que estas hojas poseen la curiosa característica que en la mañana su gusto es ácido, al mediodía sin ningún sabor y por la noche son muy amargas. Seguramente no se trata de brujería, sino que esta planta, desoxigenándose poco a poco de la mañana hasta la noche, produce ese cambio en el sabor.

Se usan también las hojas frescas aplicadas sobre la frente, para curar los dolores de cabeza y jaqueca. Una vez aplicadas, producen sudor y alivio.

Las flores contienen una especie de miel muy rica y por ello se prepara con uno o dos manojos de ellas en un litro de agua, un té que se toma a pasto durante el día, en todas clases de toses y bronquitis.

YERBA BUENA. (Ver Menta).

YERBA BUENA DE LA TIERRA. (Ver Menta Colorada).

YERBA CAPITANA. (Ver Capitana).

YERBA CARNICERA.

Lat.: ERIGERON CANADENSIS.

Esta yerba vellosa abunda muchísimo en las provincias del litoral, como en los campos cultivados, y en lugares no cultivados, y es muy común en Montevideo.

Tiene esta plantita de 30 a 60 centímetros de altura y florece al final de la primavera y en el verano.

Es un buen remedio para hacer orinar a los enfermos en las enfermedades de la vejiga, hígado e hidropesía. Para este fin se hace un té con cinco gramos de la yerba en 300 gramos de agua y se toma el conjunto en tacitas durante el día.

El mismo té es muy indicado en las blenorragias, tanto para tomar y para hacer. como ordinariamente se usa, en irrigaciones.

Especialmente da buenos resultados dicho té en las complicaciones de purgaciones mal curadas y complicaciones con artritis blenorrágica, prostatitis, orquitis, etcétera.

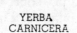

YERBA CARNICERA

Tiene una propiedad notable, en el tratamiento de las enfermedades venéreas.

Hojas y flores contienen: Un aceite esencial isómero de esencia de limón. Las demás partes aéreas contienen de toda la planta: resina, ácido tano-gálico, y una substancia amarga.

YERBA CASTA. (Ver Peonia).

YERBA CELIDONIA LEGITIMA.
(Ver Celidonia mayor).

YERBA CONTRA EL ASMA O AHOGO.
Lat.: NONATELIA OFFICINALIS. ORIBARIA OFFICINALIS.

Fr.: *Azier à l'asthme.*

Con esta yerba se prepara un té muy indicado para curar el asma y los catarros pulmonares crónicos en general. Se usa un manojo de sumidades floridas o de toda la planta picada y bien machacada para un litro de agua hirviente. Se toma el té con azúcar o miel, tanto caliente o frío, durante el día. Este remedio hay que tomarlo durante unas semanas.

YERBA DE ABEJAS. (Ver Ulmaria).

YERBA DE ALCANFOR.
Lat.: PIPER ROTUNDIFOLIUM PEPEROMIA ROTUNDIFOLIA. PEPERMIA VINCENTINA.

Esta hermosa planta se encuentra tan pronto parásita como terrestre en muchas partes de Sud América. Si se estruja los tallitos entre los dedos o en las palmas de las manos sale de ellos en el mismo momento un olor de alcanfor muy fuerte. Debido a esto tiene su nombre "yerba de alcanfor". En cuanto se mastica esta plantita se percibe en la boca el gusto y la frescura también del alcanfor. Con un manojo de los tallos y una botella de agua hirviente se hace un té que se toma con azúcar en los resfríos y catarros, igualmente en las debilidades del corazón, palpitaciones nerviosas, etc. Se puede dar este mismo té como se da el té de menta, en los mismos casos y en los mismos usos.

YERBA DE ALMIZCLE.
Lat.: EREDIUM MOSCHATUM.

Una cucharadita de las hojas picadas de la yerba de almizcle, para un litro de agua hirviente. El té sirve para curar las diarreas crónicas. Este mismo té es bueno para las personas que sudan con dificultad. Hay que tomar tres tazas por día.

YERBA DE AÑIL.

La infusión al 2 % se toma tres veces por día en un vaso vinero contra el histerismo y nerviosidad. Al mismo tiempo se hace diariamente un baño tibio en cocimiento de la corteza y hojas de naranjillo al 1 %.

Se encuentra en Salta y Orán.

YERBA DE BOCA. (Ver Sangrinaria).

YERBA DE CABRA. (Ver Mastranto).

YERBA DE CADENA.
Lat.: SCHMELLA EXCISA.

Esta planta tiene fama de curar la sífilis y la lepra. Abunda dicha planta en los montes de la Guayana y en las islas de Trinidad, como también en todas las regiones del continente sudamericano.

Su empleo como depurativo de la sangre ha demostrado siempre excelentes resultados. Se emplea la yerba de cadena sola o con zarzaparrilla. Se usa tanto la yerba o su raíz en la cantidad de un manojo picado en forma de astillas, que se hace hervir en un litro de agua durante veinte minutos. Se toma a pasto este cocimiento durante el día. Se puede tomar a gusto con o sin azúcar. El nombre de "Yerba de cadena" es debido a que su tallo ya adulto es parecido a una cadena chata, bastante ancha y bien fuerte. Es indicado este cocimiento para curar también el reumatismo, en todos sus períodos y también en la gota.

YERBA DEL COLLAR. (Ver Caimesón).

YERBA DE COSTILLA. (Ver Timbó).

YERBA DE CUARTO.
Lat.: HIDROCOTYLE ASIATICA.

Fr.:*Ecuelle d'eau asiatique.* - Ingl.: *Asiatic penny-wort.*

Esta hermosa yerba traerá tal vez un día una agradable sorpresa para los enfermos que sufren de la lepra. No hay pues duda que cura la lepra, pero no a todos los enfermos.

El doctor Boileau, que padecía de esta enfermedad y después de haber agotado sin resultado otros remedios, se curó perfectamente bien con esta yerba.

Debido a esta noticia muchos médicos han ensayado este remedio en sus enfermos, unos con resultados negativos y otros con mejorías rápidas y notables en sus pacientes.

Los profesores Devergie y Gilbert, de París, la han empleado también con sus numerosos enfermos de lepra, pero desgraciadamente no con un éxito tan bueno, pero en cambio curaron eczemas rebeldes, como si la yerba, diremos, hubiera querido agradecer a los profesores y recompensarles por su ensayo.

En eczemas este remedio da excelentes resultados y duraderos.

En la lepra, en ciertos enfermos, esta yerba ha aliviado de un modo notable los síntomas molestos. Por lo mismo digo al principio, que algún día esta planta dará una sorpresa muy agradable, cuando se llegue a saber cómo y en qué forma habrá que usar este medicamento. Es cuestión de estudiarla con inteligencia y además con paciencia.

Esta planta da también buenos resultados en la elefantiasis.

Lo que no se debe usar es el extracto y la tintura que se prepara de esta yerba, pues es venenosa y por lo mismo hay que tener cuidado.

En cambio donde esta yerba crece se puede comerla fresca, cruda recién cortada, en forma de ensalada, mezclada con berro, unas ocho a diez hojas para principiar, aumentando una hoja todos los días, hasta llegar a veinte o treinta hojas por día. Se puede repartir las hojas en tres, cuatro o cinco comidas durante el día. Su sabor es bastante agradable y parecido al apio. Debe comerse siempre crudo. Esta yerba hace también orinar.

YERBA DE CUCHILLO
Lat.: CYPERUS ELEGANS.
Fr.: *Souchet élégant*. - Ingl.: *Elegant ciperus*. - Alem.: *Galgant*. - Ital.: *Cipero*.

La raíz de esta simpática yerba que se cría en abundancia en nuestra República tiene propiedades sobresalientes para curar las inflamaciones de los ojos, conjuntivitis y principio de ceguera. Se prepara con un manojo de raíces bien machacadas y un medio litro de agua hirviente, y se sigue hirviendo de doce a quince minutos más. Se usa luego tibia en fomentos o en una copa apropiada para los ojos, cuatro veces por día.

El resultado es espléndido y rápido.

YERBA DE GORRION. (Ver Anagálide).

YERBA DE HUELLA. (Ver Sonajero azul).

YERBA DE LA GARGANTA. (Ver Aspérula).

YERBA DE LA GOLONDRINA.
Lat.: EUPHORBIA OVALIFOLIA.

El jugo lechoso de esta planta aplicado repetidas veces sobre los callos de los pies los hace extinguir.

YERBA DE LA LECHE. (Ver Polígala común).

YERBA DE LA PERDIZ.
Lat.: MARGYRICARPUS CYNANCHICA.

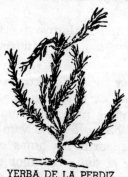

YERBA DE LA PERDIZ

Se usa al interior el cocimiento al 2 %, tomando dos tazas diarias para facilitar las reglas en caso de poca abundancia o falta total.

Este mismo té tres tazas por día con constancia cura las purgaciones agudas y crónicas. También este té hace disolver las piedras de la vejiga y riñones.

El cocimiento al 5 % se usa para lavar heridas en supuración.

Es común en nuestra República y en el Uruguay. Contiene tanino y oxidasas.

YERBA DE LA PIEDRA.
Lat.: ACALYPHA CORDOBENSIS

El cocimiento al 2 % sirve para lavar llagas sifilíticas y se hacen gárgaras contra las llagas en la garganta. Varias cucharadas al día del mismo cocimiento se recomienda a los niños y niñas pálidos.
  Con el cocimiento al 5 % se hacen inyecciones uretrales contra la gonorrea.
  Se encuentra en las sierras de Córdoba.

YERBA DE LA PORTERÍA.
Lat.: SIDA CASTELNAEANA.

Esta planta que se cría en abundancia en La Rioja, Catamarca, Salta y otras provincias tiene notables propiedades purificantes de la sangre.
  Por lo mismo se usa esta planta en el reumatismo, gota y sífilis. Para curar estas enfermedades es necesario un tratamiento con constancia, y si se trata de gota conviene no comer durante un mes ninguna clase de carne.
  En el reumatismo se toman además tres limones por día. En las sífilis se toma en la mañana un té de tusca.
  La preparación se hace como un simple té con veinte gramos de la planta en un litro de agua y se toma según el estado de la enfermedad, dos o tres tazas por día.
  Para curar el flujo blanco de las mujeres se usa el mismo té en lavajes, los cuales se hacen dos o tres veces por día y deben ser algo tibios.
  El mismo té da buenos resultados en úlceras viejas, eczemas secos y en la psoriasis.

YERBA DE LA PRIMAVERA.
Lat.: SENECIO BRASILIENSIS.

Esta planta es muy común en nuestros campos y en los campos de la República del Uruguay. Crece en matas llegando a una altura de un metro y medio y florece en la primavera.

La yerba de la primavera hace sudar y por lo mismo está indicada en el sarampión y en otras enfermedades donde el sudor es necesario para eliminar las toxinas y para rebajar la fiebre.

Se usa la yerba en forma de té, que se prepara con quince gramos en medio litro de agua. Este mismo té calma y tonifica los nervios.

Contiene un alcaloide, oxidasas y aceite esencial.

YERBA DE LA VÍBORA.
Lat.: ASCLEPIAS CAMPESTRIS.

Tres vasos por día de la infusión de $1/2$ % es un remedio infalible para provocar la orina. La infusión al 3 % es vomitiva.

Se halla en Entre Ríos, Corrientes, Córdoba, La Rioja y Tucumán.

YERBA DE LA VIDA. (Ver Vira-Vira).

YERBA DEL BURRO.
(Hojas de sen del país o de la tierra).
Lat.: CASSIA BICAPSULARIS
Fr.: Sené des Antilles sou marqué.

La yerba del burro u hojas de sen del país, que se halla en abundancia en todo el continente sudamericano, posee las mismas propiedades purgantes que las hojas de sen y que la planta Hedioncilla.

YERBA DEL CÁNCER.
Lat.: LYTHRUM ALATUM.

Para curar las llagas, úlceras crónicas y úlceras cancerosas, se usa el cocimiento de la yerba del cáncer. Se hace el tratamiento con fomentos. La preparación se hace con un manojo de toda la planta en un litro de agua, haciendo hervir quince minutos.

YERBA DEL CLAVO. (Hallarete).
Lat.: GEUM CHILENSE.

El té preparado con yerba del clavo, planta que abunda en todo el continente americano, es un remedio contra el reumatismo crónico, gota; además se usa como un buen purificador de la sangre, como también en las enfermedades de los riñones cuando contienen arenillas o cálculos. Se prepara con un puñado de la pequeña plantita y una botella de agua hirviente un té y se toma por tazas durante el día. Este té hace aumentar la cantidad de la orina.

YERBA DEL DIABLO. (Ver Malaillo).

YERBA DEL ESPANTO. (Ver Espilanto).

YERBA DEL ESPIRITU SANTO. (Ver Angélica).

YERBA DEL GORRION. (Ver Anagálide).

YERBA DEL MINERO.
Lat.: CENTAUREA CHILENSIS.

Las hojas hervidas en agua, en grandes proporciones, se agrega el cocimiento al agua de una bañadera para bañar a los enfermos que sufren de reumatismo y gota. Estos baños dan muy buenos resultados. Hay que hervir dos, tres o cuatro manojos según la cantidad de agua de la bañadera.

YERBA DEL MORO. (Ver Énula).

YERBA DE LOS CANTORES. (Ver Jaramago Off.).

YERBA DE LOS CARPINTEROS. (Ver Milenrama)

YERBA DE LOS CIEN MALES. (Ver Lisimaquia).

YERBA DE LOS GATOS. (Menta de gato, gatera).
Lat.: NEPETA CATARIA.
Fr.: *Chataire. Cataire.* - *Ingl.*: *Catminte.* - *Alem.*: *Katzeminze.* - *Ital.*: *Gattara.*

Es una planta perenne, recta, ramosa, afelpada y su altura llega hasta sesenta centímetros.

Sus hojas son en forma de corazón, están colocadas de dos en dos a lo largo del tallo. Sus flores son blancas o purpureas, están dispuestas en forma de espiga en la extremidad superior del tallo.

La yerba del gato tiene un perfume aromático que gusta mucho a los gatos; desde que éstos perciben una planta van a revolcarse encima para impregnarse de su olor y es de ahí el origen de su nombre.

Su sabor es amargo y se emplea en la medicina doméstica como tónico del estómago y para corregir la menstruación escasa y atrasada.

Da también buenos resultados en la clorosis e histerismo.

Masticando las hojas y teniendo la saliva en la boca pasan rápidamente los dolores de muelas.

Se prepara siempre como un té simple con diez a quince gramos por litro de agua y se toma por tazas.

YERBA DE LOS GITANOS. (Ver Licopodio).

YERBA DE LOS JUDIOS. (Ver Vara de Oro).

YERBA DE LOS LEPROSOS. (Ver Verónica oficinal).

YERBA DE LOS TIÑOSOS. (Ver Bardana).

YERBA DEL PÁJARO.

La infusión al 3% se emplea bien caliente en jeringatorios como remedio eficaz contra el flujo de sangre de la mujer.

Se halla en Tucumán, Salta, Jujuy, Orán y Bolivia.

YERBA DEL PLATERO.

Se corta a pedacitos la yerba del platero, se hace hervir durante una hora, se cuela y luego se toma cada vez que se tenga sed. Es un remedio muy eficaz contra los dolores agudos del hígado.

Se encuentra en la provincia de Mendoza; en Córdoba la llaman cola de iguana.

YERBA DEL POBRE. (Ver Graciola).

YERBA DEL POLLO.
Lat.: ALTERNANTHERA ACHIRANTA.
Depurativo muy usado en la sífilis y enfermedades cutáneas; en estos casos puede substituir a la zarzaparrilla; lo mejor es tomar las dos plantas juntas en cocimiento al 5 %, tres copas vineras por día.

Bebiendo cada hora una cucharada grande de una infusión al 5 % se cura el empacho.

Se halla en Entre Ríos y Córdoba.

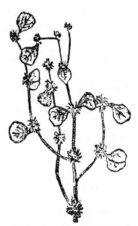

YERBA DEL POLLO

YERBA DEL PULMÓN.
(Ver Hepática).

YERBA DEL SAPO.
Se hierve toda la planta en agua y se aplica como cataplasma sobre el grano malo. (Véase también Marrubio).

YERBA DEL SOLDADO.
La yerba del soldado se usaba con buenos resultados en la blenorragia y en la sífilis. En las blenorragias se usa lo mismo por la boca que en forma de lavajes. Se prepara como un té con veinte gramos en un litro de agua y se toman tres vasos vineros por día.

Este mismo té es muy bueno en las sífilis terciaria, reumatismo y gota.

Es un tónico del corazón. Tiene propiedades del mático. Véase Mático.

YERBA DEL ZORRO.
Cuentan virtudes inauditas y curas maravillosas de esta yerba.

Se da a beber en abundancia la infusión al 2 % en las mordeduras de víboras; al mismo tiempo se aplican cataplasmas con esta infusión en el lugar de la mordedura. Hay muchos testimonios de personas fidedignas, que aseguran la infalibilidad de este remedio.
Se halla en las sierras bajas de Córdoba.

YERBA DE MONTAÑA. (Ver Vulneraria).

YERBA DEL MONTE.

El cocimiento al 2 % se usa para lavar llagas y se hacen gárgaras, cuando las hay en la garganta.
Se encuentra en las sierras de Córdoba.

YERBA DE OVEJA.
Lat.: PARTHENIUM HYSTEROPHORUS.

La infusión de la raíz al 2 % es un remedio excelente contra la tos convulsa de los niños. Se toman tres tazas pequeñas por día, lo más caliente posible y dulcificadas con miel de abejas.
Existe en casi toda la República Argentina.

YERBA DE LA PALITA. (Ver La palita).

YERBA DE PALMA. (Ver Pega palma).

YERBA DE PUERCO. (Ver Matapavo).

YERBA DE SAN JUAN.
(Hiedra terrestre. Hipericón. Artemisa).

YERBA DE SAN MARCOS. (Ver Tanaceto).

YERBA DE SAN PABLO. (Ver Primavera).

YERBA DE SAN PEDRO. (Ver Parietaria).

YERBA DE SAN ROBERTO. (Ver Geranio).

YERBA SANTA BÁRBARA.

Lat.: ERYSIMUM BARBAREA.

La yerba Santa Bárbara es muy indicada para los enfermos que sufren de los pulmones. Hay que comer esta plantita en forma de ensalada con unos dientes de ajo crudo. Es muy provechosa en la tuberculosis pulmonar.

YERBA DE SANTA LUCÍA.

Lat.: COMMELINA VIRGINICA.

La yerba de Santa Lucía, llamada también flor de Santa Lucía, es una planta que se encuentra en toda Sud América. Florece en la primavera y verano. Su lugar predilecto es donde hay humedad, a pesar de que crece también a orillas de los caminos de los campos secos, tierras cultivadas, etc.

En la medicina doméstica se emplea la yerba de Santa Lucía para curar las irritaciones de los ojos, sobre todo en la conjuntivitis. Para este fin se instilan unas cuantas gotas del jugo directamente en los ojos. También se pueden aplicar directamente las hojas sobre los ojos enfermos e inflamados.

El jugo fresco de la planta calma la picazón que produce la urticaria, el herpes y sarpullidos en general.

El cocimiento al dos por ciento se toma tres tacitas por día contra los esputos sanguinolentos y flujos de la matriz.

La yerba de Santa Lucía es usada también en fomentos y baños contra enfermedades nerviosas de la piel.

YERBA SANTA ROSA. (Ver Peonia).

YERBA DE TAJO. (Eclipta blanca).

Lat.: ECLIPTA ALBA.

Con esta yerba se curan todas las heridas que hayan sido producidas por cortaduras, sea por instrumentos, por arados, etc., Se pone esta yerba en forma de cataplasma, verde, recién machacada, dos veces por día.

Remedio muy útil para los chacareros en el campo.

YERBA DEL VENADO.
Lat.: POROPHYLLUM LIENARE.

La yerba del venado se puede usar con muy buenos resultados en el reumatismo y en la sífilis. Es la planta purificadora de la sangre por excelencia.

Seh ace para el uso un té con un puñado de las hojas y un litro de agua hirviente, del que se toman tres tazas por día. Este té produce un sudor constante y por este efecto elimina las toxinas del organismo.

YERBA DE TODOS LOS MALES.
(Ver Verbena oficinal).

YERBA DE TORO. (Ver Sombra de toro).

YERBA DE VEJIGATORIO. (Ver Melaillo).

YERBA ESCARCHADA. (Yerba de plata).
Lat.: MESEMBRYANTHENUM CRISTALLINUM.

Se usan las hojas de la yerba de plata en todas las toses espasmódicas y sobre todo en la tos convulsa (coqueluche). Se prepara con unos veinte gramos en un litro de agua que tienen que hervir durante diez minutos. Se toma por tacitas, según la edad, endulzando con miel. Este mismo cocimiento es muy bueno para el asma y en los catarros crónicos de los pulmones.

YERBA HEDIONDA. (Ver Chamico).

YERBA JABONERA. (Ver Saponaria).

YERBA HICOCA. (Ver Trébol febrino).

YERBA LUISA. (Ver Cedrón).

RECETAS BOTÁNICAS A BASE DE PLANTAS MEDICINALES 595

YERBA MARAVIDES. (Ver Uragoga).
YERBA MATA MOSCAS. (Ver Mosquera).
YERBA MATE.
Lat.: ILEX PARAGUAYENSIS.
Fr.: *Mate*. - Ingl.: *Mate*. - Alem.: *Mathethee*. - Ital.: *Mate*. - Ruso: *Paragwaiski chay*.

Con el uso del mate se reaniman las fuerzas corporales, la actividad cerebral aumenta. El abuso del mate puede producir una indigestión que resiste a cualquier medicación y cesa únicamente con el abandono de la causa del mal.

En general el mate tiene los efectos del té y café.

En casos de fiebre tifoidea y pulmonía conviene dar la infusión de yerba mate dos veces por día para sostener el corazón.

Mate cocido es bueno para lavar heridas y llagas que supuran; es desinfectante y al mismo tiempo madurativo. Gárgaras de mate cocido son buenas en la escarlatina.

Fomentos fríos con mate cocido curan las quemaduras y calman el dolor. Al hervir la yerba, hay que procurar perder lo menos posible del vapor, para que el cocimiento contenga las substancias aromáticas.

Cuando en tiempo de grandes calores se siente dolor y pesadez de la cabeza, tómese agua fría de yerba

YERBA MATE

mate, que se prepara echando dos cucharadas de yerba en un litro de agua fría; se deja así en la sombra durante un cuarto de hora, se cuela y bebe el agua, la que quita la sed y reanima la fuerza de los insolados. Al mismo tiempo se ata con un pañuelo en la frente y las sienes la yerba mojada, que queda después de colar el líquido. Es además un rico tónico, aperitivo por su sabor ligeramente amargo. El mate combate el insomnio y el estado de nerviosidad que produce el abuso del café.

Muchas personas aseguran que el mate las hace ir de cuerpo regularmente y que es un excelente diurético, es decir, que hace orinar.

A las mujeres que no toman bebidas alcohólicas el mate las pone de buen humor.

Trabajando o viajando durante las horas de calor, tómese agua de yerba-mate y no, como es costumbre, caña o grapa, lo que expone a serios peligros, aumentando la congestión de la cabeza.

La yerba mate contiene un alcaloide químicamente igual a la cafeína y teína, contenidos en el café y té.

YERBA MEONA.
Lat.: AMARANTUS MURICATUS.

Últimamente, gracias a sus buenos resultados, esta yerba se conquistó no solamente fama en todo nuestro país, sino también en el extranjero.

Hoy día esta yerba se vende en todas las ciudades de la República.

El cocimiento al 3 % se emplea como diurético en las afecciones de los riñones, hígado y vejiga, el aumento de la orina es considerable, de donde viene el nombre de la planta. Tres copas diarias son la dosis.

La infusión de flores al 4 % se emplea en jeringatorios vaginales contra el flujo blanco; en cada lavado hay que emplear a lo menos un litro y medio de la infusión.

Cataplasmas con hojas machacadas alivian el dolor en las quemaduras.

Se halla en Córdoba en terrenos salados.

YERBA MORA.
Lat.: SOLANUM FRUTESCENS o NIGRUM.
Fr.: *Morelle*. - Ingl.: *Black nighshade*. - Alem.: *Schwarzer Nachtschatten*. - Ital.: *Solano nero*. - Ruso.: *Nochnaiaten*.

Machacada y hervida en agua se aplica como cataplasma caliente en el pasmo.

El cocimiento al 5 por ciento se usa en lavados vaginales contra los calambres de la matriz. Contiene solanina.

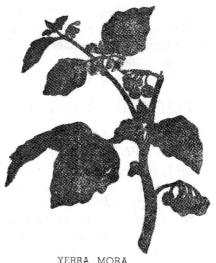

YERBA MORA

YERBA MOSCADA. (Ver Pepita de pasmo).

YERBA MOSQUERA. (Yerba matamoscas).
Lat.: DROSERA MARITIMA.

Esta plantita que se encuentra con abundancia en nuestra República y repúblicas vecinas crece por lo común donde hay humedad, en los pantanos, en las orillas de ríos, lagunas, donde el agua abunda y también entre arenas.

Llaman la atención a los observadores sus movimientos, que agarran y matan insectos envolviéndolos en sí. Para este trabajo la plantita posee pelos que atrapan al insecto y una vez éste digerido, lo que dura unos tres a cinco días, los pelos vuelven a endurecerse y estar parados como antes para las mismas operaciones.

En la medicina doméstica esta plantita entera puede usarse para rebajar las fiebres altas. En las molestias del asma crónico, tos nerviosa, bronquitis crónica y toses en general y, sobre todo, toses espasmódicas y secas, esta plantita da muy buenos resultados.

Se hace un té con diez gramos de la plantita y un medio litro de agua hirviente y se toma en cuatro veces durante el día con miel.

La primera taza se toma en ayunas y la cuarta, o sea la última, antes de acostarse.

YERBA NULÚ. (Ver Bigonia).

YERBA PARA CÁLCULOS.
Lat.: EUPATORIUM PURPURUM.

En las enfermedades crónicas de los riñones y de la vejiga, cuando hay abundancia de arenillas o cálculos, se toma el té preparado con la raíz de la yerba para cálculos. Se prepara con cincuenta gramos de la raíz en un litro de agua, manteniendo la infusión sobre brasas calientes durante dos horas. Se toman tres tazas por día.

YERBA PARÍS. (Ver Gayubi).

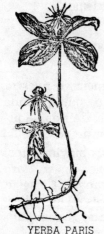

YERBA PARIS

YERBA PATRIA. (Ver Yerba bruja).

YERBA PARÍS. (Uva de zorra).
Lat.: PARIS QUADRIFOLIA.
Fr.: *Parisette*. - Ingl.: *One berry*. - Alem.: *Wolfsbeere*. - Ital.: *Uva di volpe*.

Se emplea la raíz y las hojas en infusión de 2 % contra los calambres en general y como purgante, en la dosis de una a dos tazas.

Es una planta venenosa. Hay que andar con cuidado.

YERBA PELUDA.

La infusión al 2 % tomada varias veces por día es muy estomacal; llama el apetito y ayuda la digestión. Se halla en Mendoza, San Luis, Córdoba, Corrientes y La Rioja.

YERBA PICANTE. (Ver Yerba acre).

YERBA PIOJERA.
Lat.: DELPHINIUM STAPHYSAGRIA.

Para matar los piojos se hace una pomada machacando las semillas de la yerba piojera que se mezclan por partes iguales con manteca. Con esta pomada se fricciona la cabeza en que viven los piojos.

Se usan también las semillas para calmar dolores de muelas. Para este fin se hace un cocimiento con veinte gramos para un litro de agua que tiene que hervir diez minutos. Se usa como buches.

Antes se usaban estas semillas como purgantes fuertes en derrames cerebrales, pero no conviene este remedio hoy día, porque tenemos otros, muchos mejores. También se usaba para matar lombrices, pero se abandonó este tratamiento debido a que en las semillas hay un fuerte veneno llamado "delfinina".

En general puede decirse que se ha abandonado por peligroso el uso interno de esta planta, usándose tan sólo para uso externo. El polvo de las flores en bolsitas se coloca entre las ropas para evitar los piojos.

YERBA PIOJERA

Es una linda plantita que tiene la altura de un metro. Su tallo es elegante, derecho, ramoso y cilíndrico. Las hojas son anchas y grandes. En ciertas partes se la cultiva como adorno de patios.

YERBA PÚDICA. (Ver Vergonzosa).

YERBA PUNTERA. (Ver Siempreviva).

YERBA ROMANA. (Ver Balsamita).

YERBA JANTA. (Ver Galeopsis).

YERBA VIRGEN. (Ver Marrubio).

YEZGO. (Sanquillo).

Lat.: SAMBUCUS EBULUS.
Fr.: *Yeble.* - Ingl.: *Dwarfelder.* - Alem.: *Attich.* - Ital.: *Ebolo.*

En los casos donde se necesita aumento considerable de orina, como en las hidropesías de origen renal, pocos remedios minerales y vegetales superan al sanquillo.

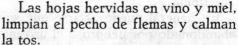

Si al mismo tiempo se necesita efecto purgante, no hay más que aumentar la dosis indicada. Una tisana todos los días de raíz de yezgo, enebrinas y raíz angélica ayudan a curar las venas dilatadas de las piernas (várices).

Las hojas y bayas del sanquillo ahuyentan piojos, pulgas, chinches y lauchas.

Las hojas hervidas en vino y miel, limpian el pecho de flemas y calman la tos.

YEZGO

Una cucharada de bayas frescas trituradas con miel es un laxante suave; a mayor dosis es purgante, sin producir cólicos.

Cataplasma caliente de hojas machacadas, aplicada sobre articulaciones dolorosas en reumatismo y gota, calma el dolor.

YOIMBINA o YOHIMBINA.

Lat.: YOHIMBEOA. (CORIANTHE-YOHIMBE).

La corteza de esta planta, que se vende en el comercio, es muy parecida a la quina.

Se saca de esta planta un medicamento que se llama Yohimbina. Este medicamento inyectado o tomado por la boca produce mayor vivacidad, aumenta la energía y la excitación sexual, tanto en los animales como en el hombre. La Yohimbina produce erecciones y turgencia de los testículos, efectos que son debidos a la dilatación de los vasos, que dura unas horas. Produce también un aumento de semen. A la mujer produce una excitación sexual en la esfera genital.

A dosis elevadas es muy venenosa, y en dosis muy pequeñas, y bajo receta médica, la preparación de Yohimbina cura la impotencia y la neurastenia. Es muy indicada la Yohimbina en la impotencia de los diabéticos y alcohólicos.

En comprimidos o píldoras que se venden en farmacias se toman de uno a tres comprimidos por día que contienen 5 miligramos de Yohimbina.

Las píldoras de Yohimbina Hudé son, a mi modo de ver, las mejores que se venden, de dos miligramos cada una, y el frasco trae las instrucciones de cómo debe tomarse. Debe siempre iniciarse el tratamiento contra la impotencia con dosis pequeñas, con el objeto de ensayar la tolerancia del enfermo, y nunca pasar de quince miligramos por día. Tampoco es conveniente hacer el tratamiento más de 20 días cada dos o tres meses.

No deben tomar la Yohimbina personas que sufren de albuminuria, es decir, aquellos que tienen albúmina en la orina, ni los que sufren de nefritis y prostatitis crónica.

En el Brasil hay una planta que se llama la Muira Puama (acantáceas) y, según dicen, tiene una acción parecida a la Yohimbina. El extracto flúido de esta planta se toma de diez a veinte gotas por día para obtener los mismos resultados.

Y U Á.

Se dice que no hay mejor tónico contra la debilidad de la sangre, en las fiebres palúdicas (chucho) y enfermedades del hígado y del bazo. Se toma el cocimiento al 2 %.

Se halla en Corrientes.

YUCA. (Ver Tapioca).

YERBA DEL SUDOR. (Sudorífico).
Lat.: VERNONIA MOLLISIMA.

En forma de té que se prepara con un puñado de yuyo del sudor y un litro de agua se toma muy caliente para provocar el sudor. Este remedio y la planta son muy conocidos en nuestro país. Algunas personas toman este té con limón y azúcar para curarse de la grippe, resfríos e influenza. Esta planta se encuentra en abundancia en la campaña.

YUYO DEL RESFRÍO.
Lat.: LEPIDIUM BIPINNATUM.

En los casos de resfríos se toma un té del yuyo del resfrío que hace sudar y al mismo tiempo entona el cuerpo. Para aprovechar bien este té es preferible tomarlo en casa. La preparación se hace con un puñado de la planta para una taza. Se toma caliente y con miel.

ZÁBILA.
(Pencas de zábila. - Cristal de zábila).
Lat.: ALOE SPICATA.
Fr.: *Aloes enepi.*

Las hojas carnudas de este vegetal que vulgarmente son llamadas pencas de zábila se usan con buenos resultados como pectoral. La preparación se hace en la siguiente forma: después de machacadas y despojadas de su corteza, se hace una pasta que se lava con agua fresca varias veces, dejándola por unos minutos en el agua, la que se cambia hasta que la pulpa pierda por completo su sabor amargo. Una vez llegado a este estado se exprime la pasta por una tela fuerte para librarla del agua y lo que queda en dicha tela, esa pulpa, es lo que se llama cristal de zábila. Ahora se hace hervir el cristal de zábila con bastante agua durante una hora. El líquido pasado por una tela y exprimida nuevamente, la pulpa se vuelve jarabe, echando en él mientras se halle hirviendo, dos partes de azúcar. Así preparado se toma tres o cuatro cucharadas con buenos resultados, en las enfermedades del pecho, como bronquitis, tos, catarros, etc. Sirve también para hacer ponches en los resfríos e influenzas, entonces debe tomarse con jugo de limón o en té de borrajas. Es un excelente remedio para los principios de resfriados, grippe, etc., pues corta la enfermedad.

No hay que confundir esta planta con áloe.

ZANAHORIA.
Lat.: DAUCUS CAROTA.
Fr.: *Carotte.* - Ingl.: *Carrot.* - Alem.: *Mochre.* - Ital.: *Carota.*
Ruso: *Morcov.*

El cocimiento de doscientos gramos de la pulpa de la raíz de la zanahoria, en medio litro de agua, hasta que el agua se vuelva viscosa, y tomado con leche y miel o azúcar de cande, es un buen remedio en las enfermedades de los bronquios, tos, catarros pulmonares y alivia también los ataques de asma. Hay que tomar dicha bebida algo caliente, tres veces por día o más.

La pulpa de zanahoria es buena para curar la ictericia. Las cataplasmas calientes de la pulpa, son indicadas para calmar los dolores y rebajar las inflamaciones en las quemaduras, forúnculos, panadizos, etc.

Los que sufren de diabetes (mal de azúcar) no deben jamás comer zanahorias, porque contiene mucho azúcar, lo mismo que la remolacha.

La zanahoria tiene además la siguiente aplicación. la pulpa o raspadura, en cataplasmas, es buena para curar las elefantiasis y erisipela.

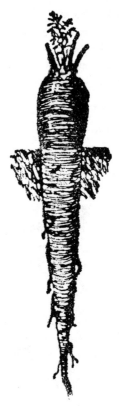

ZANAHORIA

Deben comer zanahorias las personas que quieran o necesiten un régimen alimenticio suave y refrescante a la vez. Se aplica con mucha ventaja la pulpa cruda a las grietas que aparecen en ciertas partes del cutis, y que acometen especialmente el pezón de las nodrizas.

Son muy indicadas las comidas preparadas con zanahorias para las mujeres que tienen escasas sus menstruaciones, personas que padecen de enfermedades de la piel, como psoriasis, eczemas crónicos, etc.

Para estos casos se raspa un medio kilo de zanahoria y se pone en una fuente con una botella de agua fresca, se agita todo. Después de una media hora se filtra por un lienzo y se exprime bien para sacar el jugo y se toma durante el día.

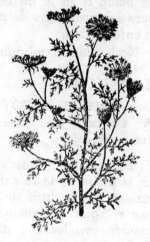

ZANAHORIA

Z A N T O X I L E. (Ver Cenizo).

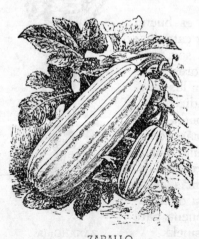

ZAPALLO

ZAPALLO. (Común).
Lat.: CUCURBITA PEPO. Fr.:*Citrouille*. - Ingl.: *Pumpkin*. - Alem.: *Kirbis*. - Ital.: *Zucca*. - Ruso: *Arbúz*.

Mencionaremos únicamente el uso de la semilla como remedio seguro contra la solitaria.

De 50 a 100 gramos de semillas frescas peladas y machacadas hasta reducirlas a p a s t a, se mezclan con 25 gramos de azúcar en polvo; se toma la pasta de una sola vez al acostarse; el día que se hace la cura se guarda dieta de agua. A la mañana siguiente se toma una purga de aceite de castor.

Al sentir la necesidad de evacuar, se sienta en una vasija con agua tibia hasta la mitad.

ZAPALLO DEL DIABLO.

Cuando hay supresión de las reglas, es bueno comer frutos del zapallo del diablo.

Es una yerba trepadora de Córdoba.

ZAPATERO. (Ver Níspero cimarrón).

ZARAGATONA.

Lat.: PLANTAGO PSYLLIUM.

Fr.: *Herbe aux puces*. - Ingl.: *Rib.-Grass*. - Alem.: *Flohsamen. - Wegetritt*. - Ruso: *Komarnik Blosnik*.

La zaragatona es un remedio seguro contra la sequedad de vientre, pero hay que tomarla con constancia todos los días en ayunas. La mejor forma de tomarla es: una cucharada de zaragatona en un poco de agua (un vaso pequeño) y tiene que permanecer antes unos 15 minutos.

Las semillas, dos cucharadas más o menos, hervidas 15 minutos en agua y luego filtrado, usado en frío, es un agua que aclara y desinflama los ojos.

El cocimiento de zaragatona con miel es indicado en las bronquitis, inflamaciones crónicas de los intestinos y toses. Véase también mata-pulga y llantén.

ZARZA HUECA.
Lat.: BYTNERIA o PUETTNERIA CARTHAGENENSIS.

He visto a los vendedores ambulantes de yuyos que ofrecen esta planta por zarzaparrilla.

Efectivamente, es tan buena como la zarzaparrilla verdadera y tiene exactamente las mismas propiedades antisifilíticas y cura igualmente enfermedades de la piel.

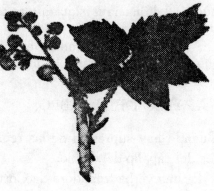

ZARZA

La preparación de esta planta se hace en la misma forma que la zarzaparrilla.

ZARZAMORA.
Lat.: RUBUS FRUTICOSUS.
Fr.: *Ronce*. - Ingl.: *Brumble*. - Alem.: *Brombeere*. - Ital.: *Rogo*. - Ruso: *Jolodok*.

Hojas secas de Zarzamora tomadas en forma de té, a la dosis del té común, dan una bebida muy agradable, que se emplea en toda clase de diarreas. El mismo té se usa como gárgara en las inflamaciones de la boca y garganta.

De las hojas tostadas se prepara un té muy recomendable en las diarreas con sangre y reglas demasiado abundantes.

Hojas secas y las puntas de los gajos, hervidas en vino tinto, fortifican los dientes movedizos y mitigan la inflamación de las encías, haciendo buches con el vino frío.

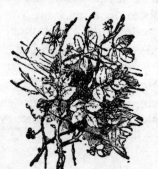

ZARZAMORA

La raíz es buena contra la hidropesía y arenilla de los riñones; se bebe tres veces por día una taza de cocimiento, preparado con tres gramos de raíz en una taza chocolatera de agua.

La infusión de las flores y brotes nuevos de la zarzamora calma los dolores de las almorranas interiores, tomando tres copas vineras diariamente.

ZARZAPARRILLA.

Lat.: SARSAPARILA o (SMILAX SIFILITICA).
Fr.: *Salsepareille*. - Ingl.: *Sarsaparilla*. - Alem.: *Sassaparille*. - Ital.:*Sasaparriglia*. - Ruso: *Sassaparel*.

Siempre y en todas las partes del mundo, ha sido considerada la zarzaparrilla como sudorífica y aplicada a las enfermedades venéreas y sifilíticas.

Además de hacer sudar, la zarzaparrilla favorece también el orinar, y por lo mismo, ha sido considerada como purificante de la sangre y como remedio para curar la sífilis.

Se emplea generalmente en cocimiento, extracto o vino. En estas formas se suministra el remedio en la sífilis terciaria, junto con las fricciones mercuriales, porque evita las diarreas y la inflamación de las encías, así como la salivación que el mercurio produce a veces.

Es depurativa de la sangre y también es excitante del apetito y ayuda la digestión, aumenta las fuerzas y el volumen de la musculatura, siempre que se tome la zarzaparrilla en pequeñas cantidades; tomada en grandes cantidades no produce ningún efecto benéfico, sino que por el contrario, produce náuseas, vómitos, salivación y disminuye notablemente el pulso.

Hace cuatro siglos que se usa en la terapéutica la zarzaparrilla y por lo mismo, hay muchísimas preparaciones que se venden en las farmacias.

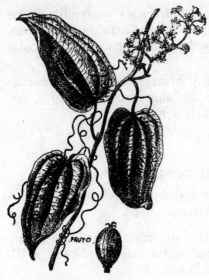

ZARZAPARRILLA

También se hace un preparado con un manojo o dos de esta raíz (treinta gramos) bien machacada, en un litro de agua hirviente y se deja luego sobre brasas o ceniza caliente, durante tres o cuatro horas. Se toma en tazas durante el día con j a r a b e, azúcar u otro dulce.

Además de curar la sífilis, sirve esta medicina para enfermedades cutáneas, reumáticas, escrófula, etcétera.

También se puede tomar el polvo mezclado con azúcar, cuya cantidad se puede aumentar principiando desde dos gramos, hasta llegar a diez poco a poco, cuidándose de las complicaciones antes mencionadas.

Se usa también la raíz de zarzaparrilla para curar la sarna.

El jarabe se toma, de una a cinco cucharadas por día.

Siguiendo el tratamiento con la zarzaparrilla, hay que evitar por completo todas las bebidas alcohólicas y aromáticas, lo mismo que los estimulantes y los picantes. Hay que alimentarse con alimentos suaves y llevar una vida tranquila.

Los caracteres de la infusión de la zarzaparrilla consisten en que da espuma, cuando se la bate vivamente.

La zarzaparrilla se usa en Alemania y Rusia contra las piedras de la vejiga y riñones, además de usarla como en la sífilis, reumatismo crónico, gota y enfermedades crónicas de la piel.

ZARZAPARRILLA CHILENA. (Ver Salsa).

ZOSTERA MARINA.
Lat.: ZOSTERA MARINA.
Fr.: *Zostère*. - Ingl.: *Grass wrack*. - Alem.: *Meerpillen*. - Ital.: *Alga dei vetrai*.

Se halla en las costas del mar. Se usan las vellosidades desprendidas de la base del tallo, llamadas "Pelotas o coferas de mar". Tostadas y pulverizadas, son usadas en la enfermedad de Basedow (bocio) y en enfermedades de niños como raquitismo y escrófulas.

ZUICO. (Ver Chiquilla).

ZUMAQUE DE JAMAICA. (Metopio).
Lat.: RHUS METOPIUM.
Fr.: *Borbone à fruit de corail*. - Ingl.: *Jamaica Sumach*. - Alem.: *Eorallen Sumach*. - Ital.: *Somacco dei conciatori*. - Ruso: *Geltnik*.

Esta planta abunda en todo el continente americano y sobre todo en Jamaica.

En la medicina doméstica se pueden usar tanto las hojas como las flores, la corteza y la raíz de este arbusto. Es preferible usar todo junto, para preparar un cocimiento que sirve como astringente poderoso. Se usa de medio a un manojo en conjunto o si no un manojo solo de hojas o de flores, o de corteza o raíz para un litro de agua. Se hace hervir 5 minutos y se toman tres tazas por día.

Es indicado en la sífilis terciaria, en la cual da muy buenos resultados; como también en la ictericia, enfermedades del riñón y vejiga.

El cocimiento con tres manojos es indicado en las hemorragias uterinas y muy especialmente en los fibromas. Se hacen lavajes intravaginales con el cocimiento, que debe usarse tibio.

El polvo de la corteza detiene las hemorragias de la piel debidas a golpes, raspaduras, etc. Aplicado el mismo polvo sobre el coto, éste se vuelve con el tiempo reducido. Lo mismo sucede con la aplicación sobre tumores malignos. Pero el tratamiento tiene que ser de constancia.

ZUMAQUE VENENOSO.
Lat.: RHUS TOXICOCONDENDRON.
Fr.: *Sumac veneneux.* - Ingl.: *Epright. Poison oak.* - Alem.: *Gift.
baum S.* - Ital.: *Somacco venenoso.* - Ruso: *Yodovitoi Geltnik.*

Esta planta abunda sobre todo en Norteamérica, donde crece silvestre a lo largo de los arroyos y en las praderas secas. Es venenosa.

Contiene un jugo lechoso que es muy áspero. Las emanaciones o la efluxión de este arbolito produce hinchazones, eritemas, irritaciones de la piel, inflamaciones y a veces todas estas molestias van combinadas con fiebre bastante alta.

A pesar de su veneno, las hojas frescas dan muy buenos resultados en aplicaciones sobre las extremidades paralizadas.

Las hojas se cosechan antes de su madurez, con manos enguantadas. Luego se secan a la sombra y se pulverizan. Se preparan luego pequeñas pildoritas del tamaño de una cabeza de alfiler y se toman tres de éstas por día, lo que es muy indicado en la parálisis; para curar la incontinencia durante la noche (pérdida involuntaria de orina durante el sueño); escrofulosis e inflamaciones crónicas de los ojos debidas a la debilidad. Da también buenos resultados en la epilepsia.

Hay otras variedades de zumaques.

INDICES

INDICE DE LAS ENFERMEDADES
Y LAS PLANTAS QUE LAS CURAN

A

Absceso: Aliso. - Berenjena. - Cebolla. - Chamisa. - Felandrio. - Fenogreco. - Quetmia ácida. - Quetmia con hojas como cáñamo (Ver forúnculos).
Aborto: Artemisa. - Bistorta. - Cáñamo. - Tormentilla.
Acidez: Kaki.
Acné: Acedera (Ver piel).
Adelgazar: Galio enganchador. - Manzana. - Mata pulga (Ver obesidad).
Afeites: Henna.
Afta: Araroba. - Corre-corre. - Martinia. - Nogal. - Salvia. - Sangre de dragón (Ver boca). - Totora.
Ahogos: Adormidera espinosa. - Ambay. - Coco. - Yaro con tres hojas.
Aires: Haba del aire.
Albúmina: (Ver orina y riñón).
Alcoholismo: Sombra de toro (quita el vicio de beber). (Ver borrachera).
Aliento feo: (Ver boca).
Alimento: Acedera. - Agar - agar. - Aracacha. - Árbol de pan. - Artocarpo. - Cacao. - Cáñamo de Indias. - Cará. - Castaño de América. - Cebada. - Cochayuyo. - Farolito. - Girasol. - Haba. - Icamo. - Maní. - Nabo. - Nogal. - Papas dulces. - Salep. - Tapioca. - Totora. - Volatine.
Almorranas: Acelga. - Achicoria. - Achiote. - Ajíes. - Álamo. - Áloe. - Amargón. - Asapeixe. - Baila bien. - Barba viejo. - Belladona. - Caamembeca. - Camedrio. - Cáscara Sagrada. - Cebada. - Ceibo, corteza (inflamadas que sangran). - Ciruela. - Cola de ratón. - Crescencia

cujete. - Chipe-Chape. - Duraznillo negro. - Escrofularia nudosa. - Espárragos. - Frángula. - Frutilla. - Gordolobo blanco. - Llantén. - Llaupangue. - Martinia. - Membrillo (procidentes e inflamadas). - Milenrama. - Mirra. - Ortiga. - Palan-palan. - Pata de vaca. - Perifolio. - Pinillo rastrero. - Quenopodio blanco. - Quimpi. - Rosal. - Salvado. - Salvia de Puna. - Saúco común. - Siempreviva. - Tabaquillo. - Tilansia encorvada. - Viznaga.
Alopecía: (Ver calvicie y pelo).
Alumbramiento: (Ver parto).
Amebiasis: Quenopodio.
Amenorrea: (Ver regla).
Anemia: Abacachi. - Alcachofa. - Artemisa macho. - Barba de capuchino. - Becabunga. - Berro. - Caléndula. - Cochayuyo. - Cuspa. - Lapachillo. - Lechuga de Guayana. - Lengua de vaca. - Mangle gris. - Manzana. - Nogal. - Quina Kalisaya. - Raqueta marítima. - Romero bravo. - Ruibarbo (Ver debilidad). - Salep. - Sonapero azul. - Verdolaga de la playa.
Anemia cerebral: Manzana.
Angina: Abro. - Oreja de gato (Ver garganta).
Angina de pecho: Aristoloquia puntada. - Betónica. - Cabriuba. - Cardíaca. - Claveles. - Comino. - Eucaliptus. - Guindo común. - Pimentero amalogo.
Antiespasmódico: Marticaria. - Naranja agria.
Antrax: (Ver forúnculos y diviesos).
Aorta: (dilatación). - Guayaco.
Apetito: Abutilón. - Abutilón índico.

- Acanto. - Acedera. - Aceituna. - Achicoria. - Ajenjo. - Ajenjo cimarrón. - Alcaparro. - Ángel. - Apio. - Artemisa macho. - Bergamota. - Berro terrestre. - Canela de Malabar. - Caraguata. - Cáscarilla. - Cedro macho. - Colombo. - Condurango. - Culandrillo. - Chitán. - Espliego. - Galanga. - Genciana. - Haya-haya. - Lúpulo. - Marqui. - Orégano (Ver hambre). - Peronilla de pasto. - Quina Calisaya. - Salvidora. - Trébol febrino de las Antillas. - Triaca. - Xylopia de flores grandes. - Yerba amarga.
Apoplejía cerebral: Cubeba (Evita). - Espliego. - Rama negra. - Siete sangrías. - Tabaco (Ver cabeza). - Tacamahaca de América.
Ardor en el estómago: (Ver estómago).
Arenilla: Alcachofa. - Alquequenje. - Berro. - Espárrago. - Frutilla (Verbena oficinal). (Ver hígado, riñón y vejiga).
Arrugas: Coco.
Arterioesclerosis: Caballera. - Guacimillo. - Guayaco. - Guindo común. - Fumaria oficinal (excelente). - Muérdago (excelente). - Siete sangrías (Ver corazón sangre).
Articulaciones: (Ver reumatismo).
Artritis: (Ver reumatismo).
Ascitis: Guano. - Lágrimas de Job.
Asma: Abeto. - Abro. - Achicoria. - Adhatoda. - Adormidera espinosa. - Ambay. - Apio Silvestre. - Asfodelos. - Azafrán. - Beleño negro. - Belladona. - Betónica. - Cabriuba. - Café. - Camambú. - Cáñamo. - Cebolla. - Correguela. - Coco. - Cresta de gallo. - Cubeba. - Chamico. - Diamela. - Digital. - Dulcamara. - Enebro. - Felandrio. - Higos. - Hinojo. - Incayuyo (asma nerviosa). - Jazmín. - Lilas. - Lino salvaje. - Llarota. - Marcela hembra. - Marcela macho - Membrillo. - Moranzel. - Narciso. - Orégano. - Pacarari. - Peonia. - Pepita de pasmo. - Perejil. - Plátano. - Quebracho blanco. - Salvia de Puna. - Uña de caballo. - Valeriana. - Yagramo. - Yaro con tres hojas. - Yerba contra el asma. - Yerba escarchada. - Yerba mosquera. - Zanahoria.

Asolamiento: Yerba mate.
Atrofia mesentérica: Menta colorada. - Sancho amargo.
Atrofia muscular: Encina. - Retamillo.
Aturdimiento: Toronjil.

B

Baile de San Vito: Adhatoda. - Argentina. - Artemisa. - Chamico. - Guayabito. - Henna. - Llantén cimarrón. - Manzana. - Mata pavo. - Menta de caballo. - Namú. - Peonia. - Pepita de pasmo. - Quenopodio. - Yagramo. - Zostera marina.
Basedow, enfermedad de: Cochayuyo. - Cola de caballo. - Duboisina. - Galio enganchador. - Guayabo. - Licopodio. - Mangle gris. - Zumaque de Jamaica.
Bazo: Ajenjo. - Asperula. - Betónica. - Cardo corredor. - Espárrago. - Eupatorio. - Frángula. - Frutilla. - Grama. - Hepática. - Higos. - Marrubio. - Palo amarillo. - Perejil. - Polipodio colgante. - Rascamonia. - Rubia. - Sonajero azul. - Tamarindo. - Uva. - Yagrasmo. - Yua.
Bilis: Ajenjo. - Alcachofa. - Ananás. - Cuscuta. - Frángula. - Limón.
Blancura de las manos: Maní. - Papas. - Salvado.
Boca: Abrojo. - Acmelia. - Achiote. - Ajenjo. - Anís. - Bignonia equinoccial. - Cebada. - Ciento en rama (llagas). - Cilantro (mal olor). - Coca. - Corre-corre. - Chitán. - Encina. - Enebro. - Galio verdadero. - Higuillo con olor de limón. - Llantén. - Malva. - Manzanilla (mal olor). - Peumo. - Quimpi (llagas, cáncer). - Rosal. - Salvia. - Sangre de dragón. - Sangrinaria. - Solidago. - Tilo. - Trébol de olor (flemones). - Velesa. - Verbena.
Bocio exoftálmico: Duboisina. - Guayabo. - Mangle gris. (Ver enfermedad de Basedow).
Borrachera: Almendras. - Amargo. - Asaro. - Cepa caballo. - Lechuga. - Serpol. - Simaruba de Jamaica. - Sombra de toro.
Botricéfalo: (Ver solitaria).
Bright, mal de: (Ver riñones).

ÍNDICE DE LAS ENFERMEDADES 615

Bronconeumonía: Lino salvaje. (Ver pulmonía).
Bronquitis: Abavante. - Abedulillo. - Abro. - Abutilón índico. - Aguaribay. - Aguinaldo amarillo. - Aletris harinosa. - Aliaria. - Angélica. - Astas del diablo. - Azufaifo. - Bálsamo de Tolú. - Betónica (bronquitis crónica). - Brotal. - Cabriuba. - Cascarilla. - Copaiba. - Crescencia cujete. - Cresta de gallo. - Diamela. - Digital. - Flor de viuda. - Gnafalio. - Higos. - Jaroba. - Jazmín. - La palita. - Lengua de perro. - Lino salvaje. - Llantén. - Llareta. - María López. - Mirra. - Mostaza negra. - Nabo. - Niñarupa. - Papayo. - Primavera. - Salep. - Salvia. - Sandía. Uña de caballo (con mucha flema). - Quicambo. - Yerba bruja. - Yerba mosquera. - Zábila. - Zanahoria. - Zaragatona (Ver catarro).

C

Cabello: Adormidera espinosa. - Cardo de batanero. - Cola de caballo agigantada. - Junco de los campos (Ver pelo). - Verbeno azul. - Tolatola.
Cabeza: Aceituna. - Achiate. - Áloe (congestión y dolor crónico). - Graciola de Camalote. - Camambú (costras). - Carmel. - Consuelda (dolor). - Espliego (congestión y dolor crónico). - Graciola de América. - Heliotropo (dolor). - Hiedra terrestre. - Lirio del valle. - María López. - Mejorana (dolor crónico). - Menta. - Ombú. - Ruda. - Salvia (congestión). - Saúco común. - Sen (ataque cerebral). - Tapioca. - Valeriana. - Violeta. - Yerba bruja.
Calambres: Ajenjo. - Anon. - Aristoloquia puntada. - Cáñamo. - Cebolla. - Coca. - Congorosa. - Eufrasia. - Hinojo. - Kaki. - Manzana. - Manzanilla. - Muña-muña. - Pipi (excelente). - Ruda. - Tilo. - Toronjil. Valeriana. - Yerba mora. - Yerba París.
Cálculos biliares: (Ver hígado).
Cálculos renales: (Ver riñón).
Cálculos urinarios: (Ver vejiga).
Calmantes: Amapola. - Comino. -

Crescencia cujete. - Girasol. - Lisimaquia. - Palo emborrachador.
Calvicie: Bardana. - Cebolla. - Mastuerzo (Ver pelo).
Callos: Ajos. - Azucena. - Caléndula. - Celedonia mayor. - Hiedra. - Siempreviva. - Yerba de la golondrina.
Cáncer: Adormidera. - Ancoche. - Avellós. - Ayapana. - Bistorta. - Caléndula. - Cundurango. - Chaulmoogra. - Felandrio. - Haba del campo (úlceras). - Heliotropo. - Laurel rosa. - Melocotoneros. - Mirra. - Quimpi. - Tormentilla. - Velesa. - Violeta. - Virreina (úlceras). - Yagramo (úlceras). - Yerba del cáncer.
Carbunclo: (Ver grano malo).
Caspa: Cauba. - Fumaria morada. - Sauce llorón (Ver pelo).
Catarro: (del pecho). - Abeto. - Abro. - Acanto. - Achicoria. - Algodonero. - Almendro de los bosques. - Ambay. - Apio silvestre. - Badiana. - Bálsamo de Tolú. - Cabriuba. - Canostolendo. - Cubeba. - Chachacuna. - Diamela. - Énula. - Eucaliptus. - Eufrasia. - Felandro. - Guaribay. - Hiedra terrestre. - Hisopo. - Lechuga. - Limoncillo. - Lino. - Liquén islándico. - Magnolia (pulmón). - Majorana. - Malva silvestre. - Mirra (catarro nasal de los niños). - Moranzel. - Neguilla. - Orégano (catarro crónico). - Palo dulce. - Pensamiento. - Pino. - Polígala. - Quelén-quelén. - Salvia (catarro crónico). - Sandía. - Serbol. - Uña de caballo (catarro crónico). - Yaro con tres hojas. - Yerba contra el asma o ahogo. - Yerba de alcanfor. - Yerba escarchada. - Zábila.
Ciática: Alcaparro. - Arceira. - Camapú. - Cartamo. - Claveles. - Dulcamara. - Gengibre. - Maintecillo. - Melosa. - Menta. - Poroto (Ver neuralgia). - Tembeteri.
Cistitis: (Ver vejiga).
Clorosis: Alcaparra. - Artemisa macho. - Dátiles. - Eupatorio. - Mirra. - Quina Calisaya. - Raqueta marítima. - Sonajero azul. - Valeriana de las Antillas. - Yerba de los gatos.
Cólera: Guaco. - Piperina. - Tala.
Cólicos: Adormidera. - Alcaravea. -

Amores secos. - Angélica. - Anís. - Asfodelos. - Avena. - Bastardilla. - Camboim. - Cáñamo. - Ciruelo espinoso. - Coca. - Congorosa. - Escaramujo. - Hinojo. - Majorana. - Marcela hembra. - Marcela macho. - Martinia. - Meo. - Niñarupa. - Paico. - Pelitre. - Sarracenia. - Sasafrás (Evita). - Té de burro. - Toronjil. - Tripa de fraile.

Colitis: Capa blanca. - Emajagua (crónica). - Magnolia de hojas de lengua. - Martinia. - Simaruba (nerviosa).

Congestión cerebral: Oliva. - Tabaco (Ver cabeza y hemorragia cerebral).

Conjuntivitis: (Ver ojos).

Constipados: Doradilla. - Pege. - Tala.

Consunción: (Ver tisis).

Contusiones: (Ver golpes y heridas).

Convalecencia: Centáurea menor. - María López. - Mijo. - Quina Calisaya. - Romero bravo. - Trébol febrino de las Antillas.

Convulsiones: Argentina. - Asafétida. - Betónica. - Gengibre de sábana. - Goma tragacanto. - Henna. - Menta de caballo. - Naranjo dulce. - Peonia. - Poto. - Valeriana.

Corazón: Adonis versalis. - Alcanfor. - Ambay. - Asperula. - Berro terrestre. - Borraja. - Cacao. - Cactus. - Café. - Cardíaca. - Carqueja amarga. - Cebolla. - Cedrón (opresión). - Cerraja. - Claveles. - Cola de caballo. - Chitán. - Digital. - Espárragos. - Eupatoria (tonifica). - Fumaria común. - Heliotropo oloroso. - Jacinto del Perú. - Lirio del valle. - Manzanas (palpitaciones nerviosas). - Muña-muña. - Muérdago (excelente como tónico y para bajar la presión alta de la sangre). - Naranjo dulce. - Poleo (palpitaciones). - Primavera (tónico). - Romero (debilidad). - Salvia de Puna. - Sangrinaria. - Siempreviva. - Siete sangrías. - Toronjil (asma). - Yerba de alcanfor. - Yerba del soldado.

Corea: Guayabito (Ver baile de San Vito). - Pepita de pasmo. - Yagramo.

Costado, dolor al: Hipericón. - Manzanilla bastarda (puntada). - Marrubio (Ver neuralgia).

Costras: Brionia. - Camambú. - Dulcamara (costras verdes de la cabeza). - Escrofularia nudosa. - Fenogreco. - Galio verdadero. - Ombú. - Pensamiento (niños). (Ver favus).

Crup: Acederilla. - Limón (Ver difteria y garganta).

Cutis: Azucena. - Celidonia mayor. - Dulcamara. - Frutilla. - Limón. - Parietaria. - Pepino. - Rábano. - Ranúnculo de flores pequeñas.

CH

Chancro blanco: Cálamo. - Haya. - Lima áspera. - Limón. - Salvia de la Puna. - Talantala.

Chinches: Ajenjo. - Laurel rosa.

Chucho: Abrojo. - Acebo. - Adhatoda. - Alsio. - Angélica. - Cina-cina. - Curcuma. - Eucaliptus. - Genciana. - Gordolobo blanco. - Guano. - Llantén. - Manzanilla. - Moral blanco. - Nuez moscada. - Pelitre. - Peonia. - Polipodio colgante. - Quimpi. - Rascamonia. - Talantala. - Tua.

D

Debilidad: Abacachi. - Achicoria. - Artemisa macho. - Angélica. - Borraja (debilidad del corazón). - Canela. - Cara (sexual). - Cardo santo. - Coclearia. - Cochayuyo. - Encina. - Grama de olor. - Incayuyo. - Lantano amarillo. - Lapachillo. - Lengua de vaca. - Manzana. - Mirtinia (intestinal). - Orégano. - Quina Calisaya. - Rascamonia (niños). - Ruibarbo. - Serpol. - Valeriana de las Antillas. - Verdolaga de la playa.

Debilidad senil: Baila bien. - Verbena.

Deformaciones: Lántano amarillo.

Delirio: Limón (delirium tremens). Valeriana.

Dentífrico: Clavo de especia. - Coca. - Jaramago. - Ratania. - Salvia.

Depilatorio: Flor de fuego. - Jacinto. - Uva.

Depurativo: Abeto. - Acedera. - Bardana. - Betónica. - Caña. - Corre-

güela. - Cuerda de violín. - Escorzonera. - Fumaria oficinal. - Jarilla. - La palita. - Vinagreta del pasto. - Zarzaparrilla.
Desinfectantes: Abavante. - Abrojo. - Enebro. - Heliotropo. - Hiedra terrestre. - Oreja de ratón. - Uva.
Desmayos: Café. - Cebolla. - Galanga. - Menta. - Ruda. - Toronjil (Ver vahidos).
Desnutrición: Dátiles.
Destete: Maíz.
Diabetes: (Ver mal de azúcar). - Cardo corredor. - Coregüela. - Crescencia cujete (picazón). - Higos (excelente). - Limón. - Mijo. - Peronilla del pasto.
Diarrea: Acanto (diarrea con sangre). - Acederilla (diarrea con sangre). - Achicoria. - Achiote. - Adormidera. - Agracejo. - Ajonjolí. - Álamo. - Algodonero. - Aliso. - Almendras. - Alquimila. - Amapola. - Arándano. - Argentina. - Arroz. - Azafrán. - Baobal. - Belonia. - Bistorta. - Brasilete. - Brunsfelsia de América (diarreas rebeldes). - Caaboeti. - Camalote. - Cáñamo de Indias. - Caratcha. - Cardón chagual. - Cebada (diarrea de niños). - Cebadilla del campo. - Cinoglosa (con sangre). - Coca. - Coco (pujos con sangre). - Cola de caballo. - Cola de caballo agigantada. - Colombo. - Comino. - Corazón. - Crescencia cujete (con sangre). - Culen (empacho sencillo). - Chañarcillo. - Charrúa. - Chipe - chape (diarrea crónica). - Dátiles (colitis crónica). - Dividivi (diarrea crónica). - Duraznillo. - Encina. - Escaramujo. - Espino blanco. - Frutilla (niños). - Gayuba. - Gordolobo. - Granado. - Guanábano. - Guayabo amarillo. - Haya-haya. - Higos. - Higuillo con olor de limón. - Hipericón. - Junco oloroso. - Kola. - Lapachillo. - Lengua de perro. - Lenga de vaca. - Lino. - Llantén (diarrea de larga duración). - Malva. - Manzana. - Meloncillo. - Membrillo. - Menta colorada. - Milenrama (diarrea con sangre). - Moñesa. - Murta. - Muye (muy eficaz y seguro). - Pacul. - Palo de mabi. - Pangue (crónicas y con sangre). - Pinillo rastrero. - Piperina. - Pita. - Quichilín (notable). - Ratania. - Rosal. - Salep. - Salicaria. - Sangre de dragón (diarrea con pujos y sangre). - Sauce negro (nerviosa). - Sauce común. - Siempreviva (diarrea con sangre y pujos). - Simaoruba de Jamaica. - Simaruba (amebiana). - Tala. - Tapioca. - Tilo (diarrea fétida). - Tormentilla. - Toronjil (diarrea con pujos y sangre). - Totora (con sangre). - Tuna. - Tusia. - Uriticu. - Vergonzosa. - Yerba de almizcle. - Zarzamora.
Dientes: Adormidera. - Agracejo. - Alquequenje. - Anís. - Barba de chivo. - Beleño negro (dientes picados). - Celedonia mayor (dientes picados). - Yerba piojera. - Claveles. - Clavo de especie. - Corre-corre. - Encina. - Espilanto. - Espliego. - Grosella colorada. - Inga. - Iris de Florencia. - Isopo. - Jaramago (agua dentífrica). - Limón. - Mango. - Menta. - Mirra. - Orégano. - Palta. - Pelitre. - Pitanga. - Quimpi. - Ratania (para blanquear los dientes). - Salvia (para blanquear los dientes). - Sereipo. - Tilo. - Toronjil. - Yerba de las gatos.
Difteria: Abrojo. - Bolsa de pastor. - Fenogreco. - Granado. - Limón. - Llantén. - Malva. - Oreja de gato. - Tejo. - Violeta.
Digestión: Acacia. - Agracejo. - Ajenjo. - Ajíes. - Ajo. - Alcaparro. - Ameos. - Amores secos. - Ángel. - Aristoloquia puntada. - Armuello. - Asa fétida. - Asperula. - Azahar. - Badiana. - Betónica (gases y flemas). - Café. - Cálamo. - Canchalagua. - Canela. - Cascarilla. - Cedrón. Eutáurea menor. - Coca. - Colcearia. - Codocoipo. - Colombo. - Colombo de América. - Condurango. - Corazón. - Corazón de Jesús. - Crucesita. - Culantrillo. - Cuspa. - Chitán. - Endrino (ayuda). - Enebro. - Espilanto. - Eufrasia. - Fruta de burro. - Fumaria oficinal. - Galanga. - Genciana (digestión lenta y difícil). - Grama de olor. - Guanábano. - Incayuyo (ayuda la digestión). - Jaramago. - Limón. - Litchi. - Malva silvestre. - Manzanilla común (facilita). - Mercurial

(purifica). - Mirra. - Naranjo agrio (digestiones interrumpidas). - Paico. - Paico hembra. - Papayo (muy bueno). - Perejil. - Pita. - Pitanga. - Quasia. - Quelen-quelen. - Rábano. Rica-rica. - Ruibarbo. - Salvia. - Salvia morada. - Salvidora. - Sarracenia. - Sauce negro. - Tilo. - Toronjil. - Trébol febrino. - Tupinambo. - Ventosilla. - Xylopia de flores grandes. - Yerba amarga.

Disentería: Aguapé. - Anís. - Arroz. - Baobal. - Belonia. - Bolsa de pastor (con sangre). - Camalote. - Canela. - Cáñamo de Indias. - Caratcha. - Cebadillo del campo. - Cola de caballo agigantada. - Comino. - Corazón. - Cresta de gallo. - Chañarcillo. - Guayabo amarillo. - Lino. - Meloncillo. - Moye (muy eficaz y seguro). - Ortiga. - Plátano. - Quichilín (efecto notable). - Simaoruba de Jamaica de origen amebiana. - Tapioca. - Toco. - Tuna.

Disgustos: María López.
Dislocaciones: Árnica (Ver huesos).
Disnea: Cebolla. - Higo. - Jazmín. - Uña de caballo.
Dispepsia: Aroma olorosa. - Canela. - Coca. - Conejito. - Emajagua. - Germandrina. - Incayuyo (dispepsia nerviosa). - Mosadero de la tierra. - Sauce negro. - Simaoruba de Jamaica. - Simaruba. - Trébol febrino. - Vinagreta del pasto.
Divieso: Aneto. - Cola de ratón. - Palán-palán. - Pareira brava. - Revienta caballo. - Tapioca.
Dolores en general: Timbó.
Dolores nerviosos: Badiana. - Consuelda. - Sauce negro (estómago). - Timbó.

E

Eczema: (Ver Piel). - Barlilla de Antillas. - Virreina.
Edad crítica: Endrino. - Marrubio. - Palo amarillo.
Elefantiasis: Árbol de seda. - Arrayán. - Yerba del cuarto. - Zanahoria.
Embarazo: Bistorta (evita el aborto). - Cáñamo. - Muérdago. - Muñamuña.

Empacho: Culem. - Paico. - Pico de loro. - Tramontana. - Violeta.
Encías: Acmelia. - Adormidera. - Agracejo. - Betel. '- Consuelda. - Chitán. - Encina. - Frángula. - Galio verdadero. - Gengibre de sábana. - Grosella colorada. - Lechuga. - Mango. - Martinia. - Mirra. - Moral. - Palta. - Pelitre. - Ratania (fortifica). - Rosal. - Salvia. - Velesa. - Zarzamora.
Enfermedad de Banti: Palo amarillo. - Polipodio colgante. - Sonajero azul.
Enfermedad de Basedow: (Ver Basedow).
Enfermedad de Pott: Dafne. - Cálamo.
Enfermedad de Parkinson: Yagramo (excelente).
Enfermedades largas: Alcachofas.
Envenenamiento: Alamanda.
Epilepsia: Alquimila. - Anagálida. - Arándano. - Argentina. - Árnica. - Artemisa. - Bastardilla. - Betónica. - Burucuyá hediondo. - Cebolla. - Chamico. - Duboisina. - Galega. - Galeopsis. - Galio blanco. - Galio verdadero. - Higo. - Llantén cimarrón. - Manzana. - Matalobos. - Matapavo. - Mejorana. - Naranja (muy eficaz). - Naranjo agrio. - Ombligo de Venus. - Ortiga. - Pastinaca silvestre. - Peonia. - Tanaceto. - Valeriana. - Zumaque venenosa.
Erisipela: Artemisa. - Azucena. - Cebolla. - Jaroba. - Lila. - Mejorana. - Palo dulce. - Regaliz. - Saúco común. - Siempreviva. - Tapioca. - Uña de caballo. - Verbena azul. - Yerba bruja. - Zanahoria.
Escaldaduras: Arroz. - Papas. - Remolacha. - Zanahoria (Ver piel).
Escarlatina: Aceituna. - Borraja. - Carda. - Grosella colorada. - Lino. - Sarracenia. - Saúco (gárgaras).
Escorbuto: Abeto. - Acedera. - Agracejo. - Alcachofa. - Angélica. - Apio silvestre. - Ben. - Berro silvestre. - Brusca. - Caisemón. - Campanilla. - Capuchino. - Coclearia. - Conejito. - Consuelda. - Cuspa. - Jaramago. - Lima. - Limón. - Mango. - Marrubio. - Mastuerzo hembra. - Naranja. - Pepino. - Quimpi. - Ra-

queta marítima. - Tamarindo. - Vinagreta de pasto. - Volatine.
Escrofulosis: Ayapana. - Berro. - Cálamo. - Capuchino. - Cuspa. - Escorzonera. - Escrofularia acuática. - Escrofularia nudosa. - Fucus. - Haraguazo. - Laurel común. - Nogal. - Pensamiento. - Pino. - Salvia. - Trébol rastrero. - Uña de caballo. - Zarzaparrilla. - Zostera. - Zumaque venenoso.
Espasmos: Anon. - Cedrillo majagno. - Cidra. - Gengibre de sábana. - Namú. - Nigua fétida. - Pimentero amalogo. - Toronjil.
Espectoración: Ajo. - Cebolla. - Ipecacuana. - Mirra.
Espectorrea: Abedul.
Esputos con sangre: Acanto. - Achicoria. - Amargón. - Bolsa de pastor. - Grosella negra. - Membrillo. - Milenrama. - Pulmonaria (es buena usarla con bolsa de pastor). - Siempreviva de América. - Uva (Ver sangre).
Esterilidad: Cáñamo. - Geranio. - Muña-muña.
Estimulantes: Abrotano. - Alcaparro. - Aneto. - Bergamota. - Cebolla. - Clavo de especia. - Fruta de burro. - Gengibre de sábana. - Haraguazo. - Lantano amarillo. - Limoncillo. - Mastranto. - Menta colorada. - Nuez moscada. - Oliva. - Organillo. - Paico hembra. - Perejil. - Pimienta. - Rábano. - Salvia. - Sarracenia. - Té. - Vainilla. - Xylopia de flores grandes.
Estómago: Abrepuño. - Abrótano macho. - Ajenjo (dolor). - Alcaparro. - Alforfón. - Aloe. - Amargón (flemas). - Amores secos. - Aneto (acidez). - Ángel. - Anís. - Anon. - Aristoloquia puntada. - Armuello (acidez). - Aroma olorosa (quita los dolores). - Artemisa macho. - Arvejas (acidez). - Auapana. - Azaro. - Badiana (dolores). - Balboa. - Betónica. - Brunsfelsia de América. - Buco. - Caisemón. - Cálamo (tónico del estómago). - Canchalagua. - Cinomorio de la Guayana (sangre). - Cilantro. - Coca (calambres). - Comino (estimulante, excitante). - Congorosa (úlceras). - Consuelda (úlceras). - Corazón. - Corazón de rey. - Crucesita. - Cundurango (cáncer). - Curcuma. - Chiquilla. - Dátiles (fortifica el estómago). - Endrina (estimula el apetito). - Enebro. - Enula (flema). - Eufrasia. - Fenogreco (úlceras). - Galanga. - Genciana. - Germandrina. - Grosella negra. - Incayuyo (fortifica). - Gengibre. - Guanábano. - Haya-haya. - Higuillo con olor. - Kaki. - La guara. - Lino salvaje (tónico). - Magnolia con figura de hojas de lengua. - Mango. - Manzana. - Manzana común (disminuye la acidez). - Marce hembra. - Marcela macho. - Marticaira. - Meo. - Mercurial. - Mirra. - Muña-muña (acidez y cólicos). - Nencia (estómago caído). - Nogal. - Orégano. - Paico (puntadas al estómago). - Palo amarillo. - Perifolio. - Peronilla de pasto. - Pimentero amalogo. - Pinillo rastrero (úlceras). - Pita. - Pitanga (debilidad y acidez). - Poleo. - Primavera. - Quasia amarga. - Quelen-quelen. - Salvado. - Sasafrás. - Sauce negro. - Tormentilla. - Trébol febrino. - Triaca. - Vinal. - Yerba de los gatos (tónico). - Yerba peluda (llama el apetito).
Estornutorio: Betónica. - Ipecacuana. - Remolacha.
Excitante: Ajedrea. - Cebollas. - Enebro (del sistema nervioso). - Lilas. - Marrubio. - Sereipo.

F

Fatiga: Campanilla. - Coca. - Enebro.
Fermentación: (Ver ventosidades). - Colombo. - Condurango.
Fibromas: (Ver matriz). - Zumaque de Jamaica.
Fiebre: Abre puño. - Aburilón. - Acebo. - Acederilla. - Agracejo. - Agrioagrial. - Ajonjolí. - Alcanfor. - Alfilerillo (fiebre tifoidea). - Aliso. - Ananá. - Apio silvestre. - Arroz. - Barba de chivo. - Barba de tigre. - Bistorta. - Borraja. - Cáñamo de Indias. - Carmel. - Ceanoto azul. - Cebada. - Cedro macho (fiebres crónicas). - Cenizo. - Centáurea menor. - Col. - Consuelda (apaga). - Curanga. - Cuspa. - Chamico (fie-

bre nerviosa). - Chufas. - Duraznillo enredadera. - Frangula. - Fresno. - Grosella colorada (fiebre tifoidea). - Haya. - Liana áspera. - Lima. - Macachín. - Manzana. - Manzanilla. - Marrubio. - Menta colorada. - Menta de caballo. - Moca negra. - Moral. - Palo de pájaro. - Pepino de Indias. - Quebracho blanco. - Quina Kalisaya. - Romero (fiebre tifoidea). - Simaoruba de Jamaica. - Uña de gato. - Valeriana. - Verbena. - Vinagrilla. - Violeta. - Yerba mosquera.

Fiebre tifoidea: Alfilerillo. - Angélica. - Café. - Chufas. - Lima. - Menta colorada. - Pinillo alto. - Vinagrilla. - Yerba mate (Ver fiebre).

Fístulas: Ceibo, corteza (fístulas blenorrágicas). - Hiedra terrestre. - Nogal (escrofulosa). - Tormentilla.

Flato: (Ver también ventosidades). - Imperatoria. - Ventosilla.

Flemón: Acederilla. - Arándano. - Bastardilla. - Caisemón. - Chamisa. - Escabiosa (flemón de garganta). - Higos. - Martinia. - Meloncillo. - Quetmi de hojas.

Flujos blancos: Aguapé. - Barbatimón (flujos blancos y amarillos). - Belonia. - Calaguala. - Caobeti. - Carmel. - Ceibo corteza (flujos del recto blenorrágico). - Cubeba. - Chipe-chape. - Doradita. - Encina. - Lengua de vaca (flujos blancos de las mujeres). - Marcela hembra (flujos blancos y amarillos). - Mil hombres (flujos blancos). - Monesa. - Nogal. - Oreja de gato. - Pinillo alto (flujos blancos). - Rosal (excelente). - Yerba de la portería. - Yerba meona.

Flujo loquial: Sonajero azul.

Forúnculos: Aliso. - Aneto. - Bastardilla. - Berenjena. - Cáñamo. - Col. - Fenogreco. - Higos. - Jaroba. - Patata. - Verbena azul. - Tapioca. - Tulipán (Ver diviesos).

G

Gangrena: Acedera. - Aroma olorosa (excelente). - Quimpi.

Garganta: Abro. - Abrojo. - Acoto. - Achiote. - Betel. - Bignonia equinoccial. - Bolsa de pastor (inflamaciones). - Carmel. - Cebada. - Cola de ratón. - Consuelda. - Doradita. - Escabiosa (flemones). - Escrofularia acuática. - Escutelaria. - Espino blanco. - Eucaliptus. - Fenogreco. - Gatuña rastrera (angina de la garganta). - Granada. - Grosella negra. - Higos. - Ledon (amígdalas inflamadas). - Lilas (flemón). - Limón. - Lino. - Llantén (glándulas). - Malva. - Marrubio. - Martinia. - Mático. - Mirra. - Moral. - Oreja de gato. - Oreja de Judas. - Parchita. - Pila-pila. - Rosal. - Solidago. - Tejo (difteria). - Tusia (úlceras).

Gases: (Ver ventosidades).

Glándulas: Berro (glándulas inflamadas). - Cola de ratón. - Encina. - Escabiosa. - Eucaliptus. - Grosella negra. - Rosal.

Golondrinas: Malva silvestre.

Golpes: Adormidera. - Alcanfor. - Arnica. - Ayapana. - Azucena. - Beleño negro. - Gresta de gallo. - Chamico. - Genciana (golpes de los órganos internos). - Laurel rosa. - Rivina humilde. - Tembladerilla.

Gonorrea: Agnocasto (evita erecciones). - Aguapé. - Albahaca. - Alcanfor. - Alfilerillo. - Apio cimarrón. - Arenaria. - Ataco. - Bolsa de pastor. - Cadillo. - Cáñamo. - Ceanoto. - Ceibo, corteza. - Cepa caballo. - Cola de caballo. - Capaiba. - Cubeba. - Chipe-chape. - - Escutelaria. - Fumaria. - Frutilla de Chile. - Gayuba. - Genipa de América. - Grama. - Guisante maravilla. - Homalia con espigas (evita complicaciones). - Jaramago. - Lágrimas de la virgen. - Laguara. - Lampaya. - Maíz. - Matica. - Negrillo. - Ortiga blanca de las Antillas. - Palo de puerco. - Pareira brava. - Perilla. - Peronilla del pasto. - Pico de loro. - Quebracho colorado. - Ratania. - Tayuya. - Touatotua. - Tusca. - Yerba carnicera. - Yerba de la piedra. - Yerba del soldado.

Gota: Abaca. - Abeto. - Aconito. - Ajenjo cimarrón. - Ajo. - Alcachofa. - Alquequenje. - Amapola. - Apio silvestre. - Aristoloquia puntada. - Arnica. - Badiana. - Barlilla de las Antillas. - Beleño negro. - Berro. - Betónica. - Borraja. - Buco. - Camapú. - Camedrio. - Cardo corredor. - Cardo Santo. - Centáurea menor. - Conejito. - Corregüela. - Dátiles. - Diervila. - Dulcamara. - Epimedio. - Escaramujo. - Espárrago. - Espinillo. - Eupautorio perfoliato. - Fenogreco. - Fresno. - Frutilla. - Gallo blanco. - Gordolobo blanco. - Graciola oficinal. - Grosella negra. - Guaco. - Guayaco. - Jarilla. - Licopodio. - Limón. - Luche. - Moscadero de la tierra. - Nogal. - Panul. - Papas dulces. - Para-paro. - Perifolios. - Pino. - Polipodio. - Quina del campo. - Simaoruba de Jamaica. - Simaruba. - Tabaco. - Trébol febrino. - Trébol rastrero. - Yerba de cadena. - Yerba del clavo. - Yerba del minero. - Yerba del soldado. - Zarzaparrilla.

Gota militar: Peronilla de pasto. - Toua-totua.

Grano malo: Abrojo. - Consuelda. - Encina. - Granado. - Palán-palán. - Yerba del sapo.

Granos: Acederilla. - Capuchina (granos de la cara). - Cebolla. - Cola de ratón. - Dulcamara. - Lino. - Meloncillo. - Muérdago. - Porotos. - Trébol rastrero.

Gripe: Ambay. - Anís. - Carnostolendo. - Cáscara de chañar. - Cebolla. - Fenogreco. - Guanábano. - Guano. - La palita - Lengua de víbora. - Niñarupa. - Yuyo del sudor. - Zábila (Ver resfrío e influenza).

Gusanos: (Ver vermes intestinales).

Gusanos de la nariz: Topasaire.

H

Hambre: Ajenjo. - Coca (disminuye). - Genciana (aumenta el apetito). - Lúpulo. - Ruibarbo (aumenta). - Yerba peluda.

Hemofilia: Lobo coronado.

Hemorragias: Abrojo. - Acónito (hemorragia cerebral). - Argentina. - Bistorta. - Cáñamo de Indias. - Cinoglosa. - Cinomorio de la Guayana. - Cola de caballo (hemorragia del pulmón, matriz, vejiga, riñón). - Condurango. - Cornezuelo de centeno (hemorragia de la nariz). - Crescencia cujete. - Cubeba (cerebral, evita). - Dátiles. - Digital. - Higuillo con olor de limón. - Lobo coronado. - Mático. - Milenrama. - Muérdago (hemorragia de cualquier procedencia, regla muy abundante, almorranas abiertas, vómitos y esputos con sangre). - Ortiga blanca de las Antillas (de la matriz). - Palmita (matriz). - Perejil. - Pinillo rastrero. - Rama negra (cerebral). - Retamilla. - Siempreviva de América. - Siete sangrías. - Tacamahaca de América (cerebral). - Tormentilla. - Zumaque (Ver sangre).

Heridas: Abeto. - Abrojo. - Aloc. - Apio cimarrón. - Arveja. - Barbatimón. - Bistorita (heridas viejas). - Carmel. - Caroba. - Cauba. - Centaura de Oriente. - Col. - Cola de caballo agigantada. - Comida de culebra. - Corona de rey. - Crescencia cujete. - Cuscuta. - Dividivi (heridas viejas). - Encina (heridas escrufulosas y debidas al raquitismo). - Escorzonera (heridas viejas). - Escrofularia aguática. - Escrofularia nudosa. - Felandri. - Fenogreco. - Flor de oración. - Galio verdadero (retiene la sangre). - Heliotropo. - Hiedra terretre (heridas supuradas). - Hipericón. - Higuillo con olor de limón. - Licopodio. - Lobo coronado. - Manzanilla. - Marrubio. - Matico. - Milenrama. - Moral blanco. - Parietaria (heridas con pocac tendencias a sanar). - Romero. - Salvia. - Sarandí blanco. - Tembladerilla. - Vainilla claviculada. - Vulneraria. - Yerba del tajo. - Yeba mate (heridas supuradas).

Hernias: Café.

Herpes: Araroba. - Cáñamo - Dulcamara. - Mangla gris. - Maravilla. - Melocotonero. - Salvia. - Yerba de Santa Lucía (Ver piel).

Hidropesía: Acónito. - Albaquillo del campo. - Alcachofa. - Ajenjo cimarrón. - Amargón. - Anagálide. - Apio cimarrón. - Apio silvestre. - Azulejo. - Bastardilla de los campos. - Berro. - Betónica. - Brionia. - Caabeba. - Cainca. - Camedrio. - Campanilla. - Cardilla. - Cardo corredor. - Cebada. - Cebolla. - Ciruelo espinoso. - Conejito. - Curcuma. - Digital. - Dulcamara. - Endrino. - Esponjilla. - Eupatoria. - Frángula. - Galio enganchador. - Garocha. - Grosella negra. - Hepática. - Higos. - Lágrimas de Job. - Lechuga de los ríos. - Liana áspera (ascitis). - Nigua. - Oreja de Judas. - Parietaria. - Pega palma. - Perejil. - Peronilla del pasto. - Pilapila. - Pipi. - Polígala. - Rubia. - Sancho amargo. - Saúco común. - Sombra de Toro. - Tembladerilla. - Vara de oro. - Yagramo. - Yerba carnicera. - Zarzamora.

Hígado: Acedera. - Achicoria. - Achicoria silvestre. - Ajenjo cimarrón. - Ajo. - Alcachofa. - Alóe (congestión). - Amargón. - Ananá. - Apio silvestre. - Asperula. - Azafrán. - Balboa. - Barba de capuchino (cálculos). - Bastardilla de los campos. - Betónica. - Berro. - Boldo. - Borraja. - Caa-ataya. - Camapú. - Caña corro. - Cáñamo. - Cardilla. - Cardo corredor. - Cardo santo. - Carqueja. - Carqueja dulce (cálculos). - Celedonia mayor. - Cepa caballo. - Cerraja (Hepatiasis). - Ciento en rama. - Codocoipo. - Corregüela. - Curcuma. - Cuscuta. - Digital. - Doradilla (piedras al hígado). - Doradilla de la tierra. - Escaramuje (cálculos). - Eupatoiro. - Frángula. - Frutilla. - Fumaria común. - Grama. - Hepática. - Higos. - Hipericón. - Liana áspera. - Limón. - Lúpulo. - Macachín. - Manzana. - Manzana de serpiente. - Marrubio. - Mil hombres. - Mirra. - Moral balnco. - Mostaza negra. - Nandhiroba. - Paja brava. - Palo amarillo. - Parietaria. - Perejil. - Perejil del agua. - Peumo. - Pichi. - Pita. - Podofolina. - Podipodio colgante. - Quasia. - Quelén-quelén (cálculos). - Quenopodio ambrosia (faciola hepática). - Rascamonia. - Retama (cálculos). - Rubia. - Sancho amargo. - Sombra de toro. - Sonajero azul. - Tembladerilla (congestiones). - Tormentilla. - Tostón. - Toua-totua. - Verdolaga (afecciones agudas y crónicas). - Vinagrillo. - Yerba carnicera. -

Yerba meona. - Yerba platero (dolores agudos).

Hinchazones: Asfodelos. - Caabeba. - Camedrio. - Campanilla. - Graciola officinal. - Guanábano (del vientre). - Lágrimas de Job. - Nigua. - Oreja de Judas. - Pila-pila. - Tembladerilla.

Hipo: Anís.

Hipocondria: Achicoria. - Agravejo. - Borraja. - Canela. - Caá. - Carqueja amarga. - Coca. - Galanga. - Galbano. - Palo de escrementos. - Simaoruba de Jamaica. - Violenta (Ver melancolía y tristeza).

Histerismo: Acederaque. - Adoxa. - Asa fétida. - Azafrán. - Balsamita. - Calamo aromática de las Antillas. - Carqueja amarga. - Cebolla. - Cedrón. - Cilastro. - Coca. - Doradilla de la tierra. - Duboisina. - Galeopsis. - Galvano. - Marrubio. - Matalobos. - Mata pavo. - Naranjillo. - Pipi. - Valeriana. - Valeriana de las Antillas. - Violeta. - Yerba de los gatos (Ver nervios).

Hormigueo: Retamillo.

Huesos: Coclearia. - Felandrio (fracturas). - Higos (dolores agudos en los huesos en la sífilis terciaria). - Lántaro amarillo (tuberculosis). - Licopodio. - Retamillo (tuberculosis en los huesos). - Tramontana (fracturas).

Humor: Adoxa. - Cuerda de violín (pone de buen humor). - Graciola de América. - Imperatoria. - Incayuyo (quita la tristeza). - María López. - Valeriana de las Antillas.

I

Ictericia: Abedul. - Acedera. - Ajenjo. - Ajo. - Albaquillo del campo. - Alcachofa. - Amargón. - Apio silvestre. - Asfodelos. - Asperula. - Azaro. - Azulejo. - Batatas de escamas. - Camapú. - Cáñamo. - Cardo corredor. - Carnostolendo. - Cebada. - Ciento en rama. - Conejito. - Dulcamara. - Eufrasia. - Eupatorio. - Manzana de serpiente. - Mil hombres. - Mirra. - Paja brava. - Plátano. - Podofilina. - Polipodio. - Rubia. - Sancho amargo.

ÍNDICE DE LAS ENFERMEDADES

- Saponaria. - Tormentilla. - Zanahoria. - Zumaque de Jamaica.
Idiotez: Ananá.
Impotencia: Raqueta cultivada.
Impotencia viril: Asa fétida. - Baila bien. - Camalote. - Cáñamo. - Carqueja. - Cola quirquincho. - Congorosa. - Fenogreco. - Guayabito. - Maní. - Mático (aumenta los deseos venéreos). - Muña-muña (aumenta los deseos en ambos sexos). - Quiquincho. - Salep. - Tomate. - Vainilla. - Yohimbina (aumenta las energías). (Impotencia de los diabéticos). - (Ver sensualidad).
Incontinencia de la orina: (Ver orina).
Incordios: Valeriana.
Indigestión: Araza. - Duraznillo enredadera. - Limoncillo. - Marcela macho. - Muña-muña. - Quenopodio. - Té de burro.
Inflamaciones: Abeto. - Acederilla. - Acelga. - Alcachofa. - Arveja. - Bolsa de pastor. - Jaroba. - Manzana. - Martinia. - Palán-palán. - Patatas. - Remolacha.
Influenza: Anís. - Carnostolendo. - Cáscara de chañar. - La palita. - Salvia. - Tilo. - Vira-vira (Ver resfrío). - Yuyo del sudor.
Insolación: Yerba mate.
Insomnio: Ajo. - Berenjena. - Cebolla. - Lúpulo. - Manzano. - Marticaria. - Mejorana. - Menta (insomnio nervioso). - Naranja. - Saúco común. - Tilo. - Valeriana.
Intestinos: Abrojo (hemorragia). - Acebo (desinfectante intestinal). - Acelga (catarro). - Ajenjo (calambres). - Albahaca (ventosidades). - Alcaparra. - Anís. - Anón. - Arroz. - Azaro (flema). - Buco. - Cálamo. - Canchalagua. - Canela. - Cascarilla. - Cilantro (ventosidades). - Coca (cólicos). - Congorosa. - Corazón. - Digital. - Enebro (fermentaciones). - Énula (mucosidades). - Hinojo (calambres). - Laguara. - L a n t a n o amarillo. - Llantén (flema). - Manzana. - Milenrama (mucosidades). - Nabo. - Paico (cólicos). - Palo amarillo. - Salvado. - Siete sangrías. - Toronjil (calambres).
Intoxicaciones metálicas: Sasafrás.

J

Jaqueca: Betónica. - Café. - Cebada. - Consuelda. - Cubeba. - Heliotropo oloroso. - Limón. - Negrillo (efecto sorprendente). - Topasaire. - Toronjil. - Valeriana. - Verbena. - Yerba bruja.

K

Kala azar: Palo amarillo.

L

Lagrimeo: Algarrobilla. - Áloe.
Lastimaduras: Albahaca (Ver heridas). - Crescencia cujete.
Laxante: Agar-agar. - Amaranto. - Camambú. - Caña fístula. - Ciruelas. - Ciruelo espinoso. - Crescencia cujete. - Cuerda de violín. - Fresno. - Gomas. - Grosella colorada. - Haraguaso. - Lino. - Malva. - Moral blanco. - Moye. - Papayo. - Ruibarbo. - Tamarindo (Ver sequedad de vientre). - Verbena azul.
Leche (mujeres): Albahaca. - Alcanfor. - Aneto. - Anís. - Avena. - Borraja. - Caisemón (leche estancada). - Cáñamo. - Comino (aumenta). - Flor de pajarito (aumenta). - Galega (aumenta). - Ortiga. - Polígala. - Tasso (muy recomendado). - Tipicha (estancada).
Leche para diabéticos: Almendras.
Lengua: Acmelia. - Árnica. - Azulejo. - Betel. - Consuelda. - Chitán. - Moral.
Lepra: Árbol de seda. - Baba. - Carqueja. - Chaulmogra. - Tamarindo. - Verónica. - Yerba de cadena. - Yerba del cuarto.
Leucemia: Ajenjo. - Lechuga de Guayana. - Polipodio colgante. - Sonajero azul.
Locura: Duboisina. - Eléboro negro. - Eléboro oriental. - Graciola oficinal.
Lombrices: Ajenjo. - Cebolla. - Conejito. - Culen. - Escabiosa. - Kousso. - Melocotonero. - Moral. - Paraíso. - Pica-pica. - Ruda. - Tanaceto. - Uño perquen.
Loquios: Sonajero azul. - Yagramo.

Lumbago: Abre puño. - Adelfilla. - Aliso. - Asfodelos. - Retónica. - Cebada. - Felandrio. - Graciola de América. - Nandhiroba. - Tacamahaca de América. - Tembeteri.
Luxación. Ciento en rama.

LL

Llagas: Acelga. - Adormidera. - Alhelí amarillo. - Áloe. - Ancoche. - Barbatimón. - Caléndula. - Carqueja (llagas venéreas). - Cauba. - Centáurea menor. - Ciento en rama. - Comida de culebra. - Duraznillo del agua (llagas venéreas, muy eficaz). - Fumaria oficinal. - Guayacurú. - Helecho macho. - Higos. - Lengua de perro. - Limón. - Llantén (llagas viejas). - Maíz. - Manzanilla. - Marrubio negro. - Mirra. - Nogal. - Ombú. - Oreja de ratón. - Salvia. - Sancho amargo. - Sarsabacoa. - Tormentilla. - Trébol rastrero. - Velesa. - Yerba del cáncer. - Yerba del monte. - Yerba mate.

M

Machacadura: Mejorana.
Mal caduca: (Ver epilepsia).
Mal de azúcar: Ajo. - Almendra. - Arándano. - Avena. - Bistorta (hemorragia). - Caa-jée. - Corregüela. - Culen. - Endrino. - Eucaliptus. - Marcela hembra. - Nogal. - Palo de pájaro. - Perifolio. - Pezuña de vaca. - Sarandí blanco. - Valeriana (diabetes nerviosa).
Mal de piedras: Doradilla. - Hepática. - Pichi (muy recomendada). (Ver vejiga, hígado y riñón).
Mal de Pott: (Tuberculosis de los huesos). Coclearia. - Haraguazo. - Lantano amarillo. - Licopodio. - Retamilla.
Mamas: Espliego. - Menta. - Tanaceto.
Manchas: Almendras amargas. - Azucena. - Cebolla. - Celidonia mayor. - Clemátide. - Coco (excelente). - Cuscuta. - Flor morada. - Frutilla. - Haya. - Jaramayo. - Maravilla. - Parietaria. - Raqueta cultivada. - Rubia. - Siempreviva.

Manía de persecución: Agarra palo. - Mastranto.
Manos (blanquear): Icamo. - Papas. - Maní. - Salvado.
Mareos de mar: Alhelí amarillo. - Cebolla calanga. - Mata pavo (mareos en general).
Masturbación: Agnocasto. - Lechuga. - Pampanillo.
Matriz: Adormidera. - Alfilerillo (cura hemorragia). - Aneto. - Araza. - Caballera (cólicos). - Caobeti (fortifica). - Ciento en rama. - Cinoglosa (sangre de). - Cinomorio de la Guayana. - Cola de caballo. - Dátiles. - Duraznillo. - Encina. - Felandro. - Fenogreco. - Galbano (tónico). - Galio verdadero. - Gayuba. - Guayacurú (inflamaciones del cuello). - Higuillo con olor de limón. - Manzanillo común (dolor). - Mático (fibromas). - Memorillo. - Meo. - Mirra. - Orégano. - Ortiga blanca de las Antillas (sangre de la). - Palmita. - Pino. - Ratania. - Rubia. - Sonajero azul (flujo loquial). - Tanaceto (calma los dolores). - Toronjil (dolor). - Totora. - Yerba del pájaro (flujos de sangre). - Yerba de Santa Lucía. - Yerba mora (espasmos).
Mear (niños de noche): Cocoloba. - Cubeba. - Encina. - Haya-haya. - Hipericón. - Patchulí.
Memoria (falta): Ananá. - Cará. - Cubeba. - Graciola de América. - Perejil.
Melancolía: Aneto. - Badiana. - Espliego. - Haraguazo. - Incayuyo. - Lantano amarillo. - Polipodio.
Meningitis: Chamico.
Menstruación: (Ver regla).
Miedo: Haraguazo. - Laurel. - Marticaria. - Violeta.
Mongolismo: Coclearia. - Haraguazo. - Rascamonia. - Sereipo. - Trébol rastrero.
Mordeduras: Anagalide. - Cedrón. - Ceibo. - Lengua de víbora. - Nandhiroba. - Tusia.
Moscas: Colofonia.
Mosquitos: Ajenjo. - Carapa. - Espárrago. - Laurel rosa. - Salvia.
Muelas: (Ver dientes). - Cedro macho. - Corre-corre. - Velesa.

N

Nariz: Cebolla. - Eufrasia. - Galio verdadero. - Higuillo con olor de limón (sangre de). - Lilas (catarro). (Ver sangre de la nariz). - Níspero cimarrón (sangre de).
Náuseas: Aneto. - Espliego. - Gengibre. - Manzano.
Nervios: Agarra palo (manía de persecución). - Alcanfor. - Ananá. - Aneto. - Artemisa. - Asfodelos. - Belladona. - Betónica. - Carqueja amarga. - Cedrón. - Cidra. - Claveles. - Cubeba. - Doradilla. - Doradilla de la tierra. - Espliego. - Graciola de América. - Haya-haya. - Incayuyo (debilidad). - Lantano amarillo. - Lirio del valle. - Lisimaquia. - Maintecillo. - Manzanilla bastarda. - Matapavo. - Melosa. - Naranjillo. - Naranjo agrio. - Palo de excrementos. - Pampanilla. - Poleo. - Peonia. - Pitanga. - Quenopodio. - Romero. - Romero bravo. - Ruda. - Salvia. - Tilo (calmante). - Tomate. - Toronjil. - Tresmates. - Valeriana (excelente). - Vergonzosa. - Yerba de añil. - Yerba de la primavera. - Yerba de Santa Lucía.
Neuralgia: Acónito. - Alcanfor. - Alcaparro. - Artemisa. - Badiana. - Batiputa. - Beleño negro. - Belladona. - Betónica. - Bicuiba. - Cebolla. - Consuelda. - Duboisina. - Espliego - Gengibre. - Laurel común. - María López. - Matapavo. - Melosa. - Porotos. - Quenopodio blanco. - Saúco común.
Neurastenia: Agarra palo. - Ananá. - Arrayán. - Cará. - Carqueja. - Fumaria común. - Galio verdadero (superior). - Haraguazo. - Incayuyo. - Romero bravo. - Yohimbina.
Neuritis: Árnica (Ver neuralgia).
Niños atrasados: Alcachofa. - Escobilla. - Galio verdadero. - Grama de olor. - Haraguazo. - María López. - Rascamonia. - Salvia morena. - Sereipo. - Trébol rastrero.
Niños débiles: Alcachofa. - Escobilla. - Lengua de vaca. - Patchulí (cura el hábito de orinarse en la cama). - Trébol rastrero.

O

Obesidad: Clavo de especie. - Cochayuyo. - Endrino. - Frutilla. - Manzana. - Siete sangrías. - Té. - Uva (Ver adelgazar)
Oídos: Acedera. - Almendras. - Azucena. - Betónica. - Bolsa de pastor (supuración). - Cebolla. - Comino. - Congona. - Espinillo (supuración). - Galio enganchador. - Hisopo (zumbidos). - Laurel (disminuye la sordera). - Llantén. - Mangle gris. - Manzana. - Maravilla. - Menta. - Menta colorada (zumbidos). - Mostaza negra. - Poleo.
Ojos: Achicoria. - Algarrobilla. - Algarrobo. - Áloe. - Anabí. - Asaro (nubes y manchas). - Azulejo. - Cardo Santo. - Carmel. - Celidonia mayor (supuración). - Colquiyuyo (nubes). - Corona de rey (ojos inflamados). - Cuernos del diablo. - Chipe-chape. - Eufrasia (excelente en todos los casos). - Flor de Santa Lucía. - Galbano. - Genipa de América (cataratas y nubes). - Hinojo. - Junco oloroso (excelente). - Limón (manchas). - Llantén. - Manzana. - Manzanilla. - María López (ojos cansados). - Martinia. - Membrillo. - Naranjo agrio (catarro). - Palta. - Perifolio. - Té. - Tomate. - Toronjil. - Tres mates (ojos inflamados). - Ruda. - Uva. - Vinal. - Yerba carnicera (conjuntivitis). - Yerba del cuchillo. - Zaragatona. - Zumaque venenoso (Ver vista).
Ombligo: Arrayán.
Onanismo: (Ver masturbación).
Opresión: Escabiosa.
Orina: Abutilón. - Acacia. - Adonis vernalis. - Alcaparro. - Alfilerillo. - Aliaria. - Alquequenje. - Alquimila. - Amargón. - Aneto (aumenta). - Apio cimarrón. - Apio silvestre. - Asa fétida (aumenta y retención). - Asapeixe. - Asfodelos. - Azucena. - Baleriana. - Bardana. - Berenjena. - Berro terrestre (aumenta). - Caabeba. - Cainca (retención). - Camambú (aumenta). - Cambronera. - Camedrio (orina con sangre). - Campanilla. - Caña cora (aumenta). - Cáñamo. - Caraguatá. - Caranday (aumenta). - Cardo corre-

dor. - Cebada (aumenta). - Cebolla (orina detenida). - Cereza (aumenta la cantidad). - Ciprés. - Cola de caballo (aumenta la cantidad). - Cola de zorro. - Comino (impulsa). - Corazón de Jesús. - Corona de rey. - Cubeba. - Curcuma (aumenta). - Chin-chin (retención). - Chio (incontinencia). - Chirivia de Toscana. - Chitán. - Dátiles (incontinencia). - Dauco crético. - Enebro. - Espárrago. - Espliego (impulsa). - Eupatorio (aumenta). - Frutilla de Chile. - Galio enganchador. - Garbanzo. - Garocha. - Gatuña rastrera (aumenta). - Gayuba. - Guano. - Guisante maravilla. - Icaquillo. - Jacinto del Perú. - Jaramago (orina detenida). - Lechuga de los ríos. - Lengua de víbora (aumenta). - Liana áspera. - Maíz (barba de choclo). - Manzana. - Menta. - Meo. - Moca blanca. - Moral. - Nandhiroba. - Nigua. - Níspero (hace orinar). - Ortiga blanca de las Antillas. - Parcha. - Parietaria. - Patchulú (cura el hábito de orinarse en la cama). - Pega palma. - Perejil. - Perejil del agua. - Peronilla del pasto. - Pichi. - Pila-pila. - Pipi. - Quelén - quelén. - Quiebra arado (aumenta). - Rubia. - Sandía. - Saúco común (dificultad al orinar). - Solidago. - Tembetari. - Tembladerilla (aumenta). - Toua-toua. - Tusia (aumenta). - Ulmaria. - Uragoga (retención). - Yagramo. - Yerba carnicera (aumenta y disuelve el ácido úrico). - Yerba del clavo. - Zumaque.

Orzuelo: Malva silvestre. - Muérdago (madurativo). (Ver granos).

Ovarios: Caña cimarrona. - Meo. - Muña-muña. - Pucurá. - Tipicha. - Violeta.

P

Paladar: Betel.
Palidez: Berro. - Eupatorio. - Tilo. - Yerba de la piedra.
Palpitaciones: Alhelí amarillo. - Cactus. - Cidra. - Chitán. - Fumaria común. - Heliotropo oloroso. - Poleo (Ver corazón). - Yerba de alcanfor (nerviosa).

Paludismo: (Ver chucho). - Beberú. - Cáñamo de Indias. - Epimedio. - Perejil. - Polipodio colgante. - Rascamonia. - Tingaciba. - Yerba amarga.
Panadizo: Aguinaldo amarillo. - Brusca. - Cebolla. - Limón. - Lino. - Martinia. - Meloncillo. - Muérdago (madurativo). - Patata. - Zanahoria.
Paperas: Aguinaldo amarillo. - Asfodelos. - Corona de rey. - Marrubio. - Martinia. - Toronjil.
Parálisis: Aliso. - Amaranto. - Árnica. - Aro. - Asfodelos. - Betónica. - Claveles. - Contrayerba. - Chamico. - Espliego. - Hisopo. - Lechuga de los ríos. - Menta colorada. - Mostaza negra. - Ortiga. - Picapica. - Pipi (tic). - Poleo. - Ranúnculo de flores pequeñas. - Retamilla. - Romero. - Salvia. - Salvia de Puna. - Serpol. - Zumaque venenoso.
Parálisis infantil: Amaranto. - Asfodelos. - Salvia morada. - Trébol rastrero.
Parto: Abrotano macho. - Anís. - Apio cimarrón (desarreglos después del parto). - Artemisa. - Brusca (facilita la salida de los loquios). - Cornezuelo de centeno. - Culandrillo. - Curcuma. - Dátiles. - Escabiosa. - Gayuba. - Laurel común (aumenta los dolores del parto). - Marrubio. - Vergonzosa (facilita la salida de los loquios).
Pasmo: Sereipo. - Yerba París.
Paspaduras: Almendras. - Arroz. - Membrillo.
Pecas: Abedul. - Almendras amarillas. - Azucena. - Calabaza. - Celedonia mayor. - Clemátide. - Coco. - Frutilla. - Jaramayo. - Mangle gris. - Maravilla. - Papayo. - Parietaria. - Porotos. - Rábano. - Raqueta cultivada. - Rubia. - Siempreviva.
Pecho (inflamado de las mujeres): Aguinaldo amarillo. - Aliso (leche estancada). - Apio silvestre. - Artanita. - Bálsamo de Tolú. - Betónica (dolores). - Cardo Santo. - Castaño de América. - Cebada. - Cerezo. - Coco. - Cotoperis. - Epimedio. - Galeopsis. - Gnafalio. - Guanábano. - Guano. - H i n o j o.

- Llantén. - Mamoncillo. - Manzana de serpiente. - Marcela macho. - Mejorana (endurecimiento o estancación por abundancia de leche). - Menta. - Mistol. - Morancel. - Perejil. - Pimentero amalogo. - Salep. - Sandía. - Tapioca. - Tejo. - Tres mates - Yezgo (flemón). - Zanahoria.

Pelo: Adormidera espinosa. - Bardano. - Boj. - Calafate. - Carapa. - Cebolla (excelente). - Ciprés. - Flor de cielo (hace crecer) - Fumaria morada (caída y caspa). - Gordolobo blanco. - Henna. - Huevos de gallo (caída de pelo). - Junco de los campos. - Mastuerzo (hace crecer). - Ortiga (caída y caspa). - Pinillo alto. - Tabaco. - Tilansia encorvada. - Sauce llorón (caída y caspa).

Perro rabioso: Ajo. - Anagálide. - Escrofularia de hojas laterales. - Espárrago. - Mostaza negra (Ver mordedura).

Peste: Ajo. - Angélica. - Ruda.

Pezones: Albahaca. - Chipe-chape. - Membrillo. - Milenrama (pezones lastimados).

Picaduras venenosas: Pepino de Indias.

Picazón de vulva: Crescencia cujete. - Haba del aire. - Ledón. - Marcela hembra. - Quenopodio de escobas. - Tabaco. - Yerba de Santa Lucía.

Piel: Abeto (eczemas). - Acanto. - Acedera. - Ajonjolí. - Árbol de seda. - Aro (revulsivo). - Bardana. - Barlilla de las Antillas. - Cainca. - Calaguala. - Camambú. - Capuchino. - Caroba. - Centáurea mayor. - Coca. - Coclearia. - Cola de caballo agigantada. - Cola de ratón. - Cuscuta. - Charrúa (llagas y úlceras). - Dividivi (eczema húmedo). - Dulcamara. - Endrina. - Escabiosa. - Escrofularia acuática. - Fumaria oficinal. - Galio enganchador. - Haya (manchas). - Jarilla. - Ledón. - Mangle gris. - Mastuerzo. - Melaillo (produce vesicación). - Pepino. - Pica-pica (revulsivo). - Porotos (excelente para manchas de la piel). - Ranúnculo de flores pequeñas. - Remolacha (inflamación). - Rubia. - Ruda de la tierra. - Salvado. - Sanalotodo. - Sangrinaria. - Sasafrás. - Toco (vesicante). - Torvisco de América. - Vara de oro. - Volatine. - Yerba acre. - Yerba bruja. - Yerba de la portería (eczemas secos). - Yerba del cuarto (eczemas). - Zanahoria. - Zarza hueca.

Pies cansados: Ciento en rama. - Tupinambó.

Piojos: Anís. - Chirimoya. - Hinojo. - Yerba piojera.

Piorrea: Cedro macho. - Consuelda. - Corre-corre. - Galio verdadero. - Limón. - Mango. - Palta. - Solidago. - Velesa.

Pisadas malas: Beleño negro.

Placenta retenida: Anís. - Cebolla.

Pleuresía: Astas del diablo. - Betónica. - Caisemón. - Cardo Santo. - Gengibre. - Lágrimas de Job.

Podagra: (Ver gota).

Poluciones: Agnocasto. - Ajenjo. - Cubeba.

Presión arterial: Quimpi. - Sombong.

Presión de sangre: Cactus. - Fumaria oficinal. - Guayaco. - Muérdago. - Oliva. - Siete sangrías.

Próstata dilatada: Brusca (excelente). - Buco. - Ciprés. - Escutelaria. - Filipéndula (excelente). - Moca blanca. - Perejil del agua. - Peronilla del pasto. - Yerba carnicera.

Psoriasis: Acanto (excelente). - Barlilla de las Antillas. - Capuchina. - Camambú. - Ciruelo espinoso. - Copaiba. - Escrofularia nudosa. - Vinagreto del pasto. - Yerba de la portería.

Pujos: Acelga. - Algodonero. - Alquimila. - Altramus. - Coco. - Cola de caballo. - Crescencia cujete. - Hiedra terrestre. - Ledón. - Membrillo. - Menta. - Pinillo rastrero. - Sangre de dragón. - Siempreviva (Ver diarrea y disentería).

Pulmón: Achicoria (catarro crónico). - Ajedrea. - Ajo. - Alcanfor. - Aliaria. - Ambay (excelente en toses). - Anacahuita. - Caisemón. - Campanilla. - Cebada. - Cinomorio de la Guayana (sangre de). - Ciprés. - Colita peluda (tonifica). - Cubeba. - Dátiles. - Diamela. - Eupatorio (tonifica). - Galeopsis. - Hiedra terrestre. - Higuillo con olor a limón

(sangre del). - Lino salvaje. - Liquen islándico (catarro agudo y crónico). - Llantén (flemas). - Llareta. - Manzana. - María López. - Monesa (vómitos con sangre). - Pensamiento. - Pulmonaria. - Tejo. - Verdolaga (Ver catarro). - Yerba contra el asma. - Yerba escarchada. - Yerba Santa Bárbara.
Pulmonía: Abavante. - Abutilón. - Almendras. - Bino salvaje. - Mostaza negra. - Quimgambo. - Uva. - Yerba mate (excelente).
Purgación: (Ver gonorrea).
Purgación: Abrojo. - Aguaribay. - Alamanda. - Almendras. - Áloe. - Amendoirana. - Anda-acú. - Armuelle. - Azulejo. - Barba de chivo. - Bejuco. - Ben. - Boj. - Canjerana. - Capitán del bosque. - Capuchina. - Cayapú. - Ciruelo espinoso. - Chinchín. - Escamonca. - Esponjilla. - Eupatorio. - Frángula (especial). - Fresno. - Frutilla. - Graciola de América. - Graciola oficinal. - Hiedra trepadora. - Higos. - Lirio del Valle. - Maintecillo. - Mangle gris. - Maravilla. - Mercurial. - Ombú. - Papilla purgante. - Podofilina. - Regulina. - Ruibarbo (jarabe para niños). - Sarandí blanco. - Saúco común. - Semilla de lino. - Sen. - Sumalagua. - Suspiro de la paisana. - Turbit vegetal. - Verbena azul. - Violeta (Ver sequedad de vientre).

Q

Quemaduras: Acanto. - Aceituna. - Aguará. - Áloe. - Azucena. - Cabello de Virgen. - Cinoglosa. - Espinillo. - Galio verdadero. - Hiedra trepadora. - Hipericón. - Lirio. - Llantén. - Palán-palán (cura rápidamente). - Rosal. - Saúco común. - Verdolaga. - Yerba mate. - Yerba meona. - Zanahoria.

R

Rabia: Ajo. - Espárrago. - Guaco.
Rapé: Lirio del Valle.
Raquitismo: Alcachofa. - Becabunga. - Berro. - Coclearia. - Cochayuyo. - Comino. - Galio verdadero. - Haraguazo. - Licopodio. - Rascamonia. - Retamilla. - Rubia. - Salvia. - Salvia morada. - Trébol rastrero. - Verdolaga. - Zostera marina.
Rectis blenorrágica: Ceibo, corteza.
Refrescante: Acedera. - Acedera silvestre. - Carmen. - Cebada. - Chufas. - Espinillo blanco. - Farolito. - Girasol - Grosella colorada. - Limón. - Litchi. - Mamoncillo. - Martinia. - Melocotonero. - Parcha. - Parchita. - Pepino de Indias. - Quetmia ácida. - Quetmia de hojas coco cáñamo. - Sandía. - Tipicha. - Vinagrilla.
Regla: Abrotano macho. - Acanto. - Acedera. - Acedera silvestre. - Agracejo (dolores). - Ajenjo. - Algodonero. - Áloe. - Angélica. - Anís. - Apio. - Apio silvestre (regula la menstruación). - Araza. - Argentina. - Aristoloquia puntada. - Aro (quita los dolores). - Artemisa. - Asfodelos. - Ayapana (hace abundante y sin dolores). - Azafrán. - Azafrán de las Antillas (escasez). - Betónica. - Bistorta. - Bolsa del pastor (contra la regla muy abundante). - Brusca (facilita). - Burucuyá hediondo (llama). - Caballera (dolorosas). - Colaguala. - Cálamo. - Cálamo aromático de las Antillas. - Camedrio (normaliza). - Caña cimarrona. - Caña corro (menstruación escasa y dolorosa). - Cardo corredor (dolorosas). - Ciento en rama (escasas y dolorosas). - Cilantro (llama). - Clavelina (atrasadas). - Curcuma. - Chirivia de Toscana. - Daúco crético - Espinaca. - Eupatorio (regulariza). - Galanga. - Gálbano. - Garbanzos. - Henna (llama). - Higuillo con olor de limón. - Hisopo. - Icaquillo (llama las reglas atrasadas). - Iris de Martinica (atrasadas). - Laurel. - Marrubio negro (reglas atrasadas). - Matalobos. - Melaillo (llama). - Meo (regulariza). - Milenrama. - Mostaza negra. - Muñamuña (escasa y atrasada). - Orégano. - Palo amarillo. - Panacea del mar. - Paraíso. - Pelitre. - Perifolio. - Pocura (llama). - Poleo (regla atrasada o poca). - Polipodio de las Antillas (evita dolores). - Retama (atrasada). - Ruda. - San-

ÍNDICE DE LAS ENFERMEDADES 629

grinaria (evita los dolores). - Sarandí blanco. - Siempreviva (cuando es muy abundante). - Solidago (llama). - Sonajero azul. - Tanaceta. - Tipicha. - Toronjil (baños). - Vira-vira. - Viznaga. - Yerba de los gatos (escasa y atrasada). - Zapallo del diablo.

Resfrío: Aguaribay. - Albahaca. - Amapola. - Ambay. - Avena. - Borraja. - Carnestolendo. - Cáscara de chañar. - Castaño de América. - Eucaliptus. - Filipéndula. - Bordolobo blanco. - Guanábano. - Guano. - Lino. - Lirio del Valle. - Niñarupa. - Romero. - Salvia. - Salvia morada. - Saúco común. - Tembetari. - Tilo. - Vara de pastor. - Yerba bruja. - Yerba de alcanfor. - Yuyo del resfrío. - Yuyo del sudor.

Retención de coágulos de sangre durante el parto: Artemisa. - Brusca. - Escorzonera (hace salir los loquios). - Sonajero azul.

Reumatismo: Abeto. - Acebo (reumatismo crónico). - Acónito. - Adormidera. - Abrabejo. - Ajo. - Albaquilla - Alcachofa (reumatismo articular). Alquequenje. - Amapola. - Aristoloquia puntada. - Árnica. - Aroeira. - Arrayán. - Artemisa. - Arveja. - Avena. - Bardana (especial). - Barlilla de las Antillas. - Batiputa. - Beleño negro. - Berro. - Biquiba. - Boj. - Brusca. - Cabello de ángel. - Café. - Calaguala. - Cálamo. - Camapú. - Cambarí. - Canchalagua. - Canela. - Cáñamo. - Caranday. - Cardilla. - Cardo corredor. - Caroba. - Cartamo. - Cebolla. - Cepa caballo. - Ciruelo espinoso. - Cochayuyo. - Col. - Copalchi. - Corona de rey (reumatismo articular agudo). - Curcuma. - Corregüela. - Chamico. - Diervila. - Doradita. - Dulcamara. - Endrino. - Enebro. - Énula. - Epimedio. - Escaramujo. - Espinillo. - Espliego. - Eupatorio perfoliato. - Fresno. - Frutilla. - Fumaria oficinal. - Galbano (crónico). - Gayuba. - Gengibre. - Gengibre cimarrón. - Gordolobo blanco. - Graciola de América. - Guaco. - Guayaco. - Guilmo. - Guisante maravilla. - Jaramago. - Jarilla. - Jazmín. - Laurel común. - Ledón. - Licopodio. - Lilas. - Limón. - Maintecillo (agudo). - Mejorata. - Milhombres. - Moscadero de la tierra. - Nandhiroba. - Ombú. - Orégano. - Ortiga. - Palo azul (excelente en el reumatismo crónico y deformado). - Palo santo (sífilis). - Panul. - Paro-paro. - Parietaria. - Peumo. - Pino. - Pipí (articular). - Pita. - Polígala. - Porotos. - Quenopodio blanco. - Quina del campo. - Romero. - Sarandí blanco. - Sasafrás. - Saúco común. - Sereipo. - Serpol. - Siete sangrías. - Tacamahaca de América. - Trébol rastrero. - Verbena. - Vinal (excelente). - Virreina. - Yaro con tres hojas. - Yerba carnicera.- Yerba de cadena. - Yerba de la portería. - Yerba del clavo. - Yerba del minero. - Yerba del soldado .- Yerba del venado. - Zarzaparrilla.

Riñón: Abedúl (cálculos). - Adonis vernalis (piedras). - Agracejo. - Ajenjo cimarrón (cálculos). - Alfilerillo. - Aliaria. - Apio. - Arenaria. - Asapeixe. - Aspérula. - Azafrán. - Balboa. - Boabal. - Berro terrestre. - Betónica (cálculos). - Buco. - Cacao. - Cambronera. - Campanilla. - Caña cimarrona. - Caña coro. - Cáñamo. - Caranday. - Cardo corredor. - Carmel. - Carqueja. - Cereza. - Cola de caballo. - Corregüela. - Chañar. - Chiriviana de Toscana. - Dátiles. - Digital. - Escaramujo. - Espárrago. - Espartillo. - Eupatorio perfoliato. - Filipéndula (piedras). - Garbanzos. - Gayuba. - Grosella. - Guisante maravilla. - Higos. - Lechuga de los ríos. - Llantén. - Maíz. - Marrubio. - Meo. - Mijo del sol (piedras). - Milhombres. - Moca blanca. - Papayo. - Pega palma. - Pichí. - Pila-pila. - Primavera (cálculos). - Quasia amarga. - Retama (cálculos). - Rubia. - Sasafrás. - Siete sangrías. - Solidago. - Toua-toua. - Tuyuya. - Ulbajay. - Ulmaria. - Uragoga. - Yerba del clavo. - Yerba para cálculos. - Zarzaparrilla.

Romadizo: Fenogreco. - Topasaire (Ver resfríos).

Ronquera: Abro. - Betel. - Camedrio. - Escabiosa. - Escutelaria. - Espinillo. - Lilas. - Malva. - Manzana. - Pepino. - Perejil. - Polipodio. - Pulmonaria. - Rábano. - Regaliz.

S

Sabañones: Ajo. - Almendras. - Angico. - Cebolla. - Ledón. - Nogal. - Papa dulce.
Salivación exagerada: Betel. - Higos. - Jaradí. - Marrubio. - Pelitre.
Sangre: Abeto (purifica). - Achicoria. - Achicoria silvestre (purifica). - Alcaparro (pobreza). - Amargón. - Araza. - Barlilla de las Antillas (purifica). - Becabunga (pobreza). - Berro (depurativo). - Betónica (sangre de la nariz). - Bolsa de pastor (vómito y esputo de sangre). - Borraja. - Cainca (depura). - Calaguala (purifica). - Caranday (depurativo). - Carmel (depurativo y detiene la sangre). - Cebada. - Cebolla (sangre de la nariz). - Cerraja (depurativo). - Cinoglosa (vómitos de sangre). - Cinomorio de la Guayana (vómitos de sangre). - Consuelda (pérdidas). - Cufea antivenérea (purifica). - Chalchal (depura). - Diervila (purifica). - Dulcamara (purifica). - Encina. - Epimedio (purifica). - Escabiosa (sangre coagulada del vientre). - Escaramujo. - Espárrago (depurativo). - Felandrio. - Fumaria (purifica). - Grosella negra (esputo con sangre). - Hiedra terrestre (esputos con sangre). - Higuillo con olor de limón. - Hipericón. - Hisopo (sangre estancada). - Icaquillo. - Jarilla (purifica y depura). - León (esputos con sangre). - Lengua de perro (hemorragia). - Liana arábica. - Membrillo. - Menta. - Milenrama (esputos y vómitos con sangre). - Monesa (vómitos del tubo digestivo y pulmón). - Muérdago (presión alta de la sangre). - Ortiga (esputos y vómitos con sangre, orina con sangre, almorranas abiertas, depurativo). - Panul (purifica). - Pinillo rastrero (esputos de sangre). - Pita. - Pringa moza (purifica). - Pulmonaria (esputos con sangre, se toma junto con Bolsa de pastor). - Siempreviva de América (esputos con sangre). - Siete sangrías (baja la presión de la sangre). - Sombong (presión). - Tormentilla (esputos). - Trébol rastrero. - Vinagreta del pasto (depurativo). - Virreina (depurativo). - Yerba del clavo. - Yerba del venado (purifica). - Yerba de Santa Lucía (esputos con sangre). - Zarzaparrilla.
Sarampión: Ambay. - Borraja. - Carda. - Contrayerba. - Chufas. - Grosella colorada. - Lengua de víbora. - Sarracenia. - Tembetary. - Vara de pastor. - Yerba bruja. - Yerba de la primavera.
Sarna: Ajo. - Ben. - Sarapa. - Conejito. - Cresta de gallo. - Guacle. - Hiedra terrestre. - Laurel común. - Ledón. - Romero. - Ruda. - Tabaco. - Tanaceto. - Tomillo. - Verbena. - Zarzaparrilla.
Saturnismo: Cáñamo.
Sed: Coca (apaga). - Pepino de Indias.
Sensualidad: Achiota (aumenta). - Agnocasto (apaga). - Apio (aumenta). - Asa fétida (aumenta). - Baila bien (aumenta). - Camalote (aumenta). - Cáñamo. - Carqueja. - Cebada. - Cilantro (disminuye). - Cola quirquincho. - Congorosa. - Dulcamara (disminuye). - Guayabito (debilidad). - Lágrimas de la virgen. - Maní. - Moral. - Pampanillo (apaga los deseos). - Quirquincho (aumenta). - Raqueta cultivada. - Trulipa. - Yohimbina (excelente en todos los casos).
Sequedad de vientre: Acederaque. - Acelga. - Achicoria silvestre. - Albahaca. - Bastardilla de los campos. - Caña fístula. - Cáñamo. - Cáscara sagrada. - Cebada. - Ciruela. - Emajagua. - Mamoncillo. - Manzanas. - Marcela hembra. - Martinia. - Pata de vaca. - Podofilino. - Quiebra arado. - Quicambo. - Zaragatona (Ver vientre).
Serpientes: (Ver víboras). - Quingambo.
Setas: (Hongos). - Ajenjo.
Sífilis: Algodoncillo (complicaciones sifilíticas). - Árbol de seda. - Apayana (gomas sifilíticas y excelente en úlceras sifilíticas). - Baleria. -

ÍNDICE DE LAS ENFERMEDADES 631

Boj. - Brusca. - Calaguala. - Canchalagua. - Caranday. - Carmel (depurativo). - Caroba. - Charrúa. - Corregüela. - Cufea antivenérea. - Cundarango. - Diervila. - Dulcamara. - Endrino. - Esramujo. - Escorzonera (úlceras y gomas sifilíticas). - Fucus. - Genipa de América (llagas sifilíticas). - Guaco (sífilis crónica) (tabes). - Guayaco. - Higos (dolores sifilíticos nocturnos). - Icaquillo. - Jarilla. - Lechuga de los ríos. - Marrubio. - Negrillo. - Palo santo. - Pamul. - Pita. - Polipodio colgante. - Pringamoza (sífilis terciaria). - Quina del campo. - Rascamonia. - Salvia de luna. - Sanalotodo. - Saponaria. - Sasafrán. - Sauco común. - Siete sangrías. - Trébol rastrero. - Vainilla claviculada. - Yerba de cadena. - Yerba de la portería. - Yerba de pollo. - Yerba del soldado (sífilis terciaria). - Yerba del venado. - Zarzahueca. - Zarzaparrilla (excelente). - Zumaque de Jamaica.
Sinapismos: Mostaza negra.
Síncope: Café.
Solitaria: Granado. - Helecho macho. - Nogal. - Zapallo común.
Sordera: Asfodelos. - Ciruelo. - Ledón.
Splin: Coca.
Sudor: (provocar): Acebo. - Anodá. - Árbol de seda (provoca). - Asa fétida. - Bardana. - Borraja. - Cálamo. - Campanilla. - Cáñamo. - Cedrillo majagna. - Encina (mal de los pies). - Epimedio. - Eupatorio perfoliato. - Galega. - Graciola de América. - Grosella negra. - Guano. - Jaborandí. - Lengua de víbora. - Liana arábica. - Lilas. - Limoncillo. - Mosqueta. - Mostaza. - Namú - Pacul. - Paico hembra. - Palo emborrachador. - Panul. - Pimentero amalogo. - Polígala. - Pucurá. - Retama. - Sarracenia. - Sasafrás. - Sauco común. - Tembetary. - Tilo. - Tusia. - Vara de pastor. Vira-vira. - Yerba de almizcle. - Yerba de la primavera (provoca). - Yerba del resfrío. - Yerba del venado. - Yuyo del sudor.
Sueño: Ajo. - Apalachina. - Cebolla. - Cidra. - Cubeba. - Lisimaquia. - Marcela hembra (sueño pesado). - Sauco común.
Surmenage: Centáurea menor.
Susto: Cedrón. - Naranjo agrio.

T

Tabes: Guayaco (ver sífilis).
Talones: Haba (ablanda).
Tartamudez: Acmelia. - Argentina. - Coclearia. - Cotoporis. - Eufrasia. - Nuez de areca. - Trébol rastrero.
Temblor: Argentina. - Carqueja amarga. - Galanga. - Marticaria. - Menta colorada. - Menta de caballo. - Pepita de pasmo. - Pipí. - Poto. - Quina del campo. - Yagramo.
Tenia: (Ver solitaria). - Kuosso.
Tétano: Cáñamo. - Manzana. - Namú. - Pepita de pasmo. - Sereipo.
Tic: Doradilla de la tierra. - Menta colorada. - Pepita de pasmo.
Tiña: Arveja. - Tabaco.
Tisis: Abeto. - Aceituna. - Achicoria. Alcornoque. - Angélica. - Arrayán. - Berro. - Betónica. - Cáñamo (tuberculosis pulmonar). - Cardón chagual. - Carmel (preventivo). - Cebada. - Centáurea mayor. - Ciprés. - Condurango. - Encina. - Espinaca. - Felandrio. - Hiedra terrestre. - Ledón. - Liquen islándico. - Llantén. - Malva. - Manzana de serpiente. - Mastuerzo. - Mirra. - Nogal. - Pacul (sudores). - Papayo. - Perifolio. - Pino. - Pulmonaria. - Quingambo. - Salvia. - Tusílago — Yaro con tres hojas. - Yerba Santa Bárbara. - Yua.
Tónicos: Abrontante macho. - Acera antr. - Achicoria. - Achicoria silvestre. - Ajedrea. - Ajenjo cimarrón. - Ajonjolí. - Alcaparro. - Amargón. - Angélica. - Aristoloquia puntada. - Arrayán macho. - Artemisa macho. - Barba de capuchino. - Beca-bunga. - Bergamota. - Berro. - Bignonia equinoccial. - Bistorta. - Borraja. - Café. - Canela de Malabar. - Cáñamo de Indias. - Cardo Santo. - Centáurea menor. - Coco (tónico excelente). - Colombo. - Copalchi. - Cuspa. - Chalchal. - Espinaca. - Eupatorio perfoliato. - Grama de olor. - Grosella negra. - Kola. - Lantano amarillo.

ÍNDICE DE LAS ENFERMEDADES

- Lapalita. - Lengua de vaca. - Lino salvaje (del estómago). - Liquen islándico. - Macachín. - Mangle gris. - Marqui. - Marticaria (tónico nervioso). - Mercurial. - Nandhiroba. - Naranjo agrio. - Orégano. - Palo mabi. - Pareira brava. - Peronilla del pasto. - Quasia amarga. - Quina del campo. - Quina Kalisaya. - Rascamonia. - Romero. - Ruibarbo. - Serpol. - Simaoruba de Jamaica. - Sonajero azul. - Trébol febrino de las Antillas. - Trofis de América. - Tulipán. - Vainilla. - Vetiver. - Virrenia. - Yohimbina (tónico cerebral). - Zarzaparrilla.

Tortícolis: Nandhiroba.

Tos: Abavante. - Abedulillo. - Abeto. - Abro. - Acacia. Adhatoda. - Aliaria. - Almendro de los bosques. - Ambay. - Anacahuita. - Anís. - Astas del diablo. - Azufaifo. - Badiana. - Bálsamo de Tolú. - Baobal. - Belladona. - Betónica. - Bistorta. - Botris. - Burucuyá hediondo. - Caballera (tos espasmódica). - Cabriuba. - Camabú (tos nerviosa). - Camedrio. - Capa blanca. - Carnostolendo. - Carrapicho. - Cascarilla. - Cereza (tos crónica). - Ciento en rama. - Coco (tos rebelde). - Copaiba. - Chacuna. - Chamico. - Dátiles. - Dauco crético. - Diamela. - Dulcamara (tos crónica). - Enebro. - Escabiosa. - Eucaliptus. - Felandrio. - Fenogreco (toses molestas). - Filipendula. - Flor de viuda (crónica). - Gnafalio. - Grosella negra (tos espasmódica y tos convulsa). - Guaño. - Guido común. - Ipecacuana. - Jaroba. - Lechuga. - Limón. - Lino salvaje (tos nerviosa). - Lirio encarnado de la tierra. - Lirio sanjanero. - Magnolia de hojas de lengua. - Manzana de serpiente (tos seca y tos nocturna). - María López. - Marrubio. - Moral blanco. - Nabo. - Niñarupa. - Papayo. - Peónica (tos nerviosa). - Polígala. - Rosal. - Salvia de Puna (tos de los fumadores). - Serpol. - Tejo. - Tres hojas. - Tuna (tos convulsa). - Uva. - Violeta. - Yagramo. - Yerba bruja. - Yerba escarchada. - Yerba mosquera. - Yezgo (calma). - Zábila. - Zanahoria.

Tos convulsa: Adhatoda. - Asfodelos. - Azafrán. - Betónica. - Caballera. - Café. - Carmel (preventivo). - Cepa caballo. - Crescencia cujete. - Cresta de gallo. - Chamico. - Espliego. - Eucaliptus. - Grosella negra. - Haraguazo. - Higos. - Ledón. - Lino salvaje. - Lirio encarnado de la tierra. - Lirio Sanjuanero. - Nabo. - Narciso. - Peonia. - Pepita de pasmo. - Primavera. - Serpol. - Tuna. - Violeta. - Yerba escarchada. - Yerba mosquera.

Tristeza: Adoxa. - Agracejo. - Ananá. - Aneto. - Espliego. - Fumaria común. - Galanga. - Graciola de América. - Heliotropo oloroso. - Lantano amarillo. - Badiana. - Borraja. - Cáñamo. - Palo de escremento. - Polipodio. - Violetas. - Ulmaria.

Tubérculos: Becabunga. - Galeopsis.

Tuberculosis: (Ver tisis). - Artanita.

Tumor frío: Acebo. - Aliso. - Artanita. - Ayapana. - Bastardilla. - Ben. - Caisemón. - Cepa caballo. - Encina. - Enebro (tumores malignos). - Felandrio. - Haraguazo. - Higos. - Lengua de perro. - Mático. - Moral blanco. - Rosal. - Totora. - Velesa (canceroso). - Zumaque de Jamaica.

U

Úlceras: Acedera. - Acederilla. - Acelga. - Aguará. - Ajo. - Alhelí amarillo. - Aliso. - Áloe. - Ancoche. - Apio cimarrón. - Arvejas. - Asfodelos. - Ayapana (úlceras cancerosas). - Baba. - Baila bien (úlceras en general). - Barbatimón. - Bardana (úlceras en la pierna). - Brusca. - Cardo santo. - Caroba (úlceras sifilíticas). - Cauba. - Cebada. - Ceibo, corteza (úlceras de las piernas). - Centáurea menor. - Cerraja. - Cilantro (pomada). - Cinomorio de la Guayana. - Comida de culebra. - Condurango (estómago). - Corona de rey. - Chaulmogra (sifilíticas). - Fenogreco (úlceras de la boca, úlceras del estómago). - Fumaria officinal. - Haba del campo (cancerosas). -

ÍNDICE DE LAS ENFERMEDADES

Helecho macho. - Heliotropo. - Hiedra terrestre. - Higuillo con olor de limón. - Laurel común (úlceras antiguas). - Laurel rosa (úlceras cancerosas). - Lengua de perro. - Lilas. - Limón. - Llantén. - Marrubio negro. - Mático (úlceras cancerosas). - Mostaza negra (úlceras antiguas cerradas). - Nogal. - Orejas de ratón. - Palo de puerco (úlceras rebeldes). - Perejil. - Pimentero amalogo. - Pinillo rastrero (úlceras del estómago). - Plátano. - Salvia. - Sancho amargo. - Sarsabacoa. - Siempreviva. - Tormentilla. - Uña de caballo (úlceras inflamadas). - Verbena azul. - Violeta (úlceras viejas). - Virreina. - Yagramo. - Yerba de la portería. Yerba del cáncer.

Úlceras varicosas: Aguará. - Cerraja. - Cuscuta. - Heliotropo. - Marrubio negro (Ver úlceras). - Velesa.

Uremia: Alcachofas. - Cebolla (excelente).

Uretra: Agracejo. - Escutelaria. - Ledón.

Urticaria: Almendras. - Yerba de Santa Lucía.

Útero: (Ver matriz). - Cubeba.

V

Vaginismo: Calaguala. - Cubeba. - Marcela hembra.

Vaginitis: Calaguaya. - Ceibo, corteza. - Cubeba.

Vahídos: Café. - Graciola de América. - Marticaria (Ver nervios). - Simaoruba.

Várices: Apio cimarrón. - Guayabo. - Llantén. - Marrubio negro (úlceras). - Tanaceto. - Tusílago. - Yerba mate.

Vejiga: Abedul (cálculos). - Acanto (cálculos). - Adonis vernalis. - Albaquillo del campo. - Alfilerillo. - Aliaria. - Apio cimarrón. - Arenaria. - Asapeixe. - Asperula. - Azafrán. - Balboa. - Bálsamo de Tolú. - Baobal. - Barba de paca. - Buco. - Camedrio. - Caña cimarrona. - Caña coro. - Cáñamo. - Caranday. - Cardillo. - Cardo corredor. - Carmel. - Cereza. - Ciento en rama. - Coco. - Cola caballo (piedras de la vejiga). - Corregüela. - Chañar. - Chirivia de Toscana. - Dátiles. - Doradilla. - Enebro. - Escaramujo. - Escutelaria. - Espárragos. - Espartillo. - Eupatorio perfoliato. - Filipendula. - Garbanzos. - Gatuña rastrera (piedras). - Gayuba. - Guisante maravilla. - Heliotropo. - Hepática. - Laguará. - Lechuga de los ríos. - Licopodio. - Lúpulo. - Llantén (flemas). - Llareta. - Maíz (barba de choclo). - Malva silvestre. - Manzana. - Marrubio. - Meo. - Mirra. - Mitiqui. - Moca blanca. - Ortiga. - Parcha. - Pareira brava (inflamaciones de la vejiga). - Parietaria. - Parietaria de las Antillas. - Perejil del agua. - Peronilla del pasto. - Pichí. - Pila-pila. - Pino. - Pipi. - Primavera (cálculos). - Retamo. - Sanguinaria. - Solidago (piedras). - Tayuya. - Tembladerillo (cistitis). - Toua-totua. - Ubajay. - Ulmaria. - Yerba meona. - Yerba para cálculos.

Veneno: Café. - Encina. - Maintecillo. - Pringa moza (elimina). - Yerba de la primavera (elimina).

Ventosidades: Ajenjo. - Albahaca. - Ameos. - Aneto. - Angélica. - Anís. - Apio cimarrón. - Aristoloquia puntada. - Asa fétida. - Badiana. - Bastardilla. - Bergamota. - Cámara (estómago e intestino). - Canchalagua. - Cáscara sagrada. - Centáurea menor. - Cilantro. - Comino. - Congona. - Espino blanco. - Fruta de burro. - Gengibre. - Guanábano. - Hinojo. - Imperatoria. - Manzana. - Marcela hembra. - Mejorana. - Moscadero de la tierra. - Nencia. - Orégano. - Rica-rica. - Romero. Sandía. - Sasafrás. - Tilo (estómago). - Tusia. - Uño perquen. - Viznaga. - Xilopia de flores grandes.

Vermes intestinales: Abeto. - Ajenjo. - Ajo. - Angelín. - Bastardilla. - Camedrio. - Carnelillo. - Cebolla. - Cilantro. - Coralina blanca. - Culen. - Chitan. - Frángula. - Granado. - Helecho macho. - Higo. - Hisopo. - Kousso. - Limón. - Manzana. - Marrubio negro. - Moral. - Papayo. - Paraíso. - Quenopodio. - Quenopodio antihelmíntico.

Verrugas: Caléndula. - Celidonia mayor. - Cerezo negro. - Farolito. - Higuera. - Siempreviva.

Vértigos: Alcachofa. - Café. - Espliego. - Menta colorada. - Poleo (Ver vahídos). - Simaruba. - Toronjil.

Vesicantes: Ben. - Brasilete de Jamaica. - Flor de fuego.

Víbora: Ajo. - Ayapana. - Bejuco. - Cardo santo. - Contrayerba. - Guaco. - Lengua de víbora. - Mostaza negra. - Nandhiroba. - Pareira brava. - Sanguinaria. - Yerba del zorro.

Vientre: Ajenjo. - Albahaca (sequedad). - Alcachofa. - Anís. - Anon. - Arándano. - Cáñamo. - Capa blanca. - Duraznillo negro. - Escaramujo (cólicos). - Frángule (especial). Escaramujo (cólicos). - Frángula (especial). - Hisopo. - Liana áspera. - Manzana. - Menta. - Naranjilla común. - Naranjo agrio. - Pinillo rastrero. - Podofilino. - Romero. - Salvado. - Té de burro (dolores). - Uño perquen (flatos y dolores).

Viruela: Contra-yerba. - Lengua de víbora. - Sarracenia. - Saúco común. - Tarope.

Vista: Cálamo. - Celidonia mayor. - Lirio del valle. - Ruda. - Toronjil (Ver ojos).

Vitiligo: Trébol rojo.

Vomitivo: Alamanda. - Árbol de seda. - Armuelle. - Asaro. - Cainca. - Culen. - Ipecacuana. - Lirio del valle. - Maintecillo. - Narciso. - Ombú. - Verbena azul. - Vergonzosa (provoca). - Violeta. - Yerba de la víbora.

Vómitos: Alamanda. - Angélica. - Artemisa. - Asaro. - Betónica. - Cebada. - Enebro. - Énula. - Espárrago. - Hinojo (vómitos periódicos de los niños o vómitos cíclicos). - Membrillo. - Menta. Milenrama (vómitos con sangre). - Pensamiento. - Pita. - Romero. - Vergonzosa.

Vómitos del embarazo: Corniso - Limón. - Menta.

Voz: Ajo (Ver garganta).

Z

Zumbidos de los oídos: Cebolla.

INDICE LATINO

A

Abrus Precatorius: Abro
Abutilon Canariensis: Abutilon
Abutilon Esculentum: Bendición de Dios
Abutilon Indicum: Abutilon Índico
Acacia Arabia: Acacia
Acacia Catechu: Catecú
Acacia Farnesiana Cavena: Espinillo
Acaena Argentea: Cadillo
Acalypha Cordobensis: Yerba de Piedra
Acanthus Mollis: Acanto
Acedera Acetosa: Acedera
Acedera Patientia: Espinaca
Achillea Millefolium: Milenrama
Achyrocline Flacida: Marcela Hembra
Achyrocline Satureoides: Marcela Hembra
Achras dissecta: Níspero Cimarrón
Aconitum Napellum: Acónito
Acorus Calamus: Cálamo Verdadero
Acrodilidium Jamaicense: Laurel de Jamaica (o de Flores Pequeñas)
Adiathum Capillus: Culantrillo
Adhatoda Justicia: Adhatoda
Adonis Vernalis: Adonis Vernalis
Adoxa Moschatellina: Adoxa
Aepidosperma Quebracho: Quebracho Blanco
Aesculus Hippocastanum: Castaño de la India
Aesculus Pavio: Castaño de Flor Roja
Aetusa Cynapium: Cicuta
Agaricus Albus: Agarico
Agaricus Muscarius: Agarico Moscado
Agave Americana: Agave Americana - Pita.
Agnus Castus: Agnocasto
Agremone Mexicana: Adormidera Espinosa
Agrimonia Eupatoria: Agrimonia
Ailanthus Glandulosa: Zumaque Falso
Ajuga Pyramidalis: Búgula
Ajuga Reptans: Búgula Rastrera - Pinillo Rastrero
Alchemilla Vulgaris: Alquimila
Alchorena Latifolia: Alcornoque
Aletris Farinosa: Aletris Harinosa
Allamanda Aubletti: Alamanda
Alium Ascalonicum: Chalote
Alium Cepa: Cebolla
Alium Porrum: Puerro
Alium Sativum: Ajo
Alnus Serrulata: Aliso
Aloe Spicata: Zabila - Pencas de Zabila - Cristal de Zabila
Aloe Vulgaris: Áloe
Alpinia Galanga: Galanga
Alsinae Media: Bocado de Gallina - Anagalide
Alsophilla Arborea: Palmita
Alternanthera Achirantha: Yerba del Pollo
Althea Officinalis: Altea
Amaranthu Chlorostachys: Yuyo Colorado
Amaranthus Muricatus: Yerba Meona
Amaranthus Quitensis: Ataco
Amarillis Punicea: Lirio Encarnado de la Tierra
Ambrosia Tenulfolia: Artemisia
Amomum Cardamomum: Cardamomo Redondo
Amomum Zingiber: Gengibre
Amygdalus Amara: Almendras Amargas
Amygdalus Communis: Almendras
Amygdalus Persica: Melocotonero
Amyris Ambrosiaca: Elemi
Amyris Caranga: Carana
Anacardium Occidentale: Acajoiba
Anagallis Phoenicea: Anagalide
Anchusa: Pinillo Alto
Anchusa Italica: Buglosa
Anchusa Tinctoria: Palomilla de Tintes

Andiria Inermis: Moca Negra
Andropongon Citratum: Limoncillo
Andropongon Condesatum: Cola de Zorro
Andropongon Muricatus: Vetiver
Andropongon Schaenanthus: Esquenanto
Anemone Hepatica: Anémona Hepática
Anemone Pulsatilla: Anémona
Anethum Graveolens: Eneldo - Aneto
Angelica Archangelica: Angélica
Angelica Moschata: Sumbul
Angraecum Fragans: Faam
Anisum Stellatum: Anís Estrellado
Anona: Uruticú - Chirimoya
Anona Aquamosa: Anon
Anona Muricata: Guanábano
Anona Myristica: Moscadera de la Tierra
Anona Palustris: Manzana de Serpiente
Anona Reticulata: Corazón
Anthemis Cotula: Manzanilla Batarda
Anthemis Foetida: Manzanilla Hedionda
Anthemis Nobilis: Manzanilla Noble (Olorosa Romana, etc.)
Anthemis Pyrethrum: Pelitre
Anthoxantum Odoratum: Goma de Olor
Anthyllis Vulneraria: Vulneraria
Antirrhinum Vulgaris Linaria
Apium Amnis: Apio de la Piedra
Apium Graveolens: Apio Silvestre
Apium Petroselinum: Perejil
Apium Ranunculifolim: Apio Cimarrón Macho
Apocynum Cannabinum: Agave Americano
Aquillegia Vulgaris: Pajarilla Aguileña
Arachis Hypogoras: Maní
Arauja Albens: Tasis
Arbutus Uva Ursi: Gayuba Uva Ursi
Arctium Lapa: Bardana
Arctostaphylos Arbustus: Gayuba
Areca Cathecu: Nuez de Areca
Arenaria Rubra: Yerba Meona - Arenaria
Argemone Mexicana: Argémona - Adormidera Espinosa
Argentaria: Potentiles - Yerba de los Pájaros
Argigli Huidobriana: Triaca

Aristolochia Angucida: Aristoloquia
Aristolochia Puntata: Aristoloquia Puntada
Aristolochia Serpentaria: Serpentaria - Viperina
Aristolochia Triloba: Aristoloquia con hojas de tres lóbulos
Aristotelia Marquiherit: Marqui
Arnica Montana: Árnica
Arthemisia Abrotanum: Artemisia Macho - Abrótano
Arthemisia Absinthium: Ajenjo
Arthemisia Coerulescens: Santonina Marina
Arthemisia Dragunculus: Estragón
Arthemisia Judaica: Santonico
Arthemisia Maritima: Ajenjo Marino
Arthemisia Pontica: Ajenjo Menor
Arthemisia Rupestris: Genepi
Arthemisia Vulgaris: Artemisa
Artocarpus Incisa: Árbol del Pan
Artocarpus Intergrifolia: Artocarpo de Hojas Enteras
Arum Maculatum: Aro - Yaro
Arum Tripillum: Yaro con tres hojas
Arunda Donax: Caña Común
Arunda Phragmites: Carizo
Asarum Canadense: Asaro del Canadá
Asarum Europeum: Asaro
Asclepias Campestris: Yerba de la Víbora
Asclepias Curassavica: Ipecacuana de las Antillas - Algodoncillo
Asclepias Gigantea: Mudar o Mandor - Árbol de Seda
Asclepias Procera: Mercurio Vegetal
Asparagus Officinalis: Espárrago
Asperula Cynanchica: Yerba de la Esquinancia
Asperula Odorata: Asperula - Lirio Silvestre
Asphodelius Albus: Asfodelo Blanco
Asphodelius Luteus: Asfodelo
Asphodelius Neglectus: Asfodelo Desconocido
Asphodelius Ramosus: Asfodelo Gamon
Aspidium Capense: Calaguala
Aspidosperma Peroba: Ibirá-romi - Peroba
Aspidosperma Quebracho: Quebracho Blanco
Asplinium Aetipiocum: Culantrillo
Asplinium Ceterach: Hierba Dorada - Doradilla

ÍNDICE LATINO

Asplinium Nigrum: Doradilla Negra
Asplinium Scolopendrum: Lengua de Ciervo - Escolopendra - Hierba del Músico - Culantrillo Real
Asplinium Serratum: Doradilla de la Tierra
Asplinium Trichomanes: Culantrillo Rojo
Astragalus Escapus: Astrágalo
Atamisquea Emarginata: Atamisque
Athamantha Cretensis: Dauco Crético
Athamantha Meum: Meo
Atriplex Hortensis: Quenopodio de los Jardines - Armuelle - Repollo de Amor
Atropa Arborescens: Palo de Gallina - Belladona de las Antillas
Atropa Belladona: Belladona
Auricula Muris: Oreja de Ratón - Pelosilla
Avena Sativa: Avena
Averrhoa Bilimbi: Pepino de Indias
Averrhoa Carambola: Carambola

B

Baccharis Crispa: Carqueja
Baccharis Gandichandiana: Carqueja Dulce
Baccharis Notosergila: Carqueja
Baccharis Sylvestris: Romero Silvestre
Baccharis Triptera: Carqueja Amarga
Balboa Fragans: Balboa
Baleria Coccinea: Baleria
Balsamita Suaveolens: Balsamita
Balsamadendrum Myrha: Mirra
Balsamadendrum Opobalsanum: Balsamero
Ballota Foetida: Marrubio Negro
Ballota Lantana: Balota
Ballota Nigra: Balota Negra - Marrubio Negro - Ortiga Muerta
Ballota Suaveolens: Balsamita
Bankesia Abyssinica: Kousso - Kosso
Barbarea: Berro Terrestre
Batis Maritima: Batatilla de las Antillas
Bauhinia Candicans: Cauba
Bailahuen: Bailabien
Begonia Cuculata: Agrio - Agrial
Begonia Nitida: Acedera Silvestre (o del Monte)
Bellis Perennis: Amaranto

Belonia Aspera: Belonia con Hojas Asperas
Berberis Heterophylla: Calafate
Berberis Laurinea: Espina Amarilla
Berberis Vulgaris: Agracejo - Berbero
Beta Cicla: Acelga
Beta Rapacea: Remolacha
Beta Vulgaris: Acelga Blanca
Betonica Officinalis: Betónica
Betulla Alba: Abedul
Betulla Alnus: Aliso
Bignonia Catalpa: Catalpa - Carobas
Bignonia Aequinoctialis: Begonia Equinoccial
Bittera Febrifuga: Bittera
Bixa Orellana: Achiote
Blechnum Occidentale: Doradilla
Blepharocalix: Anacahuita
Blumea: Sombong
Bocconia Frutiscens: Sancho Aniorga
Bohemeria Caudata: Asapeixe
Boldoa Fragans: Boldo
Bombax Pyramidale: Guano
Borrago Officinalis: Borraja
Boussingaultia Baselloides: Brotal
Brasiliastrum Americanum: Brasilete Bastardo
Brassica Crica: Raqueta Cultivada
Brassica Eruca: Raqueta Cultivada
Brassica Napus: Nabo Común
Brassica Oleracea Capitata: Col - Berzo
Brayera Antihelmintica: Kousso
Brionia Alba Dioica: Brionia
Bromelia Ananas: Ananás
Bromus Catharicus: Guilno
Brunsfelsia Americana: Brunsfelsia de América
Bryophylum Calycinum: Yerba Bruja - Hoja de Bruja
Bubon Galbanum: Gálbano
Bubon Macedonicum: Perejil de Macedonia - Apio de las Rocas
Bucheuma Gelatinae: Agar-agar
Bulnesia Retamo: Retamilla
Bunias Cakile: Raqueta Marítima
Buxus Sempervirens: Boj
Bytnera Carthaginensis: Zarza Hueca

C

Cabralia Canjerana: Canjerana
Cacalia Porophyllum: Namu
Cactus Grandifolia: Cactus
Cactus Opuntia: Tuna - Higo Chumbo

Cactus Pitaiaya: Pita Haya
Caelsalpinia Cariara: Dividivi
Calamus Aromaticus: Cálamo
Calamus Drago: Sangre de Drago
Calendula Officinalis: Caléndula
Calipranthres Aromatica: Clavo de la Tierra
Caltha Palustris: Caléndula
Callandra Bicolor: Flor de Cielo
Callandra Tweediei: Plumerillo
Campanula: Farolito
Camptosema Rubicunda: H a b a del Aire
Canango Odorata: Canango
Canarium Commune: Elemi
Canavalia Bonairensis: T r i p a d e Fraile
Canna Indica: Caña de la India
Cannabis Indica: Cáñamo Indiano
Cannabis Sativa: Cáñamo común
Capparis Ferruginia: Palo de Excrementos
Capparis Spinosa: Alcaparro
Capparis Twediana: Meloncillo
Capsicum Annuum: Ajíes
Capsicum Baccatum: Ají Bravo
Capsicum Fastigiatum: Pimiento de Cayena
Capsicum Frutescens: Pimiento Colorado
Capsicum Microcarpum: Ají del Campo - Cambari
Carapa Guaianensis: Andiroba
Cardamine Bonariensis: Berro Silvestre
Cardamomum: Cardamomo
Cardiospermum Halicacabum: Farolito del Jardín
Carduus Marianus: Cardo de María - Lechal
Carica Gossypifolia: Carica
Carica Papaya: Papayo
Carlina Acualis: Cardo Dorado - Carlina Officinal
Carlina Gummifera: Camaleón
Carlina Vulgaris: Carlina Común
Carpinus Betula: Abedulillo
Carthamus Lanatus: Cardohuso
Carthamus Tinctorius: Alazar
Carum Carvi: Alcarovea
Caryophyllus Aromaticus: Clavos de Especia (o de Olor)
Cassia Acutifolia: Sen
Cassia Aethiopica: Sen de Trípoli
Cassia Aphylla: Cabello de Indio
Cassia Bicapsularis: Yerba del Burro

Cassia Brasiliana: Casia Pequeña de América
Cassia Corymbosa: Rama Negra
Cassia Fetida: Brusca Hedionda
Cassia Fistula: Cañafístula
Cassia Leguminosa: Sumalagua
Cassia Lignea: Canela de Malabar
Cassia Medica: Casia Médica
Cassia Moschata: Casia Pequeña
Cassia Nigosa: Regaliz Silvestre - Amendoirana
Cassia Obtusifolia: Hedioncilla - Adormidera
Castanea Pumita: Chincapin
Castanea Vulgaris: Castaño
Cayaponia Difusa: Cayapó
Cayaponia Elystica: Capitán del Bosque
Cayaponia Globosa: Cayapó Globosa
Cayaponia Ficifolia: Tayuya
Ceanothus Americanus: Ceanoto
Ceanothus Caerulans: Ceanoto Azulado
Ceanothus Reclinata: Palomabi - Bijaguara
Cecropia Adenopus: Ambay
Cecropia Palmata: Yagramo - Ambaiba
Cedrela Brasiliensis: Cedro Colorado
Celosia Argentea: Siempreviva de América
Celtis Tala: Tala
Cenecio Albicaulis: Vira-Vira
Centaurea Benedicta: Cardo Santo
Centaureo Chilensis: Yerba del Minero
Centaurea Centaurium: Centaura Mayor
Centaurea Cyanus: Azulejo - Aciano
Centaurea Jacea: Centaura Negra
Centaurea Melitensis: Abre-puño
Centaurea Sulfuroea: Centaura de Oriente
Cephaelis Ipecacuanha: Ipecacuana
Cerasus Nigrum: Cerezo Negro
Cerasus Vulgaris: Guindo Común
Cestrum Parqui: Duraznillo Negro
Chaulmogra: Chaulmogra
Chavica Officinarum: Pimienta Larga
Cheiranthus Cheiri: Alhelí Amarillo
Chelidonium Majus: Celidonia Mayor
Chenopodium Album: Quenopodio Blanco
Chenopodium Ambrosioides: Quenopodio Ambrosio
Chenopodium Antihelminticum: Paico

Chenopodium Bonus Henricus: Quenopodio Oficinal
Chenopodium Botrys: Botris
Chenopodium Multifidium: Paico Hembra
Chenopodium Scoparia: Quenopodio de Escobas
China Cassia: Canela de China
Chiococca Racemosa: Cainca
Chironia Angularis: Centaura Americana
Chiropetalum Lanceolata: Ventosilla
Chrysophyllum Buranhem: Monesa
Chrysoxylon Febrifugum: Virreina
Cedrola Odorata: Cedro de Olor
Cicer Arietinum: Garbanzos
Cichorium Endivia: Barba Capuchina
Cichorium Intybus: Achicoria
Cinchona Calisaya: Quina Calisaya
Cinchona Javanica: Quina de Java
Cinchona Micranta: Quina Gris
Cinchona Succirubra: Quina Roja
Cinnamomum Zeylanicum: Canela de Ceylan
Cissampelos Caapeba: Caapeba
Cissampelos Pareira: Pareira Brava - Mil Hombres
Citisus Cajaan: Abavante
Citrus Aurantium: Naranja Dulce
Citrus Aurantium Silvestre: Naranjo Agrio
Citrus Limetta: Bergamota - Lima
Citrus Limonum: Limonero
Citrus Medica Vulgaris: Cidra
Citrus Vulgaris: Naranjo Amargo (o Agrio)
Clarionea Virens Don: Moransel
Clematis: Clemátide
Clematis Hilarii: Cabello de Ángel
Clematis Mauritania: Liana Arábica
Cleome Pentaphylla: Mozambe
Cleome Polygama: Volatina
Cnicus Benedictus: Cardo Santo
Coccos Nucifera: Coco - Cocotero
Cocculus Palmatus: Colombo
Cocculus Platyphylle: Abutúa
Cochlospermum Gossypifolium: Carnestolendo
Cocoloba Uvifera: Cocoloba
Coffea Arabica: Café
Coix Lachryma: Lágrima de Job
Cola Acuminata: Kola
Colchicum Autunnale: Cólchico
Colletia Cruciata: Espina de la Cruz
Colletia Longispina: Coronilla - Quina del Campo
Colletia Ferrox Spinosa: Barba del Tigre
Colutea Arborescens: Espantalobos
Cominum Cyminum: Comino
Commelina Virginica: Yerba de Santa Lucía
Commelina Sulcata: Flor de Santa Lucía
Coniceum Aracacha: Aracacha
Conium Maculatum: Cicuta
Conocarpus Erecta: Mangle Gris
Convalaria Majalis: Lirio de los Valles
Convolvulus Arvensis: Corregüela
Convolvulus Batatas: Batata
Convolvulus Montevidensis: Suspiro de la Paisana
Convolvulus Repens: Patatilla de los Campos
Convolvulus Scamonea: Escamonea
Convolvulus Turpethum: Turbit Vegetal
Copahifera Officinalis: Copaiba
Coperniiia Cerifera: Caranday
Corallina Officinalis: Coralina Blanca
Cordia Boisieri: Anacahuita
Cordia Pellita: Niguá
Coriandrum Sativum: Cilantro
Corianthe Yohimbe: Yohimbina
Cornus Mascula: Cornizo
Coronopus Didymus: Quimpi
Costus Spicatus: Caña Cimarrona
Cotyledon Umbilicus: Ombligo de Venus
Coumarona Odorata: Haba Tonca
Crateva Gynandra: Toco
Cratoegus Oxyacantha: Espino Blanco
Crescentia Cujete: Crescencia - Calabacero
Cristagalli: Ceibo
Crithum Maritimum: Hinojo Marino - Perejil del Mar - Saxifraga Marina
Crocus Sativas: Azafrán
Croton Cascarilla: Cascarilla
Croton Pseudo-China: Copalchi
Cryptocaria Peumus Nees: Peumo
Cubeba Officinarum: Cubeba
Cucumis Sativus: Pepino
Cucurbita Citrullus: Sandía
Cucurbita Pepo: Zapallo
Cupania Uruguayensis: Nogal
Cuphea Antisifilitica: Cufea Antivenérea
Cuphea Glutinosa: Siete Sangrías

Curcuma Aromativa: Cedoria
Curcuma Trincloria: Cúrcuma
Curcuma Zedoaria: Cúrcuma Larga
Curcuta Americana: Cuerda de Violín - Cipo
Cuscuta Argentina: Cuscuta
Cuscuta Racemosa: Cabello de la Virgen
Cutubea Densiflora: Cutube de Flores en Espigas Densas
Cutubea Spicata
Cusparis Febrifuga: Cuspa
Cyclamen Europeum: Artanita
Cynara Scolymus: Alcachofa
Cynoglossum Officinale: Cinoglosa - Lengua de Perro
Cynomorium Cayense: Cinomorio de la Guayana
Cyperus Esculentus: Chufas.
Cyperus Reflexus: Negrillo
Cyperus Elegans: Yerba del Cuchillo
Cypripidium Pubescens: Valeriana Americana

D

Daphne Lagetta: Torvisco de las Antillas
Daphne Laureola: Adelfilla
Daphne Mezereum: Dafne
Daphnosis Cariboea: Torvisco de América
Datura Stramonium: Chamico
Daucus Carota: Zanahoria
Davana Dependens: Molle
Delphinium Staphisagria: Yerba Piojera - Albarraz
Descontinium Repens: Aro (o Yaro) Rastrero
Desmodium Oxilare: Sarsabacos
Dianthus Caryophillus: Claveles
Dichendra Repens: Oreja de Ratón
Dictamus Albus: Fraxinella
Diervilla Tournefolii: Diervila
Digitalis Purpurea: Digital
Dioscorea Brasiliensis: Cará
Diosma Crenata: Buchú - Bucó
Diospyrus Kaky: Kaki
Dipsacus Fullonum: Cardo de Batanero
Dipsacus Pilosus: Vara de Pastor
Dodonioba Viscosa: Chamisa
Dolichos Bulbosus: Icamo - Jimamo - Higamo
Doronicum Pardalianches: Matalobos
Dorstenia Contrayerva: Contra-yerba

Drosera Maritima: Yerba Mosquera (o Mata Moscas)
Drosera Rotundifolia: Yerba de Rocío
Duboisia Myoporoides: Duboisia

E

Echium Violacium: Borrajera Cimarrona- Flor Morada
Echium Vulgare: Lengua de Víbora
Eclipta Alba: Yerba de Tajo
Eichornia Azurea: Aguapé
Edulis Crenata: Camboin
Elenorus Candibus: Colita Peluda
Eleocharis Niedelcinii: Espartillo
Ephedra Triandra: Pico de Gallo - Pico de Loro
Epimedium Alpium: Epimedio
Epidendrum Vainilla: Vainilla
Equisetum Arvense: Cola de Caballo
Equisetum Giganteum: Cola de Caballo Agigantada
Erigeron Canadensis: Yerba Carnicera
Eritrichium Gnaphaloides: Té de Burro - Té de la Cordillera
Erodium Cicutarium: Alfilerillo
Erodium Moschatum: Yerba del Almizcle
Eruca Marina: Rasqueta Marina
Ervilia: Arveja
Eryngium Campestre: Cardo Corredor - Setero - Eringio
Erygium Elegans: Carda
Eryngium Nudicaule: Cardilla
Eryngium Pandanifolium: Caraguatá
Erysimum Alliaria: Aliaria
Erysimum Barbarea: Yerba Santa Bárbara
Erysimum Officinale: Jaramago
Erythaea Chilensis: Yerba de Pleuresía
Erythrea Centarium: Centaurea Menor
Erythroxylon Coca: Coca
Erythroxylon Microphyllum: Coca del Campo
Estimodorus Cordifolus: Llantén Cimarrón
Eucaliptus Globulos: Eucaliptus
Eugenia Aprica: Murta
Eugenia Caryphylla: Clavo de Especia
Eugenia Crenata: Camboim
Eugenia Edulis: Ubajay
Eugenia Miliqui: Mitiqui

Eugenia Rigidula: Lechuga de Guayanas
Epidendrum Claviculatum: Vainilla Claviculada
Eupatorium Aya-Pana: Ayapana
Eupatorium Betoniciforme: Tabaquillo
Eupatorium Candolleanum: Tabaco del Monte
Eupatorium Cannabinum: Eupatorio
Eupatorium Ceratofilum: Yerba Amarga
Eupatorium Cetoniciforme: Tabaco del Monte
Eupatorium Montevidensis: Chirca
Eupatorium Perfoliatum: Eupatorio Perfoliado
Eupatorium Purpureum: Yerba para los Cálculos- Eupatorio Purpúreo
Eupatorium Rebaudianum: Caá-jeé - Caá-ehe
Eupatorium Subhastatum: Charrúa
Euphorbia Insulana: Avellos
Euphorbia Lathyris: Tartago
Euphorbia Officinarum: Euforbio
Euphorbia Ovalifolia: Yerba de la Golondrina
Euphorbia Pilulifera: Sangrinaria
Euphorbia Punicea: Flor de Fuego (o de Pasco)
Euphori Litschi: Litchi
Euphrasia Officinalis: Eufrasia
Euxolus Muricatus: Yerba Meona
Exacum Guiayane: Centáurea de las Guayanas
Exogonium Purga: Jalapa

F

Fabiana Imbricata: Pichi
Fagara Hiemalis: Tembetary
Fagara Octandra: Tacamahaca de América
Fagus Sylvatica: Haya
Fava Vulgaris: Habas
Ferula Assafoetida: Asafétida
Fevyllea Cordiofolia: Nandhiroba
Ficus Carica: Higuera
Ficus Subtriplinervia: Agarra Palo
Foeniculum Vulgare: Hinojo
Foenix Dactylifera: Dátiles
Foenum Graecum: Fenogreco
Fragaria Vesca: Frutilla
Francoa Appendiculata: Llaupangue
Frangula Alnus: Frángula

Frasera Walteri: Colombo de América
Fraxinus Ornus: Fresno
Fucus: Fucus - Alga
Fucus Crispus: Líquen Blanco - Caragahen
Fucus Spinosus: Agar-agar
Fucus Vesiculosis: Encina Marina
Fumaria: Fumaria Común
Fumaria Officinalis: Fumaria

G

Galanga Major: Galanga
Galbanum Officinale: Galbano
Galega Officinale: Galega
Galeopsis Grandiflora: Galeopsis
Galipea Cusparia: Angustura
Galium Album: Galio Blanco
Galium Aparine: Galio Enganchador
Galium Palustre: Galio de los Pantanos
Galium Verum: Galio Verdadero
Gardoquia Gillesii: Organillo
Gatropha Gassypifolia: Toua-totua
Gelseminium Officinale: Jazmín
Genipa Americana: Genipa de América
Genista Saggitalis: Retama
Gentiana Centaurium: Centáurea Menor
Gentiana Exalta: Genciana de las Antillas
Gentiana Lutea: Genciana
Gentiana Verticilata: Genciana Verticilada de América
Geranium: Geranio
Geranium Berteroanum: Colla - Corre-corre
Gesalpina Crista: Brasilete de Jamaica
Geum Chilense: Yerba del Clavo
Glecoma Herederaceum: Yerba Terrestre
Globularia A l y p u m: Coronilla de Fraile (o de Rey)
Glycyrrhiza Glabra: Regaliz
Gnaphalium Cheirantifolium: Marcela Macho
Gnaphalium Dioicum: Gnafalio
Gomphia Caduca: Batiputa
Gonolobus Condurango: Condurango
Gossypium Herbaceum: Algodonero
Gourlica Decorticans: Chañar
Gratiola Monniera: Graciola de América

Gratiola Officinalis: Graciola - Yerba del Pobre
Guajaco Officinale: Guayaco
Guazuma Ulmifolia: Cabeza de Negro
Gunera Chilensis: Pangue
Gummi: Gomas

H

Hammamelis Virginica: Hamamelis Virginica
Hedera Elix: Yerba Trepadora
Helianthus Annus: Girasol
Heliotropum: Pucura
Heliotropium Anchusaefolium: Pacará
Heliotropium Curasavicum: Suelda - Consuelda
Heliotropium Europeum: Heliotropo
Heliotropium Indicum: Cola de Ratón
Heliotropium Peruvianum: Heliotropo Oloroso - Yerba de la Vainilla
Heliotropium Portoriscensis: Panacea del Mar - Té del Mar
Helleborus Foetidus: Eleboro Fétido
Helleborus Niger: Eleboro
Helleborus Orientalis: Eleboro Oriental
Helonia Officinalis: Cebadilla
Helosciadium Leptofilon: Apio Cimarrón
Heracleum Sphondylium: Bastardilla - Pastica Silvestre - Angélica Silvestre
Herba Sacra: Salvia
Hernaria Glabra: Hierna de las Hernias - Yerba Turca
Herreria Stellata: Salsa - Zarzaparrilla Chilena
Hibiscus Abelmoschus: Abelmosco - Pepita del Pasmo
Hibiscus Cannabinus: Quetmia de Hojas como Caña
Hibiscus Esculentus: Quingambo
Hibiscus Sabdariffa: Quetmia Acida - Acedera de Guinea
Hibiscus Tiliaceus: Emajagua
Hipoxis Scorsonerofolia: Azafrán de las Antillas
Hissopus Officinalis: Hisopo
Homalium Spicatum: Homalio con Espigas
Hordeum Vulgare: Cebada
Humulus Lupulus: Lúpulo

Hyacinthus: Jacinto
Hydrastis Canadiensis: Hidrástide del Canadá
Hydrocotyle Asiatica: Yerba de Cuarto
Hydrocotyle Bonariensis: Tembladerilla
Hydrocotyle Natans: Perejil del Agua
Hyoscyamus Niger: Beleño
Hypericum Connatum: Oreja de Gato
Hypericum Laxisculum: Romero Bravo
Hypericum Perforatum: Hipericón
Hyppocrates Volubilis: Almendro de los Bosques
Hyptis: Salvidora
Hyptis Spicigera: Mastranto - Yerba de Cabra

I

Icisca Tacamacha: Tacamaca
Ilex Aquifolium: Acebo Común - Cogorosa
Ilex Paraguayensis: Yerba Mate
Ilex Vomitoria: Apalachina
Illisium Anisatum: Badiana
Imperatoria Ostruthium: Imperatoria
Inga Uruguayensis: Inga
Inula Dysenterica: Yerba del Gato - Cunilago
Inula Helenium: Énula Campanula - Yerba del Moro
Ipomea Acuminata: Bejuco
Iris Florentia: Iris de Florencia
Iris Germanica: Cárdeno - Iris Azul

J

Jaborosa Montevidensis: Yerba de San Juan
Jacaranda Brasilensis: Caroba
Jatropha Manihot: Yuca - Manioc - Mandioca
Jodina Rhombifolia: Sombra de Toro
Johanesia Princeps: Andaacú
Jonidium Glutinosum: Maintecillo
Jonidium Tomentosum: La Palita
Juglans Regia: Nogal
Juniperus Communis: Enebro
Juniperus Sabina: Sabina

K

Koempheria Rotunda: Ceodaria
Krameria Cristoidea: Pacul

Krameria Iluca: Chipi-chape
Krameria Triandra: Ratania
Kyllingia Odorata: Capin Oloroso

L

Lactuca Sativa: Lechuga
Lagetta Lintearia: Torvisco de las Antillas
Laminaria Utilis: Cachayuyo
Lampaya Medicinalis: Lampayo
Landsbergia Cathartica: Ruibarbo del Campo
Lantana: Salvia del Monte
Lantana Brasiliensis: Lantana
Lantana Mycrophilla: Romero del Campo
Lantana Sellowiana: Camará
Laretia Acualis: Llareta
Larrea Divaricata: Jarrilla
Lateorhyza Columba: Colombo
Laurus Borbonia: Laurel Rojo
Laurus Camphora: Alcanfor
Laurus Cassia: Canela de China
Laurus Coriacea: Laurel de Hojas Coriáceas
Laurus Nobilis: Laurel
Laurus Persea: Palta
Laurus Sassafras: Sasafrás
Laurus Triandra: Laurel de Jamaica
Lavandula Spica: Lavándula Mayor
Lavandula Stoechas: Azaya
Lavandula Vera: Alhucema - Espliego Común
Lawsonia Inermis: Henna
Ledum Latifolium: Ledón - Té del Labrador
Ledum Palustre: Ledón
Leonorus Cardiaca: Cardíaca
Lepidium Bipinnatum: Yuyo del Resfrío
Lepidium Officinale: Lepidio - Mastuerzo
Lepidium Sativum: Berro del Jardín
Lichen Islandicus: Líquen Islándico
Ligusticum Levisticum: Levístico - Apio o Perejil del Campo
Ligustrum Panul: Panul
Lilium Candidum (Album): Azucena
Lilium Rubrum: Lirio de la Tierra
Linum Selaginoides: Lino Salvaje
Linum Usitatissimum: Lino
Lippia Citriodora: Cedrón
Lippia Hastulata: Rica-rica
Lippia Lycioides: Ángel - Niña Rupa

Liriodendrum Tulipefera: Tulipán - Tulipero
Lispida: Soja
Lithospernum Officinale: Hijo del Sol - Granos de Amor
Lobelia Inflata: Lobelia
Lobelia Syphilitica: Lobelia
Lonicera: Madreselva
Lophophytum Mirabile: Batatas de Escamas
Loranthus Americanus: Capitana
Loranthus Rep Argentinus: Icaquillo - Ladrón
Luchea Divaricata: Caa-boeti
Luffa Purgans: Esponjilla
Lupinus Albus: Lupino - Albramuz
Lutea Divaricata: Caobeti
Lycium Europeum: Cambronera
Lycoperdon Coronatum: Lobo Coronado
Lycopodium Clavatum: Licopodio
Lysimachia Purpurea: Salicaria
Lysimachia Vulgaris: Lisimaquias
Lythrum Alatum: Yerba del Cáncer

M

Madia Sativa Mol: Melosa
Magnolia Glauca: Magnolia
Magnolia Linguifolia: Magnolia de Hojas Lenguadas
Malva Sylvestris: Malva Silvestre
Mangifera Indica: Mango
Maranta Galanga: Maranta
Marchanthia Polimorpha: Hepática
Marcraavia Umbellata: Pega Palma - Yerba de Palma
Margyricarpus Cynanchica: Yerba de la Pediz
Marrubium Vulgare: Marrubio
Marsypiantes Hyptoides: Paracari
Marticaria Chamomilla: Manzanilla Común
Martynia Angulosa: Martinia
Martynia Montevidensis: Cuernos del Diablo
Mediola Cariliana: Pila-pila
Media Azederach: Cinamomo
Melia Sempervirens: Paraíso
Melicocca Bijuga: Mamoncillo
Melicocca Blivaerormis: Cotoperis
Melilotus Cerulea: Trébol Almizclado
Melitotus Indica: Trébol de Olor
Melitotus Purviflora: Trébol Oloroso
Melissa Calamintha: Calaminta

Melissa Officinalis: Melisa - Cidronela - Toronjil
Melittis Melissophyllum: Melita - Melisa Bastarda (Silvestre)
Mentha Aquatica: Menta Acuática - Menta Colorada
Mentha Piperita: Menta - Yerba Buena
Mercurialis Annua: Mercurial
Mesembryanthenum Crista l l i n u m: Yerba Escardada - Yerba de Plata
Mespilus: Nísperos
Microcarpus Fastigiatus: Cabriuba
Micromeria Boliviensis: Piperina
Micromeria Eugenioides: Muña-muña
Mikamia Charrua: Charrúa
Mikamia Gonoclada: Huaco
Mikania Guaco: Guaco
Mikania Officinalis: Corazón de Jesús
Mikania Orinocensis: Guaco Repulsero
Mimosa Catechu: Catecú
Mimosa Pudica: Mimosa
Mimosa Scandens: Baba
Mimosa Unguis Cati: Uña de Gato
Mirabilis Jalapa: Maravilla
Mirospermum Frutescens: Cereipo
Monarda Punctata: Menta del Caballo
Monorebea Coccinea: Palo de Puerco
Moringa Pterigosperma: Ben
Morus Alba: Moral Blanco
Morus Nigra: Moral Negro
Morus Papyvifera: Moral Papiro
Morus Rubra: Moral Colorado
Morus Tinctoria: Moral de los Tintoreros
Moya Ferox: Moya
Moya Spinosus: Moya
Mucuna Pruriens: Pica-pica
Muntingia Calabura: Cedrillo Majagna
Musa Paradisiaca: Plátano - Bananero
Musa Textilis: Abacá
Muticia Retrorsa: Virreina
Myristica Bicuhyba: Bicuiba
Myristica Fragans (Moschata): Nuez Moscada
Myoschillus Oblonga: Codocoipo
Myrrhis Odorata: Perifolio Oloroso
Myrtus Communis: Arrayán
Myrtus Micronata: Guabiroba
Myrtus Pimenta: Pimienta Inglesa (o de Jamaica)

N

Narcisus Pratensis: Narciso
Nardus Indica: Nardo
Nasturtium Acuaticum: Berro
Nectandra Rodiei: Beberú
Nepeta Cataria: Yerba de los Gatos
Nerium Oleander: L a u r e l Rosa - Adelfa
Nesaea Salicifolia: Quiebra Arado
Netrera de Pressa: Comida de Culebra
Nicotiana Glauca: Palán-palán
Nicotiana Tabacum: Tabaco
Nigella Arvensis: Neguilla - Falso Comino
Nonatelia Officinalis: Yerba contra el Asma o Ahogo
Nothoscordum Sellowianum: Lágrimas de la Virgen
Nyctantes Sambac: Diamela
Nymphaea Alba: Nenúfar - Ninfea
Nimphaea Lutea: Nenúfar Amarillo
Nynphea Crenata: Pampanillo

O

Ocimum Basilicum: Albahaca
Octopetala: Begonia
Oenanthe Phellandrium: Felandrio Acuático- Hinojo o Perejil Acuático
Oenothera Mollissima: Flor de la Oración
Oeschynomene Grandiflora: Palo de Pájaro
Olea Europea: Oliva
Olium: Aceituna
Onfidium Bifolium: Flor de Pajarito o de Patito
Ononis Repens: Gatuña Rastrera
Ononis Spinosa: Uña de Gato - Gatuña
Ophioglossum Vulgatum: Lengua de Serpiente
Orchis: Salep
Orchis Mascula: Acera Antropófora
Origanum Mejorana: Mejorana - Orégano Mayor
Origanum Vulgare: Orégano
Osmonda Lancea: Osmonda
Oryza Sativa: Arroz
Oxalis Acetosella: Acederilla
Oxalis Corniculata: Vinagrilla
Oxalis Platensis: Macachín

P

Pachira Aquatica: Castaño de América
Pachira Insignis: Castaño de América
Pancriatum Cariboeum: Lirio Sanjuanero
Panax Quinquefolium: Glinseng
Panicum Dactylon: Grama - Pie de Gallina - Canuria
Panicum Italicum: Mijo - Pánico de Italia
Panicum Prionites: Paja Brava
Papaver Rhaes: Amapola
Papaver Somniferum: Adormidera
Papaya Carica Communis: Papayo
Parietaria Officinalis: Parietaria
Paris Quadrifolia: Yerba París
Paronychia Chilensis: Hermaria
Parsiflora Murucuja: Parcha Cimarrona
Parthenium Hysterophorus: Ajenjo Cimarrón - Yerba de Oveja
Pasiflora: Granadillo
Paspalum Dilatatum: Gramilla de Hojas Anchas
Paspalum Notatum: Gramilla Blanca
Paspalum Vagitatum: Gramilla Dulce
Passiflora Caerulea: Pasionaria - Burucuyá
Passiflora Caracassana: Parchita
Passiflora Foetida: Burucuyá Hediondo
Passiflora Laurifolia: Parcha - Pasionaria con Hojas de Laurel
Passiflora Oblongata: Parcha - Pasionaria con Hojas de Lira.
Passiflora Rubra: Pasionaria Colorada
Paullinia Cururu: Liana de las Sierras
Paullinia Pinnata: Timbó - Yerba de Costilla
Pavonia Viscosa: Malva Grande
Peperonia Indegualifolia: Congona - Yerba Amarga
Peperonia Rotundifolia: Yerba de Alcanfor
Periandria Dulcis: Alcaluz - Regaliz del Brasil
Persea Gratissima: Palta
Petiveria Alliacea: Pipi
Peziza Auricula: Orejas de Judas
Pfaffia Tormentosa: Batatilla
Phaseolus: Porotos
Phlomis Nepetoefolia: Rascamonia - Cordón de San Francisco - Molinillo - Cordón de Fraile
Phyllanthus Niruri: Peronilla del Pasto
Phyllanthus Sellovanus: Sarandí Blanco
Physalis Alkekengi: Alquequenje
Physalis Angulata: Camapú
Physalis Viscosa: Camambú
Phytolaca Dioica: Ombú
Picea Excelsa: Abeto
Picraena Excelsa: Simaruba de Jamaica - Cuasia Elevada
Pilocarpus Pinnatifolius: Jaborandi
Pimpinella Anisum: Anís
Pimpinella Saxifraga: Saxifraga
Pinus Picea: Pino
Piper Aduncum: Guiguillo Oloroso
Piper Amalogo: Pimentero Amalogo
Piper Angustifolium: Mático
Piper Betel: Betel
Piper Cubeba: Cubeba
Piper Nigrum: Pimienta
Piper Rotundifolium: Yerba de Alcanfor
Piper Umbellatum: Caisemón
Piper Scabrum: Cordoncillo Blanco
Piscidia Brythrina: Palo Emborrachador
Pistacia Vera: Pistacho - Alfónsigo
Pistia Occidentales: Lechuga de los Ríos - Lechuga de las Lagunas
Pitadenia Rigida: Angico - Curupayjata
Pitavia Punctata: Canelillo
Pithecolobium Unguis Cati: Uña de Gato
Pitonia Foetidissima: Niguá Fétida
Plantago Lanceolata: Carmel
Plantago Major: Llantén
Plantago Psyllium: Zaragatona
Plerocarpus Acatophyllum: Moca Blanca
Plumbago Europea: Velesa
Plumbago Scandes: Melaillo
Podophyllum Peltatum: Podófila
Poecilante Parviflora: Lapachillo
Poeonia Officinalis: Peonia
Pogostemon Patchorily: Patchuly
Poinciana Gilliesii: Barba de Chivo
Poinciana Pulcherrina: Clavelina
Polygala Amara: Polígala Amarga
Polygala Glandulifera: Chio
Polygala Paraensis: Caa-membeca
Polygala Seneka: Polígala
Polygala Stricta Gay: Quelén-quelén

Polygala Thesioides: Chinchín
Polygala Vulgaris: Polígala Común
Polygonum Acre: Yerba Picante
Polygonum Acuminatum: Sanguinaria
Polygonum Bistorta: Bistorta
Polygonum Brasilensi: Sanguinaria
Polygonum Tagopyrum: Alforfón
Polypodium Calaguala: Calaguala
Polypodium Filix Mas: Helecho Macho
Polypodium Suspensum: Polipodio Colgante
Polypodium Taxifolium: Polipodio de las Antillas
Polypodium Vaccinofolium: Doradita
Polypodium Vulgare: Polipodio - Helecho
Pontederia Cardifolia: Camalote
Populus Balsamifera: Álamo Balsamífero
Populus Nigra: Álamo Negro
Porliera Higrometrica: Guayacán
Porophyllum Lineare: Yerba del Venado
Portulaca Oleracea: Verdolaga
Portulaca Triangularis: Verdolaga Cimarrona - Verdolaga de la Cabra
Potalia Resinifera: Anabí
Potentilla Anserina: Yerba de los Pájaros - Argentina
Pothos Foetidus: Poto - Dragoncillo Fétido
Primula Officinalis: Primavera
Proboscidea Lutea: Astas del Diablo
Prosopis Algarrobilla: Algarrobillla - Algarrobo
Prosopis Nigra: Algarrobo Negro
Prosopis Ruscifolia: Vinal
Prosopis Strombolifera: Mastuerzo Hembra
Prunus Cerasus: Cerezo Común - Guindo
Prunus Domestica: Ciruelos
Prunus Lauro-cerasus: Laurel Cerezo
Pseudo Acorus: Falso Acoro
Psidium Aromaticum: Guayabito
Psidium Guayaba: Guayabo
Psidium Pireferum: Guayabo Amarillo
Psidium Variabile: Arazá
Psoralea Glandulosa: Culen
Pteris Aquilina: Helecho Hembra
Pterocarpus Draco: Sangre de Dragón
Pterocarpus Erinaceus: Kino
Pterocarpus Marsuspinum: Kino Verdadero

Puettneria Carthagenensis: Zarza Hueca
Pulegium: Poleo
Pulmonaria Officinalis: Pulmonaria
Punica Granatum: Granado
Puya Coarctata (o Chilensis): Cardón Chagual
Pyrethrum Caucasicum: Pelitre
Pyrethrum Parthenium: Marticaria
Pyrus Cedonia (Cedonia Vulgaris): Membrillero
Pyrus Malus: Manzana

Q

Quassi Amara: Cuasia
Querrcus Ilex: Encina

R

Radix Hyppolapathi: Falso Ruibarbo - Rapontico
Ranunculus Acris: Botón de Oro - Ranúnculo
Ranunculus Parviflorus: Ranúnculo de Flores Pequeñas
Ranunculus Repens: Ranúnculo Rastrero
Raphanum Rusticum: Rábano
Raphanum Sativus: Rábano Cultivado
Rebulnium Bigemium: Charrúa
Regulina: Regulina
Rhacoma Grossopetalum: Uragogo
Rhamus Frangula: Frángula
Rhamus Purshramus: Cáscara Sagrada
Rhamus Zizyphus: Azufaifo
Rheum: Ruibarbo
Rhus Coriaria: Zumaque
Rhus Metopium: Zumaque de Jamaica
Rhus Toxicocondendron: Zumaque Venenoso
Ribes Nigrum: Grosellero Negro
Ribes Rubrum: Grosellero Rojo
Ricinus Communis: Ricino
Rivina Huminnis: Rivina Humilde - Yerba de los Carpinteros
Rosa Canina: Escaramuja - Rosa Silvestre
Rosa: Rosa
Rosmarinus Officinalis: Romero
Roubieva Multifida: Paico
Rubia Manjista: Rubia - Granza
Rubia Tinctorum: Rubia - Granza
Rubus Fructicosus: Zarzamora

Rubus Idoeus: Frambuesa
Rumex Acetosa: Acedera
Rumex Acutus: Vinagrera del Pasto
Rumex Aquaticus: Acedera Acuática - Paciencia
Rumex Cuneifolius: Lengua de Vaca
Rumex Latifolius: V i n a g r e r a del Pasto
Rumex Patientia: Ruibarbo Silvestre - Romaza
Rumex Sanguineus: Sangre de Dragón - Paciencia - Acedera Roja
Rumex Vesicarius: Romaza Vejigosa
Rupretchea Polystachya: Duraznillo
Rusucus Aculeatus: Brusco
Ruta Chalapensis: Ruda de la Tierra
Ruta Graveolens: Ruda

S

Sagitaria Montevidensis: Achira
Sagus Farinifera: Sagú
Salix Babilonica: Sauce Llorón
Salix Niger: Sauce Negro - Sauce Chileno
Salpichroa Rhomboidea: Huevos de Gallo
Salvia Giliessi: Salvia de Puna
Salvia Multiflora: Salvia Morada
Salvia Officinalis: Salvia Oficinal
Salvia Pratensis: Salvia del Prado
Salvia Sclarea: Salvia Mayor
Sambucus Australis: Saúco Blanco
Sambucus Ebulus: Yezgo
Sambucus Nigra: Sauce C o m ú n - Sauce Negro
Sanguisorba Officinalis: Pimpinelas
Sanicula Europea: Sanícula
Santolina Chamoecyparissus: Abrótano Hembra
Sapinadus Saponaria: Para-paro Casita
Saponaria Officinalis: Saponaria - Yerba Jabonosa - Linaria
Sarcostenina Gillesii: Farol
Sarracenia Purpurea: Sarracenia
Sarsaparrilla Brasiliensis: Zarzaparrilla del Brasil
Sarsaparrilla Officinalis: Zarzaparrilla
Sarsaparrilla Rubra: Zarzaparrilla Roja
Satureica Hortensis: Ajedrea
Saxifraga Granulata: Saxifraga - Yerba Contra la Piedra

Scabiosa Arvensis: Escabiosa - Viuda Campestre
Scabiosa Maritima: Flor de Viuda
Scandix Carefolium: Perifolio
Schinus Terebinthifolius: Aroeira
Schinus Molle: Aguaribay - Aguaraiba
Schnella Uxcisa: Yerba de Cadena
Schmidelia Edulis: Chal-chal
Scilla Maritima: Escila
Scilla Peruviana: Jacinto del Perú
Scirpus Lacustris: J u n c o de Los Campos
Scirpus Lacustris: J u n c o de Los Campos y Antillas
Scirpus Odorata: Cálamo Aromático de las Antillas
Scoparia Dulcis: Escobilla
Scorzonera: Escorzonera
Scrophularia Aquatica: Escrofularia
Scrophularia Nudosa: Escrofularia Nudosa
Scutellaria Galericulata: Escutelaria
Scutellaria Indica: Curanga
Scutellaria Laterifolia: Escutelaria de Hojas Laterales
Secale Cereale: Centeno Común
Secale Cornutum: Cornezuelo de Centeno
Sedum Telephium: Yerba de los Carpinteros
Selinum Palustre: Perejil de los Pantanos
Sempervivum Tectorum: Siempreviva
Senecio Arechavaletae: Manzanilla Real - Flor de Reina
Senecio Brasiliensis: Yerba de la Primavera.
Senecio Eriophyton: Chacha-cuna
Serpentaria Phylla: Actea
Serratula Arvensis: Cardo Hemorrodial
Sesamum Orientale: Ajonjolí
Sesuvium Purtulacastrum: Yerba de Vidrio
Sida Abutilon: Abutilón
Sida Castelnaeana: Yerba de la Portería
Sida Rombifolia: Tipicha
Simaruba Excelsa: Simaruba de Jamaica
Simarruba Officinalis: Simarruba
Sinapsis Alba: Mostaza Blanca
Sinapsis Nigra: Mostaza Negra
Sisirinchium Vaginatum: Canchalagua

Sisonammi: Ameos - Hinojo de Portugal
Sisymbrium Nosturtium: Berro
Sium Sisarum: Chirivia de Toscana
Smilax Sifilitica: Zarzaparrilla
Smilax Pseudo China: Donguey Legítimo
Solanum Angustifolium: Duraznillo Enredadera
Solanum Chenopodifolium: Duraznillo Blanco
Solanum Commersonii: Papilla Purgante
Solanum Dulcamara: Dulcamara
Solanum Esculentum: Berenjena
Solanum Lycopersicum: Tomate
Solanum Nigrum: Hierba Amorosa - Tomate del Diablo
Solanum Sisymbrifolium: Revienta Caballo
Solanum Tuberosum: Patata
Solidago Odora: Solidago
Solidago Virga Aurea: Barra de Oro
Sonchus Levis: Cerrajas
Sonchus Oleraceus: Cerraja Vellosa
Spica Gallica: Nardo Céltico
Spilanthus Acmelia: Acmelia - Abecedaria
Spilanthus Oleraceus: Espilanto - Berro de Pará
Spinaca (Oleracea): Espinaca
Spiraea Filipendula: Filipéndula
Spirosa Ulmaria: Ulmaria - Reina de los Prados - Hierba de las Abejas
Statice Antarctica: Guaycurú
Stenocalix Pitanga: Pitanga Wangapiré
Sterculia Chicha: Chichá
Stercus Diavoli: Asa Fétida
Styrax Benzoin: Benjuí
Strophantus: Estrofanto
Stryphnodendrum Barbatimao: Barbatimón
Sweitenia Mahogani: Cedro Macho
Symphitum Majus: Consuelda Mayor - Yerba de las Cortaduras - Oreja de Asno - Oreja de Vaca

T

Tacoma Stans: Garocha
Tagetes Glandulifera: Amores Secos
Tagetes Minutus: Chiquilla
Talium Patens: Carne Gorda
Tamarindus Indica: Tamarindo
Tamaris Gallica: Tamarisco
Tamus Communis: Taminero - Sello de Nuestra Señora - Raíz Virgen
Tanaecium Jaroba: Jaroba
Tanacetum Vulgare: Tanaceto - Yerba de San Marcos
Taraxacum Dens Leonis: Taraxacón - Diente de León - Corona de Fraile - Amargón
Taxus Baccata: Tejo Común
Teucrium Chamoedrys: Camedrios
Teucrium Marum: Germandrina Marítima
Tetracera Volubilis: Liana Áspera
Thayctrum Lasiostylum: Alboquillo del Campo
Thaspi (Capsula) Busra Pastoris: Bolsa de Pastor
Thea Chinensis: Té
Theobroma Bicolor: Cacao
Theobroma Cacao: Cacao
Thuya Occidentalis: Árbol de la Vida - Tuya
Thymus Serpyllum: Serpol - Tomillo Silvestre
Thymus Vulgaris: Tomillo
Tiaridium Elongatum: Cresta de Gallo
Tiaridium Indicum: Borrojón
Tilandsia: Claveles
Tilandsia Encorvata: Tilandsia Encorvada
Tilandsia Usneoides: Barba de Viejo
Tilia Europea: Tilo
Tixis Pallida: Solidonia
Tormentilla Erecta: Tormentilla
Tragia Volubilis: Pringa-moza
Trianthema Monogynum: Toston - Portulaca Amarga
Tribulus Terrestris: Abrojo
Tridium Judicum: Aguará
Trifolium Fibrinum: Trébol Acuático (Palustre; Fibrino)
Trifolium Incarnatum: Trébol Encarnado
Trifolium Melitotus: Trébol Oloroso - Corona de Rey - Meliloto
Trifolium Pratense: Trébol Rojo
Trifolium Repens: Trébol Rastrero
Triticum Repens: Trigo Rastrero - Grama
Tropaeolum Majus: Capuchina
Trophis Americana: Trofis de América
Tulipa: Tulipán
Turnera Ulmifolia: María López

Tusilago Farfara: Tusílago - Uña de Caballo
Typha Latifolia: Espadaña - Totora

U

Ulmus Campestris: Olmo
Ulva Lactuca: Luche
Urena Lobata: Cadillo de Perro
Urena Sinuata: Carrapicho
Urostigma: Higuerón
Urtica Caccifera: Ortiga Blanca de las Antillas
Urtica Dioica: Ortiga Mayor
Urtica Iners: Ortiga Blanca
Urtica Parietaria: Parietaria de las Antillas
Urtica Pilulifera: Ortiga Romana
Urtica Urnes: Ortiga Pequeña - Ortiga Blanca
Usnea Hieronymi: Yerba de la Piedra

V

Vaccinium Myrtillus: Arándano - Mirtillo
Vachelia Farnesiana: Aroma Olorosa
Valantia Cruciata: Crucesita
Valeriana Officinalis: Valeriana
Valeriana Paniculata: Valeriana de las Antillas - Valeriana de la Tierra
Vallesia Glabra: Ancoche
Vandelia Difusa: Caa-ataya - Yerbahierro - Oreja de Rata
Varronia Alba: Capa Blanca
Veratrum Album: Eleboro Blanco
Verbascum Thapsus: Gordolobo Blanco - Vervasco - Cirio de Nuestra Señora
Verbena Jamaicensis: Verbena Azul
Verbena Officinalis: Verbena Común - Yerba de Todos los Males
Verbena Triphylla: Verbena Aromática - Yerba Luisa - Yerba Princesa - Cedrón
Vernonia Mollisina: Yuyo del Sudor
Vernonia Scabra: Tres Mates
Veronica Becabunga: Becabunga
Veronica Officinalis: Verónica
Viburnum Prunifolium: Viburnum Prunifolium

Vicia Sativa: Haba del Campo
Villarsia Humboldtiana: Trébol Febrino de las Antillas - Hierba Hicota
Vinca Minor: Pervinca - Vinca - Yerba Doncella - Violeta de las Brujas
Viola Odorata: Violeta
Viola Tricolor: Pensamiento
Virginiæ Excelsis: Incayuyo
Viscum Album: Muérdago
Viscum Latifolium: Caballera
Viscum Opuntioides: Guacimillo
Vitis Vinifera: Uva - Vid
Voyria Uniflora: Genciana Uniflor

W

Wahlenbergia Linarioides: Uño Perquen

X

Xanthium Macrocarpum: Abrojo Grande
Xanthoxylum: Fresno
Xanthoxylum Spinosum: Tembeteri
Xanthoxylum Tinguaciba: Tingaciba
Ximenia Americana: Ciruelo Espinoso
Xylopia Frutescens: Fruta de Burro
Xylopia Grandiflora: Xylopia de Flores Grandes.

Y

Yohimbeoa: Yohimbina

Z

Zanthixilum Clava Herculis: Cenizo
Zea Maiz: Maíz
Zingiber Cassumunar: Cedonia Amarilla
Zingiber Officinalis: Gengibre
Zingiber Zerumbet: Gengibre Cimarrón
Ziziphus Mirtol: Mirtol
Zostera Marina: Zostera Marina - Alga Común - Heno de Mar
Zygophylum Arboreum: Palo Santo

INDICE GENERAL

A

	Pág.
Abacá	9
Abacachi	9
Abavante (Palo de gandules)	9
Abecedaria (Ver Acmelia).	
Abedul (Álamo blanco)	10
Abedulillo (Hojaranzo, Carpe)	11
Abelmosco (Ver Pepita de Pasmo).	
Abeto	11
Abre-Puño	12
Abro	13
Abrojo	13
Abrotano Hembra	14
Abrotano Macho (Brotano)	14
Abutillón Indico	15
Acacia	15
Acajú (Acajoiba)	16
Acanto	17
Acayú (Ver Cedro macho).	
Acayú de Tablas (Ver Cedro de olor).	
Acebo	18
Acedera Blanca (Ver Quetmia ácida).	
Acedera Colorada (Ver Quetmia blanca).	
Acedera de Guinea (Ver Quetmia).	
Acedera	19
Acederaque (Flor de paraíso. Cinamono)	21
Acedera Silvestre o del Monte.	21
Acedera Vejigosa (Ver Romanza vegosa).	
Acederilla (Trébol agrio. Aleluya. Vinagrillo)	22
Acederillo (Ver Trébol ario).	
Aceite de Carapa (Ver Carapa).	
Aceite de Chaulmoogra (Ver Chaulmoogra).	
Aceite de Palo (Ver Copaiba).	
Aceituna (Oliva)	23

	Pág.
Acera Antropófora	23
Acelga	23
Aciano (Ver Azujelo).	
Acíbar (Ver Áloe).	
Acmelia (Abecedaria)	24
Acónito	25
Acoro (Ver Cálamo).	
Achicoria	26
Achicoria Silvestre	27
Achiote (Arnotto)	28
Adelfa (Véase Laurel rosa).	
Adelfilla (Adelfilla laureola. Adelfilla macho)	29
Adhatoda	29
Adonis Vernalis	30
Adormidera Espinosa	31
Adormidera Oficinal (Adormidera blanca)	31
Adoxa (Masculina. Almizcle Vegetal. Yerba de Almizcle)	32
Agar-Agar	33
Agarra Palo (Higuerón)	33
Agnoscasto (Pimiento loco. Pimiento de fraile)	34
Agracepo (Bérbero)	35
Agrimonia (Ver Ciento en rama).	
Agrio-Agrial	35
Aguacatillo (Ver Laurel rojo).	
Aguapé	36
Aguará	36
Aguaribay	36
Aguinaldo Amarillo	37
Ajedrea	37
Ajenjo Cimarrón (Ajenjo de las Antillas. Artemisilla. Confitillo. Escoba Amarga)	37
Ajenjo de las Antillas (Ver Ajenjo cimarrón).	
Ajenjo Oficinal	38
Ají del Monte (Véase Cambarí).	
Ajíes (Ají caballero. Ají bravo, etc.)	40
Ajo	40

	Pág.		Pág.
Ajonjolí (Coligigidri. Sésamo. Alegría)	42	Pico de cuervo. Buey gordo)	63
Álamanda (Jazmín de Cuba. Campana Amarilla)	42	**Ameos** (Hinojo de Portugal)	63
		Amores de Casados (Ver Algodoncillo).	
Alamo	43	**Amores Secos**	63
Alazor (Ver Cartamo).		**Anabi**	63
Albahaca (Basílico)	44	**Anacahuita**	64
Albaquillo del Campo	44	**Anagálide** (Yerba del gorrión)	64
Alcaluz (Palo dulce)	45	**Anamu** (Ver Pipi).	
Alcachofa	45	**Ananá** (Piña)	65
Alcana (Ver Henna).		**Ancoche**	66
Alcanfor	46	**Anda-Acú** (Purga de los paulistas)	66
Alcaparro Fétido (Ver Palo de excrementos).		**Andiroba** (Ver Carapa).	
Alcaparrol (Alcaparro. Alcaparrón)	48	**Adropogón** (Ver Vetiver).	
		Anémona (Anémone)	66
Alcaravea (Comino)	49	**Aneto** (Eneldo)	67
Alcornoque	50	**Angel**	69
Aletris Harinosa	50	**Angélica** (Yerba del Espíritu Santo)	69
Aleluya (Véase Acederilla).			
Alfilerillo	50	**Angelim**	71
Alforfón (Trigo morisco)	51	**Angico** (Curupay-jata)	71
Alga (Ver Fucus).		**Anís**	71
Algarrobilla	51	**Anís Estrellado de la China** (Véase Badiana).	
Algarrobo Negro	51		
Algodoncillo (Algodón de Mariposa. Platanillo. Amores de los casados. Flor de calentura. Cachumeca. Mal casada. Niño muerto)	52	**Anoda** (Violeta)	73
		Anón (Anona con Escamas)	73
		Apalachina (Casina. Té de los apalaches. Té del Mar del Sur)	74
		Apio	74
Algodonero	52	**Apio Cimarrón Macho**	74
Alhelí Amarillo	52	**Apio Silvestre**	75
Ahenna (Ver Henna).		**Aracacha** (Paracacha apio)	77
Alholva (Ver Fenogreco).		**Arándano** (Mirtillo)	77
Alhucema (Ver Espliego).		**Araroba**	78
Aliaria	53	**Arazá**	79
Alismo (Ver Llantén cimarrón).		**Arbol de las Cámaras** (Ver Simaruba).	
Aliso	53		
Almendras Amargas	54	**Arbol de Seda** (Mudor. Mador. Asclepiade)	79
Almendras Dulces	55		
Almendro de los Bosques (Hipocratea voluble o Trepadora).	56	**Arbol del pan**	81
		Arbol Santo (Ver Paraíso).	
Almizcle Vegetal (Ver Adoxa).		**Arenaria Rubra**	81
Aloe (Acíbar)	56	**Argentina** (Anserina)	81
Alquequenje (Vejiga de perro).	57	**Aristoloquia** (Aristoloquia mataserpientes y culebras)	82
Alquimila (Pié de león)	58		
Altea (Véase Malvavisco).		**Aristoloquia con Hojas de Tres Lóbulos** (Yerba amarga, buche de pavos, pavitos, yerba amarga de Santiago)	82
Altramuz	58		
Amapola	59		
Amaranto	60		
Amargón (Diente de león. Corona de fraile)	60	**Aristolaria Puntada** (Raíz de Mato)	82
Amaiba (Ver Yagramo).		**Armuelle** (Repollo de amor)	83
Ambay (Palo de lija. Ambahu)	61	**Arnica**	84
Amendoirana (Regaliz silvestre.		**Arnoto** (Ver Achiote).	

ÍNDICE GENERAL 653

Pág.

Aro o Yaro Rastrero 85
Aroeira (Corneiba) ....· 86
Aroma Olorosa (Mimosa de Farnesio. Aromo) 87
Aromo (Ver Aroma olorosa).
Artanita (Pan de puerco) 87
Artemisa (Hierba de San Juan) 88
Artemisa Macho 89
Artocarpo de Hojas Enteras (Árbol de pan) 89
Arveja 90
Arrayán 90
Arroz 91
Asa Fétida (Estiércol del diablo) 92
Asapeixe 93
Asaro (Nardo silvestre. Oreja del hombre) 93
Asfodelo Amarillo (Gamón) ... 94
Asfodelo Blanco (Gamón blanco) 94
Asfodelo Desconocido (Gamón desconocido) 94
Asfodelo Ramoso (Gamón ramoso) 94
Asfodelos y Gamones 95
Aspérula (Asperilla. Yerba de la Garganta) 95
Astas del Diablo .... '96
Ataco (Yuyo colorado) 96
Atamisque 96
Atanasia (Ver Tanaceto).
Avellós (Alvelos) 97
Avena 97
Avocatero (Ver Palta).
Ayapana (Diapana-Guaco) 98
Azafrán 100
Azafrán de las Antillas 100
Azahar 101
Azaya (Cantueso) 101
Azucarillo (Ver Ben).
Azucena 102
Azufaifo 103
Azulejo (Anciano. Flor de viuda) 103

B

Baba 104
Badiana (Anís estrellado de la China) 104
Baila Bien 105
Balarde (Ver laurel rosa).
Balboa 106
Baleria (Cojitro de puerco) ... 106
Balsamita (Yerba romana) 107

Pág.

Baobal o Boabab 107
Baquena (Ver Caisemón).
Barba de Capuchino 109
Barba de Chivo 109
Barba de Paca 110
Barba de Tigre 110
Barba de Viejo 110
Barbatimón 110
Bardana (Lampaza. - Yerba de los tiñosos) .....'............ 111
Barlilla de las Antillas 112
Basílico (Véase Albahaca).
Bastardilla (Falsa Acanto. - Esfondilio) 113
Basqueña (Ver Caisemón).
Batatas Blancas (Ver Papas dulces).
Batatas de Escamas 113
Batatilla de los Campos (Corona de virgen) 113
Batatilla de Playa 114
Batiputa 114
Beberú (Sipeeri) 114
Becabunga 115
Bejuco 115
Bejuco colorado (Ver Liana).
Bejuquillo (Ver Ipecacuana).
Beleño Negro 116
Belonia con Hojas Asperas 116
Belladona ....'............... 117
Belladona de las Antillas (Ver Palo de Gallina).
Belleza Enredadera (Ver Melaillo).
Bellotita (Ver Primavera).
Ben (Moringa de semilla con alas. Ben de la tierra. Arbusto. Azucarillo. Colirio) .. 118
Berbero (Ver Agracejo).
Berenjena 119
Bergamota 120
Berro (Masturezo de agua) ... 120
Berro Terrestre (Yerba de Santa Bárbara) 121
Betel (Pimienta betel) 122
Betónica Oficinal 122
Bicuiba (Bucumba) 124
Bignonia Equinoccial (Yerba Nulú) 125
Bistorta 125
Boj (Flor de Pascua) 127
Boldo 128
Bolsa del Pastor (Paniquesillo). 129
Borraja 130
Botón de Oro (Ver Espilanto).

	Pág.		Pág.
Botrís	131	Flor de muerto)	149
Brasilete Bastardo	131	Camalote	149
Brasilete de Jamaica	132	Camambú (Uvilla del Campo)	149
Brea Seca (Ver Colofonia).		Camapú	150
Brionia (Nuez negra. Nabo del diablo)	132	Camará	151
		Cambari (Ají del monte)	151
Brotal	132	Camboin	151
Brunsfelsia de América	133	Cambronera	151
Brusca (Hedionda Brusco)	133	Camedrio (Germandia, Encinilla, Gamander)	151
Buco (Buchée)	134		
Buche de Pavos (Ver Aristoloquia).		Campana Amarilla (Ver Alamanda).	
Buchina (Ver Esponjilla).		Campanilla (Pajarilla, Aquileña, Manto Real)	153
Burucuyá Hediondo (Tagua-tagua. Parchita de culebra. Pasionaria que huele)	135		
		Canango	153
		Canchalagua	154
Butua (Ver Brava).		Canela	154
		Canela de Malabar	155
C		Canelilla (Ver Gengibre de Sábana).	
Caa-Ataya (Hierba-hierro. Mata cana. Oreja de rata)	135		
		Canelillo (Pitao)	155
Caa-Boeti	135	Canjerana	156
Caájeé (Caaheé)	136	Cantuoso (Ver Azaya).	
Caamembeca	136	Caña	156
Caapeba	136	Caña Aromática (Ver Cálamo).	
Caballera	136	Caña Cimarrona (Caña cimarrona de los riachuelos. Costo de Arabia. Costo con espigas)	157
Cabello de la Virgen	137		
Cabello de ángel	137		
Caburé-iba (Caburé-iba. Incienso)	137		
Cacahuete (Ver Maní).		Caña Corro (Maraca Cimarrona. Flor de Cangrejo)	157
Cacao (Semillas de Cacao)	138		
Cactus	139	Cañafístula	158
Cachumeca (Ver Algodoncillo).		Cáñamo	158
Cadillo	139	Cáñamo de Indias	159
Cadillo de Perro (Pata de Perro. Cadillo Blanco. Cadillo Baboso)	139	Capa Blanca	160
		Capitana (Yerba capitana)	160
		Capitán del Bosque	161
Café	139	Capón Oloroso (Ver Gengibre de Sábana).	
Cainca (Kainca. Cainza. Cainmana. Raíz de cainea. Madreselva de las Antillas. Jazmín de hojas. Jazmín bastardo)	143		
		Capuchina	161
		Cará	162
		Caraguatá	162
Caisemón (Basqueña. Pimienta de Flores en Ombela. Yerba de Collar. Basqueña Abierta. Baquena. Vaqueña)	143	Carambola	162
		Caranday (Palma de)	162
		Carapa (Andiroba. Aceite de Carapa)	163
Calabaza (Ver Zapallo).			
Calaguala	144	Caratcha	163
Calafate	146	Carda	164
Cálamo o Cálamo Verdadero (Caña aromática).		Cardíaca	164
		Cardilla	164
Cálamo Aromático de las Antillas	148	Cardo Corredor (Setero. Eringio. Barba cabruno)	164
		Cardo de Batanero (Cardencha común)	165
Caléndula oficinal (Maravilla,			
		Cordón Chagual	166
		Cardo Santo (Cardo Benedicto)	166

ÍNDICE GENERAL

	Pág.
Calmel	167
Carnestolend (Carnestolendas).	168
Caroba (Caa-roba. Caraiba) ..	169
Carqueja	169
Carqueja Amarga	169
Carqueja Dulce	170
Carrapicho	170
Carrebol (Ver Rivina humilde).	
Cártamo (Alazor. Azafrán romi)	170
Cáscara de Chañar	171
Cáscara Sagrada	171
Cascarilla (Corteza de Cascarilla. Quina Morada. Quina Aromática. Quina falsa (Ver Paro-Paro)	172
Casita (Ver Paro-Paro).	
Cassia Médica	173
Cassia Pequeña	173
Cassia Pequeña de América	173
Castaño de América (Castaño del país. Cacao silvestre)	173
Castaño de América (Cacao cimarrón)	173
Catecu (Ver Acacia).	
Cauba	174
Cayapó	174
Cayapó Glubosa	174
Ceanoto (Té de Jersey)	174
Ceanoto Azul	174
Cebada (Cebada perlada. Cebada inglesa)	175
Cebadilla del campo	177
Cebolla	177
Cebolla aborrana de las Antillas (Ver Jacinto del Perú).	
Cebolla del diablo (Ver Lágrimas de la Virgen).	
Cedrela Olorosa (Ver Cedro de olor).	
Cedrillo Majagna	179
Cedro de las Barbadas (Ver Cedro de olor).	
Cedro de Martinica (Ver Cedro de olor).	
Cedro de Olor (Cedrela olorosa. Cedro de las Barbadas. Cedro de Martinica. Acayú de tablas)	180
Cedro Macho (Cedro legítimo. Acayú. Acayú legítimo o de muebles)	180
Cedrón (Verbena aromática. Yerba Luisa. Yerba de la Princesa)	181
Ceibo	181
Ceibo Corteza	182

	Pág.
Celidonia Mayor (Yerba Calidonia legítima. Gran luz)	182
Cenizo (Mapurito. Pelo espinoso. Fresno espinoso. Clava de Hércules. Ayuda. Ayúa. Zantoxilo de los caribes)	183
Centáurea Americana	183
Centáurea de Oriente	184
Centáurea Mayor (Centáurea Officinal. Hiel de Tierra)	184
Centáurea Menor	184
Centáurea Negra	185
Centaurilla de las Guayanas	185
Cepa-Caballo (Clonqui)	186
Cerafolio (Ver Perifolio).	
Cerezas	187
Cerezo Gornozo (Ver Paro-paro).	
Cerezo Negro	188
Cerraja (Ñilgue)	188
Ciciliana (Ver Maravilla).	
Cidra (Palo de cidra)	189
Ciento en Rama (Agrimonia)	189
Cilantro (Culantro)	190
Cimarrón (Ver Confitillo).	
Cina-Cina	190
Cinamono (Ver Acederaque).	
Cinoglosa (Lengua de Perro. Yerba de Antal)	191
Cinomorio de la Guayana	191
Cipo (Ver Cuerda de violín).	
Ciprés	192
Cirio de Nuestra Señora (Véase Gordolobo blanco).	
Ciruelas (Secas)	192
Ciruelo Espinoso	194
Ciruelo Silvestre (Ver Endrino).	
Clava de Hércules (Ver Cenizo).	
Claveles	194
Clavelina (Guacamaya. Poinciana elegante. Seto florido)	195
Clavo de Especie	195
Clemátide (Cabellos de Ángel)	196
Cleoma de Cinco en Rama (Ver Mozambe).	
Cleoma de Tres en Rama (Ver Volatine).	
Clombago (Ver Melaillo).	
Clonqui (Ver Cepa-caballo).	
Coca	196
Coca del Campo	197
Coclearia	198
Cocoloba (Kino. Uvero del mar. Uvero de la playa. Uvas de galeta. Guibasa. Baya de Praga)	199
Cocotero de nueces (Palma real.	

Palma de coco. Palo de coco. Palmero o coco. Palmito) .. 200
Cochayuyo 203
Codocoipo 203
Cojitre de puerco (Ver Baleria).
Col 203
Cola de caballo (Rabo de mula) 204
Cola de caballo agigantada (Equiseto agigantado o de las Antillas) 205
Coal de quirquincho (Pillijan). 206
Cola de ratón 207
Cola de zorro 207
Colita peluda 207
Colirio (Ver Ben).
Colofonia (Pez de Castilla. Brea seca) 208
Colombo 208
Colombo de América (Colombo de Marieta).
Colquiyuyo 209
Comida de culebra 209
Comino 209
Condurango 210
Conejito 211
Congona (Congonita cimarrona. Yerba amarga) 211
Congorosa 211
Consuelda (Pequeña) (Yerba de San Antonio. - Oreja de asno) 212
Contra-yerba 214
Convalaria (Ver Lirio del Valle).
Copaiba (Copai. - Bálsamo de copaiba. - Aceite de palo) 214
Copalchi (Quina Aromática. Quina blanca. Chacarilla) 216
Coralina 216
Corazón (Anona de redecilla) . 216
Corazoncillo 217
Corazón de Jesús 217
Cordoncillo Blanco (Arbusto de hojas ásperas. Guiguillo blanco. Oyú-yú) 218
Cordón de Fraile (Ver Rascamonia).
Cordón de San Francisco (Ver Rascamonia).
Corneira (Ver Arocira)
Cornezuelo de centeno (Tizón de centeno).
Cornizo 218
Corona de Fraile (Ver Amargón).
Corona de Rey (Melitoto - Coronilla) 219

Corona de la Virgen (Ver Batatilla de los campos).
Coronilla (Ver Corona de Rey).
Corre-corre 221
Correguela 221
Corteza de Cascarilla (Ver Cascarilla).
Costo con Espigas (Ver Caña cimarrona).
Costo de Arabia (Ver Caña cimarrona).
Cotoperis 222
Crateva Ginandra (Ver Toco).
Crescencia Cujete (Taparo. Criolla) 222
Cresta de Gallo (Fedegoso) ... 223
Crica de Negra (Ver Sonajero azul).
Criolla (Ver Crescencia cujete).
Cristal de Zabil (Ver Zábila).
Crucesita (Galio Cruzado. - Crucianela).
Crucianela (Ver Corazón de Jesús).
Cuaja leche (Ver Galio verdadero).
Cuassia amarga (Ver Q u a c i a amarga).
Cuassia elevada (Ver Simaruba de Jamaica).
Cubeba (Pimienta de Cola) ... 224
Cuerda de violín (Cipo). (Fideo. - Planta sin pie. - Planta de bruja) 226
Cuernos del diablo (Uñas del diablo) 226
Cufea Antivanérea 227
Culantrillo 227
Culén 227
Cupuisa (Ver Guacimillo).
Curanga 228
Curupay-Jata (Ver Angico).
Curcuma (Gengibrillo) 228
Cuscuta (Peluca. - Cabello del diablo) 230
Cuspa (Angostura) 230
Cuapa (Ver Angostura).
Cutubea de Flores en espigas densas 231

CH

Chacha-cuna (Chachacoma) ... 231
Chal-chal 231

ÍNDICE GENERAL 657

Pág.

Chamico (Estramino, yerba hedionda, trompetilla) 232
Chamisa 233
Chañar 233
Chañarcillo 233
Charrúa 234
Chaulmoogra (Aceite de) 234
Chepica dulce (Gramilla dulce). 235
Chichá 235
Chilca (Ver Chiquilla).
China (Ver Donguey legítimo).
Chincapín (Castaña) 235
Chinela (Ver Diamela).
Chinchilla (Ver Chiquilla).
Chinchín 236
Chio 236
Chipi-chape 236
Chiquilla (C h i l c a, Chinchilla, Zuico) 236
Chirca 237
Chirimoya 237
Chiriva de Toscana 237
Chitán (Fresnillo. Dictamo. Fraxinela. Dictamo Blanco) 237
Cochito (Ver Sonajero azul).
Chufas 238

D

Dafne (El mecerón. Leño gentil. Laureola hembra) 238
Dátiles (Palma de Dátiles) ... 238
Dauco cretico 240
Dedal (Ver Digital).
Dedera Colorada (Ver Digital).
Dedera Encarnada (Ver Digital).
Demajuagua (Ver Emajagua).
Detenedor de Bueyes (Ver Gatuña rastrera).
Diamela (Chimela. Sambac. Jazmín de Indias) 241
Diapana (Ver Ayapana).
Dictamo (Ver Chitán).
Diente de León (Ver Amargón).
Diervilla 241
Digital (Dedacera Encarnada. Dedal. Dedal Colorado) 241
Dinna (Ver Baobal).
Dividivi (Libidibi. - Garobilla) . 243
Don Diego de Noche (Ver Maravilla).
Donguey Legítimo (Esquina. China. Esquina falsa) 244
Doradilla 244

Pág.

Doradilla de la Tierra (Doradilla de las Antillas) 244
Doradita 245
Duboisina 245
Dulcamara (Dulce amargo, viña silvestre) 246
Duraznillo 247
Duraznillo del agua 247
Duraznillo enredadera 247
Duraznillo negro 248

E

Eléboro Fétido (Pie de grifo) .. 248
Eléboro Negro 248
Eléboro Oriental 249
El Mecerón (Ver Dafne).
Emajagua (Majagua. Majagua blanco. Majagua negro. Demajagua) 250
Encina (Roble) 250
Endrino (Ciruelo silvestre) 252
Enebro 252
Eneldo (Hinojo fétido) (Ver Aneto).
Enula (Yerba del moro, hoja de caballo) 254
Epimedio 255
Escabiosa 256
Escamonea 256
Escaramujo (Rosa canina) 256
Escobilla (Escoba dulce. - Orozuz del pasto) 257
Escorzonera 258
Escrofularia acuática 259
Escrofularia de hojas laterales .. 259
Escrofularia nudosa 259
Escutelaria (Yerba de la celada. Centaura azul) 260
Esfondillo (Ver Bastardilla).
Espadaña (Ver Totoras).
Espantalobos (Sen indígena) .. 260
Espartillo 261
Espárrago 261
Espilanto (Berro de Para). (Yerba del espanto. Botón de oro) 263
Espinaca 263
Espina de la Cruz 264
Espinillo 264
Espino blanco 264
Espliego (Alhucema) 265
Esponjilla (Buchina) 266
Eucalipto 266
Eufrasia 267

	Pág.
Eupatorio común	269
Eupatorio perfoliato	270

F

Farolito (Rapónchigo)	270
Felandrio (Felandrio acuático. - Hinojo acuático. - Perejil acuático)	271
Fenogreco (Alholva)	272
Fideo (Ver Cuerda de Violín).	
Filanto Unitario (Ver Peronillo del pasto).	
Filependula	274
Flor de Calentura (Ver Algodoncillo).	
Flor de Cangrejo (Ver Caña Coro).	
Flor de Fuego (Ver Euforbio de flores).	
Flor del Cielo	274
Flor de Fuego o de Pascua (Euforbio de flores encarnadas).	275
Flor de Oración (Suspiro. Flor de San José)	275
Flor de Pajarito (Flor de patito)	275
Flor de Santa Lucía	276
Flor de Viuda	276
Flor Morada	276
Frambuesa	276
Frángula	277
Fraxinela (Ver Chitán).	
Fresnillo (Ver Chitán).	
Fresno	278
Fresno amargo (Ver Simarouba de Jamaica).	
Fresno espinoso (Ver Cenizo).	
Fruta de burro	278
Frutilla	279
Frutilla de Chile	280
Fucus (Fuco. - Alga)	280
Fumaria común	281
Fumaria morada	281
Fumaria oficinal	282

G

Galanga	283
Galbano	283
Galega (Ruda cabruna)	284
Galeopsis (Yerba santa)	285
Galio blanco	285
Galio enganchador	286
Galio verdadero (Cuaja leche)	287

	Pág.
Garbanzos	288
Garobilla (Ver Dividivi).	
Garocha (Sauce amarillo)	289
Gatera (Ver Yerba de las gatos).	
Gatuña rastrera (Detenedor de bueyes)	290
Gayuba (Madroño rastrero, uva de oso)	291
Genciana	292
Genciana de las Antillas	293
Genciano uniflor	293
Genciana verticilada de América	293
Gengibre	293
Gengibre cimarrón (Gengibre silvestre. Gengibre amargo)	294
Gengibre de Sábana (Gengibre de los pastos. Canelilla. Capún oloroso)	295
Gengibrillo (Ver curcuma).	
Genipa de América (Jagua, caruto)	295
Geranio (Yerba de San Roberto)	296
Germandrina marítima	296
Girasol (Mirasol)	297
Gnafalio (Pie de gato)	297
Gomas (Mucílago vegetal)	297
Gomá arábiga (Goma de Senegal)	298
Goma tragacanto	298
Gordolobo blanco (Cirio de Nuestra Señora)	299
Graceola de América	300
Graceola officinal (Yerba del pobre. Sen de los prados)	300
Grama	301
Grama de las Indias (Ver Vetiver).	
Grama de limón (Ver Limoncillo).	
Grama de olor	302
Gramilla dulce (Ver Chepica dulce).	
Granadillo	303
Granado	303
Grosella colorada	304
Grosella negra	304
Guacle	306
Guacimillo (Cupuisa)	306
Guaco	306
Guaco (Huaco. Planta de oradores). (Ver Guaco Rebalsero).	
Guaco rebalsero (Ver Ayapama).	
Guanábano (Anona de Broquel. Palo de Guanábano. Anona de puntitas)	307

ÍNDICE GENERAL

Pág.

Guano (Tocariga) 307
Guayabito (Guayabillo del monte) 308
Guayabo (Guayabos cocoteros. Palo de guayabo) 308
Guayabo amarillo 309
Guayaco (Guayacán) 309
Guaycurú 310
Guiguillo oloroso (Higuillo oloroso) 311
Guilno (Gramilla) 311
Guindo común 311
Guisante maravilla (Farolitos. Farolitos del jardín) 311

H

Haba 312
Haba del aire 312
Haba del campo 313
Haba de Tonka 313
Hallarete (Ver Yerba del clavo).
Haraguazo (Blanco y Negro) . 313
Haya 314
Haya-Haya 315
Hedionda (Ver Brusca).
Helecho acuático (Ver Asmonda).
Helecho dulce (Ver Polipodio).
Helecho hembra 316
Helecho macho 316
Heliotropo 316
Heliotropo oloroso (Yerba de vainilla) 317
Henna (Resedá, lausonia, alcana, raíz de afeite, alhenna) 317
Hepática (Hepática terrestre. Yerba del pulmón. Pulmón de tierra) 318
Hicamo (Ver Icamo).
Hiedra terrestre (Yerba de San Juan) 319
Hiedra trepadora 320
Hiel de tierra (Ver Centáurea mayor).
Hierba hierro (Ver Caa-Ataya).
Higo chumbo (Ver Tuna).
Higos 321
Higuerón (Ver Agarra palo).
Higuillo con olor de limón 323
Hinojo 324
Hinojo acuático (Ver Felandrio).
Hinojo de Portugal (Ver Ameos).
Hinojo fétido (Ver Eneldo).
Hipericón (Yerba de San Juan. Corazoncillo) 325

Pág.

Hisopo 326
Hoja de brujo (Ver Yerba bruja).
Hoja de caballo (Ver Énula).
Hoja de mono (Ver Pareira brava).
Hojaranza (Ver Abedulillo).
Homalio con espigas 328
Hombrecillo (Ver Lúpulo).
Hongos 328
Huaco (Ver Guaco).
Hulla de asno (Ver Tusílago).
Huevos de gallo 330

I

Icamo (Jícamo. - Hicamo. - Ycamo) 330
Icaquillo (Ladrón) 331
Incayuyo 331
Imperatoria 332
Incaica (Ver Yagramo).
Incauca (Ver Yagramo).
Ingá 332
Ipecacuana (Ipeca. Bejuquillo) . 332
Iris de Florencia 334
Iris de Martinica 334

J

Jaboncillo (Ver Para-paro).
Jaborandi (Hojas) 334
Jacinto 335
Jacinto del Perú (Escilla del Perú. Cebolla Alborrana de las Antillas) 335
Jacua (Ver Genipa de América).
Jalapa falsa (Ver Maravilla).
Jaramango officinal (Mostaza de los frailes. Yerba de los cantores) 336
Jarilla (Galicosa. Jarilla officinalis) 337
Jaroba 337
Jazmín 338
Jazmín de Cuba (Ver Alamanda).
Jamín de Indias (Ver Diamela).
Jazmín encarnado (Ver Maravilla).
Jeniquen (Ver Pita).
Jícamo (Ver Icamo).
Juncia elegante (Ver Yerba de cuchillo).
Junco de los campos (Junco de las Antillas) 339

Pág.

Junco oloroso (Yerba de cuchillo) 339

K

Kaki 340
Kino (Ver Cocoloba).
Kola 340
Kousso (Kosso) 340

L

Ladrón (Ver Icaquillo).
Laguetto (Ver Torvisco de las Antillas).
Lágrimas de la Virgen (Flor del diablo. Cebolla del diablo) .. 341
Lágrimas de Job 342
Lágrimas de Salomón (Ver Lirio del valle).
La Guara (N o y a l. Castaño de Santo Domingo) 342
Lampaya 343
Lampazo (Ver Bardana).
Lantana amarillo (Carioquito y cariaquillo) 343
Lapachillo 344
La Palita (Yerba de palita. Purga de San Juan) 344
Laurel común (Laurel noble) .. 345
Laurel de hojas coriáceas (Nectandra Coriácea) 345
Laurel de Jamaica o de Flores Pequeñas 346
Laurel griego (Ver Paraíso).
Laurel hembra (Ver Dafne).
Laurel rojo (Aguacatillo. Nectandra Sanguínea) 346
Laurel rosa (Adelfa, Balarde) .. 347
Lausonia (Ver Henna).
Lavándula mayor 347
Lechuga 347
Lechuga acuática (Ver Lechuga de los ríos).
Lechuga de las lagunas (Ver Lechuga de los ríos).
Lechuga de los estanques (Ver Lechuga de los ríos).
Lechuga de los ríos (Lechuga de los estanques. Lechuga de las lagunas. Lechuga acuática) 348
Lechuga de Guayana (Eugenia rigidulce) 349
Ledón (Romero Silvestre) 349

Pág.

Lengua de buey (Ver Pinillo alto).
Lengua de perro (Oficinal) ... 350
Lengua de vaca 350
Lengua de víbora 351
Leño de Jamaica (Ver Brasilete de Jamaica).
Leño gentil (Ver Dafne).
Liana arábica 352
Liana áspera (Bechuco colorado) 352
Liana de sierra (Azucarito. Timbó) 352
Libidibi (Ver Dividivi).
Licopodio (Yerba de Bruja. Yerba de los Gitanos) 353
Lila de la China (Ver Paraíso).
Lilas 354
Lilas de las Antillas (Ver Paraíso).
Lilas de las Indias (Ver Paraíso).
Lima 355
Limón 355
Limoncillo (Grama de limón) .. 358
Lino 359
Lino salvaje 360
Liquen Islándico 361
Lirio de las Antillas (Ver Lirio encarnado).
Lirio del valle (Lágrimas de Salomón. Convalaria) 362
Lirio encarnado de la tierra (Lirio de las Antillas) 362
Lirio Sanjuanero (Pancracio de las Antillas) 363
Lisimaquia (Yerba de la Moneda. Yerba de los Cien Males) ... 363
Litchi (Litschi) 363
Lobo coronado 364
Lómbago (Ver Melaillo).
Luche 364
Lúpulo (Hombrecillo) 365

LL

Llantén 366
Llantén cimarrón (Alisma) 367
Llareta 367
Llaupangue 368

M

Macachín 368
Mador (Véase Árbol de seda).
Madroño rastrero (Véase Gayuba).

ÍNDICE GENERAL

Magney (Véase Pita).
Magnolia con figura de hojas de lengua 369
Maintecillo (Maytecillo) 369
Maíz 370
Majagua (Ver Emajagua).
Malva silvestre 371
Malvavisco (Altea) 372
Mamón (Ver Papayo).
Mamón (Ver Mamoncillo).
Mamoncillo (Mamón) 373
Mangatina (Ver Mango).
Mangle gris (Bucida levantada) 373
Mango (Palo de mango. Mangotina) 373
Maní (Cacahuete. Manises) 374
Manocco (Ver Tapioca).
Manzano de jabón (Ver Para-Paro).
Manzana 376
Manzana de serpiente (Cayures) 381
Manzanilla 381
Manzanilla bastarda 383
Mapurita (Ver Cenizo).
Maraca cimarrona (Ver Cañacoro).
Maravilla (Buenas Tardes. Don Diego de noche. Ciciliana. Jalapa falsa. Jazmín encarnado) 383
Maravisco (Ver Rábano).
Marcela macho 384
Marcela hembra 384
María López (Turnera de hojas como álamo) 385
Marqui 385
Marrubio (Marrubio blanco. Yerba Virgen y Marrubio común) 386
Marrubio negro 387
Marticaria 388
Martinia 389
Masculina (Ver Adoxa).
Mastranto (Yerba de Cabra) .. 389
Mastuerzo del agua (Véase Berro).
Mastuerzo hembra 390
Mastuerzo macho 390
Mata Cana (Ver Caa-Ataya).
Matalobos 390
Matapavo (Yerba del puerco) .. 391
Matapollo (Ver Torvisco de América).
Matapulga 391
Matico (Moho. Matico de la Puna) 391
Maytecillo (Ver Maintecillo).

Moujo (Ver Baobal).
Mejorana (Orégano mayor) 393
Melaillo (Belleza o belleza enredadera. Guapote. Clómbago o Lómbago. Yerba de vejigatorio. Yerba del diablo) 394
Meliloto (Ver Corona de Rey).
Melisa (Véase Toronjil).
Melocotón (Albérchigo) 395
Meloncillo 396
Melosa 396
Membrillos 396
Menta (Yerba buena) 397
Menta colorada (Yerba Buena de la Tierra) 399
Menta de caballo 399
Menta de gato (Ver Yerba de los gatos) .
Meo 400
Mercurial 401
Metopio (Ver Zumaque de Jamaica).
Mijo (Pánico de Italia) 402
Mijo de sol (Granos de amor). 402
Milefolio (Véase Milenrama).
Milenrama (Milefolio. Yerba de los carpinteros) 403
Milhombres 404
Milsemillas (Ver Sangrinaria).
Mimosa de Farnesio (Ver Aroma).
Mirasol (Ver Girasol).
Mirra 405
Mirtillo (Ver Arándano).
Mirto silvestre (Ver Brusca).
Mistol 406
Mitiqui (Mitriu) 406
Mitriu (Ver Mitiqui).
Moca blanca 407
Moca negra 407
Moho (Ver Matico).
Molinillo (Ver Rasconia).
Molle (Ver Moye).
Monesa (Buranhem) 407
Moral (Moras) 407
Moral blanco 408
Moral colorado 409
Moral de los tintoreros 409
Moral Papiro 409
Moranzel 410
Moras (Ver Moral).
Moringa de semillas con alas (Ver Ben).
Morividi (Ver Vergonzosa).
Moscadero de la tierra 410

	Pág.
Mosqueta	410
Mostaza de los frailes (Ver Jaramago).	
Mostaza negra y blanca	411
Moye (Molle)	412
Mozambe (Cleoma de cinco en rama)	412
Mudor (Ver Árbol de seda).	
Muérdago	412
Muira Puama (Véase Yohimbina).	
Muña-Muña	413
Murta	414

N

Nabo	414
Nabo del diablo (Ver Brionia).	
Namu	415
Nandhiroba (Secua)	415
Naranjillo	416
Naranjo agrio o amargo	416
Naranjo agrio (Palo de naranjas agrias o silvestres)	418
Naranjo dulce	418
Narciso	419
Narciso silvestre (Ver Asaro).	
Nardo céltico	420
Nardo silvestre (Nardus Indica). (Véase Asaro)	420
Nectandrea coreácea (Ver Laurel de hojas coreáceas).	
Nectandra sanguínea (Ver Laurel rojo).	
Negrillo	420
Neguilla	421
Nencia	421
Nigua (Mata de Nigua)	422
Nigua fétida	422
Niñarupa (Resedá del campo)	422
Niño muerto (Ver Algodoncillo).	
Níspero cimarrón (Zapatero. Ausubo balata)	422
Nísperos	423
Nogal	423
Noyal (Véase La guara).	
Nuez de Areca	426
Nuez moscada	426
Nuez negra (Véase Brionia).	
Nangapire (Ver Pitanga).	
Nilgue (Ver Cerraja).	

O

	Pág.
Ojo de caballo (Véase Énula).	
Oliva (Aceituna)	427
Ombú	428
Ombligo de Venus (Oreja de monje. Sombrerillo)	429
Oreganillo	429
Orégano	429
Orégano mayor (Véase Mejorana).	
Oreja de gato	430
Oreja de hombre (Véase Asaro).	
Orejas de Judas	430
Oreja de oso (Ver Primavera).	
Oreja de rata (Ver Caa-Ataya).	
Oreja de ratón	431
Ortiga	431
Ortiga blanca de las Antillas (Ortiga blanca. Ortiga de la tierra)	434
Oruzuz de pasto (Ver Escobilla).	
Oruzus (Ver Regaliz).	
Osmonda (Helecho acuático)	434
Oyú-Yú (Ver Cordoncillo blanco).	

P

Pacul	434
Paico	435
Paico hembra	435
Paja brava	435
Palán-Palán	436
Palma de coco (Ver Cocotero).	
Palmita	436
Palmito (Ver Cocotero)	
Palo amarillo	437
Palo azul	437
Palo de Cereipo (Ver Sereipo).	
Palo de Cidra (Ver Cidra).	
Palo de Excrementos (Burro hediondo. Alcaparro fétido)	438
Palo espinoso (Ver Cenizo).	
Palo de gallina (Palo de pollo. Belladona de las Antillas)	439
Palo de Gandules (Ver Abavante).	
Palo de pájaro (Gallito Agati)	439
Palo de puerco (Palo de cochino). (Goma de cochino)	440
Paracari	441
Palo dulce (Véase Regaliz y Alcacuz.)	
Palo emborrachador (Piscidia)	441
Palo mabi (Bijaguara)	442

ÍNDICE GENERAL

	Pág.
Palo Santo (Vera)	442
Palta (Avocatero)	442
Pampanillo (Ninfea)	443
Panacea del mar (Té del Mar)	443
Pancracio de las Antillas (Ver Lirio Sanjuanero).	
Pan de mono (Ver Baobal).	
Pan de puerco (Ver Artamita).	
Pangue	443
Pánico de Italia (Ver Mijo).	
Paniquesillo (Ver Bolsa de pastor).	
Panul	444
Papas (Ver Patatas).	
Papas dulces (Batatas blancas, moradas, amarillas, etc.)	444
Papayo (Mamón)	445
Papillo purgante	450
Paracacha apio (Ver Para-Paro).	
Paracarí	451
Paraíso	451
Para-Paro (Casita. Jaboncillo. Guada. Palo de jabón. Cerezo gomoso. Manzana de jabón. Para-para)	452
Parcha (Pasionaria de Hojas con Figura de Lira)	452
Parcha (Pasionaria con Hojas de Laurel)	453
Parcha cimarrona	453
Parchita	453
Parchita de culebra (Ver Burucuyá).	
Pareira brava (Hoja de mono. Butua)	453
Parietaria (Pelosilla. Yerba de San Pedro)	454
Parietaria de las Antillas	454
Pasionaria colorada	455
Pastinaca silvestre (Esfondilio. Angélica silvestre)	455
Pata de perro (Ver Cadillo de perro).	
Pata de vaca (Patavaca).	
Patata (Papas).	
Patchulu	456
Pavitos (Ver Aristolaquia de tres lóbulos).	
Pega Palma (Yerba de palma)	457
Pege	457
Pelitre	457
Pelosilla (Ver Parietaria).	
Penca de Zabila (Ver Zabila).	
Pensamiento	458

	Pág.
Peonia (Yerba de Santa Rosa. Hierba Casta)	459
Pepino	460
Pepino de Indias	461
Pepino de Senegal (Ver Baobal).	
Pepita de Pasmo (Abelmosco). (Algalias. Algalia. Yerba Moscada)	461
Perejil	462
Perejil acuático (Ver Felandrio).	
Perejil del agua	463
Perifolio (Perafollo, cerafollo, cerafolio)	463
Perlilla	465
Peronilla del pasto (Filanto Urinario)	465
Petiver (Ver Vetiver).	
Peumo	466
Pez de Castilla (Ver Colofonia).	
Pezuña de vaca	466
Pica-Pica	466
Pico de loro (del Gallo)	467
Pie de león (Ver Alquimila).	
Pila-Pila	467
Pimentero amalogo	467
Pimienta Betel (Ver Betel).	
Pimienta de cola (Ver Cubeba).	
Pimienta de flores de Ombela (Ver Caisemón).	
Pimienta larga	468
Pimienta negra	469
Pimienta de fraile (Ver Agnocasto).	
Pichí	469
Pingo-Pingo (Ver Tramontana).	
Pinillo alto (Lengua de buey. Lengua de perro)	470
Pinillo rastrero (Bugula)	470
Pino	471
Piperina	472
Pipi (Anamú)	472
Piscidia (Ver Palo emborrachador).	
Pita (Jeniquen. Magney. Cabuya)	472
Pita Haya	474
Pitanga (Ñangapiré)	474
Plátano (Bananero)	474
Podofilino	477
Poincina (Ver Clavelina).	
Poleo	478
Polígala amarga	478
Polígala común (Yerba de la leche)	478
Poligomo acre (Ver Yerba acre).	
Polipodio (Helecho dulce)	480

	Pág.
Polipodio colgante	480
Polipodio de las Antillas	481
Porotos (Judías)	481
Poto	482
Primavera (Yerba de San Pablo. Oreja de Oso. Yerba de la parálisis. Bellorita)	483
Pringa-Moza (Tragia Voluble)	483
Pucurá	484
Pulmonaria (Roseta)	484
Pulmonaria de la tierra (Ver Hepática).	

Q

Quacia amarga (Cuasia amarga)	485
Quebrachillo (Ver S o m b r a de toro).	
Quebracho blanco	486
Quelén-Quelén	486
Quenopodio Ambrosia	486
Quenopodio Antihelmíntico (Pasote. Apasote)	488
Quenopodio blanco	488
Quenopodio de escobas	488
Quenopodio oficinal (Espin a c a silvestre)	488
Quetmia ácida	489
Quetmia de hojas como cáñamo	489
Quichlín	489
Quiebra arado	490
Quimbolo (Ver Guingambo).	
Quimpi (Quinepe)	490
Quina aromática (Ver Cascarilla).	
Quina Calisaya	491
Quina de Java	491
Quina del campo (Coronilla)	491
Quina falsa (Ver Cascarilla).	
Quina gris (Exostema de flores pequeñas)	492
Quina morada (Ver Cascarilla).	
Quina roja	492
Quingambo (Quimbombo)	492
Quirinquincho	493

R

Rábano (Marvisco)	493
Rabo de mulo (Ver Cola de caballo).	
Raíz de afeite (Ver Henna).	
Raíz de moto (Ver Aristoloquia puntada).	

	Pág.
Raíz para los dientes (Ver Ratania).	
Rama negra	494
Ranúnculo de flores pequeñas	495
Ranúnculo rastrero	495
Raponchico (Ver Farolito).	
Raqueta cultivada (Oruga. Eruca)	495
Raqueta marítima	495
Rascamonia (Vara de San José. Molinillo. Hisopo. Cordón de Fraile. Cordón de San Francisco)	496
Ratania (Raíz para los dientes)	496
Regaliz (Palo dulce, orozuz)	497
Regaliz del Brasil (Alcaluz)	497
Regaliz silvestre (Ver Amendoirana).	
Regulina	498
Reina de los prados (Ver Ulmaria).	
Remolacha	498
Repollo de amor (Ver Armuelle).	
Retama	498
Retamilla	498
Revienta caballo	499
Rica-Rica	499
Rivina humilde (Yerba de los carpinteros. Arrebol. Sangre de toro)	500
Roble (Véase Encina).	
Romaza vejigosa (Acedera vejigosa)	500
Roseda del campo (Ver Niñarupa).	
Roseta (Ver Pulmonaria).	
Rubia (Granza)	501
Romero	501
Romero bravo	502
Romero silvestre (Ver Ledón).	
Rosa Camina (Ver Escaramuja).	
Rosal	503
Rubia Manjista	504
Ruda	504
Ruda cabruna (Ver Calega).	
Ruda de la tierra	506
Ruibarbo	506

S

Sabina	507
Sagú blanco (Véase Tapioca).	
Salep (Salap) (Testículo de perro. Pata de lobo)	507
Salicaria	508

ÍNDICE GENERAL

	Pág.
Salsa (Zarzaparrilla Chilena)	508
Salvado	509
Salvia (Menor o Real). (Té indígena. Té de Grecia. Té de Francia. Té de Provenza. Hierba sagrada. Salvia de Mancayó. Salvia del jardín. Salvia real)	509
Salvia de puna	512
Salvia morada	513
Salvidora	513
Sanalotodo	513
Sancho amargo	514
Sandía (Melón de agua)	514
Sangre de Dragón (Sangre de Drago. Palo de pollo)	514
Sangre de toro (Ver Rivina Humilde).	
Sangrinaria (Yerba de boca. Mil semillas. Euforbio de glóbulos)	515
Sanguinaria	516
Sanquillo (Ver Yezgo).	
Saponaria (Yerba jabonera)	516
Sarandí blanco	516
Sarracenia	517
Sarsabacoa	517
Sasafrás oficinal	517
Sauce amarillo (Ver Garocha).	
Sauce chileno (Ver Sauce negro).	
Sauce llorón	518
Sauce negro (Sauce chileno)	519
Saúco común	519
Semillas de Cacao (Ver Cacao).	
Sen	520
Sensitiva (Ver Vergonzosa).	
Sereipo o Cereipo (Palo de cereipo. Guatemare)	521
Serpol (Tomillo silvestre)	522
Sésamo (Ver Ajonjolí).	
Sestero (Ver Cardo corredor).	
Siempreviva (De los Lechos)	523
Siempreviva de América	524
Siete sangrías	524
Simaruba de Jamaica (Cuasia elevada. Fresno amargo)	525
Simaruba (Simaoruba, Cuasia Simaruba, Árbol de las Cámaras)	526
Soja (Soya)	527
Solidago	528
Solidonia	529
Sombong	529
Sombra de toro (Quebrachillo. Yerba de toro)	529
Sonajero azul (Yerba de bulla. Chochito. Crica de negra)	530
Sudorífica (Ver Yerba del sudor).	

	Pág.
Sumalagua	530
Suspiro (Ver Flor de Oración).	
Suspiro de la Paisana	531

T

Tabaco	531
Tabaco del monte	532
Tabaldi (Ver Baobal).	
Tabaquillo	532
Tacamahaca de América (Fagara de Ocho Estambres)	532
Tagualtagua (Ver Burucuyá).	
Tala	533
Talla	533
Talantala (Ojo de borrico, Ojo de samura, Ojo de venado, Talantre, Leño hediondo, Yerba de las herpes)	533
Tamarindo	534
Tanaceto (Atanasia). (Yerba de San Marcos)	534
Tapioca (Sagú blanco, Yuca brava, Yuca amarga, blanca, morada y amarilla. Manoco. Mandioca, Fariña, etc.)	535
Tárope	537
Taso o Tasis	537
Tayuya	538
Té	538
Té de burro (Té de la cordillera)	539
Tejo	539
Tembetary	540
Tembeteri	540
Tembladerilla (Perejil del agua)	540
Tilandsia encorvada	541
Tilo	542
Timbo (Yerba de Costilla)	542
Tingaciba	543
Tipichá (Escoba Amarilla)	543
Tizón de Centeno (Ver Cornezuelo de centeno).	
Toco (Crateva ginandra)	544
Tola-Tola	544
Tolú (Bálsamo de Tolú)	545
Tomate	546
Tomate del diablo (Véase Yerba mora).	
Tomillo	546
Tomillo silvestre (Véase Serpol).	
Topasaire	547
Tormentilla	547
Toronjil (Melisa)	548
Torvisco de América (Torviscos caribes. Matapollo. Buralaga)	549

Pág.

Torvisco de las Antillas 549
Tostón (Portulaca Amarga) .. 549
Totora (Españada) 550
Tua-Tua (Toua toua) 550
Tragia Voluble (Ver Pringa moza).
Tramontana (Pico de gallo) .. 551
Trébol agrio (Véase Acederilla).
Trébol amarillo (Ver Vulneraria).
Trébol de olor 551
Trébol febrino de las Antillas (Yerba hicota) 551
Trébol rastrero 552
Trébol rojo 553
Tres mates 553
Triaca 554
Tripa Morisco (Ver Alforfón).
Tripa de Fraile 554
Trofis de América 554
Trompetilla (Ver Chamico).
Tua-Tua (Ter Toua-toua).
Tulipán (Tulipa) 555
Tulípero (Tulipán) 555
Tuna (Higo chumbo) 556
Tupinambo 556
Turbit vegetal 557
Turnera de hojas como el Alamo (Ver María López).
Tusca 557
Tusílago (Pata de Mula. Cameleuca. Huella de asno). (Véase Uña de caballo) 558
Tusia 558

U

Ubajay 559
Ulmaria (Reina de los prados. Yerba de las abejas) 559
Uña de caballo (Tusílago) 559
Uña de gato 560
Uña del diablo (Ver Cuernos del diablo).
Uño Perquen 561
Uragoga (Yerba de maravedís). 562
Uruticu (Anona) 562
Uva (Vid) 562
Uva de oso (Véase Gayuba).
Uva de zorro (Véase Yerba París).

V

Vainilla 565
Vainilla Claviculata 566

Pág.

Valeriana 566
Valeriana americana 567
Valeriana de las Antillas (Valeriana de la tierra) 567
Vaqueña (Ver Caseimón).
Vara de oro (Yerba de los judíos. Vara de San José. Yerba de los indios. Solidago) 568
Vara de pastor 568
Vara de San José (Ver Rascamonia).
Vejiga de perro (Ver Alquequenje).
Velesa (Yerba del cáncer) 568
Ventosilla 569
Vera (Ver Palo santo).
Verbena aromática 569
Verbena azul (Verbena de Jamaica. Verbena de las Antillas) 569
Verbena de Jamaica (Ver Verbena azul).
verbena de las Antillas (Ver Verbena azul).
verbena oficinal (Yerba de todos los males) 570
Verdolaga 571
Verdolaga cimarrona (Verdolaga de Cabra) 571
Verdolaga de la Playa (Azucena del Mar) 571
Vergonzosa (Yerba púdica. Sensitiva. Morividi) 572
Verónica oficinal (Yerba de los leprosos) 572
Vetiver (Barbón desparramado. Andropogón desparramado. Petivi. - Petiver. Grama de las Indias) 573
Vid (Ver Uvas).
Vinagrera del pasto (Col Agria. Agreta) 573
Vinagrilla (Quita tinta. Pata de pichón) 574
Vinal 574
Viña Silvestre (Ver Dulcamara).
Violeta 574
Vira-Vira (Yerba de la vida) . 576
Virreina 576
Visco (Ver Caballera).
Visco blanco (Ver Muérdago).
Viznaga 577
Volatine (Cleome de tres en rama) 577

ÍNDICE GENERAL

Pág.

Vulneraria (Antilide. Yerba de Montaña. Trébol Amarillo) . 578

X

Xylopia de flores grandes 578

Y

Yacua (Ver Genipa de América).
Yagramo cecropia (Yagrama. Yagruma. Yagrama hembra. Ambaiba. Ambauba. Imbaiba. Imbauba. Guaruma) 579
Yaro con tres hojas 580
Yacamo (Ver Icamo).
Yerba Acre (Polígono Acre. Polígono de Hojas Aguzadas. Yerba Picante) 580
Yerba amarga 580
Yerba bruja (Hoja de brujo. (Yerba patria) 581
Yerba buena de la tierra (Ver Menta Colorada).
Yerba buena (Ver Menta).
Yerba Capitana (Ver Capitana)
Yerba Carnicera 582
Yerba Casta (Ver Peonia).
Yerba Celidonia legítima (Ver Celidonia mayor).
Yerba contra el asma o ahogo 583
Yerba de Abejas (Ver. Ulmaria)
Yerba de Alcanfor ....,.... 583
Yerba de Almizcle 583
Yerba de Añil 584
Yerba de Boca (Ver Sangrinaria).
Yerba de Cabra (Ver Mastranto).
Yerba de Cadena 584
Yerba del Collar (Ver Caimesón).
Yerba de Costilla (Ver Timbó).
Yerba de Cuatro 584
Yerba de Cuchillo 586
Yerba de Gorrión (Ver Anagálide).
Yerba de Huella (Ver Sonajeor azul).
Yerba de la Garganta (Ver Aspérula).
Yerba de la Golondrina 586
Yerba de la Leche (Ver Polígala común).

Pág.

Yerba de la Perdiz 586
Yerba de la Piedra 587
Yerba de la Portería 587
Yerba de la Primavera 587
Yerba de la Víbora 588
Yerba de la Vida (Ver Vira-Vira).
Yerba del Burro (Hojas de sen del país o de la tierra) 588
Yerba del Cáncer 588
Yerba del Clavo (Hallarete) .. 588
Yerba del Diablo (Ver Malaillo).
Yerba del Espanto (Ver Espilanto).
Yerba del Espíritu Santo (Ver Angélica).
Yerba de Leche (Ver Polígala común).
Yerba del Gorrión (Ver Anagálide).
Yerba del Minero 589
Yerba del Moro (Ver Énula).
Yerba de los Cantores (Ver Jaramago Off.).
Yerba de los Carpinteros (Ver Milenrama).
Yerba de los Cien Males (Ver Lisimaquia).
Yerba de los Gatos (Menta de gato, gatera) 589
Yerba de los Giteanos (Ver Licopodio).
Yerba de los Judíos (Ver Vara de Oro).
Yerba de los Leprosos (Ver Verónica oficinal).
Yerba de los Tiñosos (Ver Bardana).
Yerba del Pájaro 590
Yerba del Platero 590
Yerba del Pobre (Ver Graciola).
Yerba del Pollo 590
Yerba del Pulmón (Ver Hepática).
Yerba del Sapo 591
Yerba del Soldado 591
Yerba del Zorro 591
Yerba de Montaña (Ver Vulneraria).
Yerba de Monte 592
Yerba de Oveja 592
Yerba de la Palita (Ver La palita).
Yerba de Palma (Ver Pega palma).

Yerba de Puerco (Ver Matapavo).
Yerba de San Juan (Hiedra terrestre. Hipericón. Artemisa). 592
Yerba de San Marcos (Ver Tanaceto).
Yerba de San Pablo (Ver Primavera).
Yerba de San Pedro (Ver Parietaria).
Yerba de San Roberto (Ver Geranio).
Yerba Santa Bárbara 593
Yerba de Santa Lucía 593
Yerba Santa Rosa (Ver Peonia).
Yerba de Tajo (Eclipta blanca). 593
Yerba del Venado 594
Yerba de Todos los Males (Ver Verbena oficinal).
Yerba de Toro (Ver Sombra de toro).
Yerba de Vejigatorio (Ver Melaillo).
Yerba Escarchada (Yerba de plata) 594
Yerba Hedionda (Ver Chamico).
Yerba Jabonera (Ver Saponaria).
Yerba Hicoca (Ver Trébol febrino).
Yerba Luisa (Ver Cedrón).
Yerba Maravides (Ver Uragoga).
Yerba Mata Moscas (Ver Mosquera).
Yerba Mate 595
Yerba Meona 596
Yerba Mora 597
Yerba Moscada (Ver Pepita de pasmo).
Yerba Mosquera (Yerba matamoscas) 597
Yerba Nulú (Ver Bigonia).
Yerba para Cálculos 598

Yerba París (Uva de zorra) .. 598
Yerba Patria (Ver Yerba bruja).
Yerba Peluda 598
Yerba Picante (Ver Yerba acre).
Yerba Piojera 599
Yerba Púdica (Ver Vergonzosa).
Yerba Puntera (Ver Siempreviva).
Yerba Romana (Ver Balsamita).
Yerba Janta (Ver Galeopsis).
Yerba Virgen (Ver Marrubio).
Yezgo (Sanguillo) 600
Yoimbina o Yohimbina 600
Yuá 601
Yuca (Ver Tapioca).
Yerba del Sudor (Sudorífico) .. 602
Yuyo del Resfrío 602

Z

Zábila (Pancas de zábila. Cristal de zábila) 602
Zanahoria 603
Zantoxile (Ver Cenizo).
Zapallo (Común) 604
Zapallo del Diablo 605
Zapatero (Ver Níspero cimarrón).
Zaragatona 605
Zarza Hueca 606
Zarzamora 606
Zarzaparrilla 607
Zarzaparrilla Chilena (Ver Salsa).
Zostera Marina 609
Zuico (Ver Chiquilla).
Zumaque de Jamaica (Motopio) 609
Zumaque venenoso 610
Indice de las enfermedades y las plantas que las curan 613
Indice Latino 635
Indice General 651

LOUIS KUHNE

LA NUEVA CIENCIA DE CURAR

"Enseñanza de la Unidad de las Enfermedades y su Curación sin Medicamentos ni Operaciones", en edición argentina facsimilar de la 53a. edición en español, impecablemente presentada.

Inigualado manual y consejero para sanos y enfermos. Unica versión autorizada y completa. Su divulgación lleva largos años de probada eficiencia. El nombre de Louis Kuhne es sinónimo de curación mediante procesos naturales. El método propuesto es de muy fácil captación, sin términos rebuscados.

LA NUEVA CIENCIA DE CURAR es un tratado naturista sin parangón en el mundo entero. Por su excelencia, jamás fue superado. Se lo tradujo a más de 30 idiomas. Su repercusión jamás decrece.

"Ojalá, pues, que esta obra, ya publicada en 25 lenguas distintas, sea en su edición española un libro de verdadera enseñanza para los hombres sanos, y de consejo para los enfermos, concurriendo de esta suerte a la prosperidad de todas las naciones." **Luis Kuhne.**

FLOREAL CARBALLO

ACUPUNTURA CHINA

El Dr. Carballo vuelca aquí su provechosa experiencia para que se aproveche el inmenso caudal de aportes de la medicina china a la ciencia de curar en general, en una rama fascinante del saber humano.

Temario: Historia y conceptos fundamentales; II: Estudio razonado de los meridianos o Chings; III: Método de aplicación de la A y M; IV: Artículos agregados especiales; V: Reglas terapéuticas de los cinco elementos; VI: Integración de ambas medicinas; VII: Estudio topográfico de los 148 puntos ...

...VIII: Atlas de Acupuntura; Auriculoterapia; Indice Alfabético por enfermedades; Bibliografía. Las numerosas ilustraciones representan valiosísimo complemento documental para el estudioso.

Estudiar la acupuntura e integrarla en la medicina es progreso; oponerse a ella es retrógrado. Seguir este buen criterio, es compenetrarse de ambas medicinas (oriental y occidental) e integrar a ambas en un nuevo plano, evidentemente superior; para combatir el sufrimiento entre los hombres.

Se terminó de imprimir en:
"Impresiones Avellaneda S.A."
Manuel Ocantos 253 Avellaneda
en Agosto de 1998

Tirada de esta Edición 3000 Ejemplares